W0045644

BOBBI BROWN

PRETTY POWERFUL

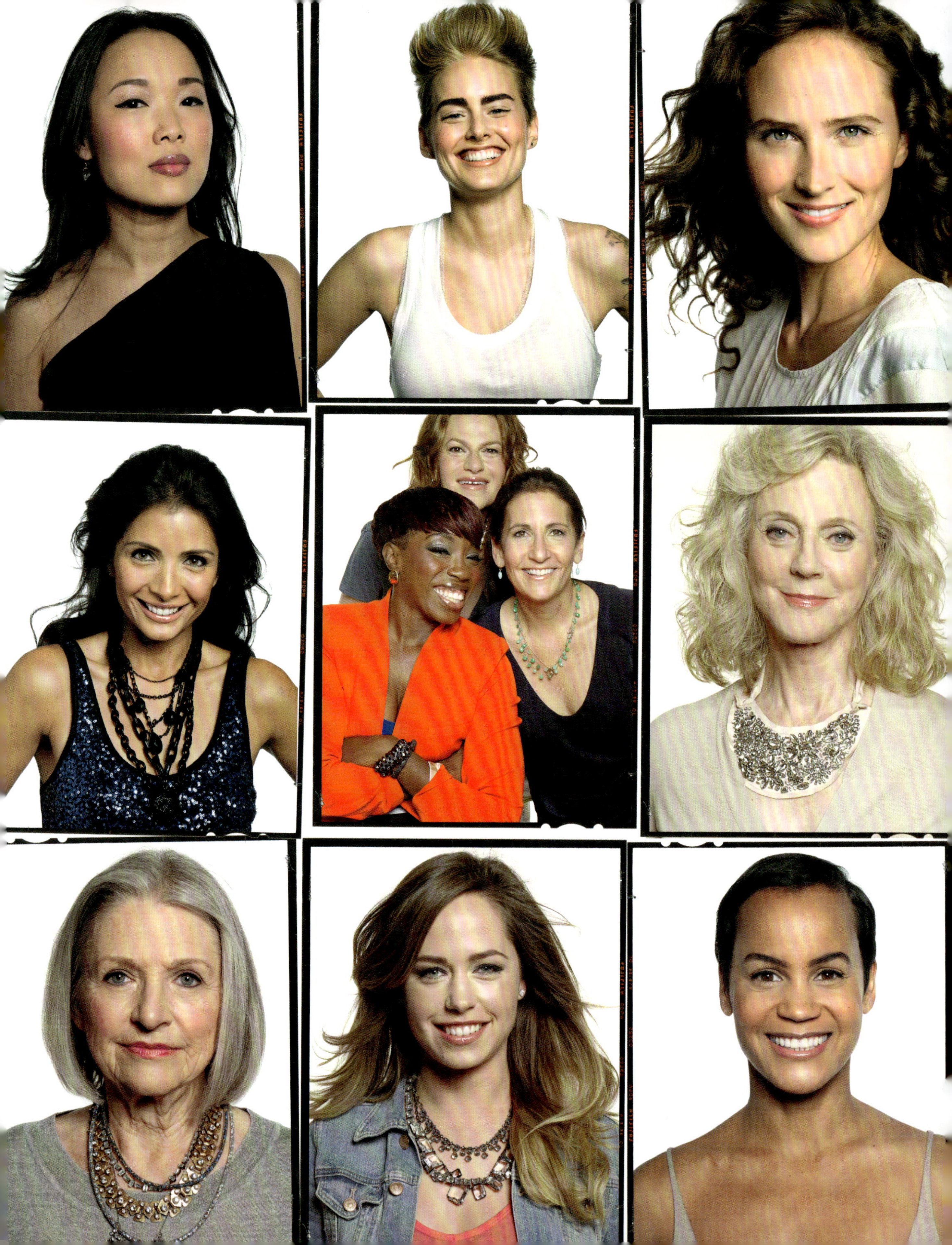

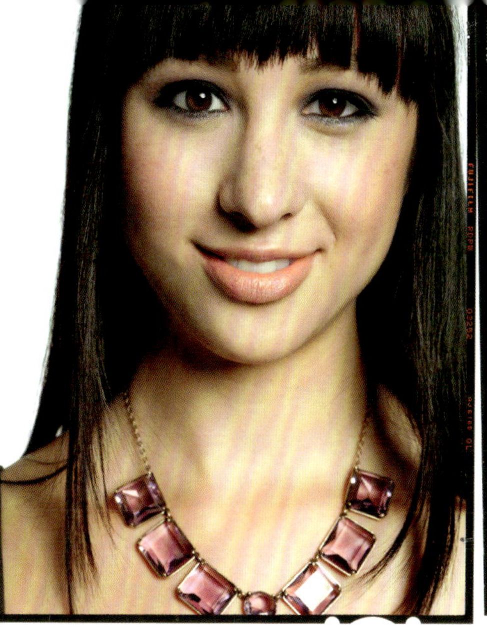
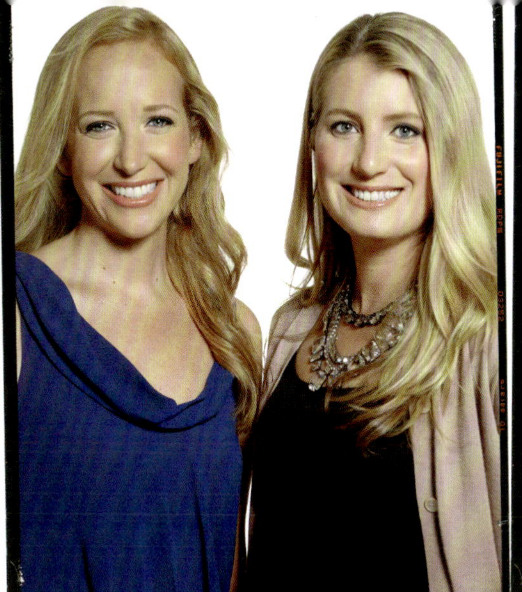
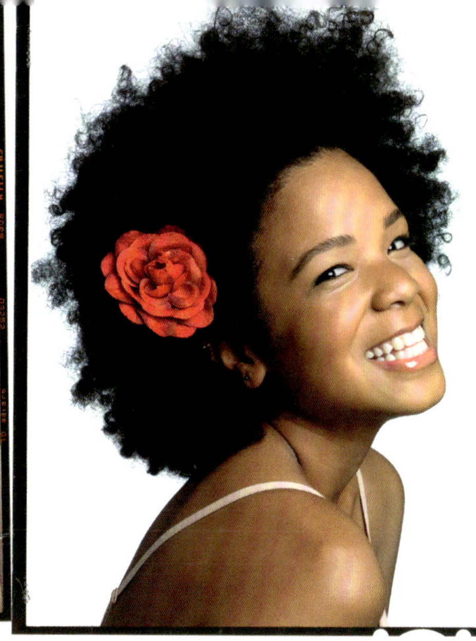

BOBBI BROWN

PRETTY POWERFUL

Schön und Selbstbewusst
Makeup-Tipps für einen fantastischen Look

Bobbi Brown und Sara Bliss

teNeues

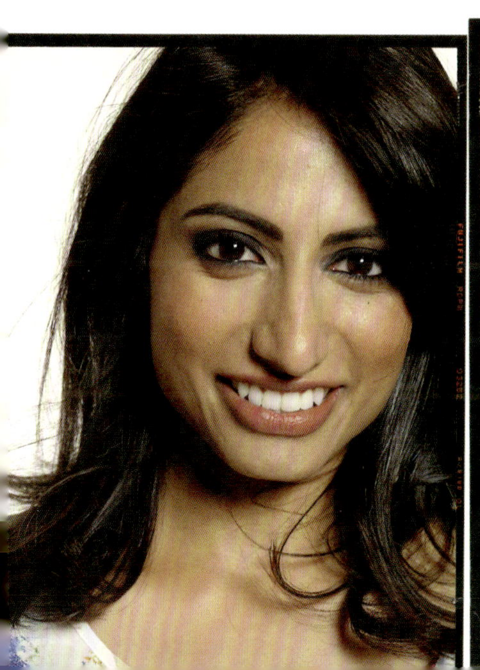
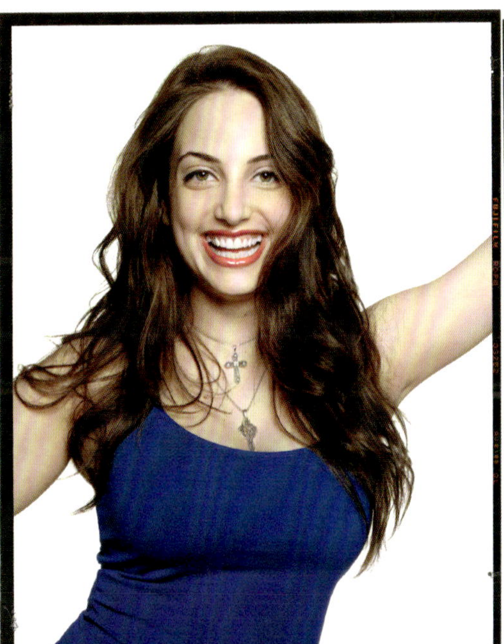
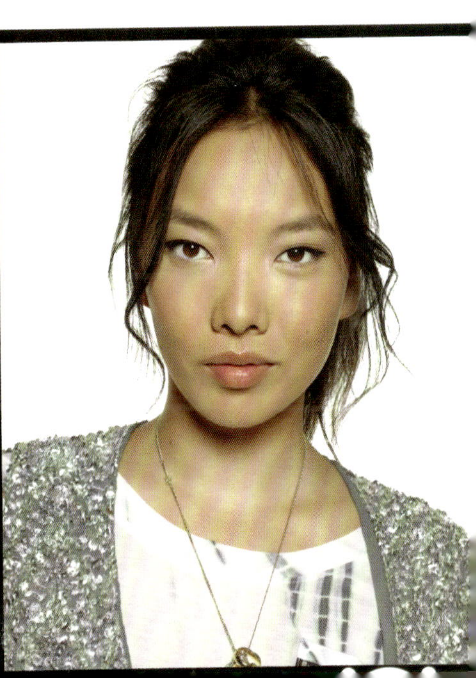

First published in English by Chronicle Books LLC,
San Francisco, California.

1. Auflage September 2012
Manufactured in China

ISBN 978-3-8327-9652-5

Bibliografische Information der Deutschen Nationalbibliothek
Die Deutsche Nationalbibliothek verzeichnet diese Publikation in der Deutschen Nationalbibliografie; detaillierte bibliografische Daten sind im Internet unter http://dnb.d-nb.de abrufbar.

Gestaltung: Ayako Akazawa
Satz: Roman Bold & Black, Köln
Übersetzung: Heike Schlatterer und Karin Schuler,
VerlagsService Dr. Ulrich Mihr
Lektorat: Ronit Jariv, derschönstesatz
Projektkoordination: Inga Wortmann, Nele Jansen, teNeues Verlag

teNeues Verlag GmbH + Co. KG
Am Selder 37, 47906 Kempen, Germany
Phone: +49-(0)2152-916-0
Fax: +49-(0)2152-916-111
e-mail: books@teneues.de

Press department: Andrea Rehn
Phone: +49-(0)2152-916-202
e-mail: arehn@teneues.de

teNeues Digital Media GmbH
Kohlfurter Strasse 41-43, 10999 Berlin, Germany
Phone: +49-(0)30-7007765-0

www.teneues.com

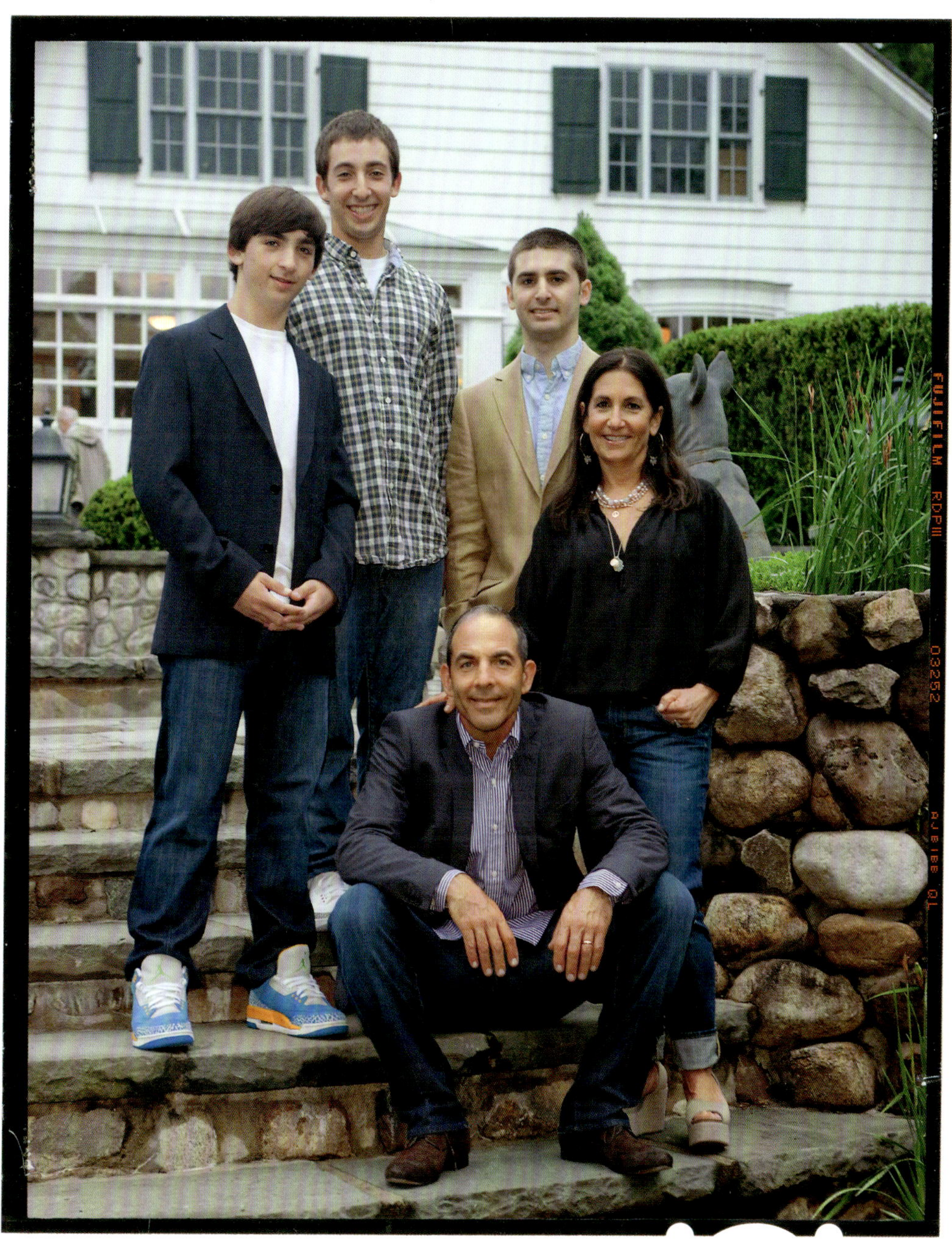

Dieses Buch ist all den Frauen in meinem Leben gewidmet, die mir beibrachten, *pretty powerful* zu sein. Und den Jungs und Männern in meinem Leben, die mich so lieben, wie ich bin.

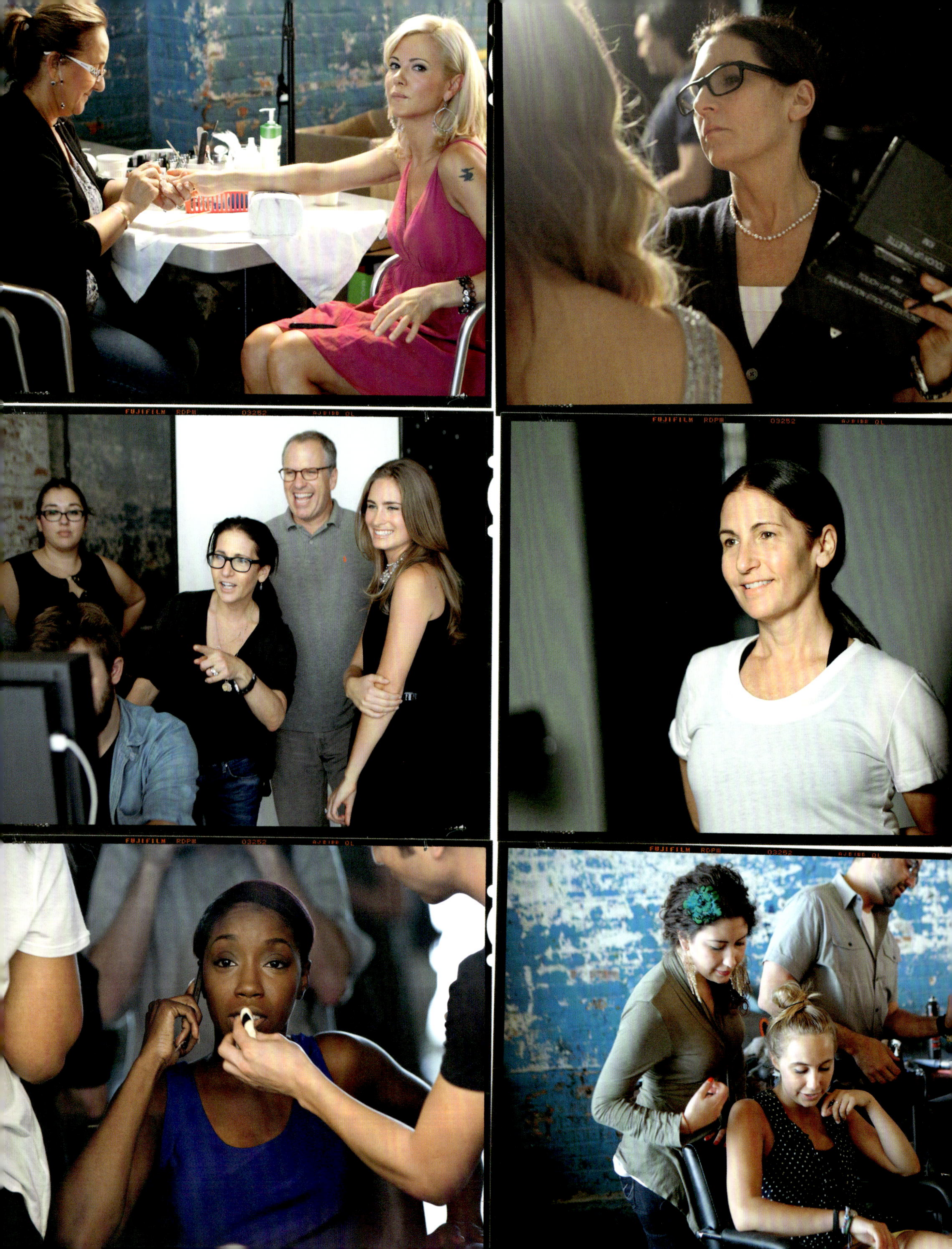
FUJIFILM RDPIII 03252
FUJIFILM RDPIII 03252
FUJIFILM RDPIII 03252
FUJIFILM RDPIII 03252

INHALT

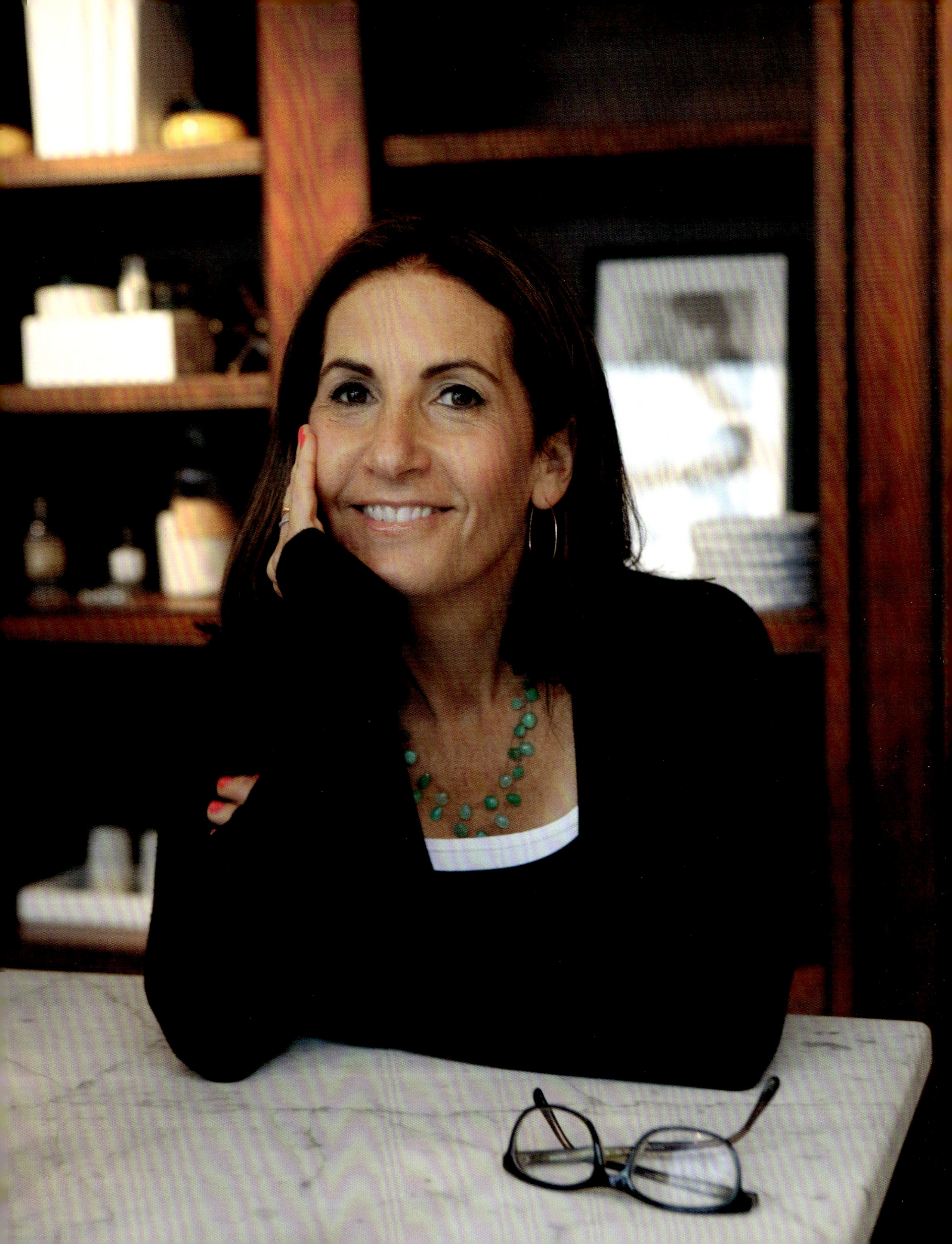

VORWORT

Ich lebe in einem Männerhaushalt. Mit meinem Mann, drei Söhnen, zwei Neffen und (während ich diese Zeilen schreibe) zwei Austauschschülern (die wir liebevoll die „Euroboys" nennen) im Haus bin ich als Frau eindeutig in der Minderheit. Zum Glück habe ich meine beiden Hündinnen Biggie und Pup Pup zum Schmusen. So sieht mein Privatleben aus. In meinem Beruf bin ich jedoch von Frauen umgeben: jungen und alten, großen und kleinen, schwangeren Frauen und Frauen in der Menopause. Und vielen, die sich nicht immer schön finden.

Als ich mir vor einiger Zeit die „Vorher"-Fotos für mein letztes Buch *Beauty Rules* ansah, hatte ich eine Art Erleuchtung. Obwohl ich in der Kosmetikbranche arbeite, gefielen mir die Teenager und ihre Mütter auch ohne Makeup richtig gut. Aber mir gefiel auch, wie sie strahlten, nachdem sie geschminkt und gestylt worden waren. Die „Nachher"-Bilder waren umwerfend und trotzdem authentisch. Die Botschaft von *Pretty Powerful* ist einfach: Alle Frauen sind auch ungeschminkt schön, Makeup (auch wenn es nur ein Hauch ist) verhilft ihnen jedoch oft zu einem größeren Selbstbewusstsein. Es macht sie nicht nur *pretty*, sondern auch *pretty powerful*, schön und selbstbewusst.

Als Makeup Artist, Beauty-Expertin und Frau verstehe ich nur allzu gut, welcher Aufwand erforderlich ist, um gut auszusehen und sich wohlzufühlen. Es ist ein hartes Stück Arbeit (wie alles, was sich lohnt): Sie müssen sich gesund ernähren, regelmäßig Sport treiben, die richtigen Schminktechniken erlernen und sich auch an Tagen, an denen es Ihnen nicht so gut geht, vorteilhaft kleiden. Aber vor allem brauchen Sie, wenn Sie sich richtig gut fühlen wollen, eine gehörige Portion Optimismus, Selbstvertrauen und Humor. Und genau darum geht es in *Pretty Powerful*.

Dieses Buch hat mehr zu bieten als schöne Bilder. Ich stelle darin unglaubliche Frauen vor, deren Geschichten Mut machen. Und ich präsentiere Schminktechniken, die Sie zu Hause anwenden können, ergänzt durch persönliche Geschichten, die Sie inspirieren werden, das Beste aus sich zu machen und dabei authentisch zu bleiben. Die Arbeit an *Pretty Powerful* war für mich eine unvergessliche Erfahrung; es war mir eine Ehre, mit so erstaunlichen Frauen zusammenzuarbeiten, die alle das Leben genießen und voller Energie und Selbstvertrauen sind. Ich hoffe, das Buch hilft möglichst vielen Frauen zu erkennen, dass das Geheimnis anhaltender Schönheit darin besteht, sich selbst treu zu bleiben – und dass wir alle zugleich schön und *pretty powerful* sein können.

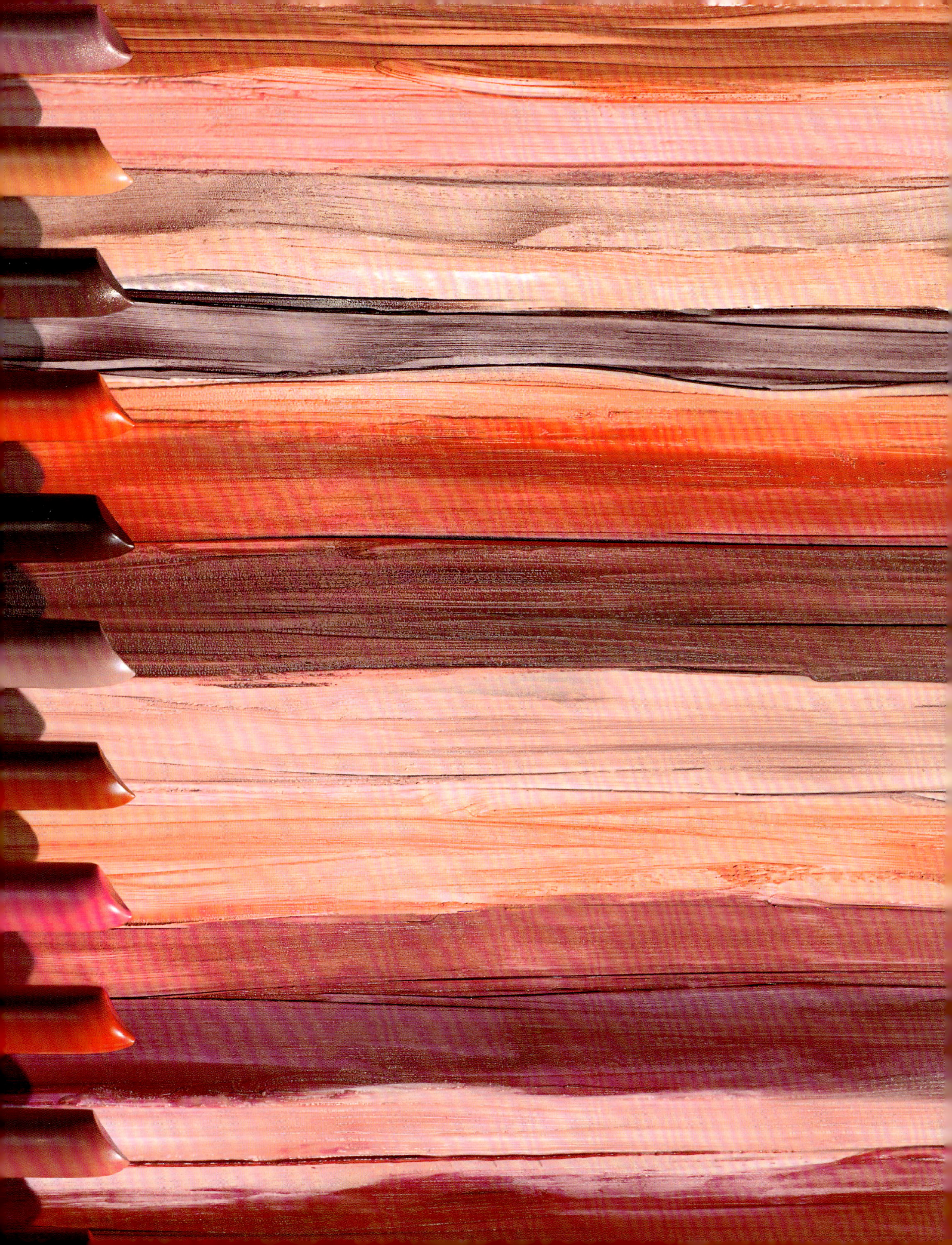

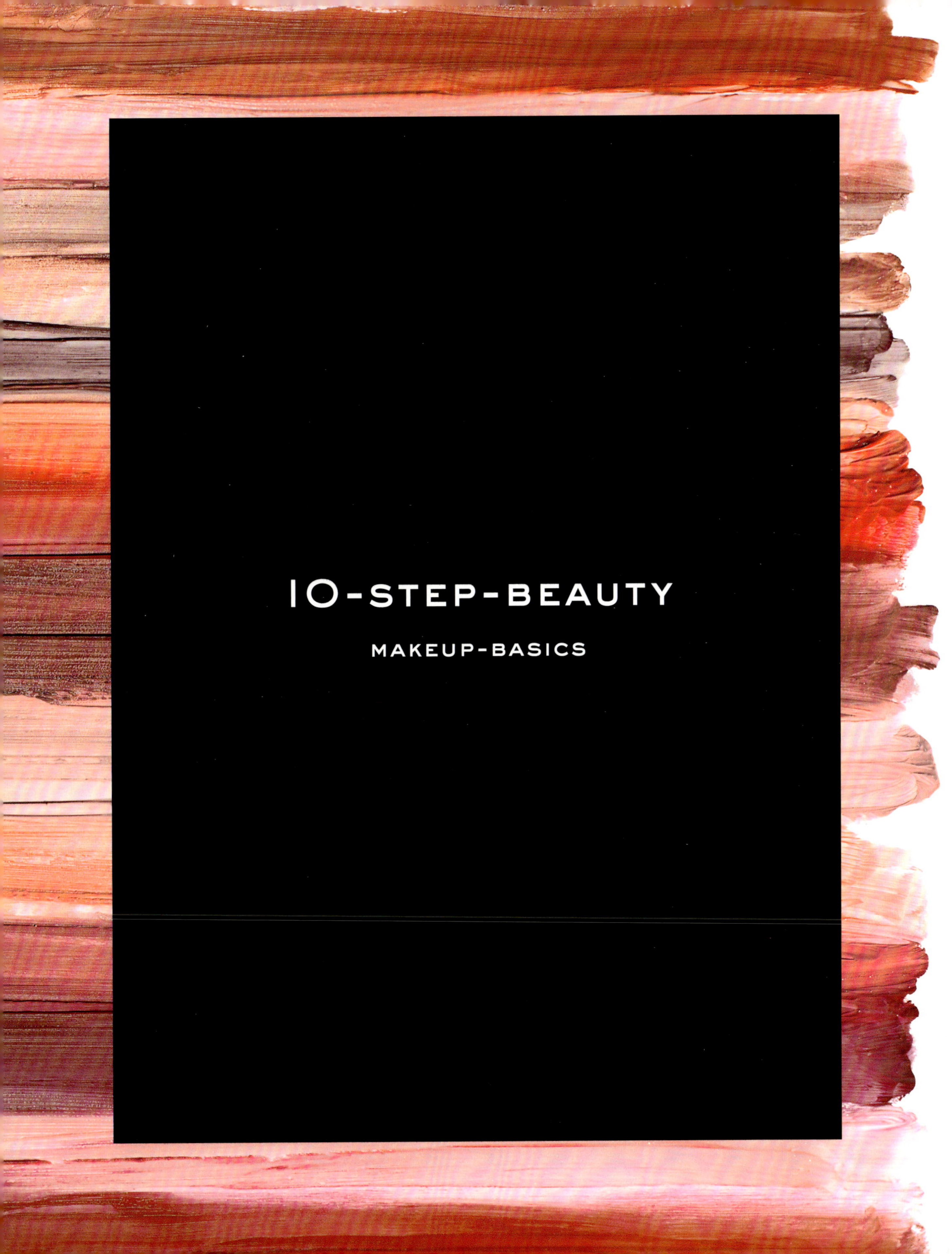

10-STEP-BEAUTY

MAKEUP-BASICS

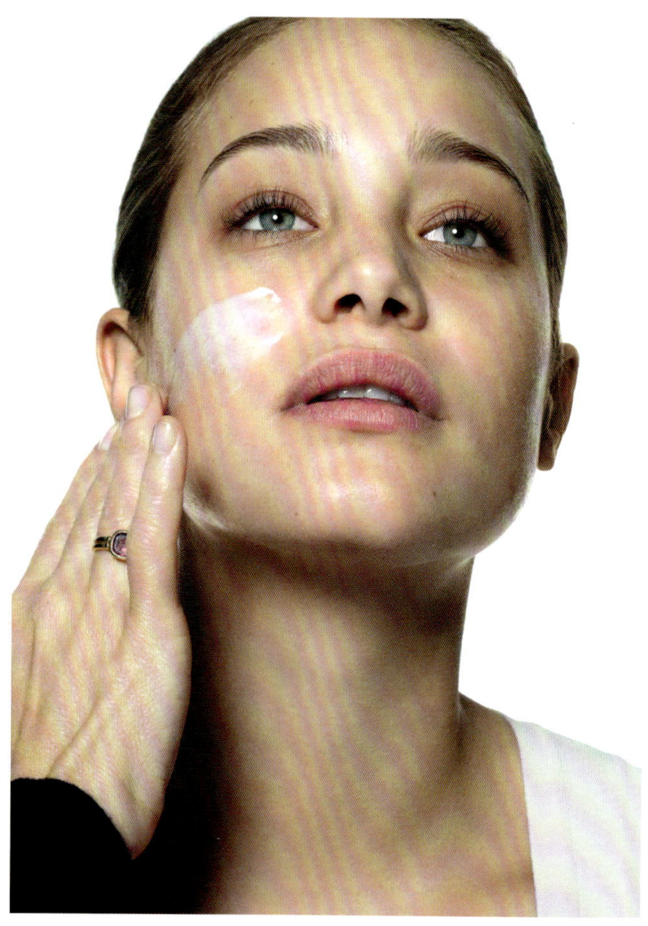

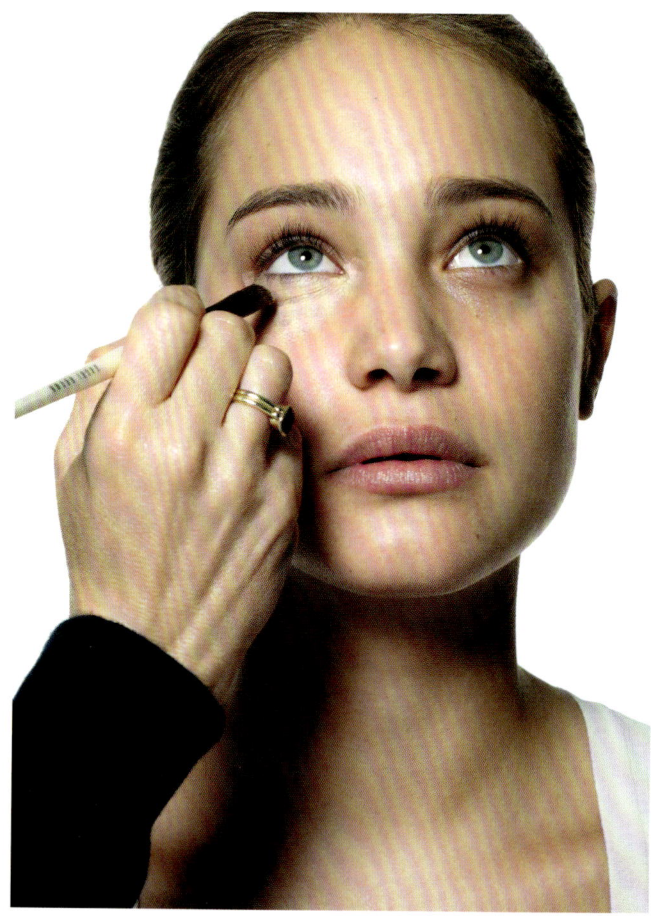

1. FEUCHTIGKEITSCREME

Feuchtigkeitscremes versorgen die Haut mit Feuchtigkeit und geben ihr ein frisches Aussehen. Concealer und Foundation lassen sich damit leichter auftragen und gleichmäßiger verteilen.

Achten Sie darauf, dass die Creme zu Ihrem Hauttyp passt. Es gibt Feuchtigkeitscremes für alle Hauttypen – fettige Haut, trockene Haut, Mischhaut, normale oder empfindliche Haut. Dass Sie die richtige Creme verwenden, erkennen Sie daran, dass Ihre Haut gut mit Feuchtigkeit versorgt ist, keine großen Poren aufweist und strahlt, ohne zu glänzen.

Tragen Sie morgens, nachdem Sie Ihr Gesicht mit kaltem Wasser gewaschen haben, die Feuchtigkeitscreme mit Lichtschutzfaktor im ganzen Gesicht und auf dem Hals auf. Verwenden Sie abends eine reichhaltigere Nachtcreme, die ihre Haut aufpolstert und im Schlaf regeneriert. Für die empfindliche Augenpartie empfiehlt sich zusätzlich eine spezielle Augencreme, die Sie mit den Fingerspitzen sanft in die Haut klopfen.

2. CORRECTOR & CONCEALER

Bei sehr dunklen Augenringen oder an Tagen, an denen Sie eine starke Abdeckung benötigen, tragen Sie zuerst Corrector auf, um dunkle Stellen unter Ihren Augen aufzuhellen und zu neutralisieren. Rosatöne kaschieren rosa-bläuliche Stellen, Pfirsichtöne violett-bräunliche Verfärbungen. Generell sollten Sie bei einem hellen bis mittleren Teint einen Corrector in Rosa- oder Porzellantönen wählen, während bei einem dunkleren Teint Pfirsichtöne besser funktionieren. Tragen Sie den Corrector mit einem Concealer-Pinsel bis dicht an den unteren Wimpernrand und bis in die Augenwinkel auf. Verwischen Sie Übergänge leicht mit den Fingern.

Ein gelblicher Concealer, der einen Ton heller als der Teint ist, hellt den Bereich unter den Augen bei jeder Frau auf. Wenn Sie einen stärker abdeckenden Cream Concealer verwenden, tragen Sie ihn mit einem Pinsel über dem Corrector auf und verreiben ihn sanft mit den Fingern. Für eine dezente Abdeckung können Sie einen leichten Concealer-Stift direkt mit dem beigefügten Pinsel auftragen und dann mit den Fingern verwischen.

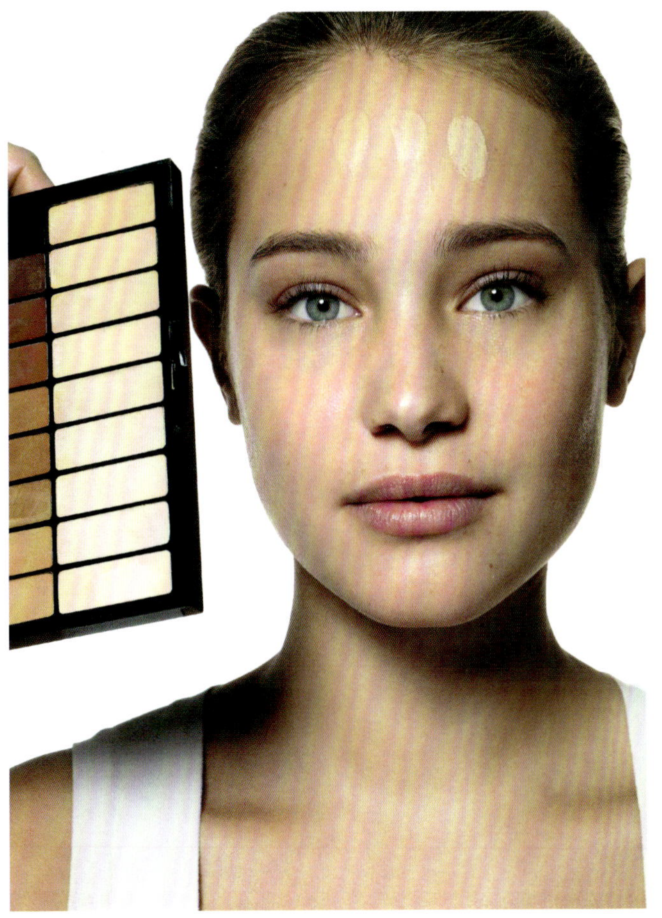

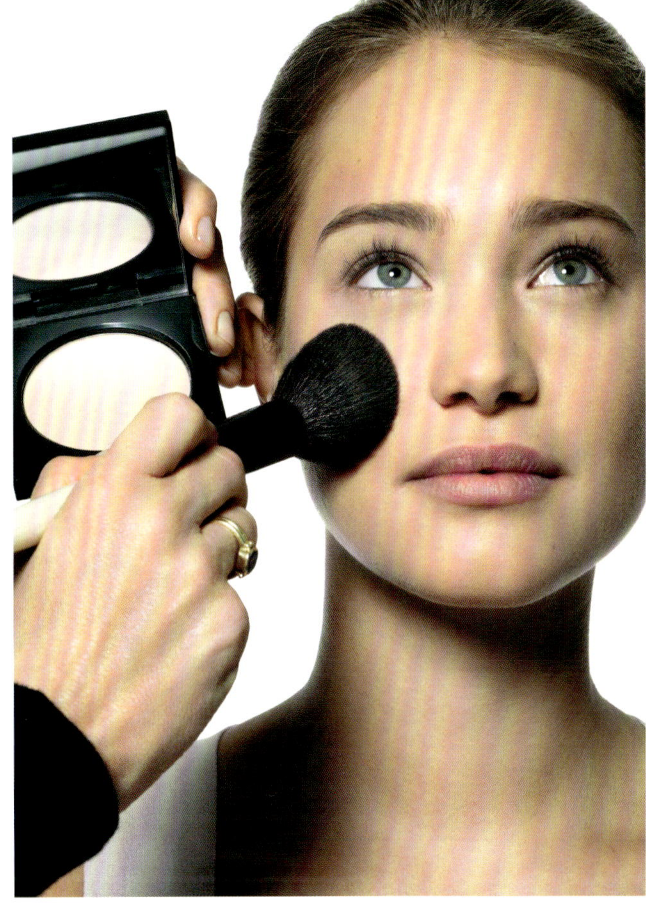

3. FOUNDATION

Foundation gibt es in den unterschiedlichsten Formen. Ganz egal, ob Sie die pure, leichte Konsistenz einer getönten Tagescreme bevorzugen, die mittlere bis volle Abdeckung durch einen Foundation Stick oder eine fettfreie Foundation, die Hautunreinheiten verhindert: Für jeden Hauttyp findet sich auch die passende Foundation. Um den richtigen Farbton auszuwählen, testen Sie am besten drei Töne einer gelblichen Foundation auf Wange und Stirn. Unsere Haut hat immer einen gelblichen Unterton; eine Foundation mit Gelbpigmenten wirkt daher am natürlichsten. Die ideale Foundation sollte so wirken, als würden Sie kein Makeup tragen – daher ist derjenige Farbton der richtige, der auf Ihrer Stirn und Ihrer Wange praktisch auf der Haut verschwindet. Probieren Sie die Töne bei Tageslicht aus.

4. PUDER

Puder verleiht der Haut nicht nur ein frisches, glattes Aussehen, sondern fixiert auch Foundation und Concealer. Zum Auftragen stäuben Sie mit einem Puderpinsel oder einer Puderquaste eine dünne Schicht losen Puder oder Kompaktpuder auf die Haut. Überschüssigen Puder sollten Sie immer vorher vom Pinsel klopfen oder wegpusten, damit sich beim Auftragen keine Klümpchen bilden. Wenn Sie den Concealer überpudern, wählen Sie abhängig von Ihrem Teint einen hellgelblichen oder weißen Puder – weiß für einen alabaster- oder elfenbeinfarbenen Teint, zart gelbliche Töne für alle anderen Hauttypen. Bei fettiger Haut sollten Sie auf die T-Zone achten, die Linie zwischen den Augenbrauen und entlang der Nase bis zum Kinn. Loser Puder und Kompaktpuder unterscheiden sich kaum in der Wirkung, aber ich finde, loser Puder lässt sich zu Hause besser auftragen, während Kompaktpuder toll ist zum Auffrischen, wenn man unterwegs ist. Lassen Sie die Finger von Transparentpuder, denn damit wirkt die Haut fahl und grau. Die meisten Frauen sehen mit gelblichem Puder passend zu Ihrem Teint am besten aus.

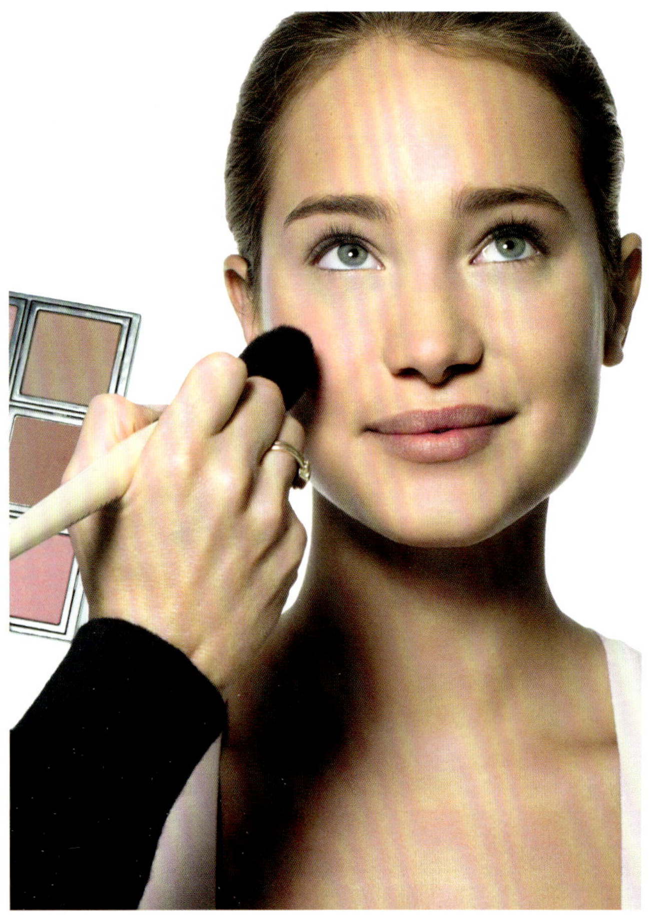

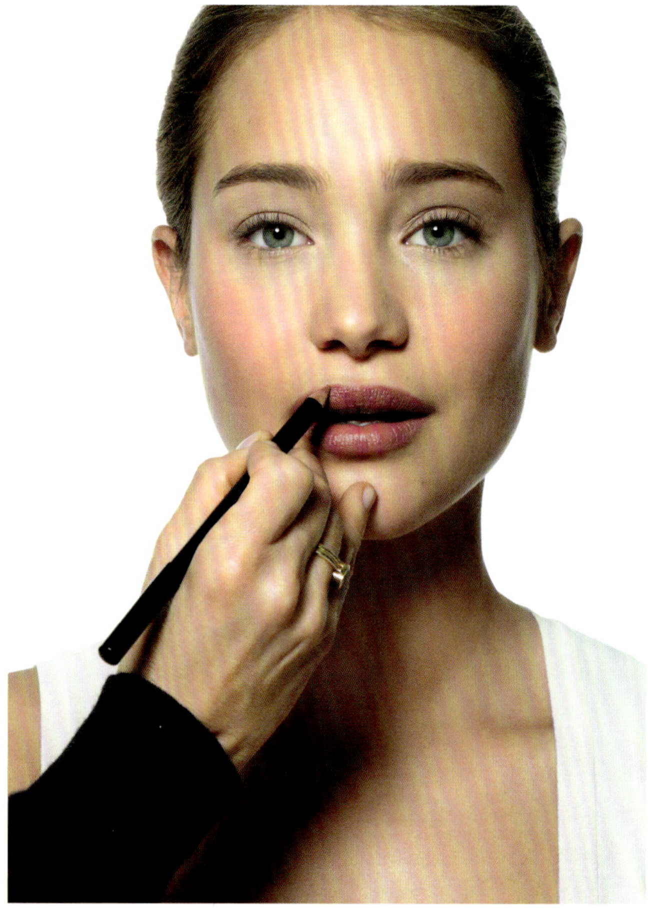

5. BRONZER & ROUGE

Für einen gesunden, warmen Hautton können Sie Bronzerpuder mit dem Bronzer-Pinsel auf Wangen, Stirn, Nase, Kinn und Hals auftragen. Bronzer ist toll, um Rötungen zu überdecken und den Übergang der Foundation vom Gesicht zum Hals zu verwischen. Verwenden Sie am besten einen dicken, flachen Pinsel.

Für Rouge nehmen Sie einen kleinen, leicht gerundeten Pinsel. Lächeln Sie und geben Sie einen natürlichen Rougeton auf den oberen Punkt der Wangenknochen. Dann das Rouge zum Haaransatz und nach unten ausstreichen, um die Farbe abzumildern. Für eine stärkere Wirkung geben Sie einen Tupfer kräftiges Rouge nur auf die Wangenknochen. Wenn Sie lieber Cremerouge verwenden, tauchen Sie zwei Finger in die Farbe, tupfen sie auf die Wangenknochen und führen die Finger in einer Kreisbewegung Richtung Haaransatz und zurück. Das ergibt einen schönen, natürlich wirkenden Farbton.

6. LIPPEN

Um den richtigen Lippenstiftton für den Alltag zu finden, orientieren Sie sich am besten an Ihrer natürlichen Lippenfarbe. Besonders schmeichelhaft ist ein Ton, der entweder Ihrer Lippenfarbe gleicht oder etwas dunkler ist. Das ist die perfekte Grundfarbe.

Bei Lippenstiften ist die Auswahl groß. Ein matter Lippenstift lässt die Lippen glatt und gleichmäßig aussehen, deckt gut und hält dadurch meist länger. Ein transparenter Lippenstift bietet einen nicht deckenden, dezenten Farbton. Schimmer-Lippenstifte haben einen leichten Glitzereffekt. Lip Gloss spendet Feuchtigkeit und verleiht Glanz; die Lippen wirken voller und leicht feucht.

Wenn Sie Ihre Lippen mit dem Konturenstift betonen wollen, tragen Sie zuerst den Lippenstift auf und wählen beim Konturenstift dieselbe Farbe. Verwischen Sie mit einem Lippenpinsel die Übergänge, damit keine harten Konturen entstehen.

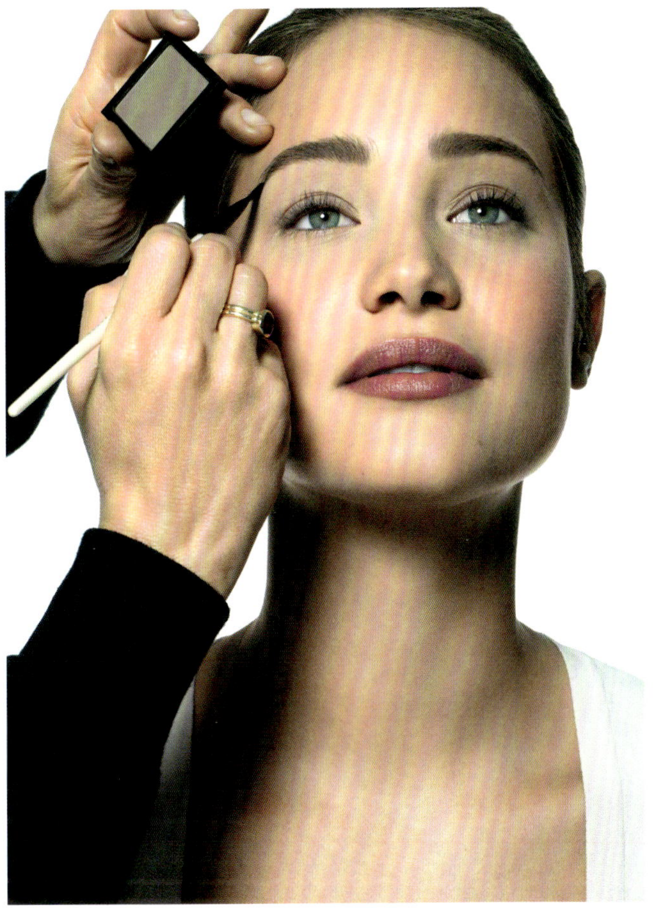

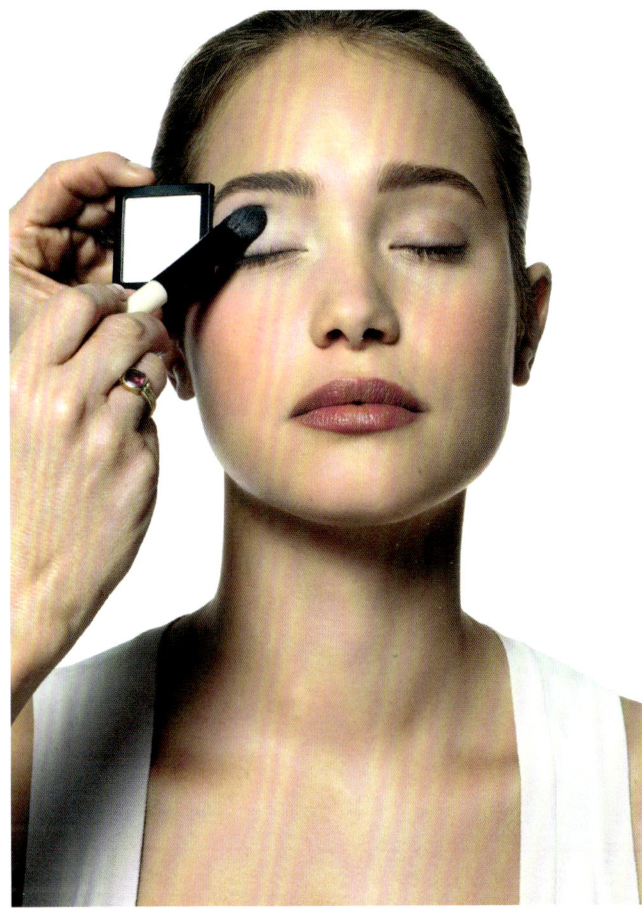

7. AUGENBRAUEN

Für einen natürlichen Look definieren Sie die Brauen am besten mit Augenbrauenpuder, der zu Ihrer natürlichen Brauen- und Haarfarbe passt. Tragen Sie den Puder mit einem Augenbrauenpinsel mit steifen, abgeschrägten Borsten auf. Beginnen Sie an der Braueninnenseite und folgen Sie dem natürlichen Verlauf mit leichten, fedrigen Strichen. Zum Schluss fixieren Sie alles mit klarem Augenbrauengel; das zähmt widerspenstige Härchen und glättet. Für eine besonders vorteilhafte Brauenform empfehle ich, sich die Brauen vom Profi zupfen zu lassen und nachwachsende Härchen daheim mit der Pinzette zu bändigen.

8. LIDSCHATTEN

Um in drei Schritten ein schönes Augen-Makeup zu bekommen, beginnen Sie damit, mit dem Lidschattenpinsel eine helle Lidschattengrundfarbe vom Wimpernansatz bis zum Brauenbogen aufzutragen. Geben Sie Lidschatten in einem mittleren Farbton auf die Lidpartie bis zur Lidfalte. Tupfen Sie einen dunkleren Farbton über die Lidfalte und verwischen Sie die Übergänge, um mehr Tiefe zu erzielen.

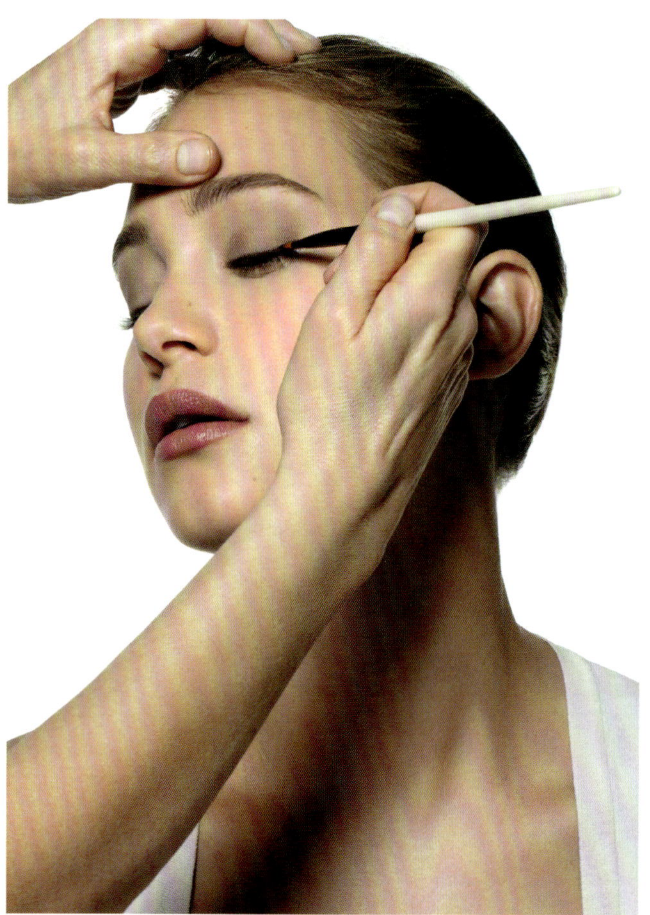

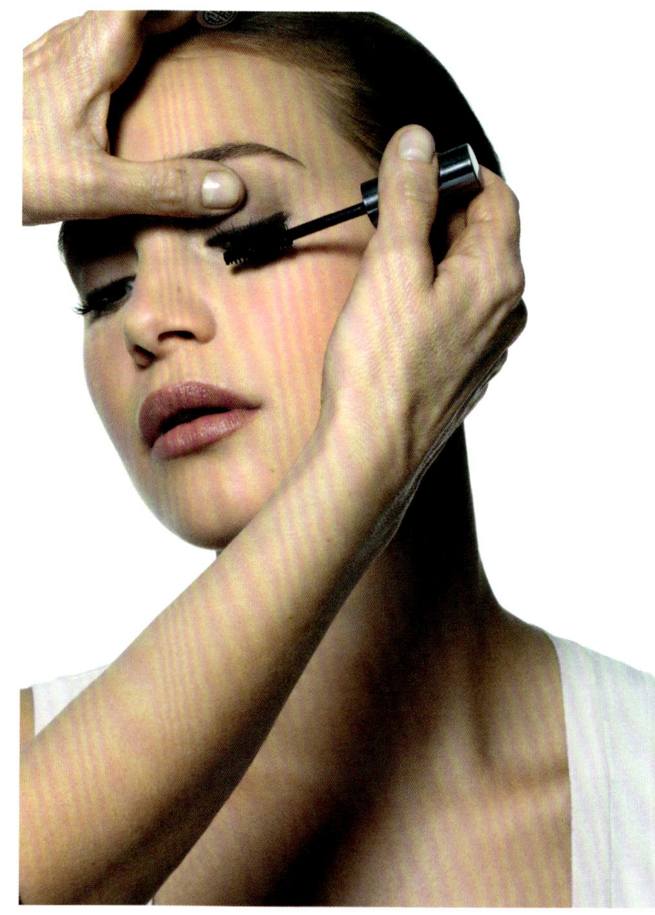

9. EYELINER

Ziehen Sie mit einem Eyeliner-Pinsel am oberen Wimpernrand einen Lidstrich mit einer dunklen Farbe. Beginnen Sie an der Außenseite und arbeiten Sie sich nach innen vor. Dabei so nah am Wimpernsaum bleiben wie möglich. Damit der Lidstrich lange hält, können Sie entweder vorher den Pinsel anfeuchten oder einen Gel-Eyeliner verwenden.

Wenn Sie Ihre Augen betonen möchten, ziehen Sie auch den unteren Wimpernrand nach. Achten Sie darauf, dass sich der obere und untere Lidstrich in den Augenwinkeln treffen. Der Trick besteht darin, dass der obere Lidstrich stärker ist als der untere; das „öffnet“ das Auge.

10. MASCARA

Tiefschwarze Mascara erzielt die größte Wirkung. Selbst bei blonden Frauen werden so die Augen wirkungsvoll betont. Zum Auftragen streichen Sie die Wimpernbürste mit einer Drehbewegung vom Wimpernansatz zu den Spitzen. Dadurch trennen Sie die Wimpern voneinander und vermeiden Klümpchen. Tragen Sie nach Belieben eine bis drei Schichten auf. Wenn Sie die Wimpern mit der Wimpernzange formen wollen, müssen Sie das vor dem Tuschen tun, danach könnten die Wimpern brechen. Setzen Sie die Wimpernzange pro Auge fünf Sekunden an.

FÜR EIN LANGANHALTENDES MAKEUP

Ein Makeup kann um vier Uhr nachmittags immer noch so perfekt wirken wie am Morgen. Mit etwas Auffrischung zwischendurch und den richtigen Produkten, sehen Sie den ganzen Tag über fantastisch aus.

Wählen Sie Kosmetika mit Longwear-Formel. Achten Sie darauf, dass der Effekt mindestens acht Stunden anhält.

Mit einem Foundation Stick können Sie Rötungen jederzeit abdecken. Frischen Sie damit die Stellen auf, an denen das Makeup nachlässt.

Gegen glänzende Haut hilft Kompaktpuder, den Sie am besten mit der Puderquaste auftragen. Verwenden Sie für problematische, fettig glänzende Bereiche unter einer fettfreien Foundation eine mattierende Lotion.

Für frische Farbnuancen auf den Wangen können Sie Puderrouge über das Cremerouge geben – oder umgekehrt. Das frischt die Farben auf und lässt sie strahlen. Achten Sie darauf, die Übergänge gut zu verwischen.

Die Lippen können Sie den ganzen Tag direkt mit dem Lippenstift auffrischen. Wenn Sie die Farbe mit einem Pinsel auftragen, hält sie länger.

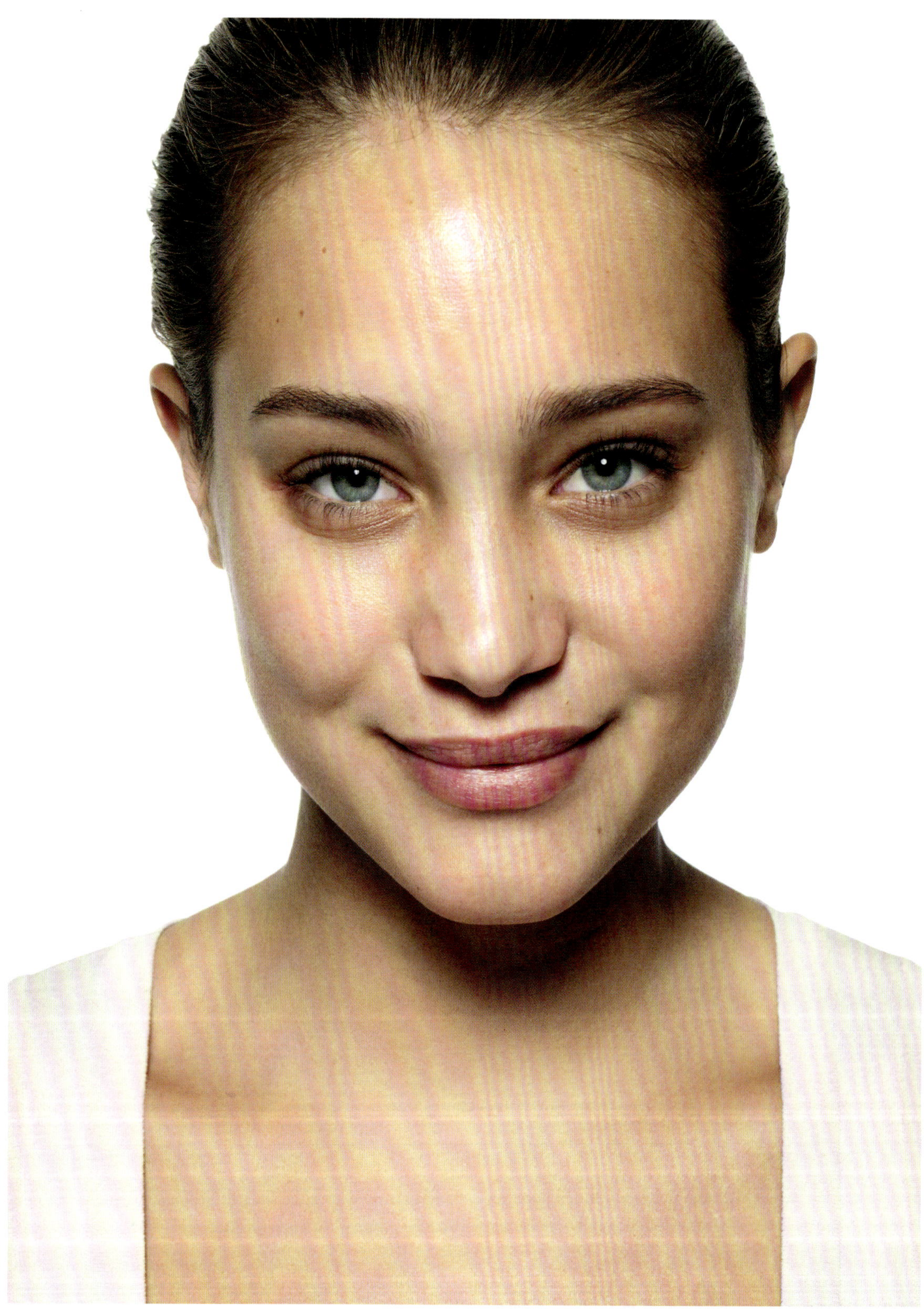

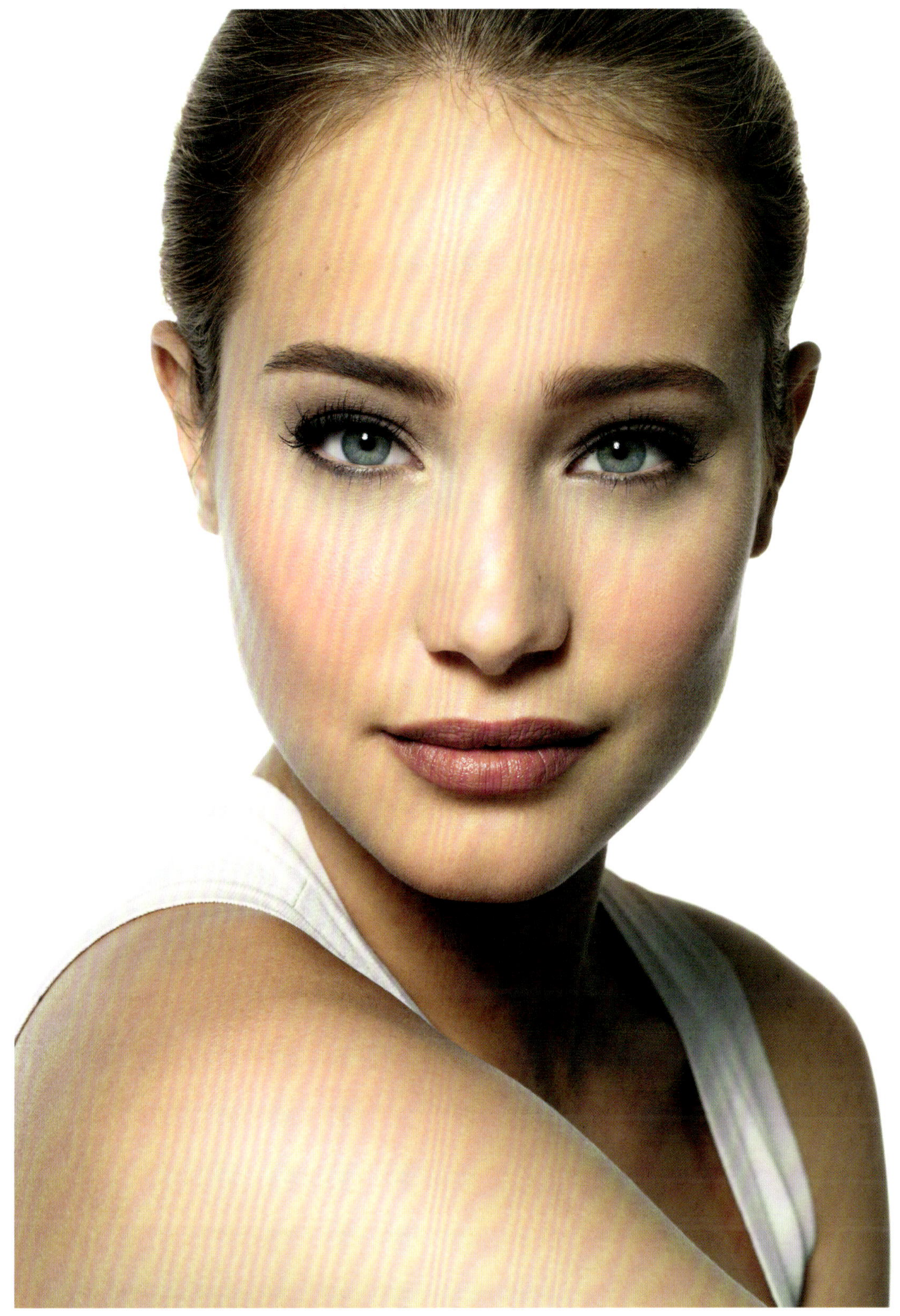

VOM TAGES- ZUM ABEND-MAKEUP

Aus Ihrem Tages-Makeup wird im Nu ein toller Partylook. Sie müssen nur ein bisschen mehr auf Intensität, Farbe oder Glanz setzen.

Wenn Sie normalerweise braunen Eyeliner verwenden, nehmen Sie abends schwarzen. Schwarz sorgt für Dramatik und Glamour.

Wenn Sie am Tag nur eine Schicht Mascara auftragen, probieren Sie es am Abend mit drei Schichten. Zur Betonung der Augen wählen Sie das tiefste Schwarz, das Sie finden können. Biegen Sie die Wimpern mit den Fingern nach oben, damit die Augen größer wirken.

Etwas schimmernder Lidschatten auf dem oberen Lid macht sich abends toll. Wenn Sie es ein wenig dramatischer mögen, setzen Sie unter dem Auge noch einen schimmernden Tupfer in den inneren Augenwinkel.

Wenn Sie die Augen tagsüber nur dezent schminken, versuchen Sie es abends mal mit glamourösen Smoky Eyes. Nehmen Sie dunkleren Lidschatten für das Lid und verwischen Sie ihn bis zur Lidfalte. Tönen Sie die Übergänge ab und tragen Sie bei Bedarf noch etwas mehr Lidschatten auf.

Mit einem Hauch Glitzer über dem normalen Rouge auf den Wangen bringen Sie Ihre Haut für den Abend zum Strahlen.

Für die Lippen können Sie abends einen dunkleren Farbton wählen. Wenn Sie tagsüber Pink- oder Rosatöne tragen, versuchen Sie es abends mit einer Farbe, die ein oder zwei Nuancen dunkler ist. Wenn Sie weichere Töne bevorzugen, probieren Sie einen Lippenstift mit Schimmereffekt aus.

Rote oder pinkfarbene Lippen wirken am besten zu dezent geschminkten Augen und pastellfarbenem Rouge. Leicht schimmernde Lippen sehen mit stark geschminkten Augen und einem Tupfer kräftigem Rouge fantastisch aus.

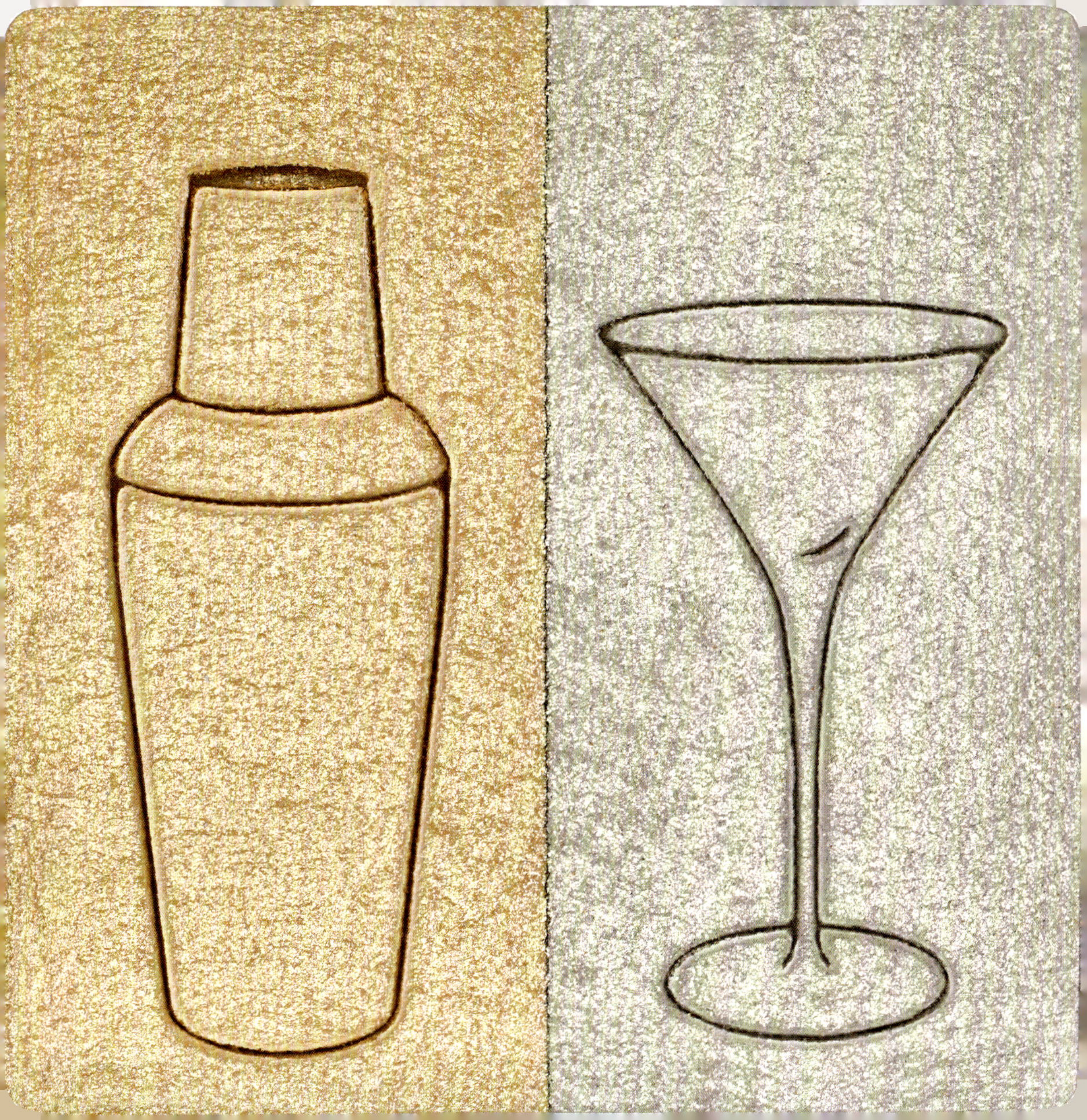

SCHÖNHEIT KOMMT VON INNEN

Wenn Sie gut aussehen und sich richtig wohl fühlen wollen, müssen Sie etwas dafür tun.

BEWEGUNG

Schönheit umfasst viel mehr als Kosmetik. Wenn Sie etwas für Ihren Körper tun, spüren Sie schon bald eine positive Wirkung. Frauen, die regelmäßig Sport treiben, strahlen Selbstbewusstsein aus und wirken frisch, gesund und schön. Sport hat viele Vorteile – Sie bekommen einen rosigen Teint, der Kopf wird frei, Schmerzen lassen nach, Sie werden gelenkiger, der Körper schüttet Endorphine aus und Sie fühlen sich einfach wohl. Cardio-Training – Walking, Spinning, Joggen, Radfahren oder Wandern – sorgt für einen Energie- und Vitalitätsschub, den Sie noch über Stunden spüren. Und das beste: Sie sehen tagelang blendend aus. Aber es muss nicht gleich Cardio-Training sein. Ich habe zwei einfache Yogaübungen, die mir neue Energie geben, meine Muskulatur dehnen und mir helfen, wieder ins Gleichgewicht zu kommen. Mir gefällt vor allem, dass ich sie jederzeit machen kann, sogar im Büro. Wenn ich sehr müde bin, schließe ich die Tür, lege mich auf den Rücken und stelle die Füße gegen die Wand. Ich konzentriere mich fünf Minuten lang auf meinen Atem und bekomme so den Kopf frei. Danach fühle ich mich erfrischt und bin zu allem bereit. Ich mag auch die Übung „Der herabschauende Hund", bei der man den Körper von den Zehenspitzen bis zur Halswirbelsäule dehnt. Diese Übung hat mich langfristig stärker gemacht. Ich kann Ihnen nur raten, so aktiv wie möglich zu sein. Das fängt schon bei Kleinigkeiten an, etwa, wenn Sie die Treppe anstelle des Aufzugs nehmen oder einfach eine kleine Runde spazieren gehen. In Kombination mit der richtigen Ernährung und ausreichend Schlaf ist Bewegung das ultimative Schönheitsmittel.

DIE RICHTIGE ERNÄHRUNG

Es geht mir wie vielen Frauen: Mit meiner Arbeit, meinen drei Jungs, meinem Mann und dem Versuch, hin und wieder Sport zu treiben, bin ich voll ausgelastet. Damit ich auch besonders hektische Tage überstehe, setze ich auf gesundes Essen, das mich mit der nötigen Energie versorgt. Und das hat noch einen weiteren Vorteil: Frauen, die auf die richtige Ernährung achten, sehen blendend aus. Viel Gemüse, frische Säfte, Vollkorn, Obst, fettarmes Eiweiß und Ballaststoffe sind echtes „Beauty-Food". Wenn ich gesund esse, ist meine Haut schöner, die Augen strahlen und ich kann mein Gewicht halten. Hier sind einige Beispiele für das, was ich esse, um Energie zu tanken und mich schön und stark zu fühlen.

Frühstück

Hier habe ich mehrere Favoriten. Entweder esse ich Haferflocken mit Beeren und Proteinpulver oder eine Scheibe Vollkorntoast mit Omega-3-Eiern, manchmal ergänzt durch Spinat, Brokkoli oder Ziegenkäse.

Mittagessen

Beim Mittagessen halte ich mich an eine einfache Formel, die mir viel Auswahl lässt: Wenn man sich abwechslungsreich ernährt, ist man automatisch mit ausreichend Nährstoffen versorgt. Ich esse eine Mischung aus Gemüse, Eiweiß und Kohlenhydraten. Meistens entscheide ich mich für eine Suppe, einen Salat oder ein Sandwich. Ich versuche, möglichst viel Gemüse zu essen, und Suppe eignet sich dafür hervorragend. Ein weiterer Favorit von mir ist ein Thunfischsandwich mit Mehrkornbrot. Auch zur Suppe oder zum Salat esse ich eine Scheibe Brot. Ich bin absolut gegen Low-Carb-Diäten – sie sind ungesund und funktionieren nicht.

Snack am Nachmittag

Für den Nachmittag habe ich drei Lieblingssnacks:

- Ein wirklich knackiger Apfel mit Mandelbutter
- Rohkost mit Hummus oder Guacamole – Avocado ist besonders gut für die Haut und Gemüse liefert wichtige Nährstoffe
- Eine Tasse Tee mit einem Energieriegel und einem hartgekochten Ei machen mich bis zum Abendessen satt

Abendessen

Ich halte mich auch hier an eine einfache Formel, die gut funktioniert: Ich kombiniere eine Fettart, Eiweiß, Kohlenhydrate und so viele Gemüsesorten wie möglich. Diese Herangehensweise lässt mir viel Freiheit, denn sie ist keine strenge Diät. Ich gehe oft essen, und da ist es manchmal nicht ganz einfach, sich gesund zu ernähren. Damit ich nicht schwach werde, bestelle ich Rohkost oder einen Salat mit Zitrone-Olivenöl-Dressing, sobald ich am Tisch sitze. (Die Bestellung von rohem Gemüse hilft mir, die Finger vom Brotkorb zu lassen.) Einer meiner Favoriten für ein gesundes Abendessen ist gegrillter Fisch mit ein paar Tropfen Olivenöl ohne Salz (ich salze lieber selbst, dann kann ich die Menge kontrollieren). Als Beilage bestelle ich gedämpftes Gemüse oder Reis.

Getränke

Ich beginne den Tag mit einem großen Glas Wasser mit einem Spritzer Zitronensaft und trinke außerdem noch einen doppelten Espresso mit einem Schuss Milch. Grüner Tee ist das einzige Koffein, das ich mir nachmittags gönne, denn nach einem Kaffee werde ich schnell wieder schlapp. Über den Tag verteilt trinke ich viel Wasser und Kräutertee. Frisch gepressten Saft trinke ich so oft ich kann. Jeder Mix aus dunkelgrünem Gemüse steckt voller Vitamine und Nährstoffe. Abends trinke ich hin und wieder gern einen klaren Cocktail: entweder Wodka on the Rocks mit drei Oliven oder Tequila mit Eis und frischem Limettensaft. Ich mag keine überschüssigen Kalorien aus Saftmixgetränken oder Limonaden, deshalb bevorzuge ich pure Getränke. Vor dem Schlafengehen komme ich mit einem Kräutertee zur Ruhe.

Die Zehn-Prozent-Regel

Wenn ich mich zu 90 Prozent gesund ernähre, kann ich mir bei den übrigen zehn Prozent etwas gönnen. Das nimmt den Druck, perfekt zu sein (was ohnehin nicht möglich ist) und erlaubt es mir, hin und wieder kleine Sünden zu begehen.

WASSER

Eine ausreichende Versorgung mit Flüssigkeit ist sehr wichtig. Überraschenderweise vergessen viele Menschen, genug zu trinken. Wahrscheinlich haben Sie mittlerweile auch schon gehört, dass wir zwei Liter Wasser am Tag trinken sollten – aber das ist schwer zu kontrollieren. Ich stelle mir deshalb immer einen Krug mit Wasser auf den Schreibtisch und trinke davon so oft wie möglich. Auch vor und nach dem Sport und vor dem Essen achte ich auf eine ausreichende Flüssigkeitszufuhr. Wenn Sie genug Wasser trinken, wirkt Ihre Haut straff und gesund, Giftstoffe werden ausgespült, Sie fühlen sich energiegeladen und strahlen von innen heraus.

WORK-LIFE-BALANCE

Seien wir ehrlich: Es gibt Tage und Wochen, an denen wir Beruf und Familie nur schlecht unter einen Hut bringen. Dann müssen wir ziemlich herumjonglieren, um unserer Arbeit, der Familie, unseren Freunden gerecht zu werden und dabei auch noch Zeit für uns selbst zu finden. Aber soviel ich auch arbeite, meine Familie hat immer Priorität. Als meine Söhne noch klein waren, fuhr ich sie morgens immer zur Schule und versuchte so oft wie möglich, sie auch abzuholen. Schulveranstaltungen trug ich in meinem Terminkalender ein, damit ich die Arbeit so organisieren konnte, dass ich bei wichtigen Ereignissen der Kinder dabei war. Ich esse jeden Tag mit meinem Mann und einem weiteren Teil der Familie zu Abend. Dafür muss ich dann öfter Einladungen zu Veranstaltungen absagen, aber das macht mir nichts aus. Solange die Arbeit erledigt wird, habe ich auch vollstes Verständnis dafür, wenn meine Mitarbeiter beispielsweise zu Schulaufführungen möchten oder mit ihrem Kind zum Arzt müssen. Manchmal hat die Familie eben Vorrang.

SCHÖNHEIT IM WANDEL

Alles über Foundation

PRODUKTPALETTE

Flüssigfoundation

Für eine gleichmäßige, glättende Wirkung ist Flüssigfoundation ideal. Es gibt verschiedene Flüssigfoundations – von der leichten, transparenten Variante bis zur reichhaltigen mit hoher Deckkraft. Für jeden Hauttyp und jede gewünschte Deckkraft findet sich auch die passende Flüssigfoundation.

Foundation Stick

Leicht zu handhaben und unglaublich vielseitig. Ein Foundation Stick ist für alle Hauttypen geeignet und sollte daher in keinem Schminktäschchen fehlen. Zum Abdecken können Sie ihn für einzelne Stellen oder auch fürs ganze Gesicht verwenden. Klein und handlich und daher perfekt für kleine Korrekturen unterwegs.

Getönte Tagescreme

Ideal, wenn Sie ein natürlicheres Aussehen bevorzugen. Eine getönte Tagescreme ist Makeup und Feuchtigkeitscreme in einem und spart Ihnen morgens im Bad wertvolle Zeit. Sie deckt dezent ab und ist noch leichter als eine Flüssigfoundation.

Getönter Gesichtsbalsam

Leicht im Vergleich zur Flüssigfoundation und perfekt für extrem trockene Haut. Getönter Gesichtsbalsam spendet intensiv Feuchtigkeit, polstert die Haut auf und verleiht ihr ein strahlendes Aussehen.

Compact Powder Foundation

Powder Foundation hilft sofort gegen glänzende Haut. Mit einem Schwämmchen können Sie diese leicht auftragen und Übergänge abmildern.

FOUNDATION AUFTRAGEN

Foundation-Pinsel

Ein Foundation-Pinsel kann zum Auftragen aller gängigen Foundations verwendet werden, vom Stick bis zur Flüssigfoundation. Er lässt Ihre Haut makellos wirken und ist hervorragend geeignet, um die Foundation im ganzen Gesicht zu verteilen.

Schwämmchen

Mit einem keilförmigen Schwämmchen lässt sich die Foundation ähnlich deckend wie mit dem Pinsel im Gesicht verteilen. Am besten funktioniert es mit Flüssig-Makeup.

Finger

Ich empfehle immer, die Übergänge mit den Fingern zu verwischen, nachdem Sie die Foundation mit dem Pinsel oder Schwämmchen aufgetragen haben. Klopfen Sie die Foundation sanft ein und verteilen sie so, dass sie auf der Haut kaum noch zu sehen ist.

Foundation Stick

Einen Foundation Stick können Sie ganz einfach direkt auftragen und die Foundation dann mit den Fingern verstreichen. Für eine leichtere Abdeckung nehmen Sie einen Pinsel.

DIE RICHTIGE FOUNDATION FÜR IHREN HAUTTYP:

Fettige Haut

Verwenden Sie bei fettiger Haut eine fettfreie Flüssigfoundation oder fettfreien Puder, der die Poren nicht verstopft. Mineralischer Puder wirkt gegen glänzende Haut und überschüssige Fettablagerungen und ist daher bei fettiger Haut die erste Wahl.

Trockene Haut

Spezielle feuchtigkeitsspendende Produkte, vom reichhaltigen getönten Feuchtigkeitsbalsam über die leichte Foundation bis zur getönten Tagescreme, decken schön ab und versorgen die Haut optimal mit Feuchtigkeit.

Mischhaut

Bei Mischhaut besteht der Trick darin, eine für den Hauttyp geeignete Tagescreme mit der richtigen Foundation zu kombinieren. Das können eine fettfreie Foundation und eine Creme sein, die gegen Hautunreinheiten wirkt, oder eine Kombination von feuchtigkeitsspendender Foundation und fettfreier Tagescreme. Wählen Sie die Kombination, die Ihnen zu einem glatten, gleichmäßigen Hautbild verhilft.

Normale Haut

Sie können die Foundation nehmen, die Ihnen am besten gefällt!

FOUNDATION FÜR JEDE JAHRESZEIT

Im Winter sollten Sie eine reichhaltigere, cremigere Abdeckung verwenden, im Frühjahr und Sommer eine leichtere und transparentere. Je nach Jahreszeit verändert sich auch der Hautton – selbst wenn Sie die Sonne meiden. Daher sollten Sie gegebenenfalls nicht nur die Zusammensetzung Ihrer Foundation abhängig von der Jahreszeit wählen, sondern auch den Farbton. Verwenden Sie die Tipps auf Seite 13 um die für Sie geeignetste Foundation zu finden. Dank der Sonne haben viele Frauen im Sommer einen etwas dunkleren Teint als im Winter, das variiert jedoch je nach Hauttyp.

BOBBIS REGELN FÜR ALLE, DIE FANTASTISCH AUSSEHEN UND SICH AUCH SO FÜHLEN WOLLEN

Sei ungezwungen / Sei selbstbewusst / Sei dynamisch

Sei glücklich / Sei aktiv / Sei stark

Sei klug / Sei offen / Sei freundlich / Sei gelassen …

SCHÖNHEIT IM WECHSEL DER JAHRESZEITEN

Wie die Kleidung sollte sich auch das Makeup mit den Jahreszeiten ändern.

FRÜHLING

Im Frühling werden die warmen Pullover weggepackt; die Stoffe werden leichter und die Farben heller. Wählen Sie transparentere Produkte – eine leichte Foundation, zarte Lidschattentöne und Lip Gloss mit einem Hauch Farbe. Die Augen werden in zarten Farben geschminkt, mit einem sanften Schimmer. Bei Wangen und Lippen können Ihnen die Blütenfarben in der Natur als Inspiration dienen. Gut machen sich jetzt Pastell-, Rosa- und Pfirsichtöne. Der Frühling ist die Zeit für ein dezent farbenfrohes, frisches Makeup.

SOMMER

Im Sommer brauchen Sie nicht viel, um toll auszusehen. Ein bisschen Bronzer, ein Tupfer Rouge, wasserfeste Mascara, ein schöner Lip Gloss und schon sind Sie optimal ausgestattet. Wenn Sie eine schöne Haut haben, können Sie ganz auf die Foundation verzichten. Eine getönte Tagescreme ist im Sommer ideal, es gibt viele Produkte mit Lichtschutzfaktor. Wenn Ihre Haut im Sommer zu stärkerer Fettbildung neigt, sollten Sie fettfreie Produkte verwenden; bei sehr fettiger Haut können Sie eine mattierende Lotion probieren und darüber eine mattierende Foundation geben. Farbbeständige und wasserfeste Mascara und ein Gel-Eyeliner halten Hitze und Feuchtigkeit stand.

HERBST

Im Herbst ist es Zeit, sich vom legeren Sommer-Makeup zu verabschieden. Jetzt sind kräftige Farben, pflegende Produkte und ein aufwändigeres Makeup angesagt. Wählen Sie eine Foundation, die Ihre Haut gleichmäßiger aussehen lässt, und verwenden Sie deckende Lippenstifttöne in den klassischen Herbstfarben Braun oder Cognac. Beim Rouge machen sich warme Töne in pudrigem Rosa oder Rosé gut. Der Wechsel vom Sommer- zum Herbst-Makeup ist ein bisschen wie wenn Sie statt zum luftigen Baumwollshirt zum Kaschmirpullover greifen – alles ist jetzt schwerer, üppiger und wärmer.

WINTER

An den Weihnachtsfeiertagen muss das Makeup funkeln, glitzern und Spaß machen. Aber Sie sollten auch nicht vergessen, Ihre Haut mit ausreichend Feuchtigkeit zu verwöhnen, damit sie besser mit der jahreszeitlichen Kälte und Trockenheit zurechtkommt. Verwenden Sie jetzt für den Tag und für die Nacht reichhaltige Cremes, die die Haut aufpolstern. Auch beim Makeup sollten Sie auf eine cremige Konsistenz achten. Gut ist alles, was Feuchtigkeit spendet – Pot Rouge, feuchtigkeitsspendende Foundation und Lip Gloss. Für schöne, glänzende Lippen können Sie über einen cremigen Lippenstift noch feuchtigkeitsspendenden Lip Gloss auftragen. Gegen die blasse Winterhaut hilft Bronzer, der Ihren Teint sofort wärmer wirken lässt. Der fahlen Blässe, die sich bei Kälte oft einstellt, begegnen Sie mit zweierlei Rougetönen – einem natürlichen Ton und einem Tupfer in einer kräftigeren Farbe –, die Ihnen ein gesundes, strahlendes und natürliches Aussehen verleihen.

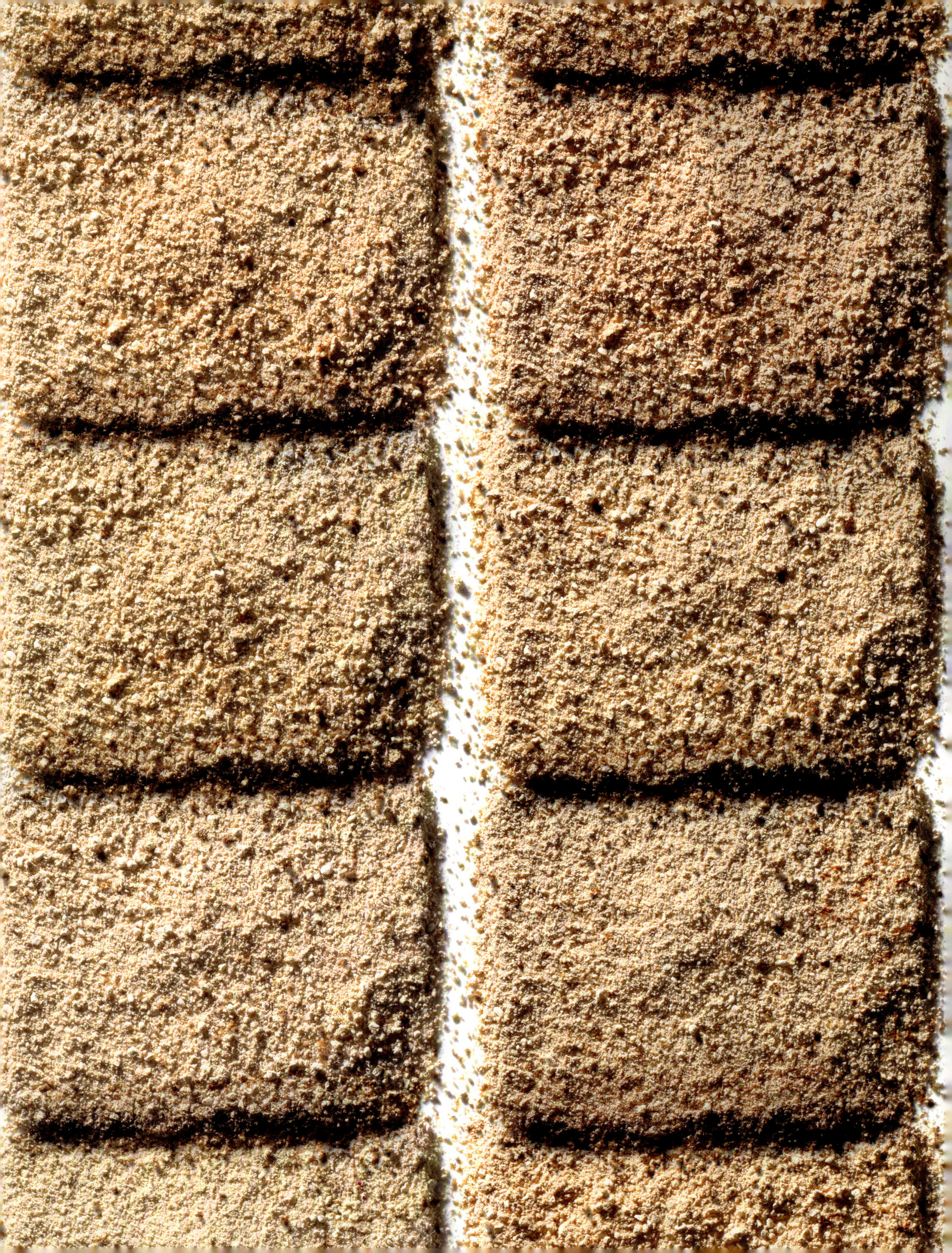

01

PRETTY NATURAL

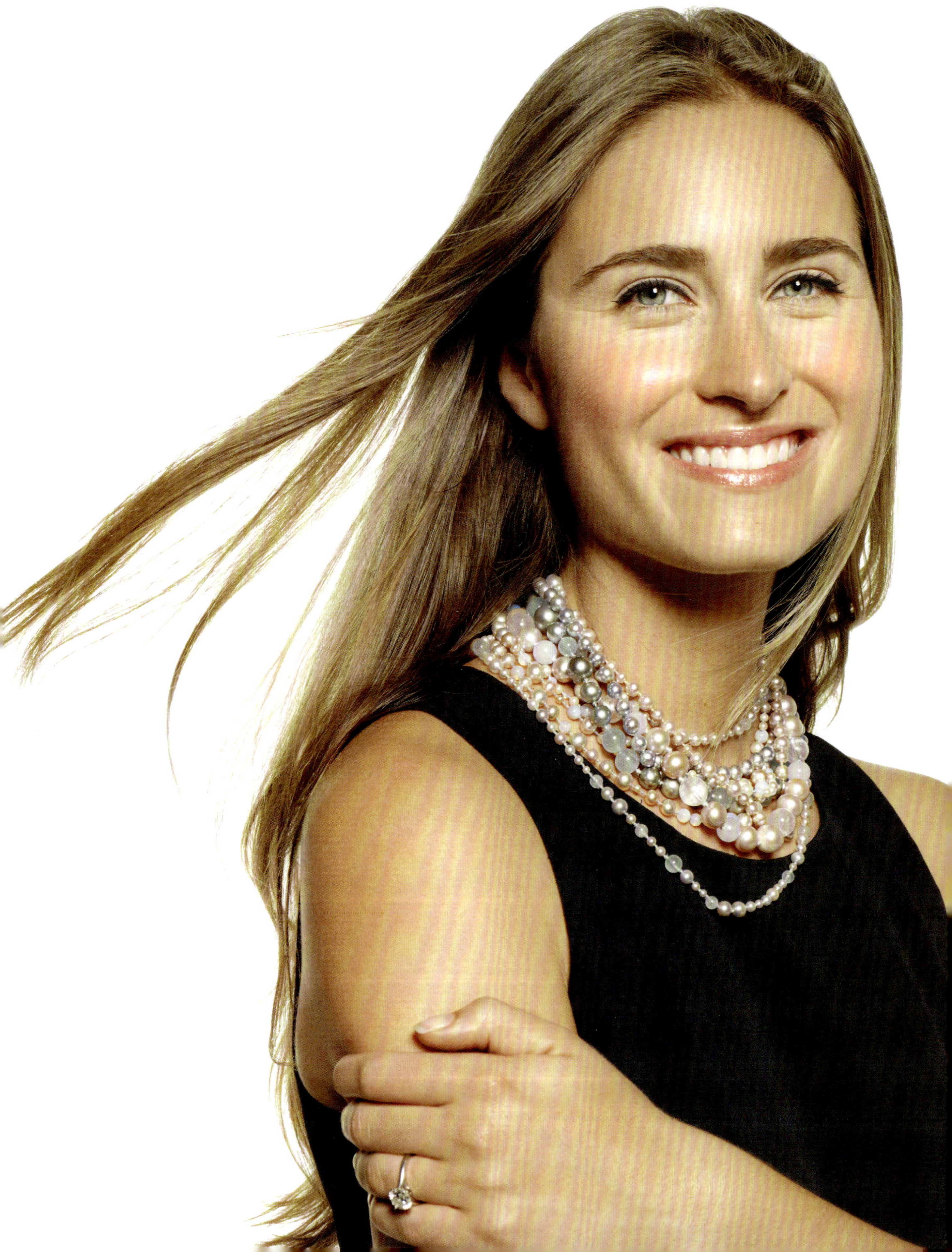

PRETTY NATURAL

Eine natürliche Schönheit stellt sich fast wie von selbst bei Frauen ein, die einfach natürlich sind. Es beginnt mit leuchtenden Augen und einer reinen Haut. Diese Frauen strahlen Gesundheit und Wohlbefinden aus, sie haben Selbstvertrauen und wissen, was zu ihnen passt. Ihre Schönheit ist zurückhaltend. Sie haben erkannt, dass weniger oft mehr ist und ein dezenter Stil ihnen einfach am besten steht. Ich finde natürlich schöne Frauen wundervoll, weil sie für Schlichtheit in Bestform stehen.

Auch ich fühle mich am wohlsten, wenn ich ganz natürlich gestylt bin. Aber zu dieser Erkenntnis gelangte ich erst mit der Zeit. Jahrelang versuchte ich, den blauäugigen, blonden Frauen auf den Titelseiten der Modemagazine nachzueifern. Als ich anfing, in New York City zu arbeiten, ging ich zu den besten Hairstylisten, aber ich erkannte mich selbst im Spiegel nicht wieder. In Sachen Kleidung ließ ich mich von bekannten Modeschöpfern beraten, die mir die aktuellsten Teile mitbrachten, aber ich kam mir immer wie verkleidet vor. Beim Makeup erkannte ich schließlich, dass ich am besten aussehe, wenn ich meine natürlichen Farben betone und meinem Typ treu bleibe. Wie gern würde ich wie eine schicke Französin knallrote Lippen und Smoky Eyes tragen, aber das bin einfach nicht ich. Mir steht ein dezentes Makeup am besten, gepaart mit einem schlichten Outfit und ein oder zwei richtig schönen Schmuckstücken. So fühle ich mich auch am wohlsten. Mehr braucht es nicht: Schlicht, frisch und modern, das passt zu mir. Und das Beste an diesem Look: Er ist unglaublich einfach umzusetzen.

DER NATÜRLICHE LOOK

Das Prinzip „Weniger ist mehr“

TAG

HAUT

Sie haben gesunde, reine Haut, weil Sie sich gesundheitsbewusst ernähren und auf sich achten. Daher möchten Sie eine Foundation, die völlig natürlich wirkt und auf der Haut kaum zu sehen ist. Tupfen Sie an Stellen, wo es wirklich nötig ist, ein bisschen Corrector und Concealer auf und verwenden Sie dann eine leichte Foundation oder getönte Tagescreme, die sich perfekt mit der Haut verbindet.

WANGEN

Wählen Sie eine Farbe, die den gleichen Ton hat wie Ihre Wangen, wenn sie vom Sport leicht gerötet sind.

AUGEN

Wenn Sie Eyeliner verwenden, dann ganz dünn; jegliche Dramatik würde fehl am Platz wirken (an den meisten Tagen genügt Mascara). Falls Sie Lidschatten auflegen möchten, wählen Sie am besten ganz dezente Farben, die zum natürlichen Hautton Ihrer Lider passen.

LIPPEN

Am besten passt eine Lippenfarbe, die dem natürlichen Ton entspricht, der entsteht, wenn Sie sich auf die Lippen beißen (der perfekte Nude-Look für Ihre Lippen). Sie können entweder einen normalen Lippenstift auftragen, diesen wieder abtupfen und danach einen schönen Gloss verwenden oder Sie probieren eine Lippenpflege mit natürlicher Tönung.

HAARE

Schönes, natürliches Haar sollte gesund, glänzend und pflegeleicht sein. Ein guter Schnitt, der die natürliche Beschaffenheit der Haare vorteilhaft zur Geltung bringt, sorgt für einen natürlich schönen Look, der wenig Aufwand erfordert. Ein Kurzhaarschnitt sollte der Gesichtsform schmeicheln, lange Haare sollten pflegeleicht sein.

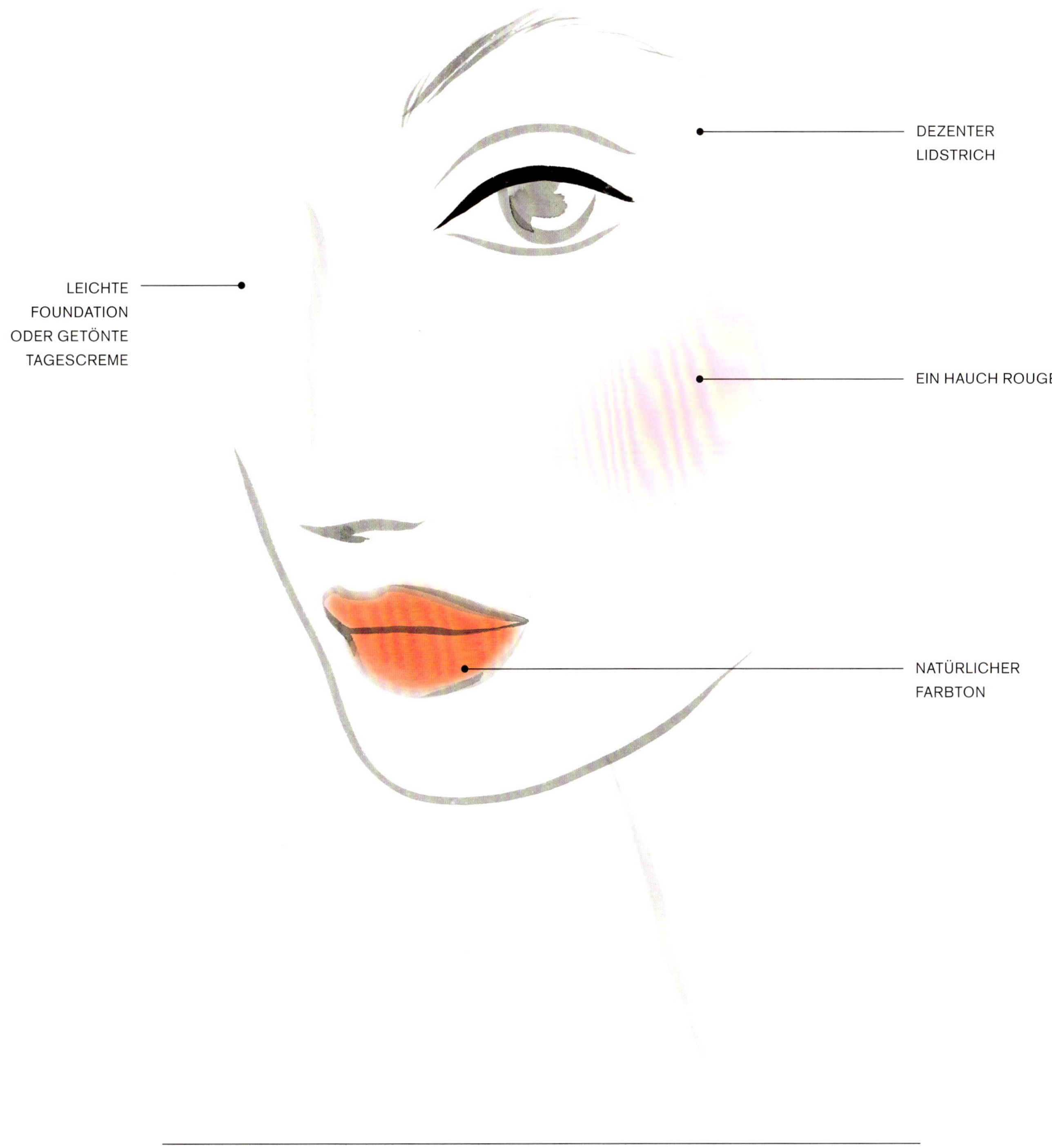
DEZENTER
LIDSTRICH
LEICHTE
FOUNDATION
ODER GETÖNTE
TAGESCREME
EIN HAUCH ROUGE
NATÜRLICHER
FARBTON

DER NATÜRLICHE LOOK

Ein Hauch von Glanz

ABEND

HAUT

Für den Abend eignet sich die gleiche leichte, unsichtbare Abdeckung wie am Tag. Für einen schönen Teint müssen Sie nur etwas Concealer oder ein paar Tupfer Ihrer gewohnten Foundation auftragen.

WANGEN

Verstärken Sie Ihr Tagesrouge mit einem Hauch Glanz. Tupfen Sie dafür entweder flüssiges Rouge oder Puderrouge mit Schimmereffekt auf die Wangenknochen oder geben Sie klaren Balsam über das Rouge.

AUGEN

Setzen Sie auf dem Lid leichte Akzente mit dezenten, natürlichen Farben wie Silber oder Champagner. Wenn Sie normalerweise keinen Lidstrich ziehen, könnten Sie es mit einer schmalen schwarzen Linie am oberen Lidsaum probieren, oder mit einer zusätzlichen Schicht Mascara.

LIPPEN

Beim natürlichen Makeup ist eine weiche, blasse Lippenfarbe eine gute Wahl. Verwenden Sie einfach ein anderes Produkt als tagsüber – Lip Gloss oder ein Lippenstift mit Schimmereffekt sind eine gute Wahl. Mir gefällt auch roter Lippenstift in einem frischen, kaum geschminkten Gesicht. Das wirkt schlicht und schön.

HAARE

Ein lockerer Knoten im Nacken ist bei langen Haaren eine pflegeleichte, schicke Partyfrisur. Bei kürzeren Haaren können Sie mit ein bisschen Stylingcreme die Haare aus dem Gesicht frisieren. Es entsteht ein klarer, moderner Look, bei dem

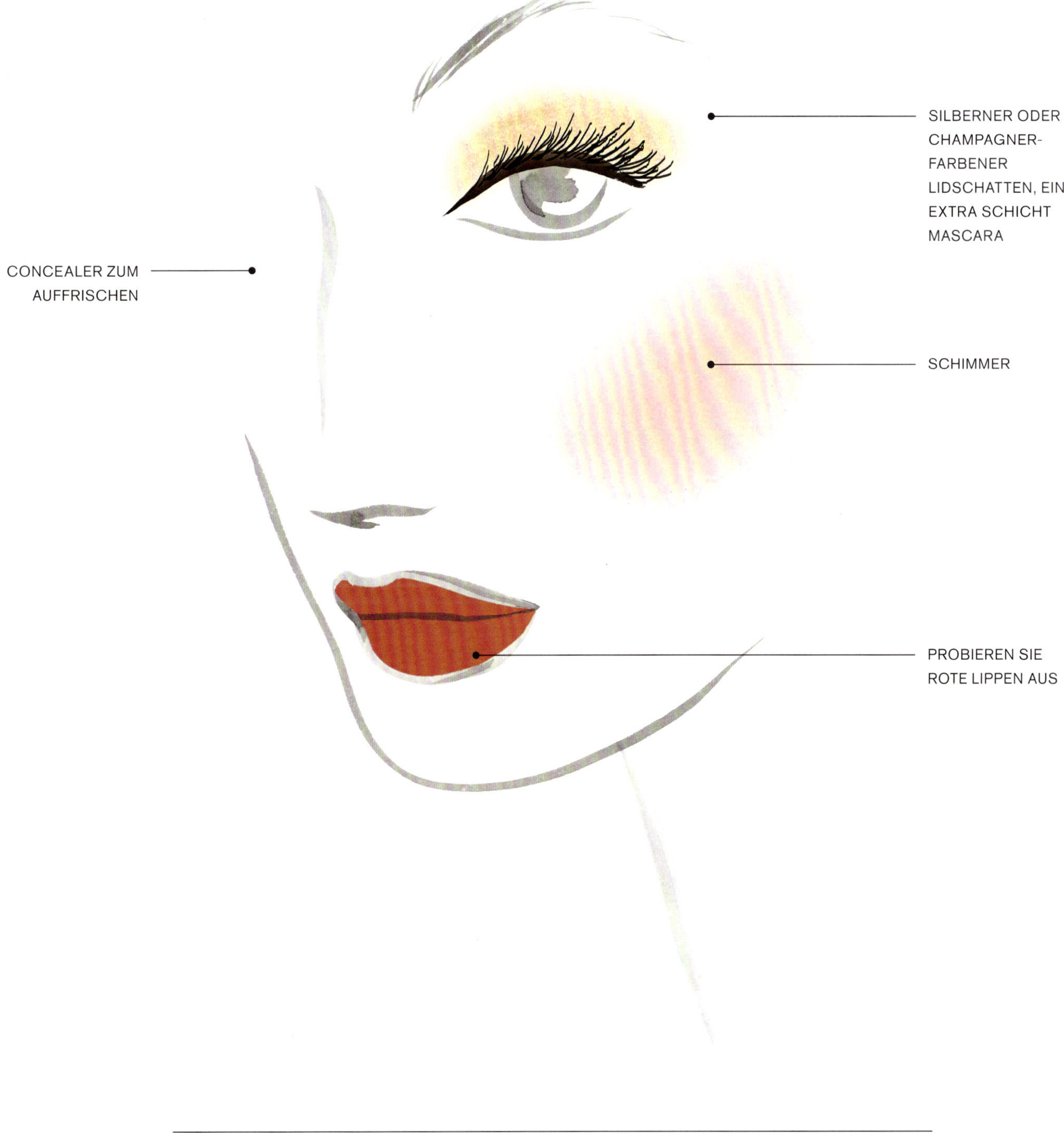
SILBERNER ODER
CHAMPAGNER-
FARBENER
LIDSCHATTEN, EINE
EXTRA SCHICHT
MASCARA
CONCEALER ZUM
AUFFRISCHEN
SCHIMMER
PROBIEREN SIE
ROTE LIPPEN AUS

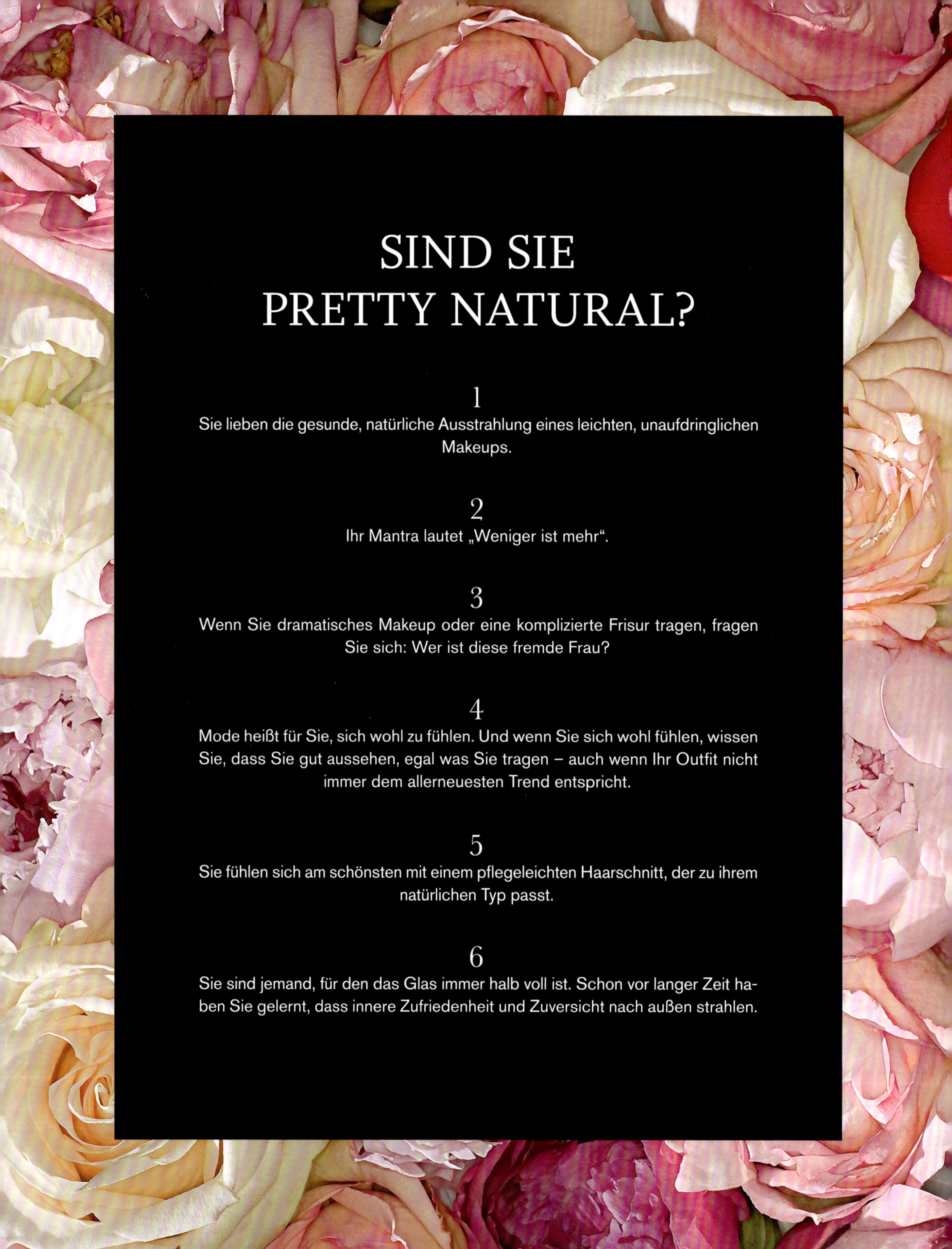

SIND SIE PRETTY NATURAL?

1
Sie lieben die gesunde, natürliche Ausstrahlung eines leichten, unaufdringlichen Makeups.

2
Ihr Mantra lautet „Weniger ist mehr“.

3
Wenn Sie dramatisches Makeup oder eine komplizierte Frisur tragen, fragen Sie sich: Wer ist diese fremde Frau?

4
Mode heißt für Sie, sich wohl zu fühlen. Und wenn Sie sich wohl fühlen, wissen Sie, dass Sie gut aussehen, egal was Sie tragen – auch wenn Ihr Outfit nicht immer dem allerneuesten Trend entspricht.

5
Sie fühlen sich am schönsten mit einem pflegeleichten Haarschnitt, der zu ihrem natürlichen Typ passt.

6
Sie sind jemand, für den das Glas immer halb voll ist. Schon vor langer Zeit haben Sie gelernt, dass innere Zufriedenheit und Zuversicht nach außen strahlen.

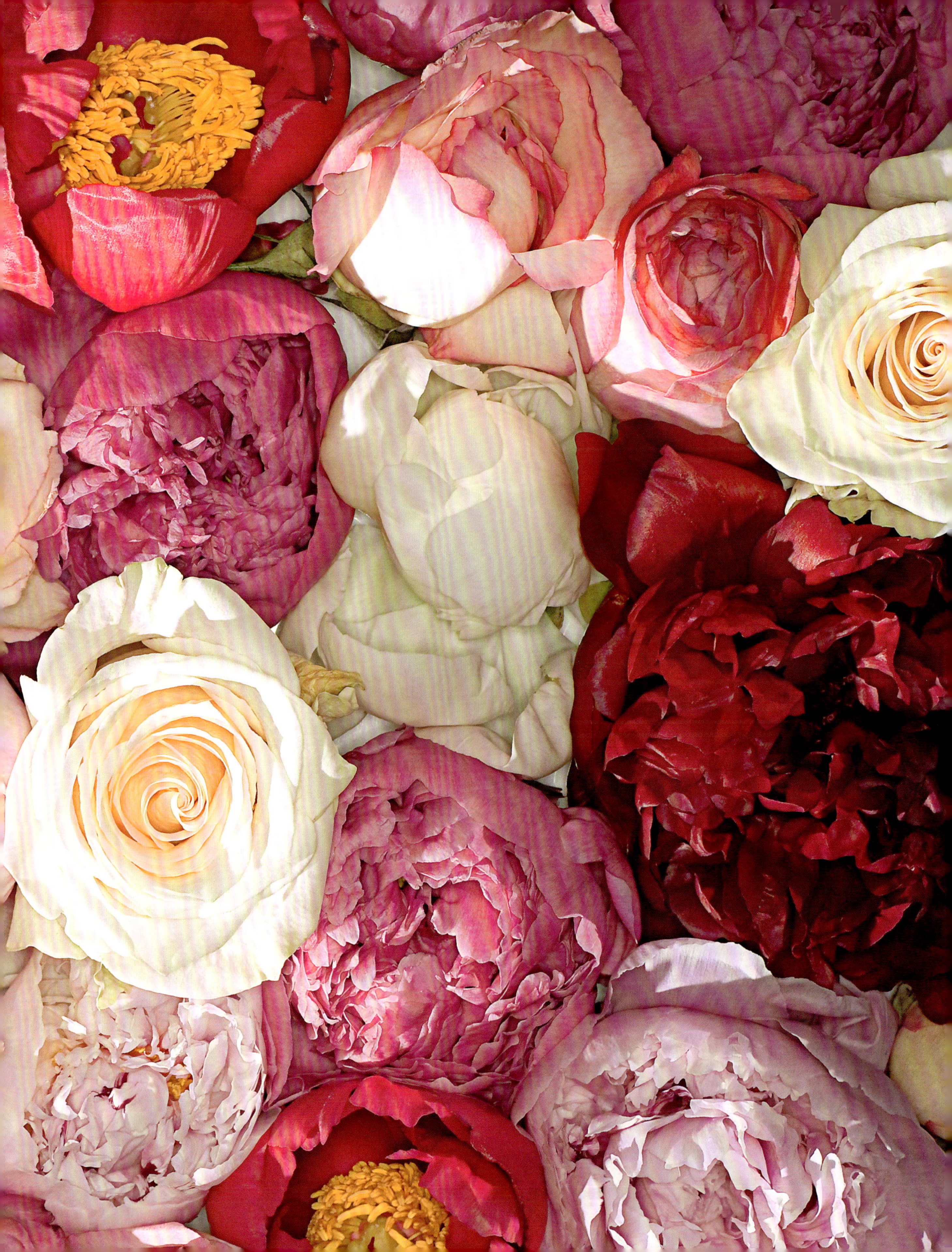

LAUREN BUSH

PHILANTHROPIN, MODEL, DESIGNERIN

Lauren Bush ist eine moderne Grace Kelly mit leuchtender Haut und perfekten Gesichtszügen. Lauren ist etwas ganz Besonderes. Ihre Augen strahlen und reflektieren ihr freundliches Wesen. Sie ist von Natur aus sehr großzügig und hat Großartiges mit der FEED Foundation geleistet, zu deren Gründern sie gehört. FEED hat inzwischen über das Welternährungsprogramm der Vereinten Nationen mehr als 60 Millionen Schulmahlzeiten an Kinder in 62 der ärmsten Länder der Welt ausgegeben.

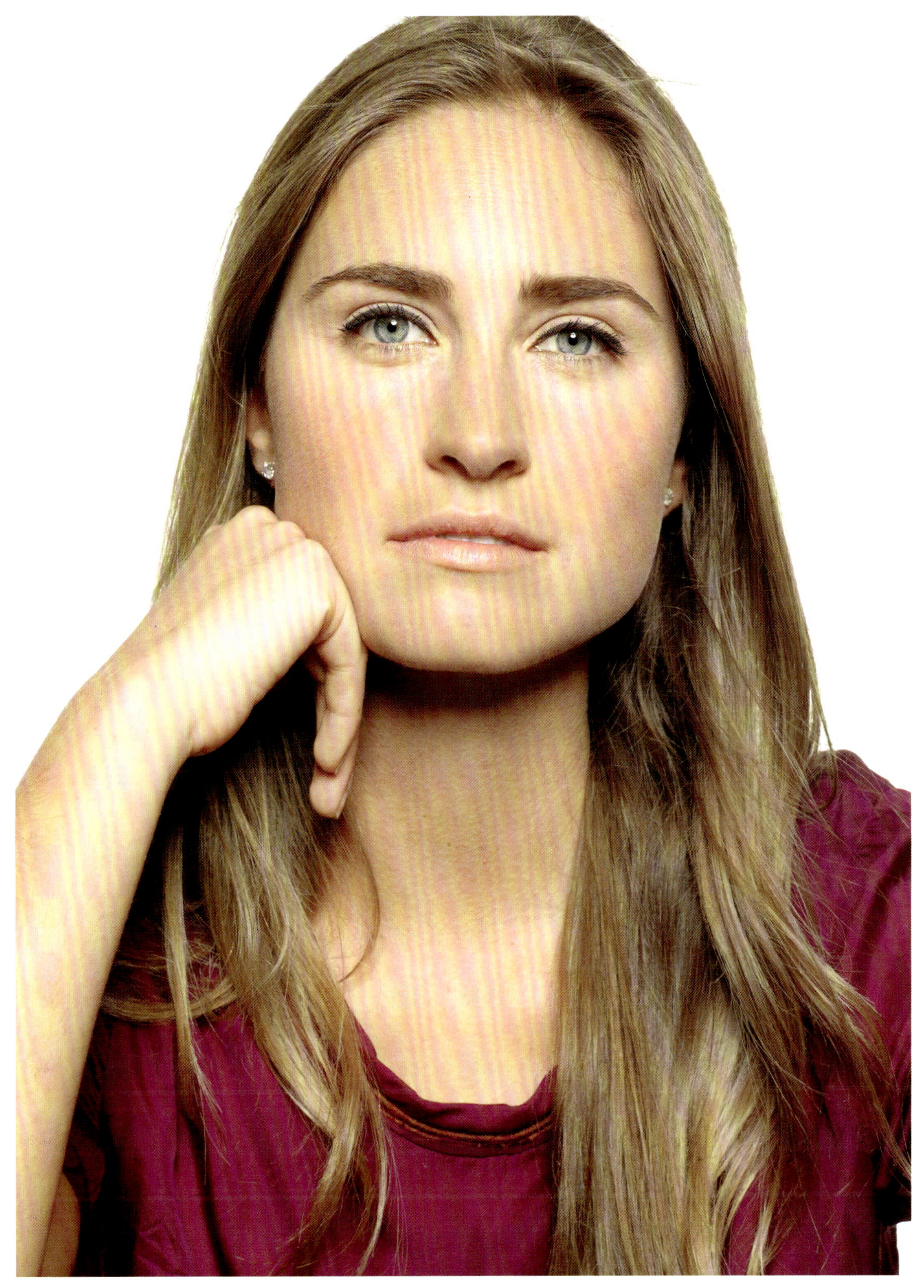

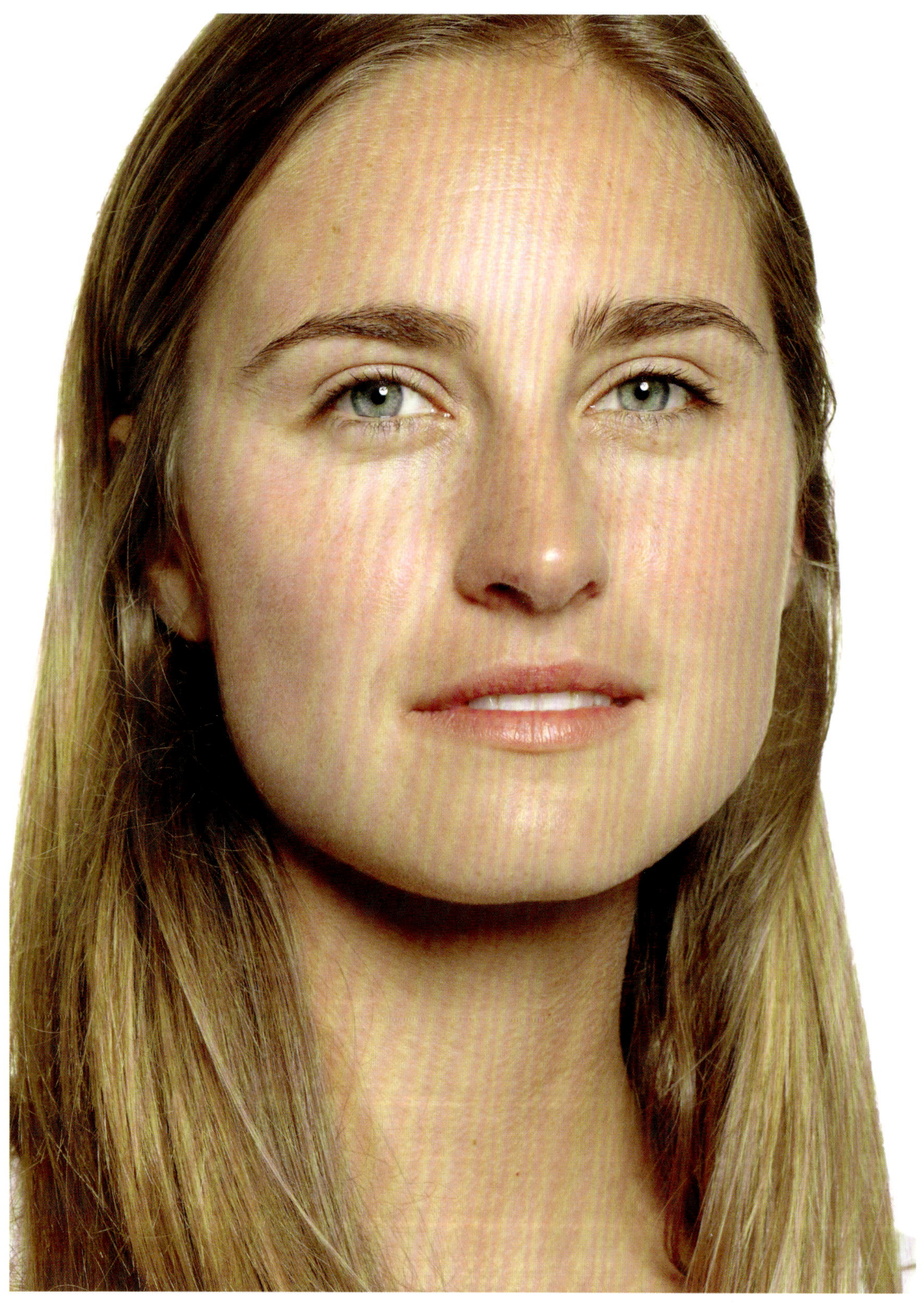

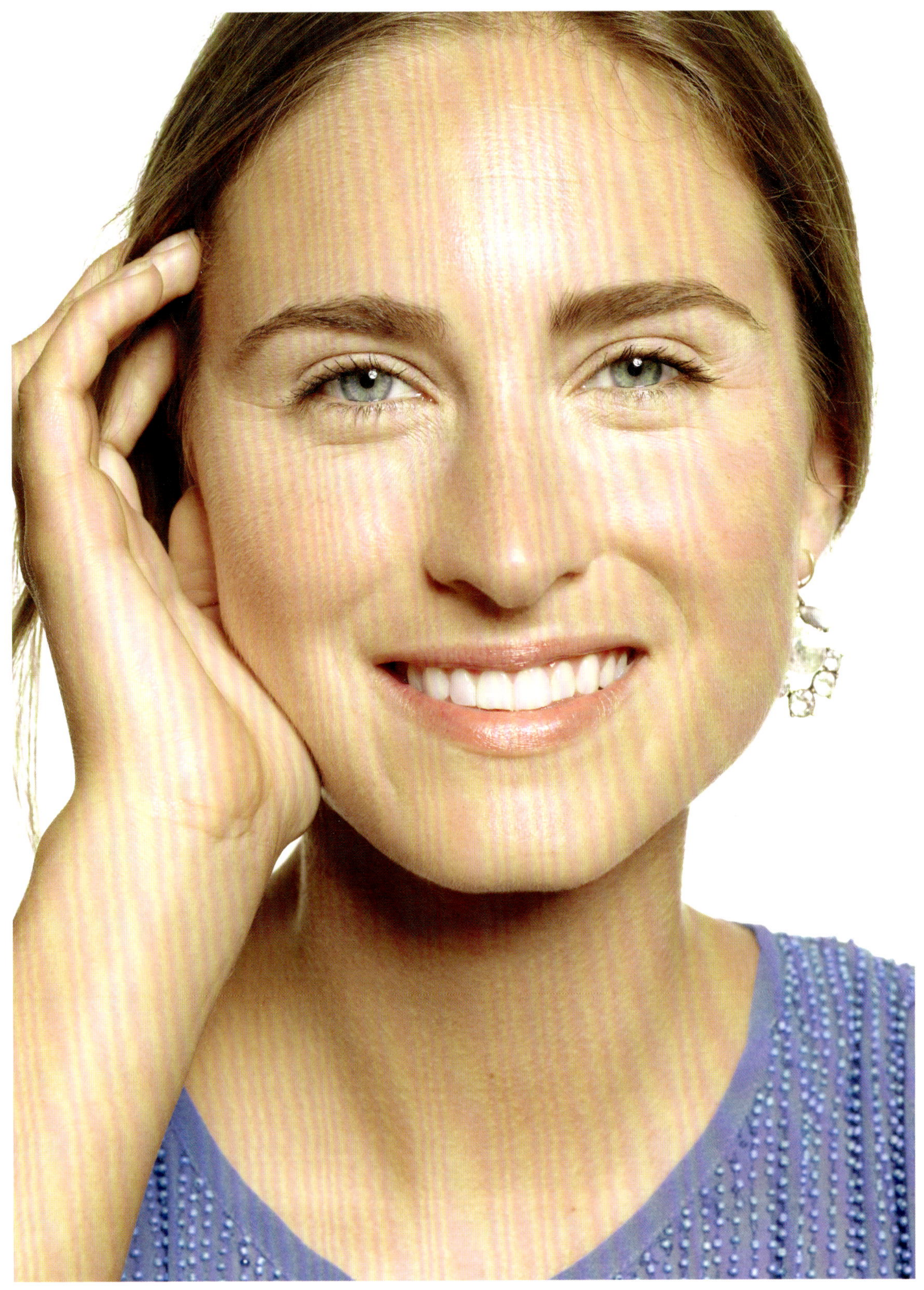

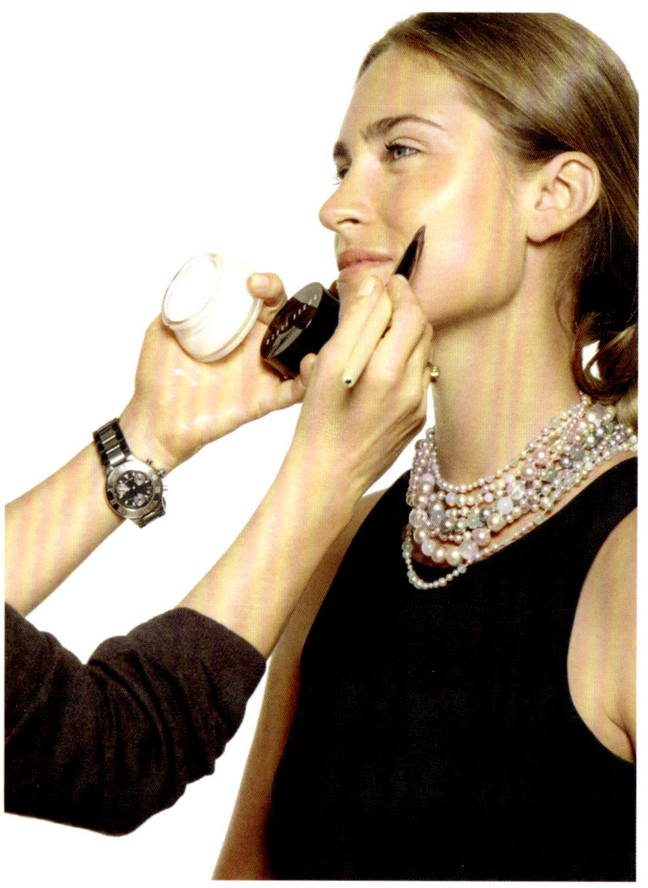

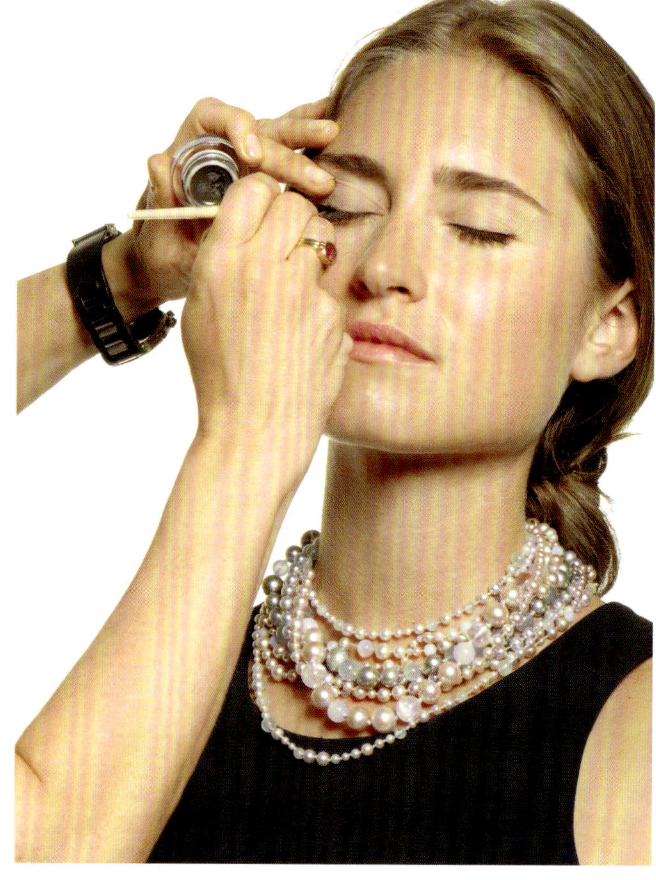

HAUT

Eine getönte Feuchtigkeitscreme bietet eine leichte, hauchzarte Abdeckung mit umwerfend frischer Wirkung. Das ist eine großartige Alternative, wenn man eine so tolle Haut hat wie Lauren. Ich trage die Creme gern mit einem Pinsel auf, weil der immer genau die richtige Menge abgibt.

AUGEN

Um Laurens Augen zu definieren, habe ich nur am oberen Wimpernansatz eine sehr feine Linie mit schwarzem Gel-Liner gezogen. Mein Trick beim Liner besteht darin, immer im äußeren Augenwinkel zu beginnen und die Linie dann nach innen zu ziehen. So stellen Sie sicher, dass die Linie im Augenwinkel stärker beginnt, und vermeiden Klümpchen in der Mitte des Wimpernsaums. Füllen Sie eventuelle Lücken zum Schluss bei geöffnetem Auge auf, damit die Linie glatt und durchgehend ist.

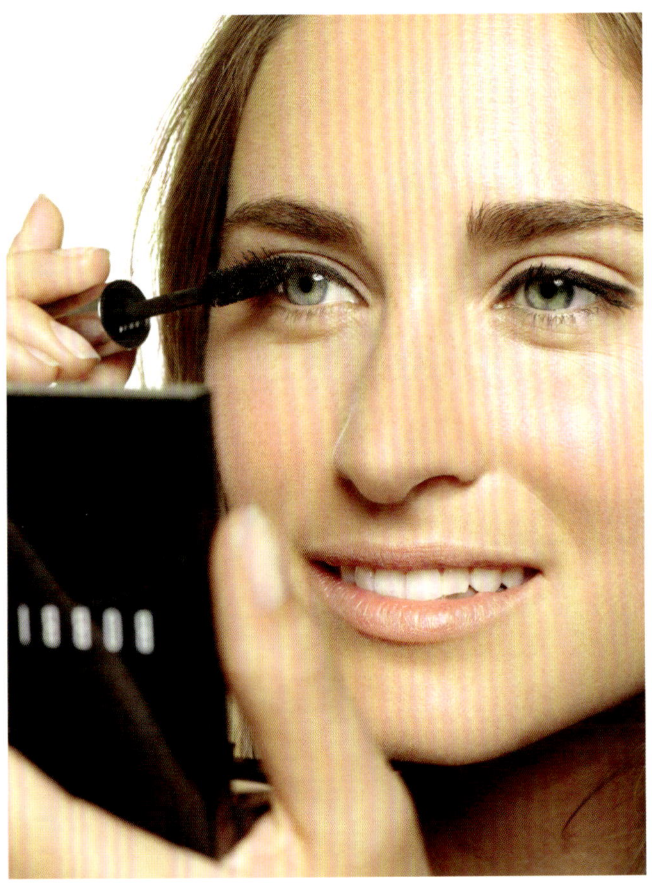

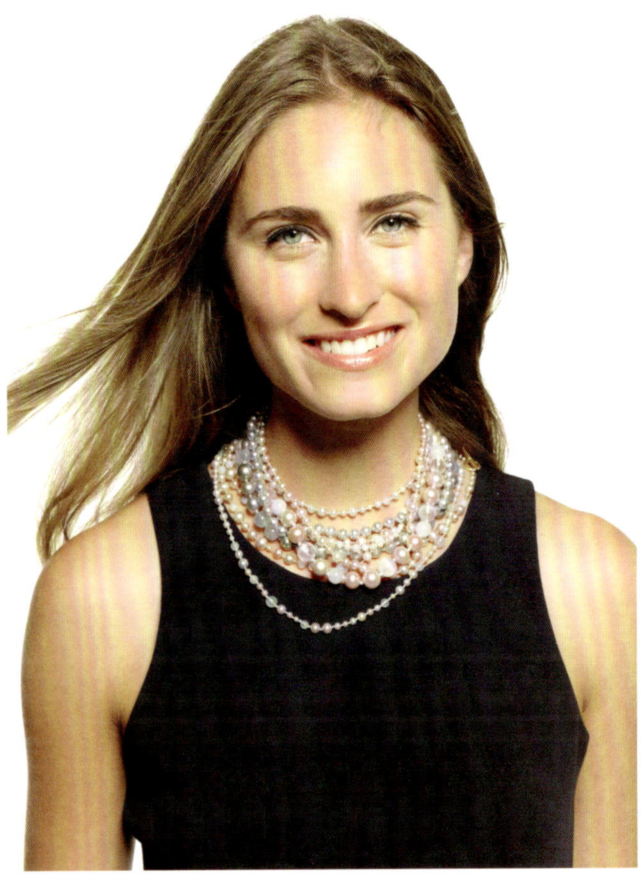

WIMPERN

Je schwärzer die Mascara, desto besser – sie betont Ihre Augen, ohne dass Sie viel Lidschatten auflegen müssen. Tragen Sie sie in zwei bis drei Lagen von unten auf die oberen Wimpern auf und drehen Sie die Bürste dabei sanft, um die einzelnen Wimpern zu trennen.

DER LOOK

Rouge in Sandy Pink auf dem höchsten Punkt der Wangenknochen und ein zartrosa Lip Gloss komplettieren Laurens leichten, natürlichen Look. Perlen erhellen das Gesicht zusätzlich und lassen es noch stärker strahlen.

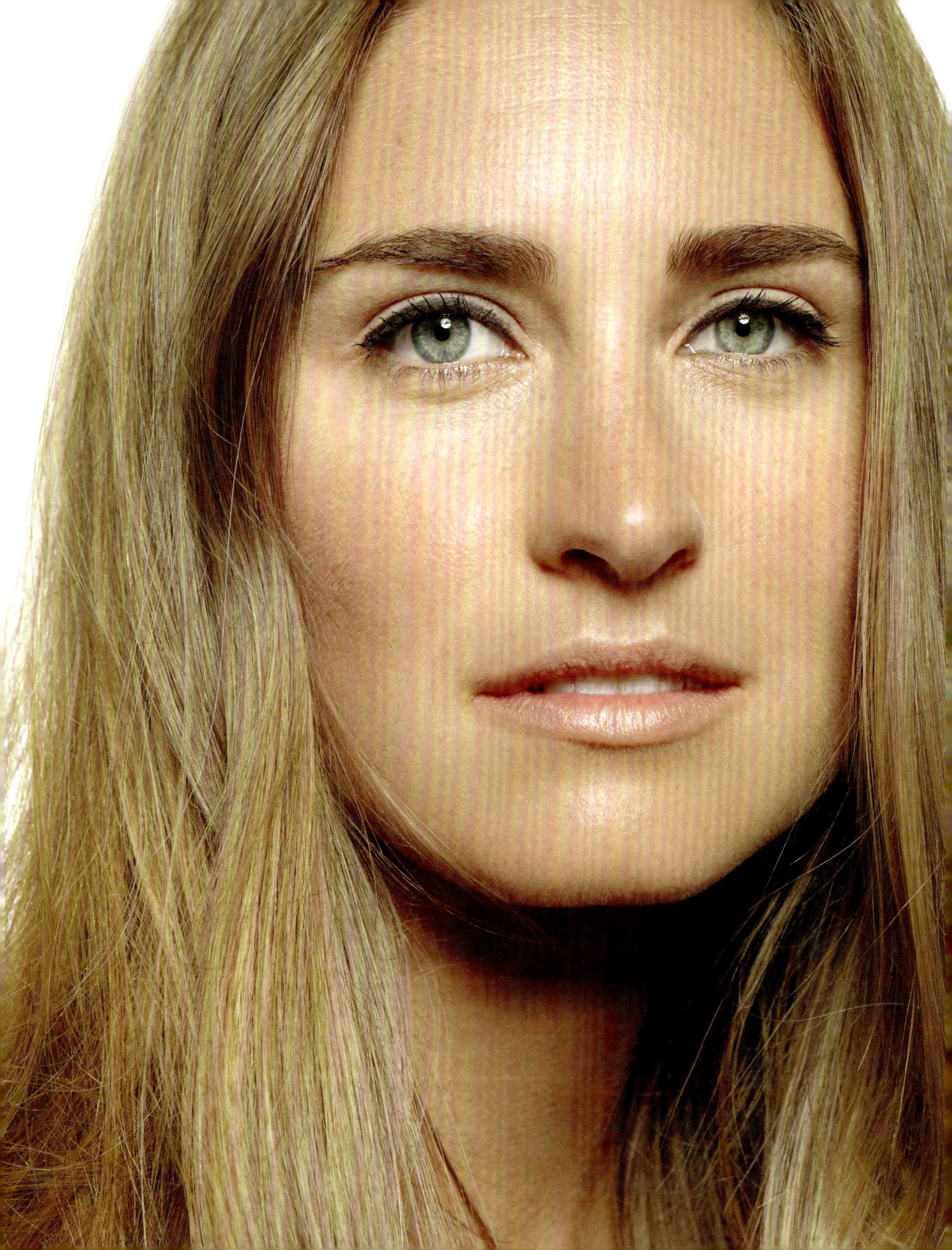

Behandle andere so, wie du selbst behandelt werden möchtest.

—LAUREN BUSH

Einfach anfangen – das war der beste Ratschlag, den ich je bekommen habe. Am schwierigsten ist es doch, eine tolle Idee überhaupt umzusetzen. Ob die Idee funktioniert oder nicht, erfährt man nur, wenn man an sich glaubt – wenn man einen Schritt nach dem anderen macht und die Dinge in Gang bringt. Ohne diesen ersten Schritt wird man nie wissen, was daraus hätte werden können.

Die größte Herausforderung, die ich bisher gemeistert habe, ist die Überwindung meiner Selbstzweifel. So viele von uns haben damit zu kämpfen, das kann manchmal geradezu lähmend wirken. Wir verschwenden so viel Zeit damit, an uns zu zweifeln – ich tat das vier Jahre lang während meiner Schulzeit. Man fühlt sich wie erstarrt und kann sein wahres Potenzial gar nicht erkennen. Ich bin wirklich froh, dass ich das überwunden habe und jetzt etwas tue, das ich liebe.

Ich war als Teenager sehr sensibel, aber inzwischen habe ich das Gefühl, dass gerade das mich zu dem geführt hat, was ich jetzt mache. Ich glaube, ohne diese Sensibilität wäre ich heute nicht die, die ich bin. Deshalb habe ich sie zu schätzen gelernt.

Behandle andere so, wie du selbst behandelt werden möchtest. Das klingt ziemlich abgedroschen, aber ich glaube, wenn jeder danach leben würde, wäre die Welt wirklich besser.

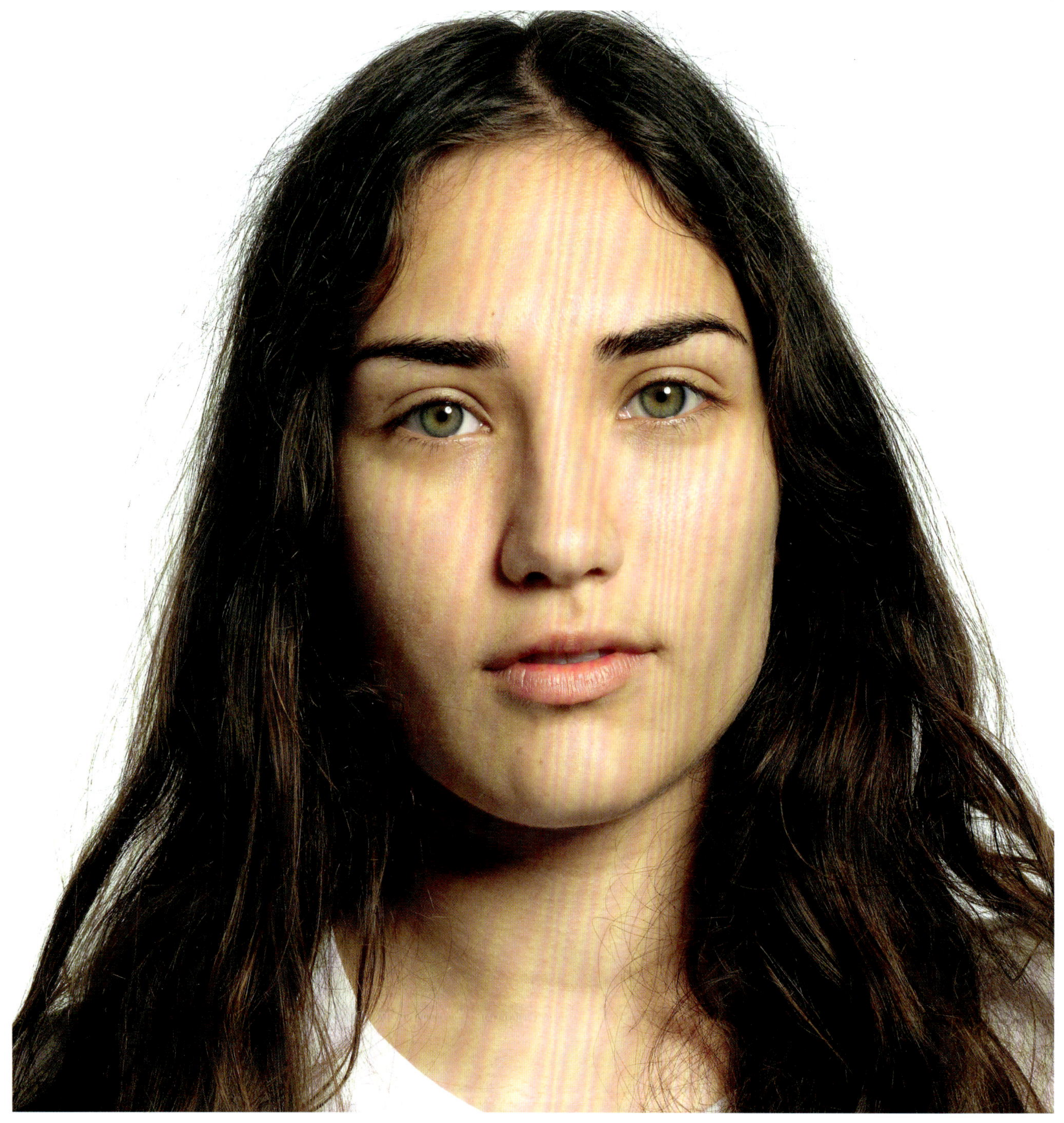

ABBY STEDMAN PRODUKTIONSASSISTENTIN

An schlechten Tagen sorgt eine Kanne Pfefferminztee dafür, dass ich mich schön fühle.

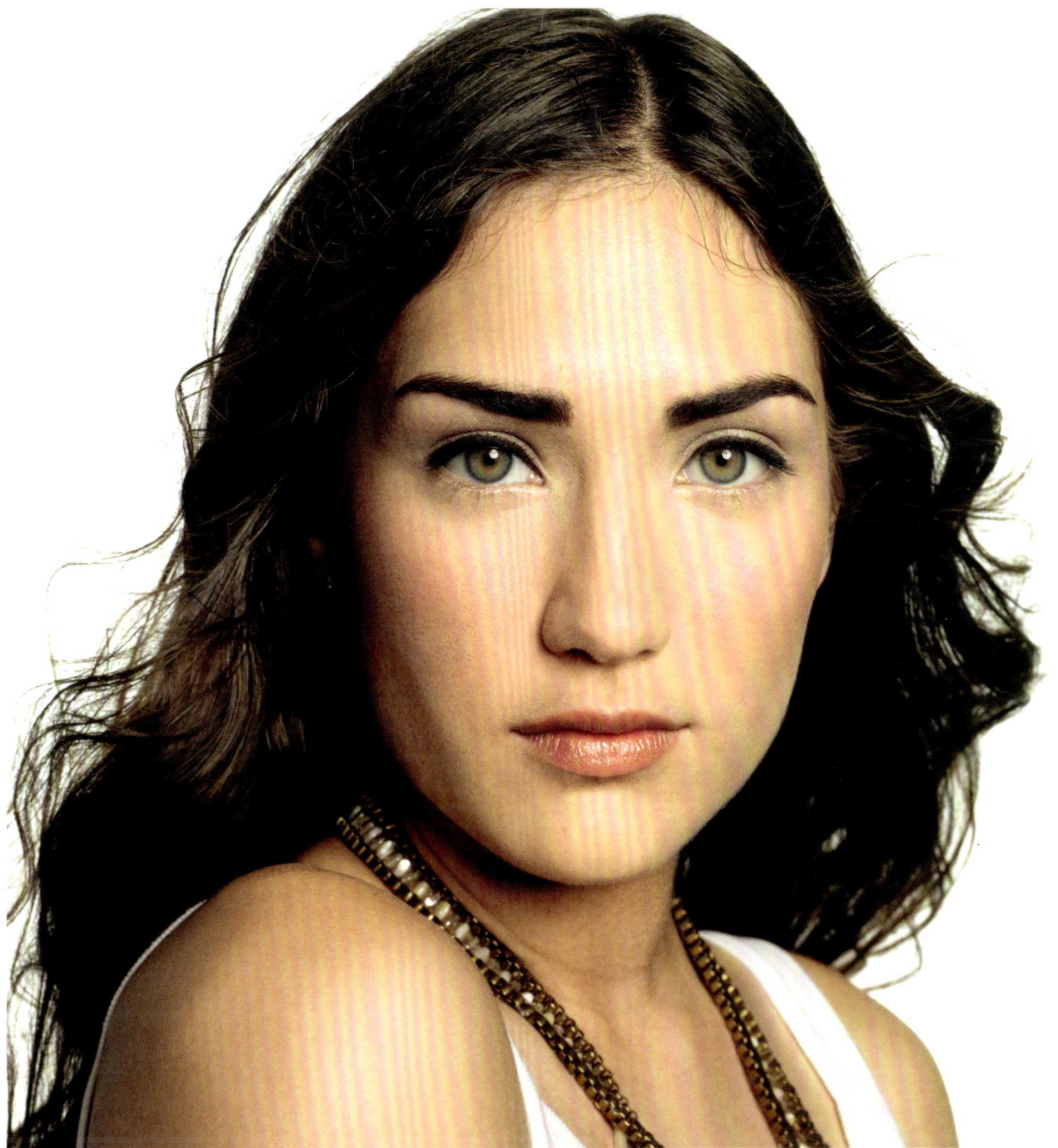

ABBYS MAKEUP

Wenn Sie markante Augenbrauen haben, sollten Sie deren schöne Farbe und Form betonen. Bei Abby haben wir die Brauen mit einer abgeschrägten festen Augenbrauenbürste und einem kräftigen Mahagoni-Lidschatten aufgefüllt und definiert. Um Abbys funkelnde grüne Augen richtig zu betonen, verwendeten wir einen Gel-Liner in einem kräftigen Braun und legten von den Wimpern bis zur Lidfalte einen Creme-Lidschatten in einem blassschimmernden Grün auf. Zartrosa Wangen und rosa Lippen mit einem leichten Schimmer vollenden ihren umwerfenden zarten Abend-Look.

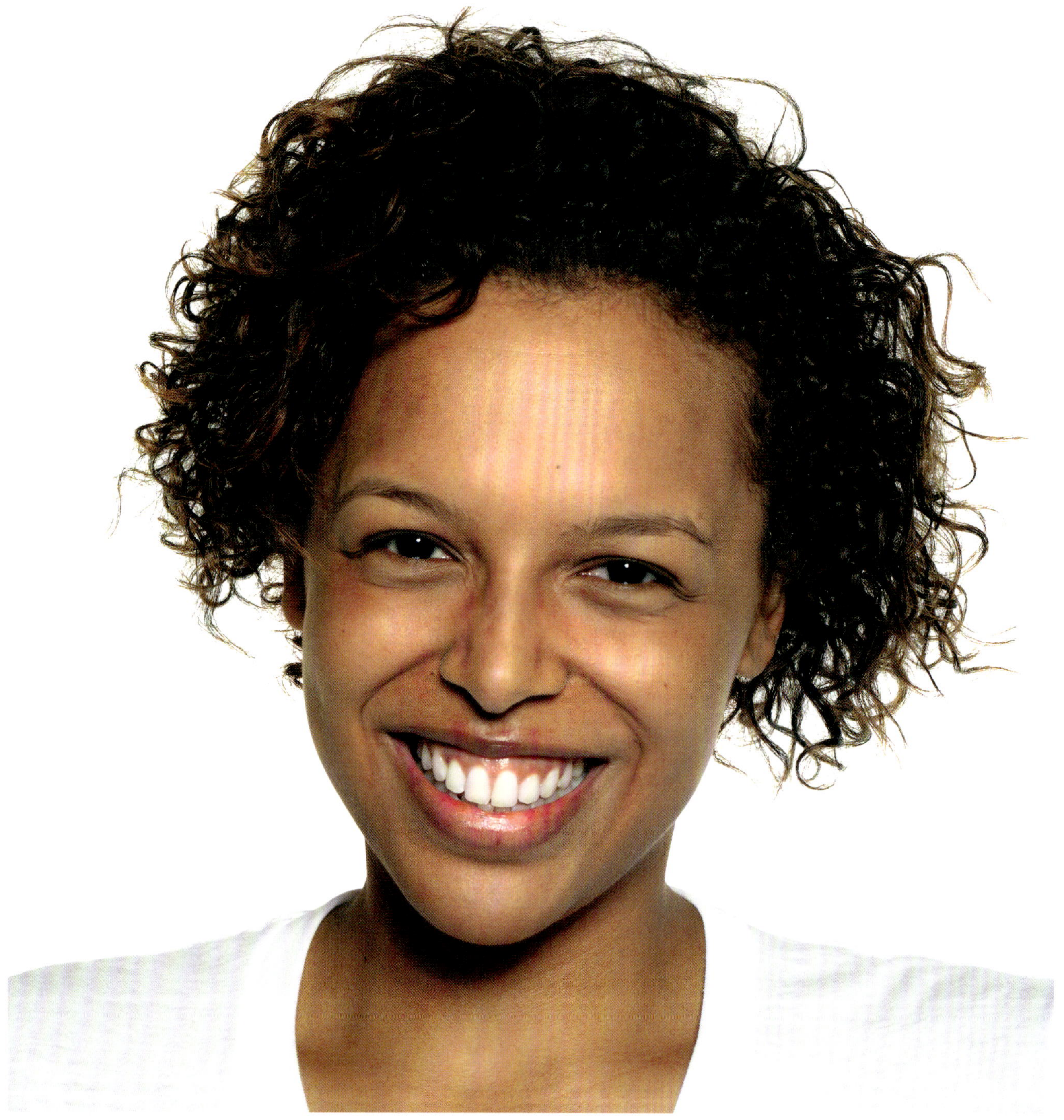

KIRBY BUMPUS VERWALTET FÖRDERGELDER UND KÄMPFT GEGEN DIE ARMUT

Es hat einige Zeit gedauert, bis ich mich mit meinem Haar anfreunden konnte. Erst auf dem College wurde mir klar, dass es mit Naturlocken, glattgeföhnt oder auch geflochten ganz süß aussieht.

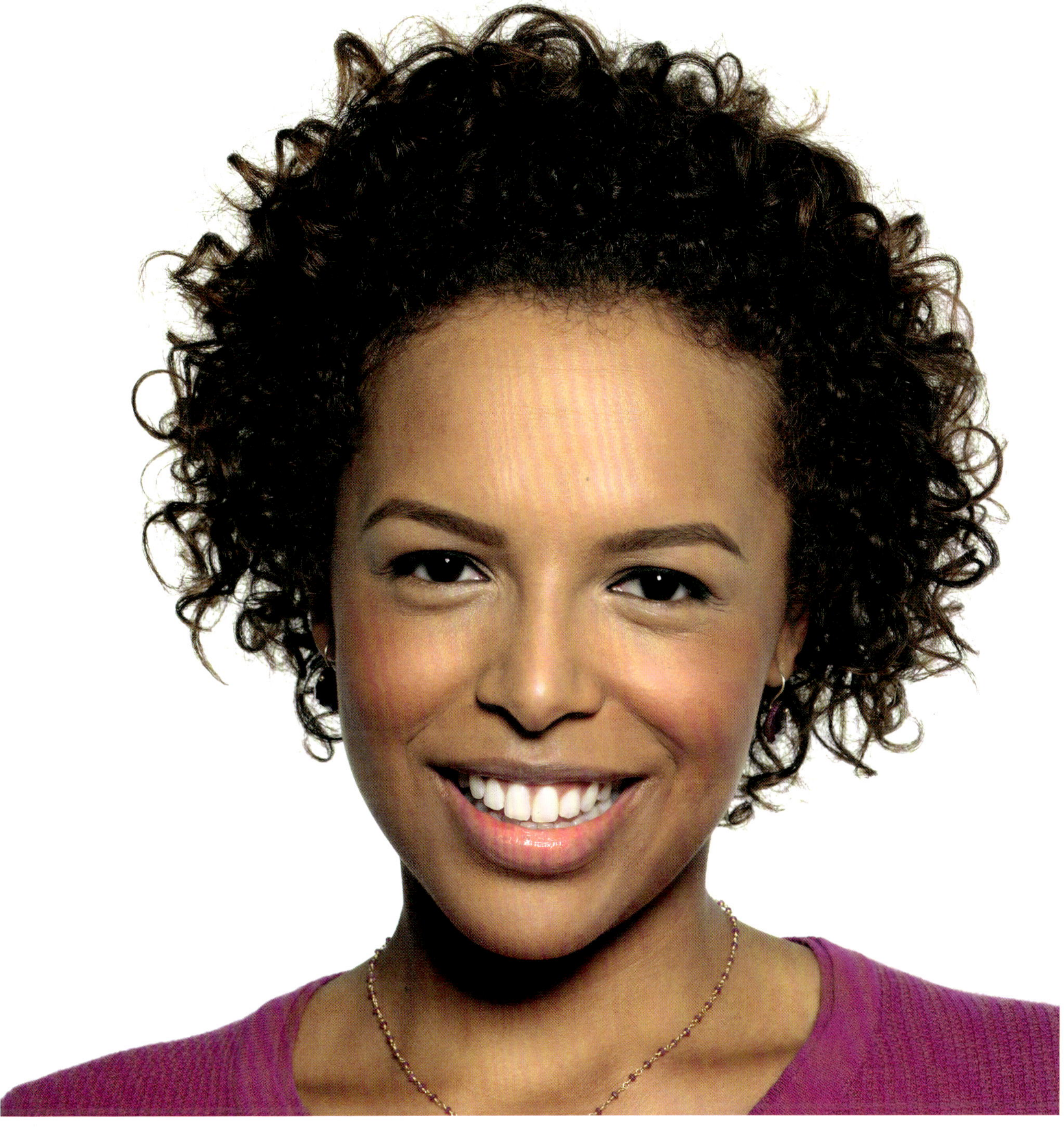

KIRBYS MAKEUP

Um die Aufmerksamkeit auf ein wunderschönes Lächeln zu lenken, brauchen Sie nicht unbedingt eine kräftige Lippenfarbe – manchmal ist eine leichte, blasse besser. Ein rosa Lippenstift mit rosa Gloss darüber lässt Kirby strahlen.

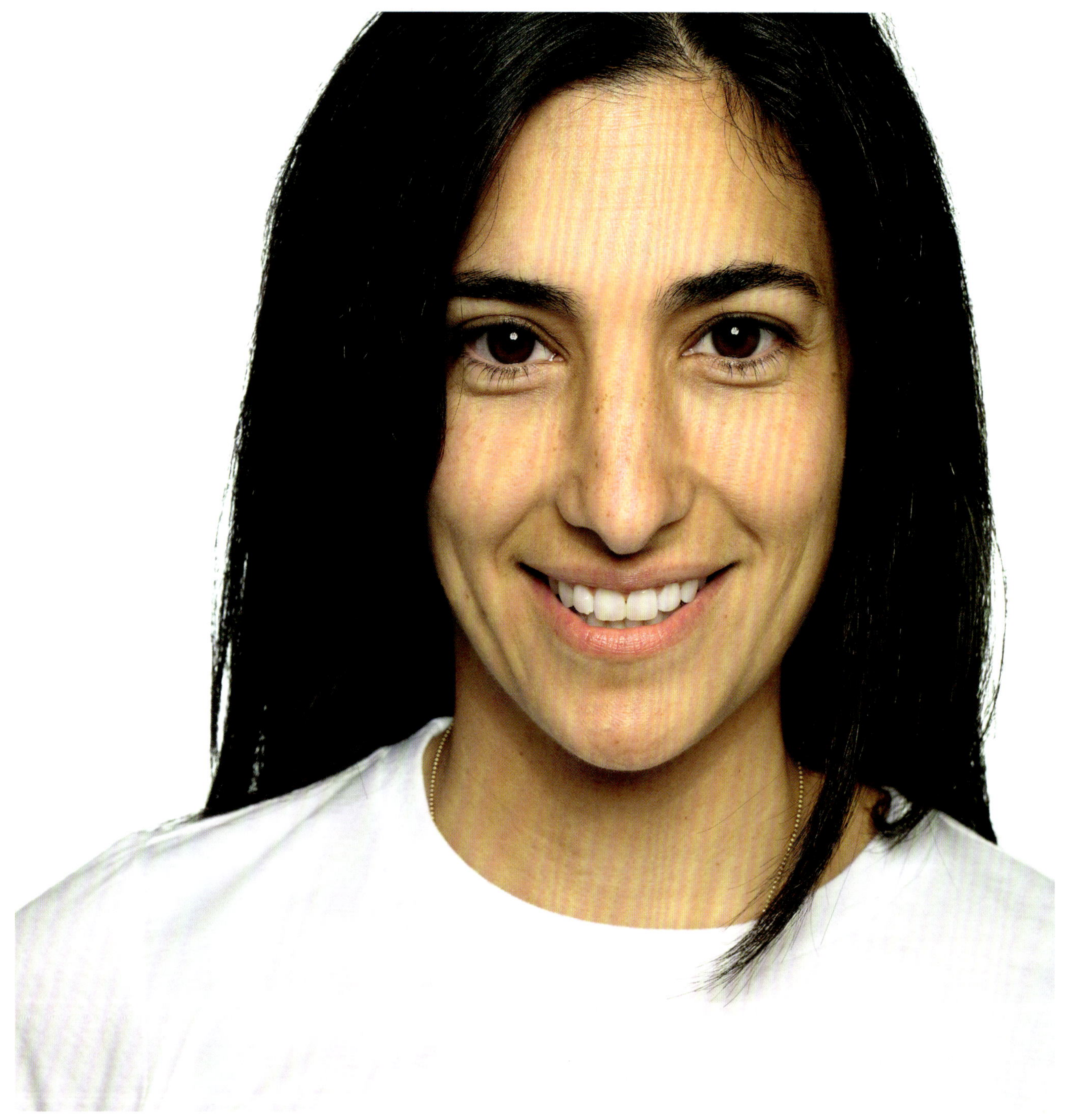

GABRIELLE NEVIN PRODUKTENTWICKLUNG

Ich mag das kräftige Braun meiner Augen und Haare. Das ist schon komisch, denn als Kind wollte ich unbedingt blondes Haar und blaue Augen haben!

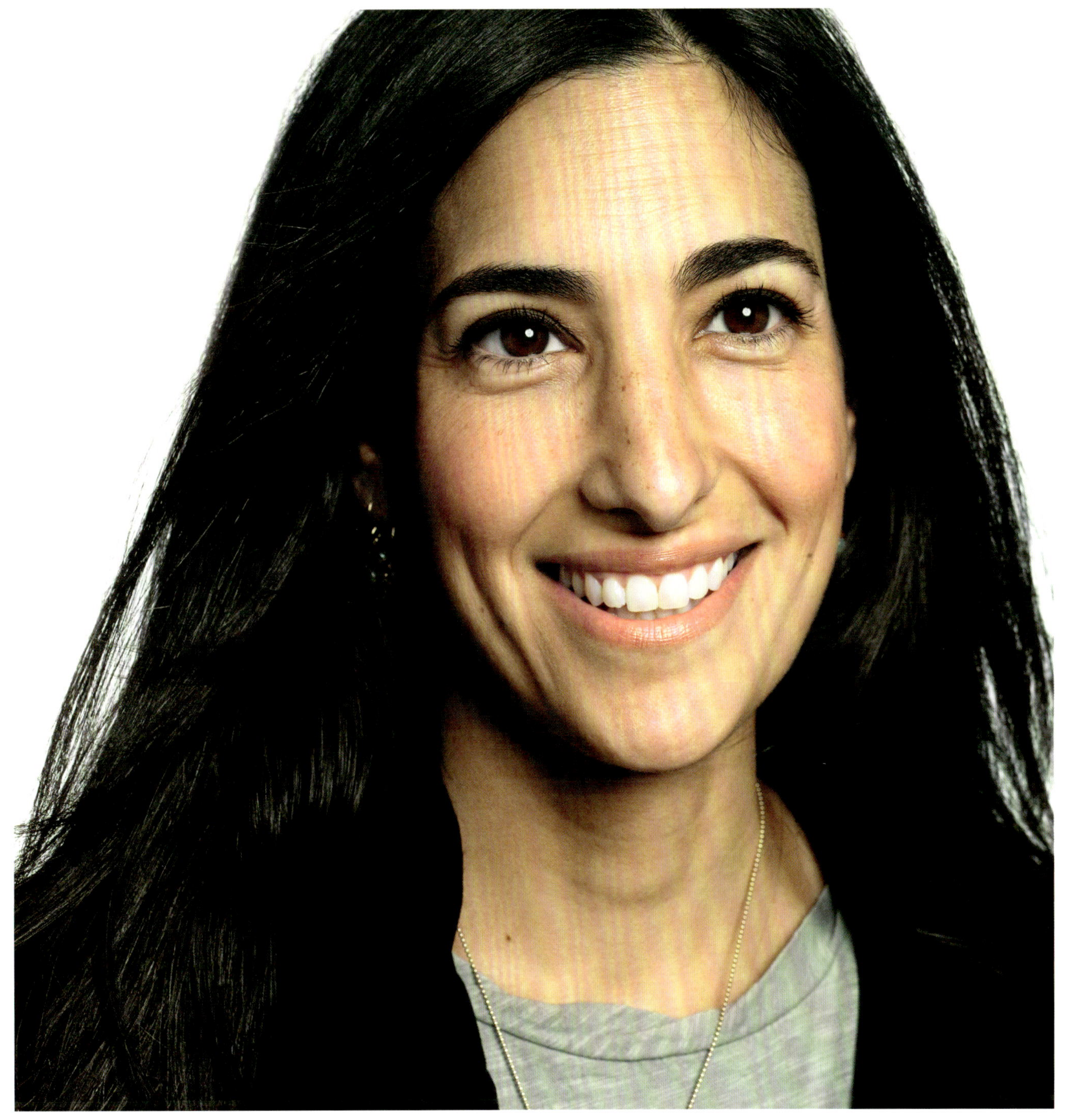

GABRIELLES MAKEUP

Ich bin fest davon überzeugt, dass weniger oft mehr ist und Gabby ist ein wunderbares Beispiel dafür, dass man oft nur ein minimales Makeup braucht, um vor Lebenslust und Schönheit zu strahlen. Wir haben ein wenig Concealer und Foundation aufgetragen, wo es nötig war. Um ihre Brauen zu glätten, haben wir sie mit klarem Gel gebürstet. Dann trugen wir dunkelbraunen Gel-Liner und zwei Lagen schwarze Mascara auf. Rouge in Sandy Pink belebt ihren Teint. Weil Gabbys Lippen schon von Natur einen schönen rosa Farbton haben, wählten wir einen neutralen, leicht rosa getönten Lippenstift, der ihren natürlichen Farbton verstärkt.

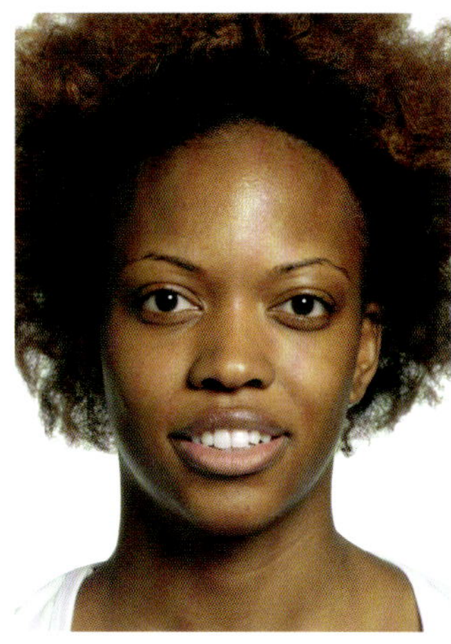

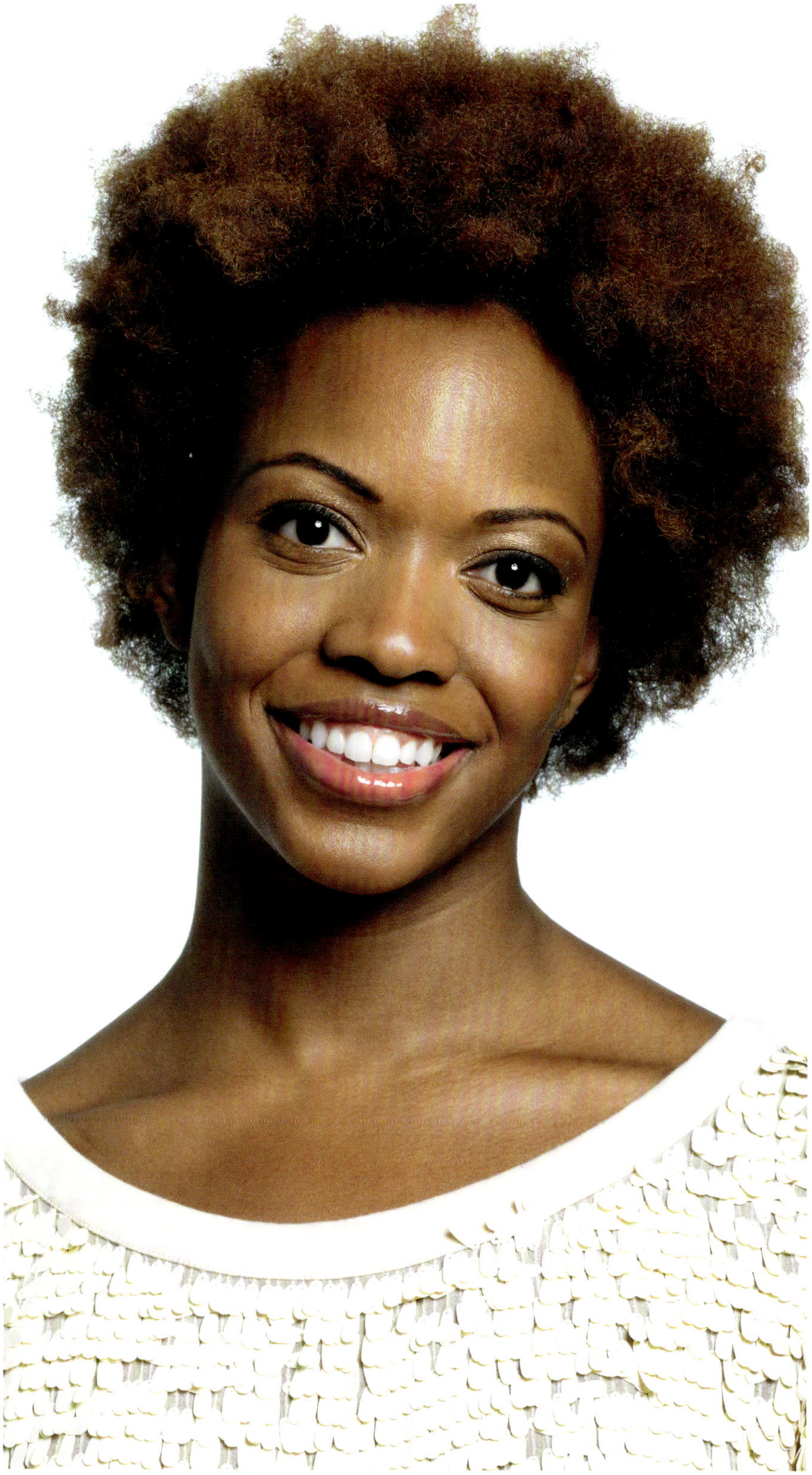

APRIL PERRY
BARKEEPERIN, ANGEHENDE SÄNGERIN, SCHAUSPIELERIN

Das schönste Kompliment, das mir je gemacht wurde, war, dass die Sonne aufgeht, wenn ich den Raum betrete.

APRILS MAKEUP

Viele Frauen meinen, dass man Bronzer nur wegen der Bräune aufträgt, aber ich verwende ihn, um Übergänge zu glätten, zu korrigieren und den Teint wärmer zu machen. Nachdem ich Aprils Haut mit einem Foundation Stick und Pinsel geglättet hatte, wählten wir für die Wangen einen warmen Bronzer und korallenrot schimmerndes Rouge, um ihre Haut von innen heraus leuchten zu lassen. Bei Aprils Augen begannen wir mit einem hellen, matten Lidschatten als Grundlage und einem bronzefarben schimmernden Lidschatten auf dem Lid – dieselben warmen Töne wie auf der Haut. Ein mit einem Pinsel aufgetragenes Pot Rouge in Apricot mit einem farblosen Gloss darüber gibt ihren Lippen einen fröhlichen Farbton.

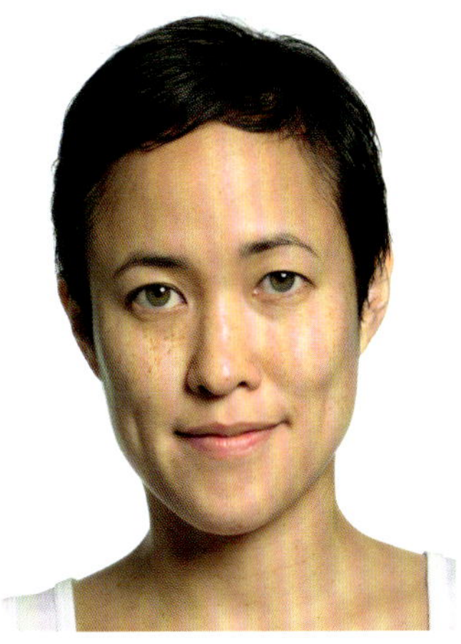

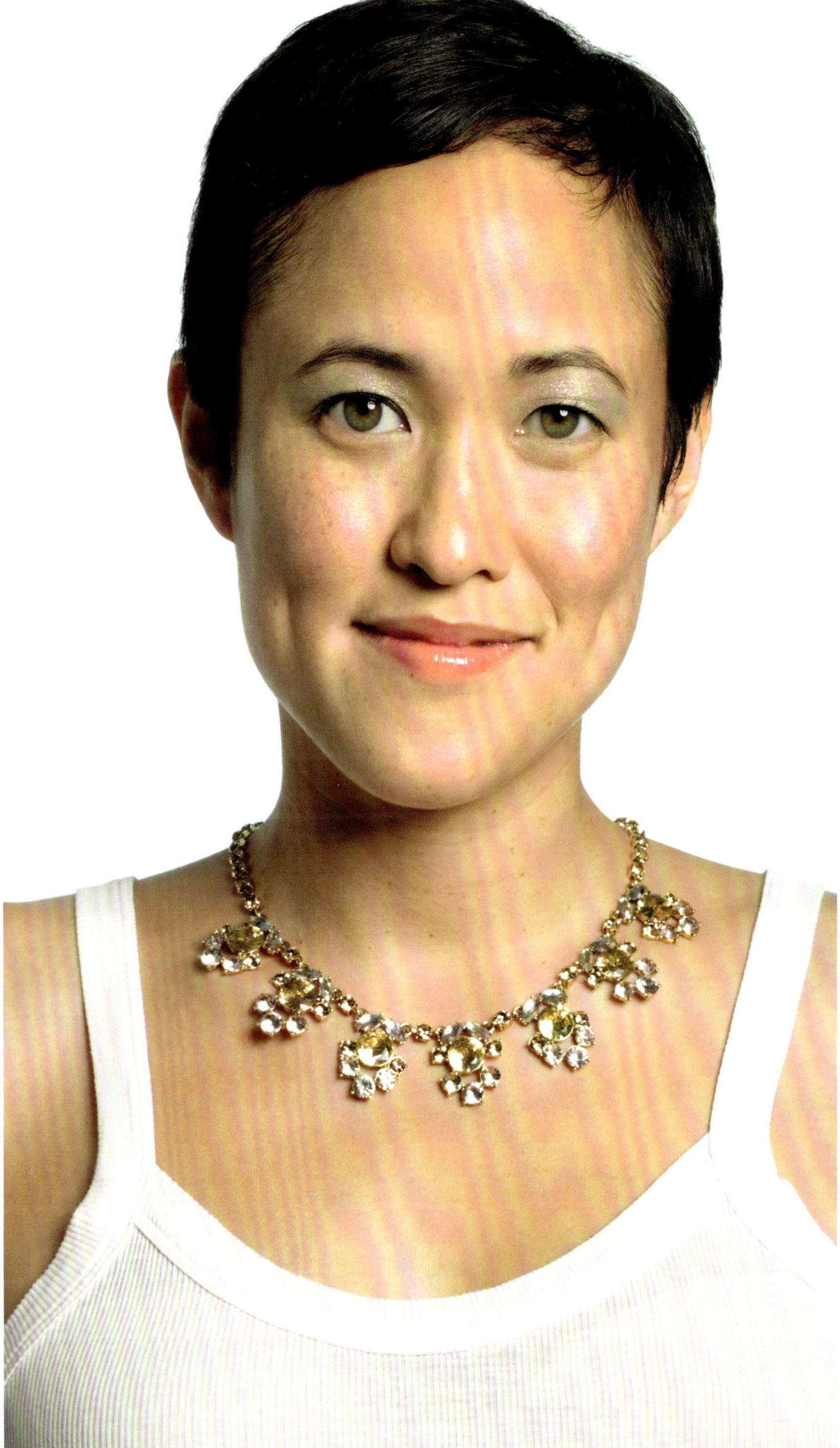

MARIE CLARE KATIGBAK

TEXTERIN

Jetzt, wo ich über 30 bin, verwende ich täglich Concealer. Er lässt meine Augen strahlen und mich frisch aussehen, auch wenn ich es nicht bin.

MARIE CLARES MAKEUP

Wenn Sie so schöne Haut haben wie Marie Clare, brauchen Sie für einen gleichmäßigen, strahlenden Teint keine Foundation, sondern nur eine gute Hautpflege. Wir verwendeten ein aufhellendes Serum und eine ebensolche Feuchtigkeitscreme. Diese Produkte spenden nicht nur Feuchtigkeit, sondern tragen bei längerer Anwendung auch dazu bei, dass die Haut klarer und strahlender wird. Dunkle Flecken glichen wir mit einem Abdeckstift in Marie Clares Hautton aus. Blassrosa Rouge bringt ein bisschen Farbe, während ein metallischer Lidschatten mit einem Hauch Grün ihre fantastischen grünen Augen betont. Hochglänzender farbloser Lip Gloss vervollständigt ihren umwerfenden, pflegeleichten Look.

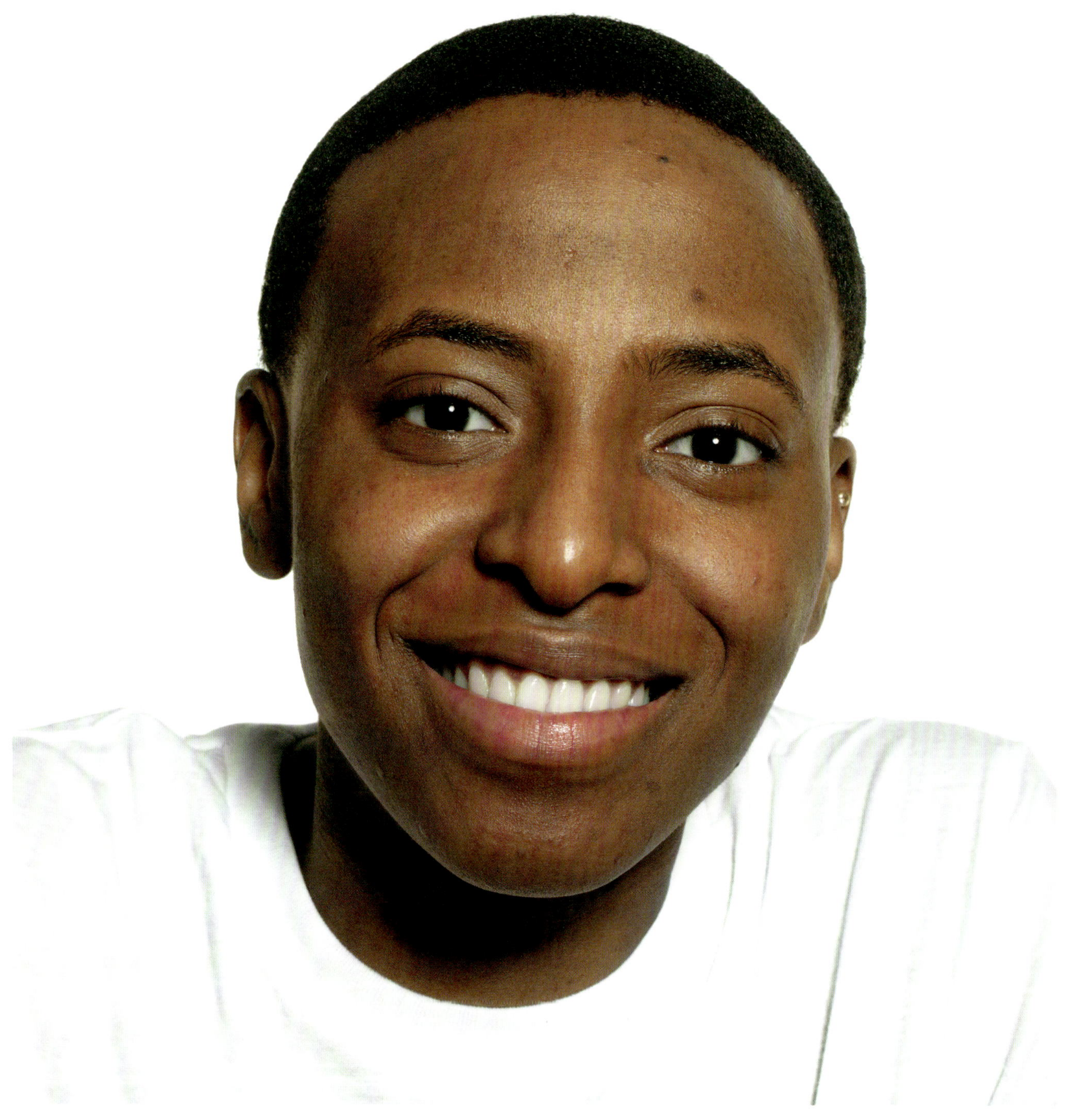

JAY GOLSON ANGEHENDE STYLISTIN

Mein bester Schönheitstipp ist, sich selbst treu zu bleiben – das habe ich immer getan und werde es auch immer tun.

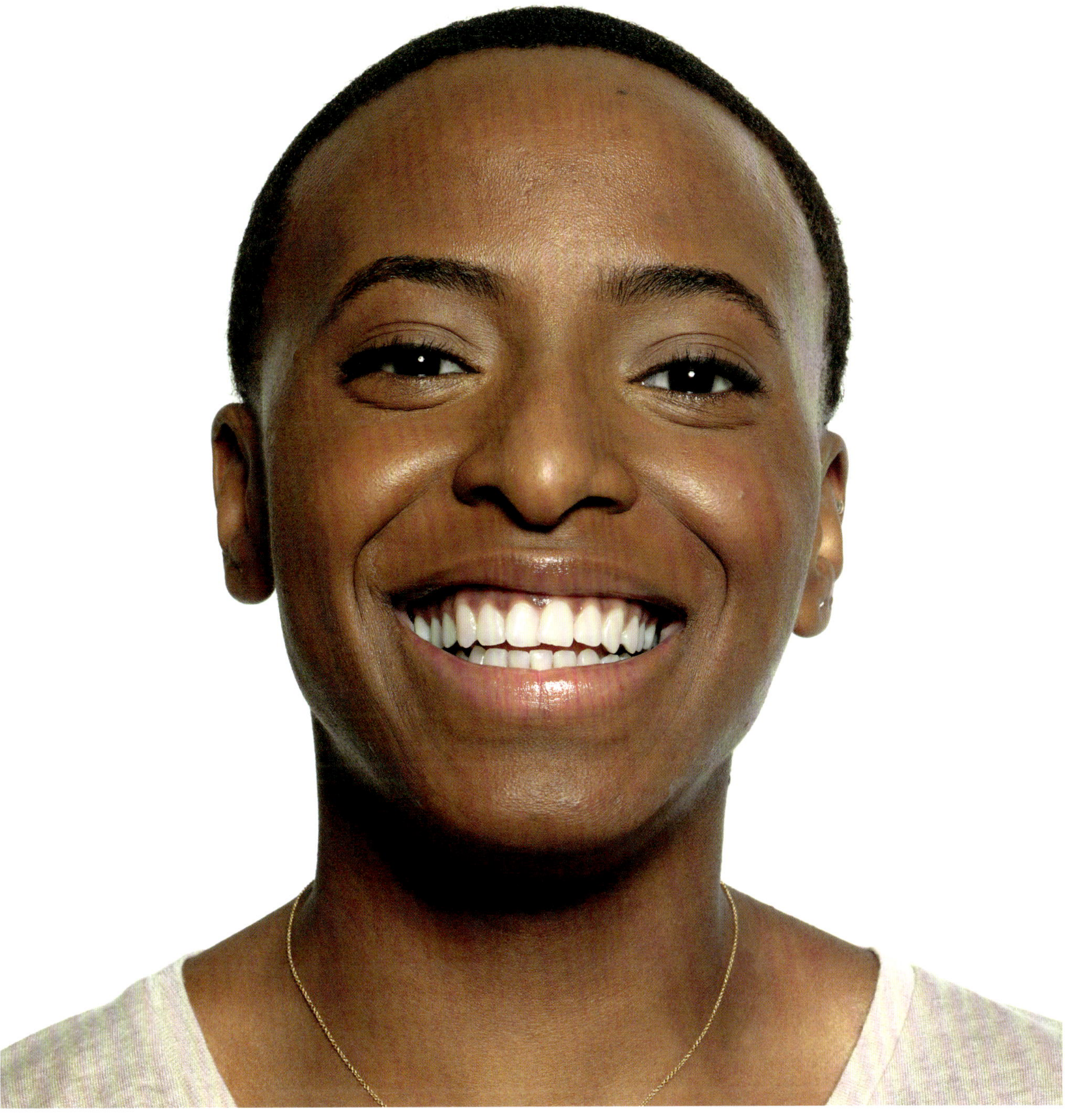

JAYS MAKEUP

Es hat unheimlich viel Spaß gemacht, Jay zu schminken, weil sie noch nie in ihrem Leben Makeup getragen hat! Etwas getönte Feuchtigkeitscreme und ein Rouge mit Schimmereffekt betonen ihren strahlenden Teint. Um Jays wunderschöne braune Augen hervorzuheben, verteilte ich als Basis einen Lidschatten mit einem gelblichen Grundton auf dem ganzen Lid und gab den Augen dann mit einem kräftigeren kakaofarbenen Lidschatten auf dem unteren Teil des Lids Tiefe. Ein Strich Lidschatten in dunkelgrau als Liner und ein paar Lagen Mascara reichten, um Jays Augen zu betonen.

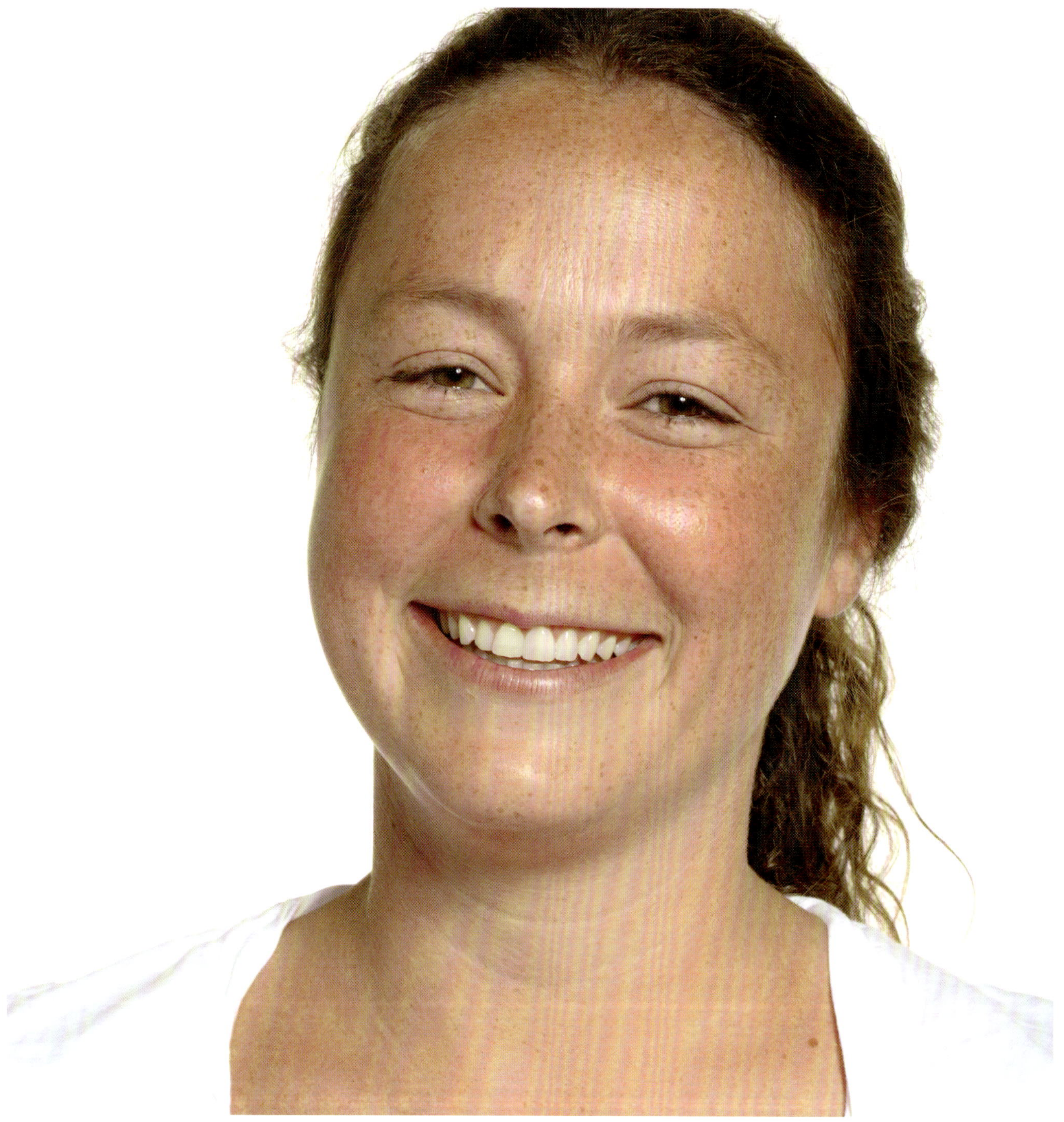

SARAH CARDEN BIOBÄUERIN

Am glücklichsten bin ich nach einem anstrengenden Tag. Wenn ich so einen Tag gemeistert habe, fühle ich mich ausgefüllt und auf zutiefst befriedigende Art erschöpft.

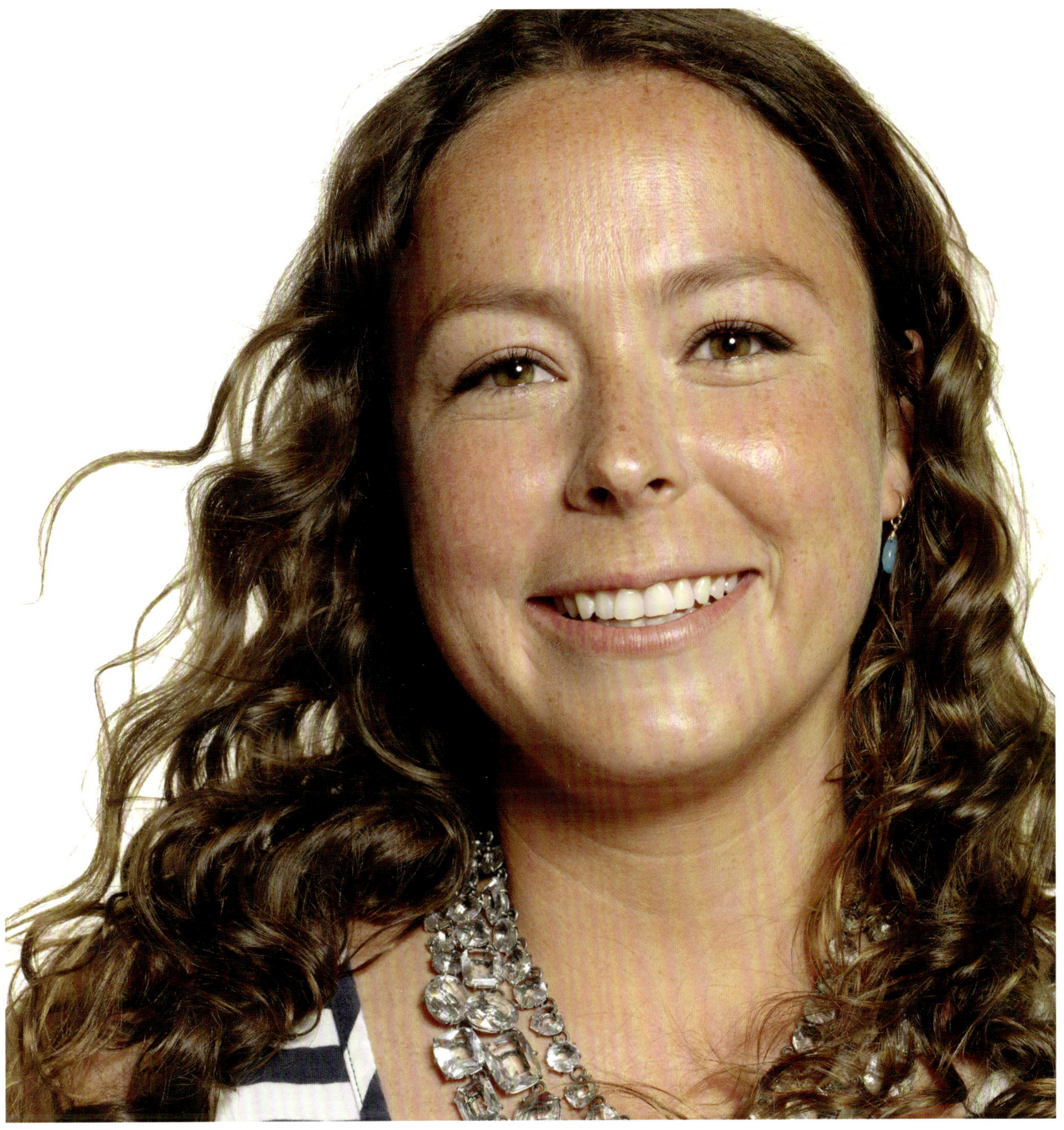

SARAHS MAKEUP

Um Sarahs frische, naturverbundene Ausstrahlung zu bewahren, beschränkten wir ihr Makeup auf ein Minimum. Wenn man wie Sarah viel Zeit im Freien verbringt, ist eine gewisse Röte ganz normal. Wir haben sie mit getönter Feuchtigkeitscreme und einem gelblichen losen Puder etwas abgeschwächt. Ihre Lippen haben viel natürliche Farbe. Deshalb schminkten wir sie nicht und verstärkten ihr Lächeln nur mit Bronzer und einem Puderrouge mit einem bräunlichen Unterton.

CINDI LEIVE

CHEFREDAKTEURIN DER ZEITSCHRIFT *GLAMOUR*

Als Chefredakteurin von *Glamour* gibt Cindi eleganten Frauen Tipps und Anregungen und ermutigt sie, das Beste aus sich zu machen. Cindi ist trotz ihrer Bekanntheit und ihres sehr anspruchsvollen Berufs sehr bodenständig. Ihre warme und positive Persönlichkeit spiegelt sich auch in ihrem legeren Stil wider. Selbst in einem Designerkleid während der Fashion Week wirkt sie noch wunderbar dezent.

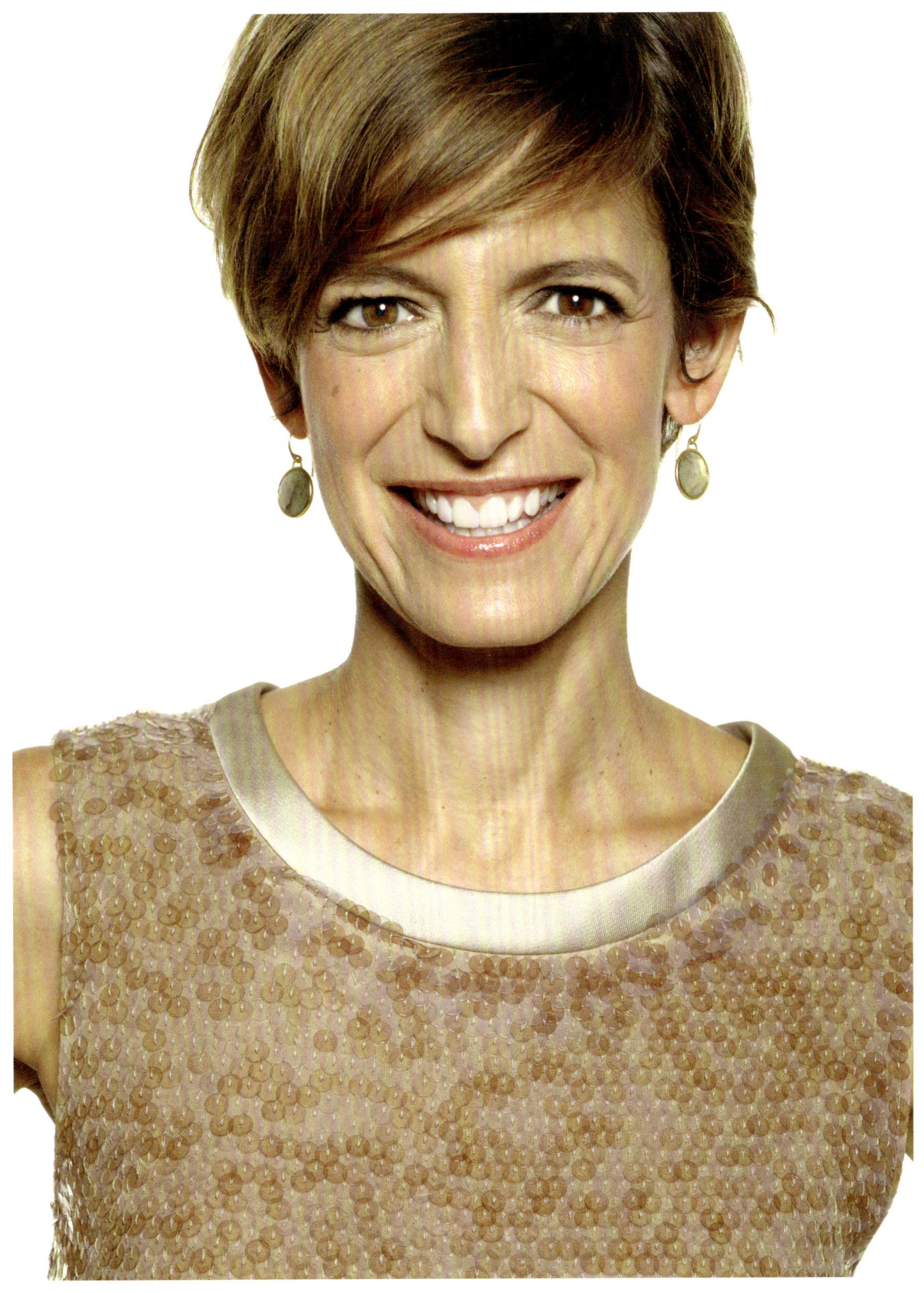

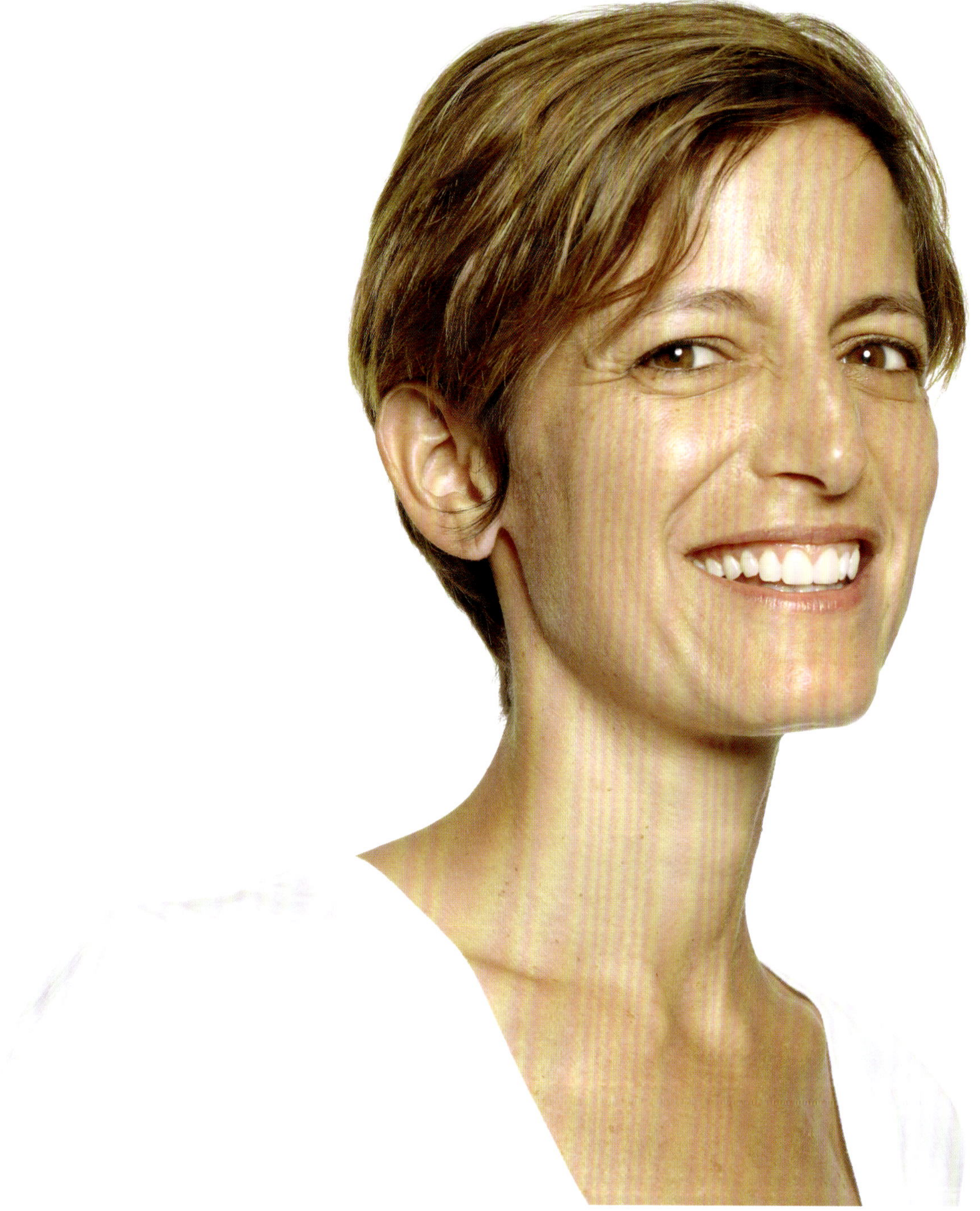

CINDI OHNE MAKEUP

Cindi hat Köpfchen und positive Energie im Überfluss. Ich habe ihr schon oft gesagt, wie sehr mir ihr Look gefällt. Ihr Kurzhaarschnitt sieht fantastisch aus, und ihre Nase ist einfach zum Niederknien.

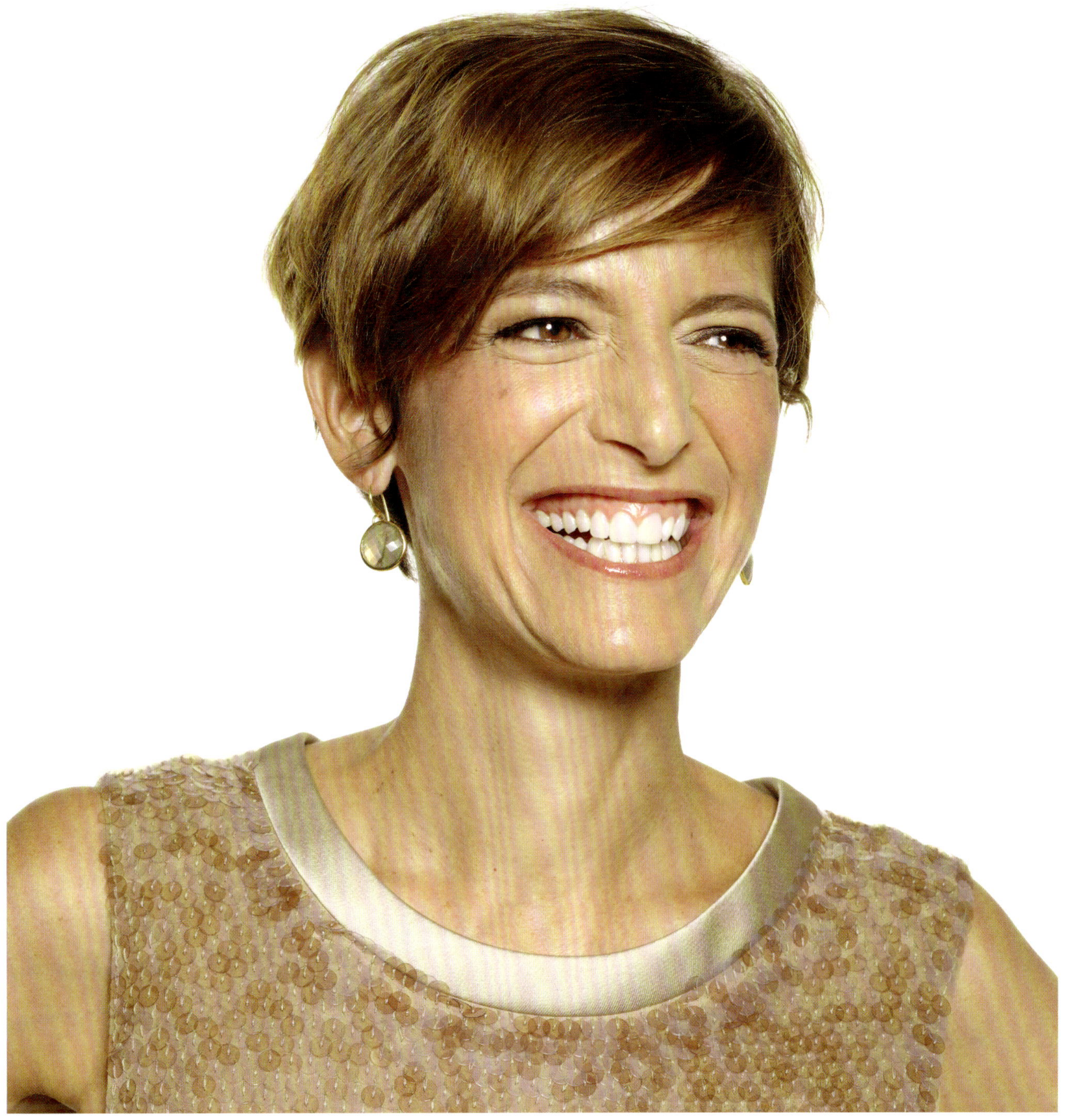

CINDI MIT MAKEUP

Eine so schöne Haut, wie Cindi sie hat, überdeckt man nicht mit schwerem Makeup. Eine getönte Feuchtigkeitscreme ist eine gute Wahl für eine zarte, natürlich wirkende Abdeckung. Cindis Augen verwandelte ich in eine weichere, natürlichere Variante der Smoky Eyes, indem ich über einen schwarzen Gel-Liner einen schokofarbenen Shadow Liner legte – mit diesem Trick fallen die Augen auf, ohne allzu übermächtig zu wirken. Für ein bisschen zusätzliches Funkeln für tagsüber und abends trug ich ein rosa Cremerouge und darüber etwas Schimmer auf.

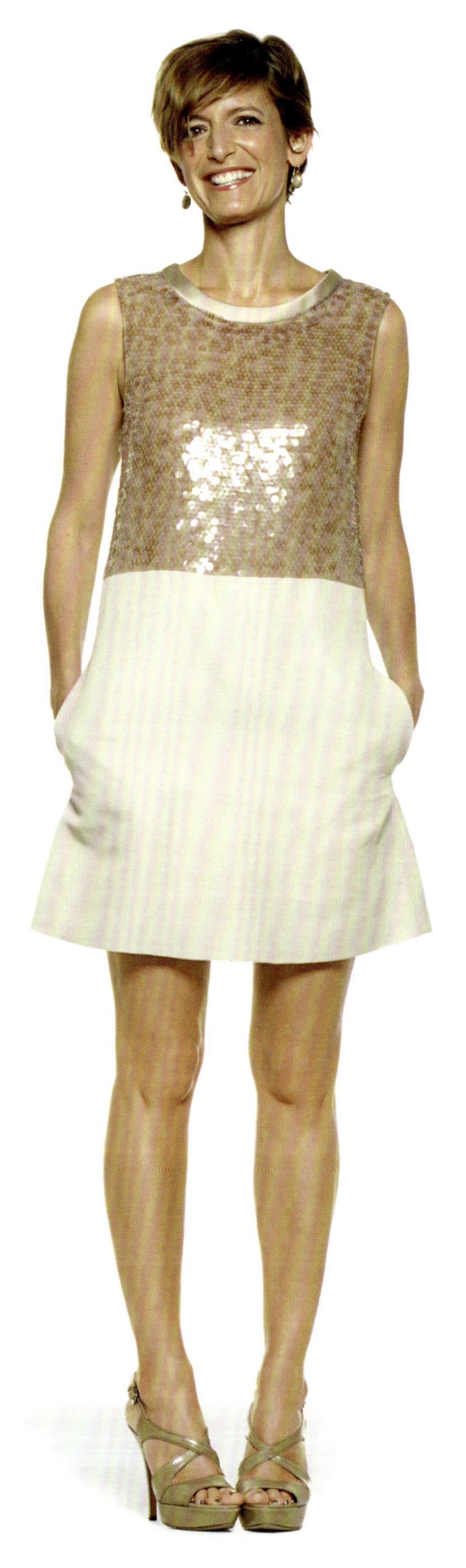

Was wie ein Hindernis aussieht, ist gewöhnlich gar keines.

—CINDI LEIVE

Ich liebe mein kurzes Haar, weil es so pflegeleicht ist. Es war eine echte Offenbarung für mich, dass ich plötzlich nur noch genau dreieinhalb Minuten brauchte, um meine Haare morgens zu föhnen.

Ich war nie der Typ für eine Foundation, weil ich das Gefühl hasse, eine Maske zu tragen. Für mich ist getönte Feuchtigkeitscreme genau das richtige.

Heute betrachte ich meine Nase als etwas, das mich definiert und zu mir gehört, aber in der siebten Klasse fühlte ich mich deswegen unglaublich unsicher. Ich konnte auch dank der Kommentare meiner (sogenannten) Freundinnen an nichts anderes als an den Höcker auf meiner Nase denken. Aber natürlich muss man so etwas durchstehen, um schließlich so weit zu kommen, dass man sich in seiner Haut wohlfühlt.

Was wie ein Hindernis aussieht, ist gewöhnlich gar keines. Ich hatte mal einen Chef, der sagte immer: „Wenn sich eine Tür schließt, öffnet sich eine andere.“ Das klingt wie ein Klischee, stimmt aber wirklich. Ich finde diesen Gedanken ungemein beruhigend.

An der Uni war ich extrem ehrgeizig und ziemlich unabhängig. Wenn ich mir als Studentin damals einen Rat hätte geben können, dann hätte ich mir gesagt: „Mach langsam, leg die Füße hoch und trink in Ruhe eine Margarita.“

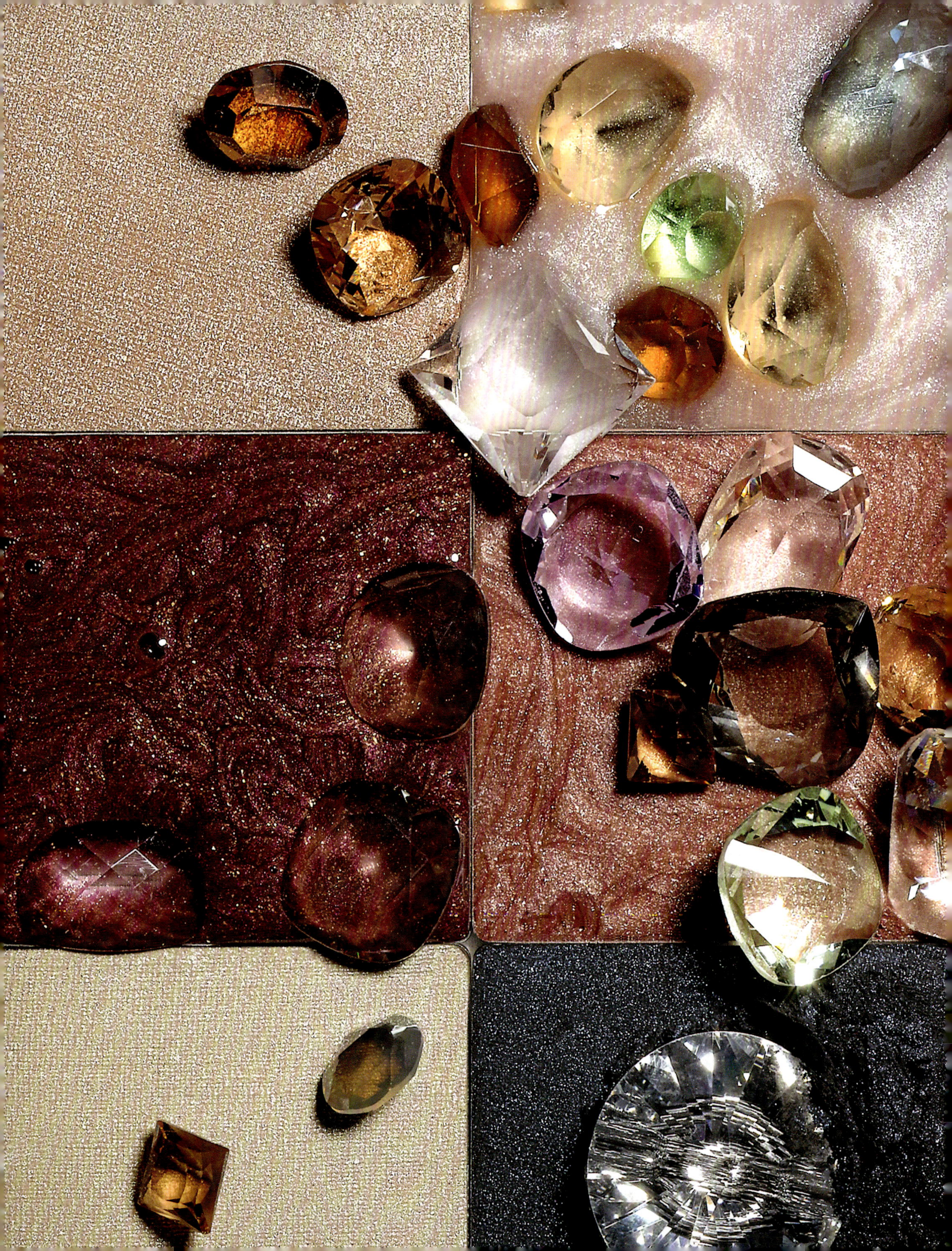

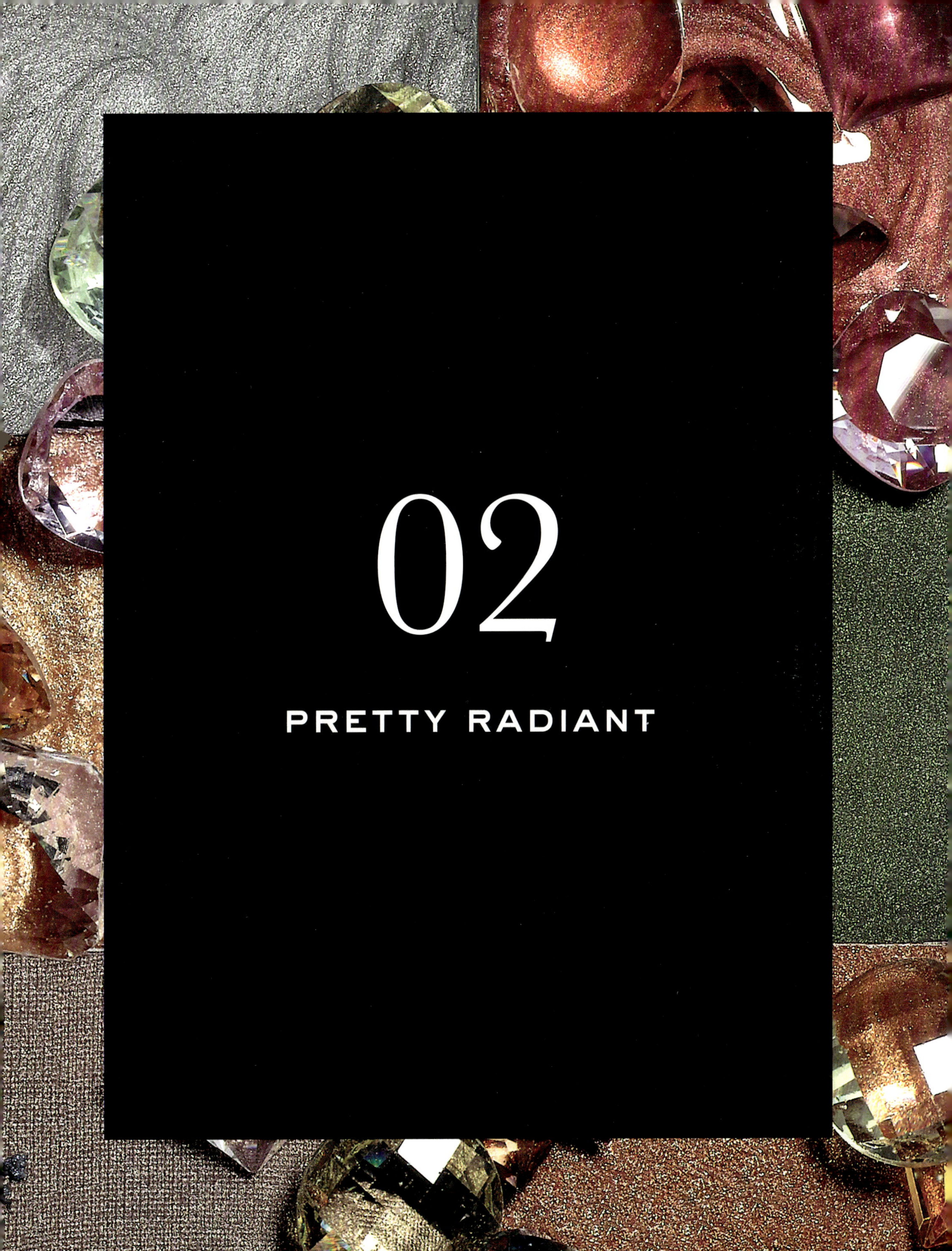

02

PRETTY RADIANT

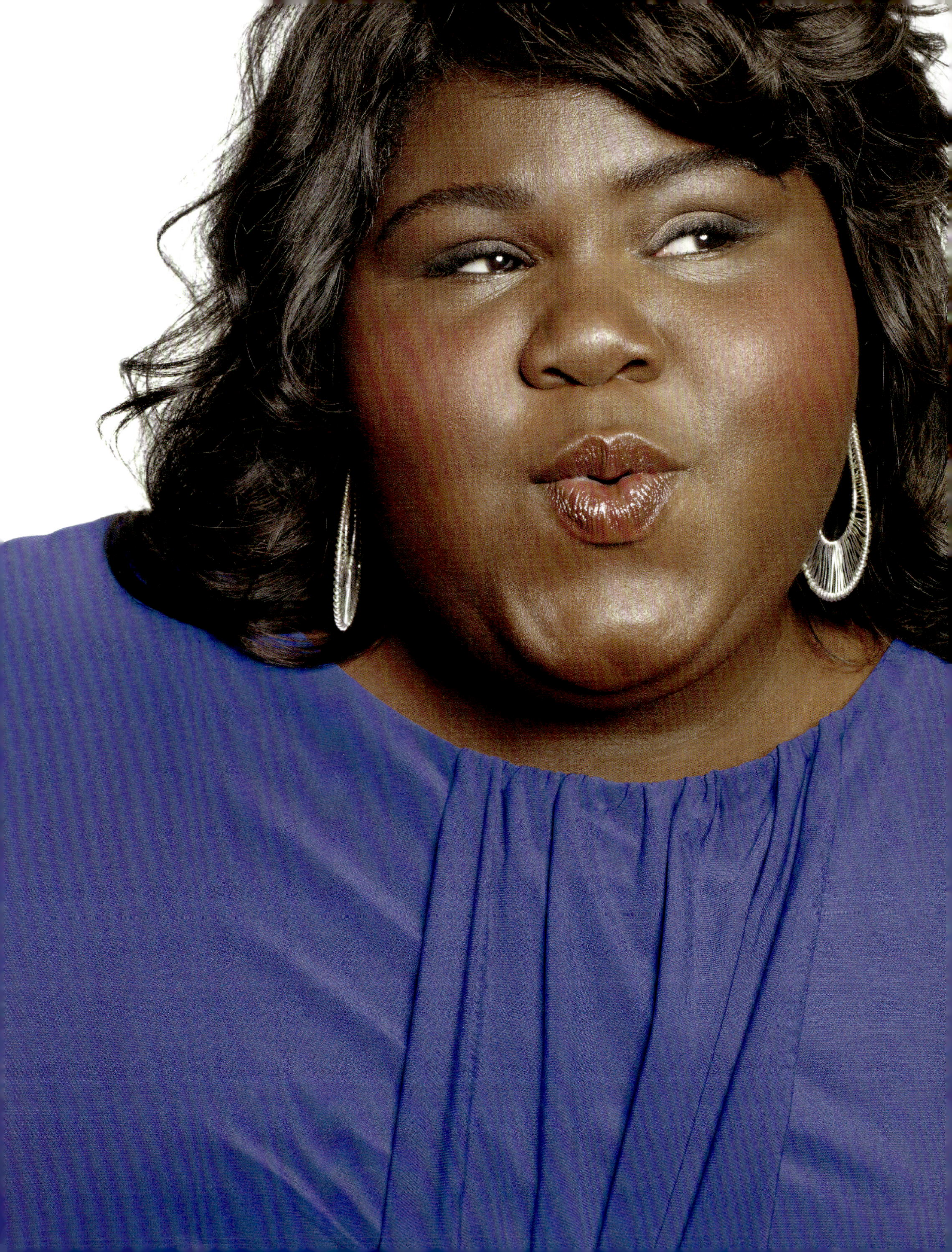

PRETTY RADIANT

Frauen mit Power-Ausstrahlung erhellen einen Raum sofort mit ihrer positiven Energie. Ihr Strahlen sieht man nicht nur, man spürt es geradezu. Diese dynamischen Frauen haben die natürliche Gabe, Menschen zum Lachen zu bringen, sie zu öffnen und zu entspannen – ohne dass sie sich dafür anstrengen müssen. Michelle Obama ist so eine Schönheit mit enormer Ausstrahlung – sie betritt einen Raum und bringt ihn zum Leben. Solche Frauen sind im tiefsten Inneren glücklich. Sie ernähren sich gesund, treiben Sport und halten sich nicht mit negativen Gedanken auf.

Frauen mit Power-Ausstrahlung setzen ihre Schönheit und ihren Stil ein, um ihre Persönlichkeit auszudrücken. Damit ist nicht gemeint, dass sie sich extravagant und besonders auffällig schminken oder kleiden – sie fallen auch in schlichten Kleidern auf. Es geht mehr darum, dass sie ihre Individualität mit einem Farbtupfer oder einem kleinen Funkeln hervorheben. Das kann ein purpurfarbener Regenmantel bei Schmuddelwetter sein, goldene Pumps oder Kristallschmuck. Sie wählen Lieblingsstücke, die ihren Look lebendig machen. Ich selbst setze gern auf ein strahlendes, dynamisches Makeup – vor allem am Abend. Mit einem Hauch Schimmer auf den Wangenknochen und cremigem Pot Rouge auf Lippen und Wangen bringe ich mehr Licht und Funkeln in mein Gesicht. Meine Augen betone ich mit Eyeliner, einer glitzernden Farbe und tonnenweise Mascara.

Ich bin unheimlich gern mit diesen Power-Frauen zusammen, weil sie so energiegeladen sind. Solche Menschen möchte man am liebsten die ganze Zeit um sich haben.

DER STRAHLENDE LOOK

Schönheitstipps für ein rundherum strahlendes Aussehen

TAG

HAUT

Beginnen Sie mit einer gründlich gereinigten Haut und tragen Sie die zu Ihrem Hauttyp passende Feuchtigkeitscreme auf. Ihr Gesicht soll nicht nur Feuchtigkeit bekommen, sondern auch glatt und fast cremig wirken. Um frischer auszusehen, tupfen Sie sich etwas Gesichtsöl auf die Wangen.

Nachdem Sie dort, wo es nötig ist, Corrector und Concealer aufgetragen haben, glätten Sie die Haut mit einer farblich passenden Foundation oder einer reichhaltigen getönten Feuchtigkeitscreme für eine natürliche Abdeckung. Der Trick besteht darin, die Haut prall und feucht aussehen zu lassen, ohne dass sie fettig wirkt. Verwischen Sie zu starken Glanz mit einem Schwamm oder den Fingern.

WANGEN

Tragen Sie ein Cremerouge oder Pot Rouge auf, um Farbe, Wärme und Glanz auf Ihr Gesicht zu bringen. Auf die Wangen gestäubter Puder mit Schimmereffekt sieht toll aus. Achten Sie nur darauf, dass er sich nicht mit der Feuchtigkeitscreme vermischt – dann könnten Falten entstehen.

AUGEN

Eyeliner und Mascara sind einfache Mittel, um Ihre Augen zu definieren. Wenn Sie dann noch einen zarten Glanz auf die Lider bringen, strahlen die Augen richtig. Lichtreflektierende Schimmer-Lidschatten betonen sie noch stärker und bringen sie zum Funkeln.

LIPPEN

Wählen Sie einen cremigen Lippenstift in einem schönen, nicht zu starken Farbton. Es gibt für jede Frau einen passenden Rosaton. Wenn Ihre Lippen von Natur aus Farbe haben, legen Sie nur einen Lip Gloss auf.

HAAR

Das Haar sollte einen schönen Schnitt haben, der Ihr Gesicht umrahmt und den Blick auf Ihr Lächeln lenkt. Arbeiten Sie mit der natürlichen Beschaffenheit Ihres Haars und verwenden Sie Produkte, die es gesund und glänzend aussehen lassen. Strähnchen in verschiedenen Schattierungen verleihen dem Gesicht noch mehr Glanz und Leuchtkraft.

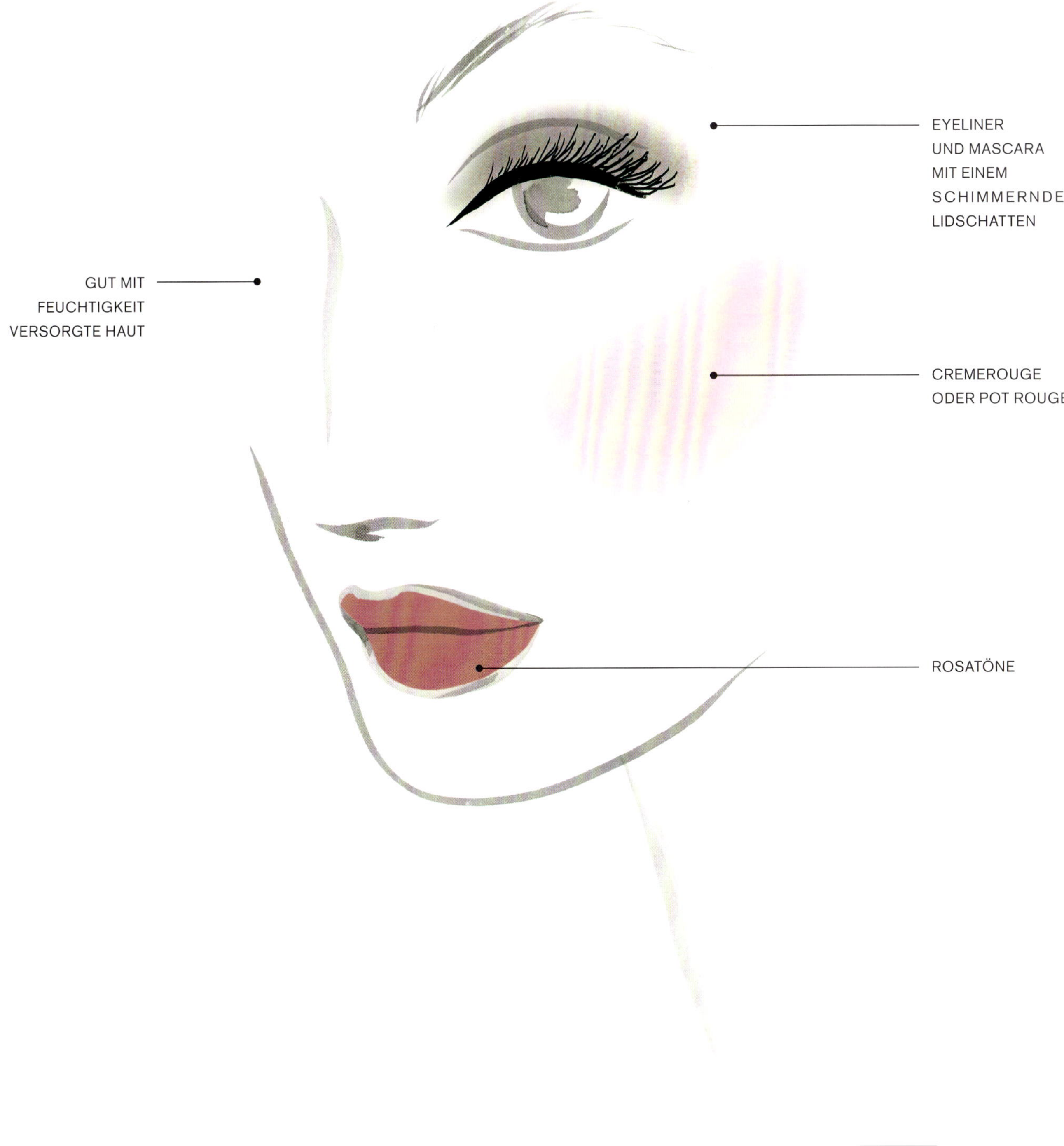
EYELINER
UND MASCARA
MIT EINEM
SCHIMMERNDEN
LIDSCHATTEN
GUT MIT
FEUCHTIGKEIT
VERSORGTE HAUT
CREMEROUGE
ODER POT ROUGE
ROSATÖNE

DER STRAHLENDE LOOK

Bringen Sie mehr Farbe ins Spiel

ABEND

HAUT

Auch am Abend soll Ihre Haut strahlen, aber vielleicht wünschen Sie sich etwas mehr Abdeckung. Wenn Sie tagsüber einen getönten Feuchtigkeitsbalsam benutzen, versuchen Sie es abends mal mit einer leicht bis mittelstark deckenden Foundation für ein glatteres Ergebnis.

WANGEN

Um Ihrem Gesicht noch mehr Leuchtkraft zu geben, versuchen Sie etwas Helleres und Auffälligeres. Bleiben Sie bei den Produkten, die Sie für Ihr Tages-Makeup benutzen, aber greifen Sie etwas tiefer in den Farbtopf. Ein helleres Pink für helle, Cranberry oder Pflaume für dunklere Haut geben ein zusätzliches Leuchten.

AUGEN

Frauen mit dunklerer Haut sollten auf goldene und braunglänzende Farbtöne setzen und mit schwarzem Eyeliner eine dickere Linie ziehen. Frauen mit heller Haut können mit dunkleren Smoky Eyes experimentieren und mit einem Schimmer im Hautton auf dem unteren Teil des Lids und einem dunkleren Ton in der Lidfalte mehr Tiefe erreichen. Verstärken Sie die Mascara mit ein oder zwei Extralagen.

LIPPEN

Schminken Sie Ihre Lippen abends einen Farbton stärker, um sie klarer hervorzuheben. Roter Lip Gloss lässt die Lippen leuchten.

HAAR

Bei „Pretty Radiant"-Frauen wirkt eine dezente, aber doch feminine Veränderung der Frisur für den Abend am besten. Probieren Sie eine Wasserwelle mit weich fallenden Locken, machen Sie sich eine elegante Föhnfrisur oder stecken Sie Ihr Haar locker hoch.

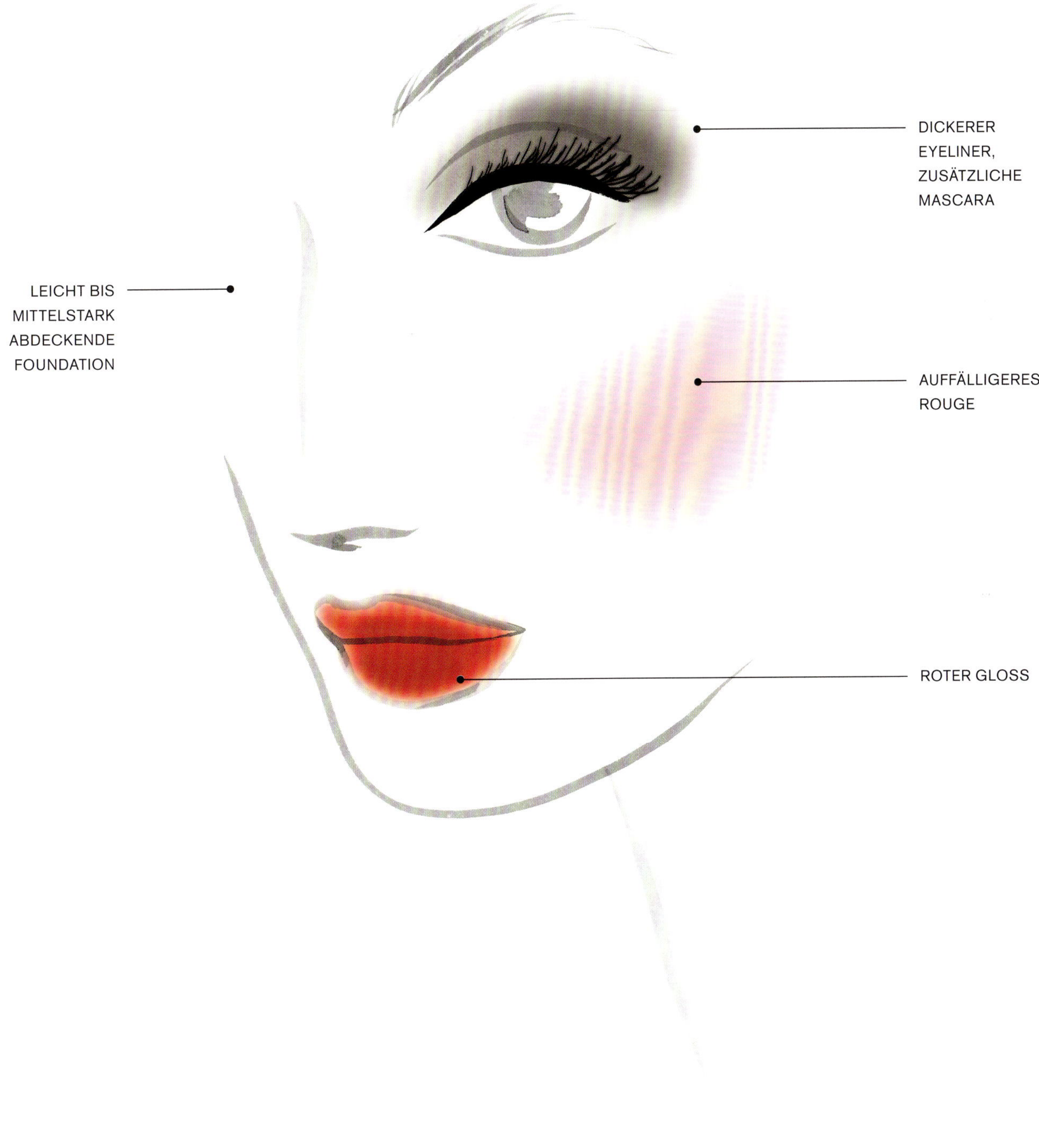
DICKERER
EYELINER,
ZUSÄTZLICHE
MASCARA
LEICHT BIS
MITTELSTARK
ABDECKENDE
FOUNDATION
AUFFÄLLIGERES
ROUGE
ROTER GLOSS

GABOUREY SIDIBE

SCHAUSPIELERIN

Ich lernte Gabby kennen, als sie für ihre Rolle in *Precious – Das Leben ist kostbar* für einen Golden Globe nominiert war und ich sie für die Veranstaltung schminken sollte. Sie war ein brandneuer Stern am Filmhimmel und strahlte plötzlich von den Titelseiten bekannter Zeitschriften. Gabby war unglaublich offen und bescheiden und sehr aufgeregt, berühmt zu werden. Sie war einfach atemberaubend. Gabby arbeitet jetzt immer mit meinem Team und wir haben sie inzwischen gut kennengelernt. Sie ist unglaublich witzig und schlagfertig. Sie kichert die ganze Zeit und bringt alle zum Lachen. Am meisten mag ich an Gabby, dass sie sich in ihrer Haut wirklich wohl fühlt. Sie ist zufrieden mit sich selbst.

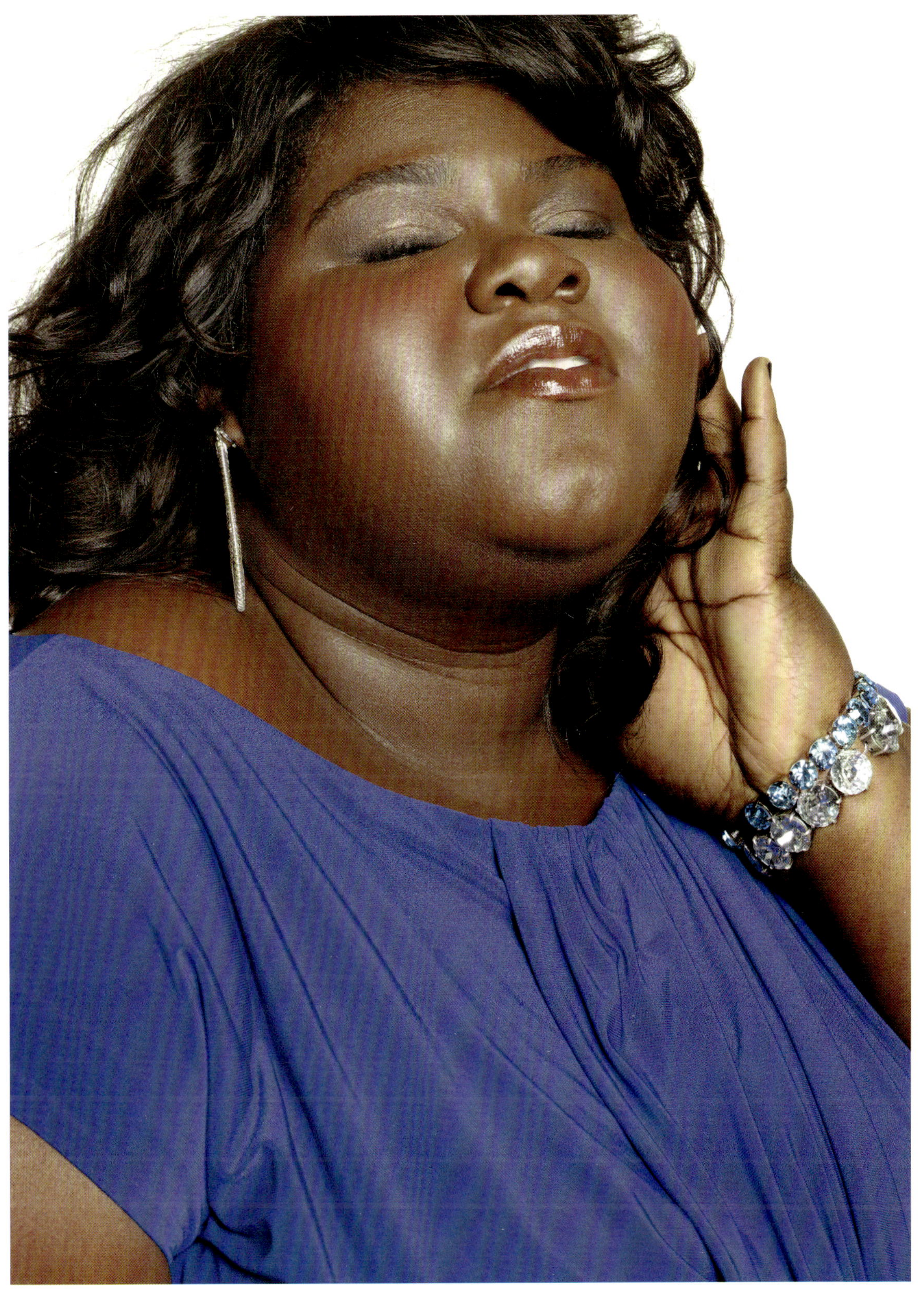

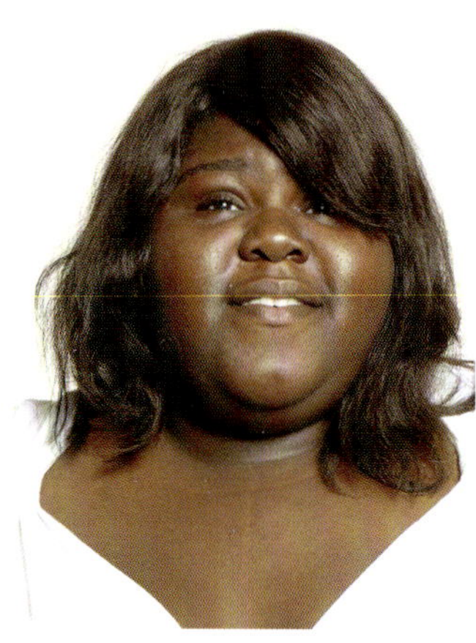

GABOUREY OHNE MAKEUP

Gabby ist eine der Frauen, die mit ihren Augen lächeln – wunderschön. Und sie hat diese Haut die von innen heraus zu leuchten scheint. Sie braucht nur zwei Minuten, um sich zu schminken.

GABOUREYS MAKEUP

Johannisbeerfarbenes Rouge und ein natürlicher Schokoladenton für die Lippen machen Gabbys Gesicht sofort lebendig. Schwarzer Eyeliner und wimpernverlängernde Mascara zusammen mit einem farblosen Gel, das auf die Brauen gebürstet wird, lassen ihre Augen größer wirken und verleihen ihr einen gepflegten, schönen Look.

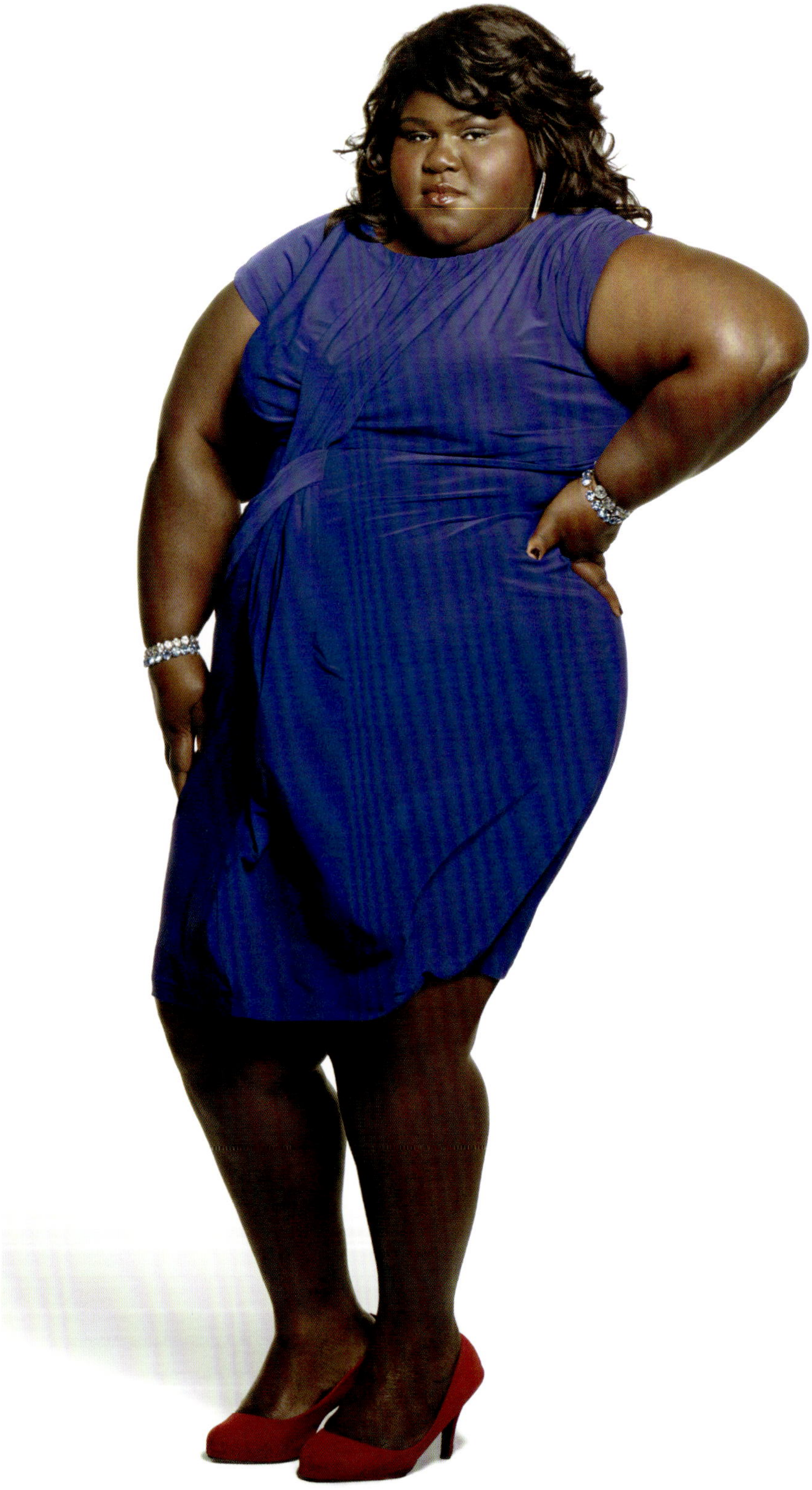

Meine Energie entspringt vor allem reiner Willenskraft und dem Glauben an mich selbst.

—GABOUREY SIDIBE

Ich glaube, dass es immer einen Silberstreif gibt. Ich glaube nicht an Reue. Ich glaube nur an Situationen, aus denen man lernen kann.

Ich musste das Bild überwinden, das andere Menschen von mir haben. Die Leute haben falsche Vorstellungen von Menschen, die größer, dunkler oder jünger sind, und zufälligerweise war ich das alles. Deshalb muss ich mich über das, was die Leute so denken, hinwegsetzen und die sein, die ich bin.

Ich sehe mich als starke Frau, allein schon, weil ich weiß, wer ich bin. Ich kenne meine Vorlieben und Abneigungen, und das ist schon viel wert, wenn man sich auf die Suche nach seiner Stärke macht.

Am glücklichsten bin ich, wenn ich bei mir zu Hause Makeup auflege und verschiedene Farben ausprobiere – einfach nur so. Nicht, weil ich irgendwo hingehen muss, sondern einfach, weil ich gern spiele.

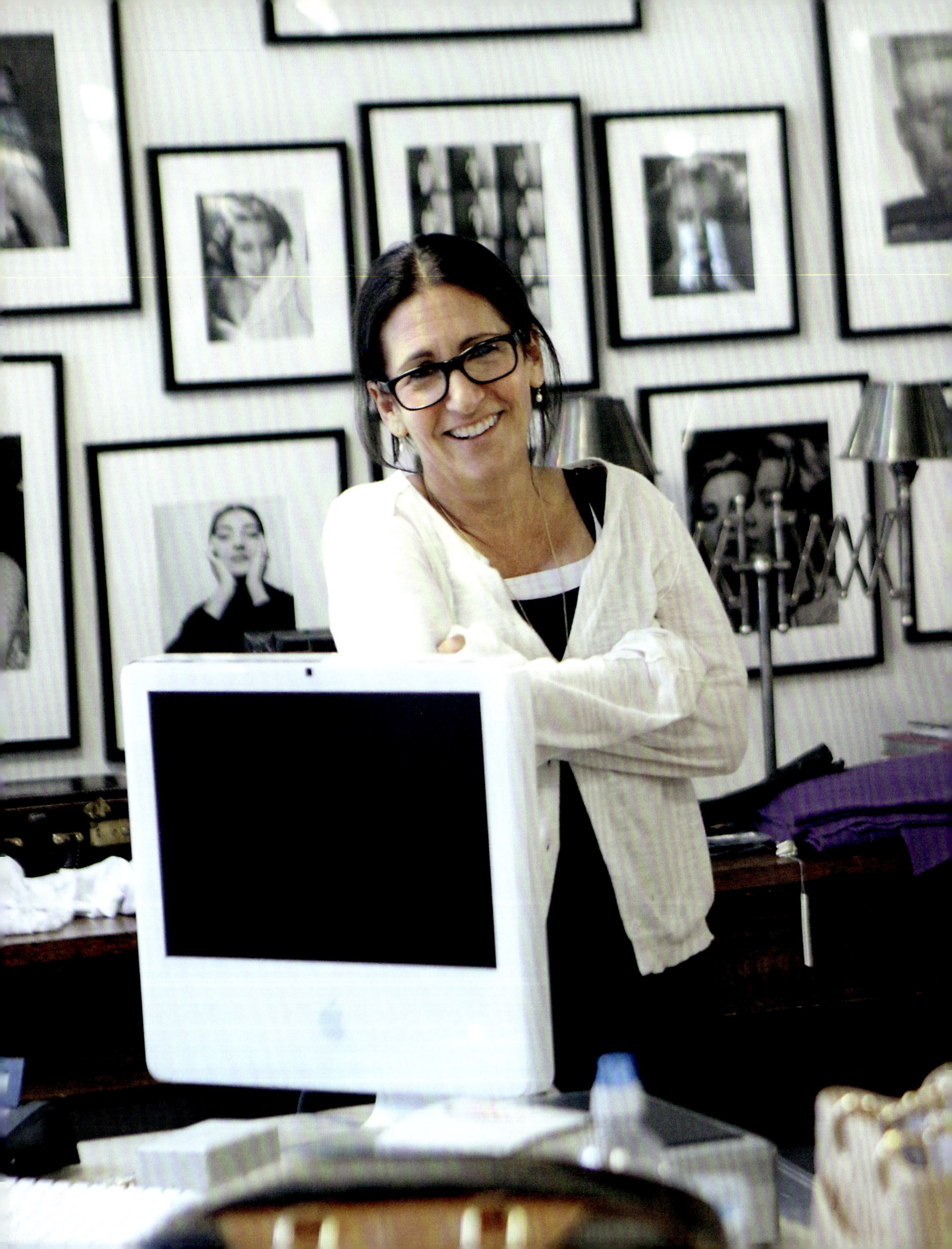

MIT LEIDENSCHAFT ARBEITEN

Ich habe das Glück, das zu lieben, was ich tue. Makeup, Farben und alles Visuelle haben mich schon immer glücklich gemacht. Dank meiner Eltern, die verstanden, wie wichtig es war, dass ich meiner Leidenschaft nachgehe, belegte ich auf dem College Kosmetik als Hauptfach – als erste an meiner Schule. Ich wusste, dass ich irgendwann meine Begeisterung für das Schminken und dafür, wie Makeup Frauen innerlich wie äußerlich verändern kann, zum Beruf machen würde.

Wenn man seinen Beruf liebt, hat man gar nicht das Gefühl zu arbeiten. Das heißt nicht, dass es keine schwierigen oder anstrengenden Tage gibt, aber wenn man wirklich Spaß an etwas hat, hilft einem das über die unvermeidlichen harten Phasen hinweg. Egal, ob es Ihr Brotberuf oder Ihre Freizeitbeschäftigung ist, ob Sie eine Mutter oder ehrenamtlich tätig, eine Managerin oder eine Künstlerin sind – es geht immer darum, eine Arbeit zu finden, die Ihnen Freude macht.

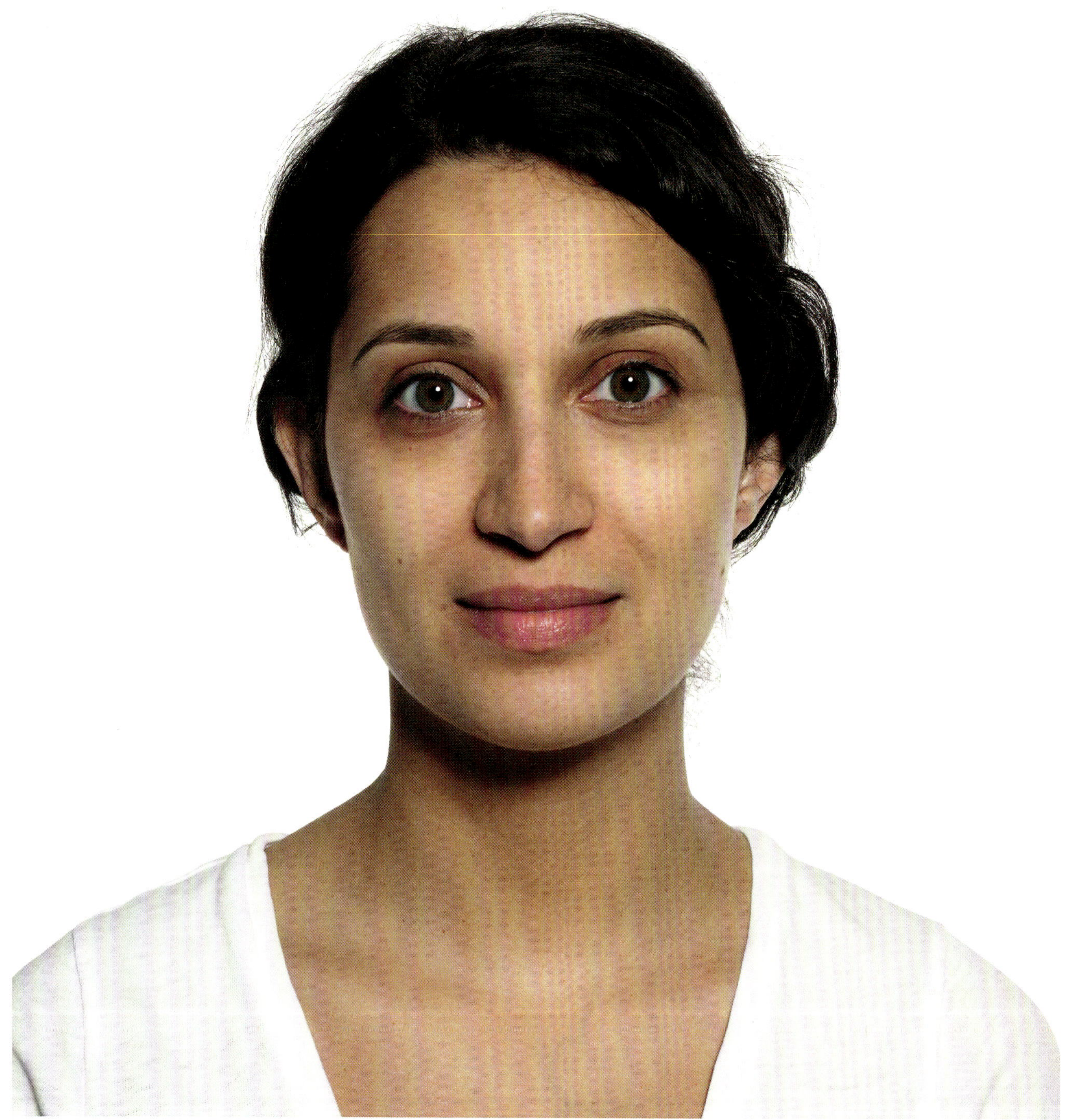

ALEXIS RODRIGUEZ PUBLIZISTIN

Meine Mutter ist der Mensch, den ich am meisten bewundere. Sie hat so viele Widrigkeiten in ihrem Leben überwinden müssen. Meine Moral, Arbeitsethik, Hartnäckigkeit, Zuversicht und Stärke sind das Ergebnis dessen, was meine Mutter mir vorgelebt hat.

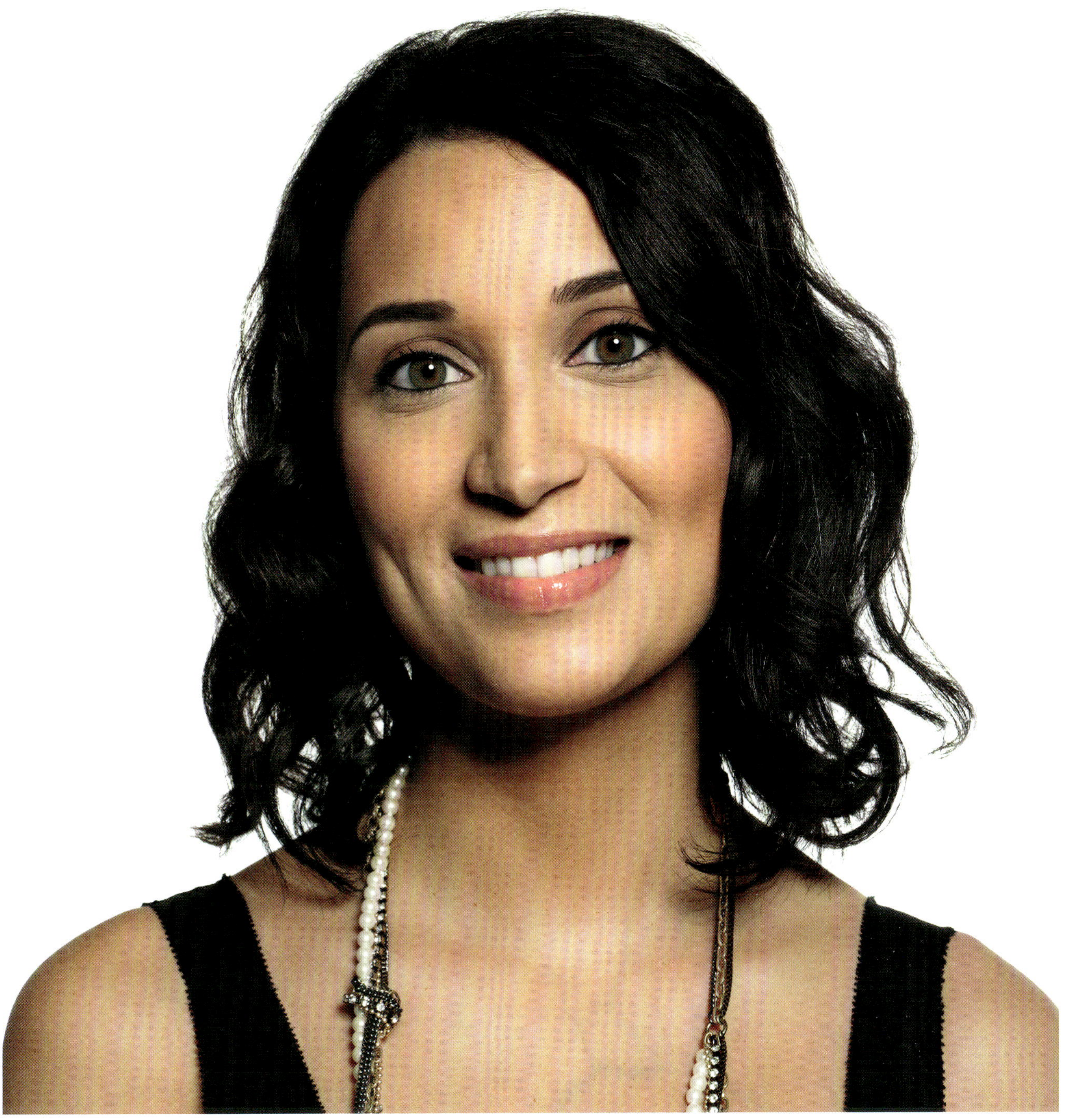

ALEXIS' MAKEUP

Wenn Sie eine so schöne, ganz natürliche Farbe auf Ihren Lidern haben wie Alexis, brauchen Sie kaum Lidschatten. Ich habe nur ein bisschen Glanz auf ihre Lider gebracht. Unter den Augen habe ich alle dunklen Stellen mit einem Corrector neutralisiert und dann mit einem Concealer aufgehellt. Schwarzer Gel-Liner am oberen Wimpernsaum und ein schwarzer Stift am inneren unteren Wimpernrand sowie mehrere Lagen schwarze Mascara gaben ihren faszinierenden Augen mehr Tiefe. Alexis hat eine tolle natürliche Lippenfarbe, deshalb brauchte sie nur ein bisschen Gloss, um den Look abzurunden.

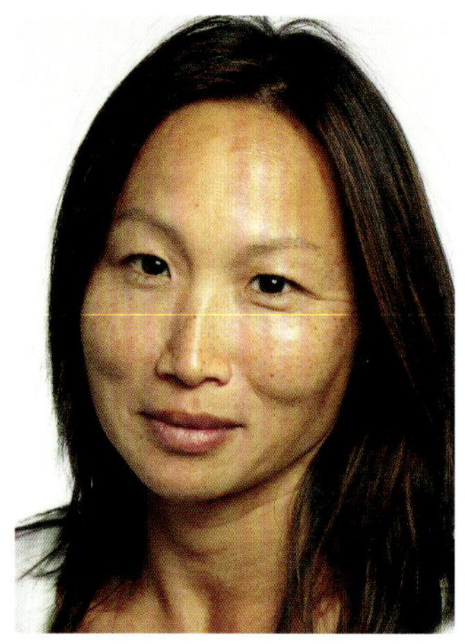

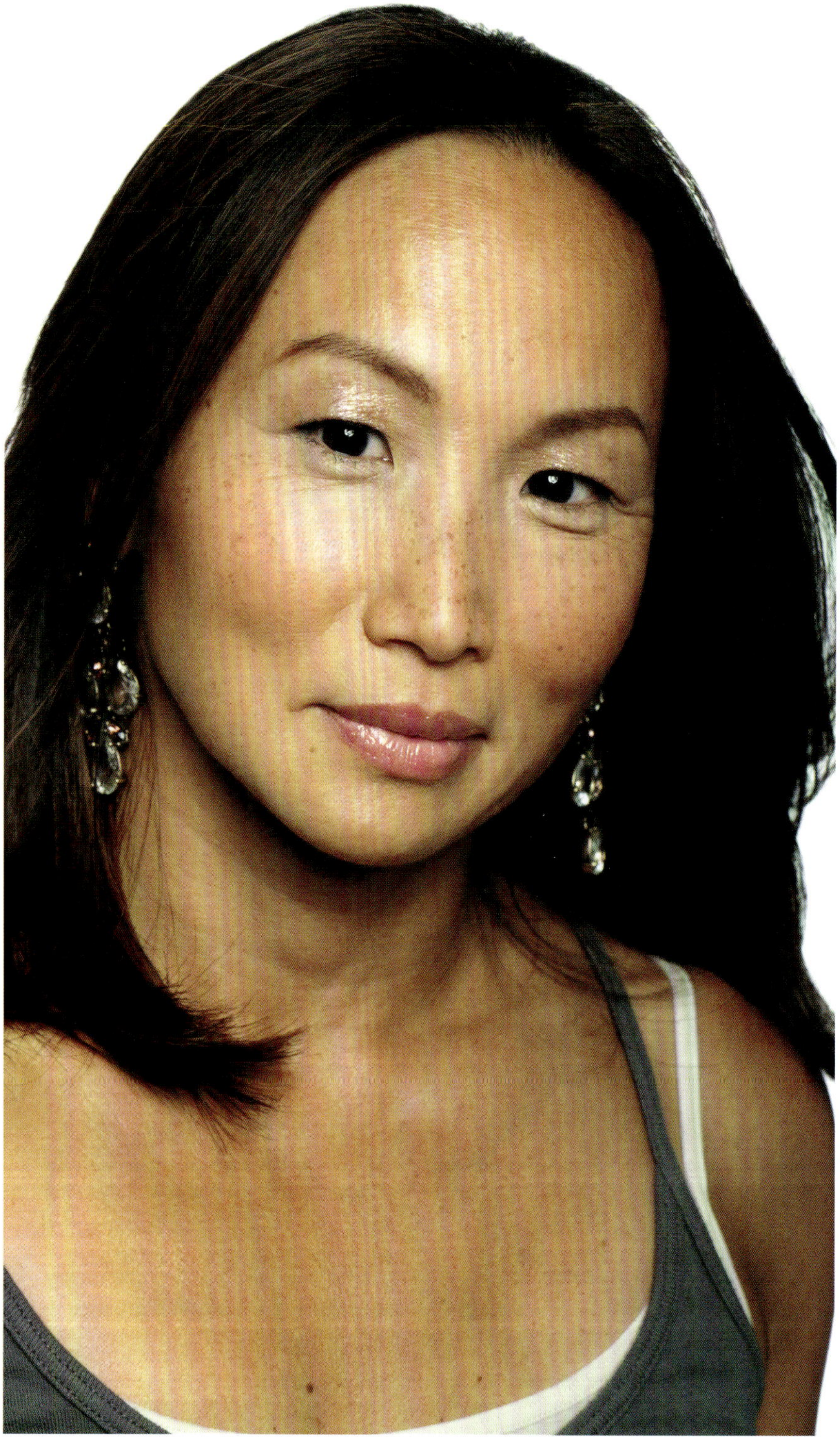

LEE HEH MARGOLIES
FAMILIENVORSTAND

Wenn ich mich auf meine Schönheitsfehler konzentriere, gerate ich in eine Abwärtsspirale, und deshalb habe ich mit der Zeit gelernt, damit gar nicht erst anzufangen! Ich konzentriere mich lieber auf Selbstvertrauen und ein positives Lebensgefühl. Hoffentlich schlägt sich das auch in äußerer Schönheit nieder.

LEE HEHS MAKEUP

Ich mag Lee Hehs Sommersprossen und ihr Lächeln. Um ihre Haut zu glätten und die Sommersprossen trotzdem noch durchscheinen zu lassen, arbeiteten wir nur punktuell mit einem Foundation Stick und einem Pinsel an Unebenheiten. Um die Brauen zu definieren, griffen wir zu einem dunkelbraunen Augenbrauenstift im Farbton von Lee Hehs Haar. Und um ihre Augen noch stärker zu betonen, zogen wir mit schwarzem Puderlidschatten einen dicken Strich am oberen Wimpernsaum und verteilten einen schimmernden champagnerfarbenen Lidschatten auf den Lidern.

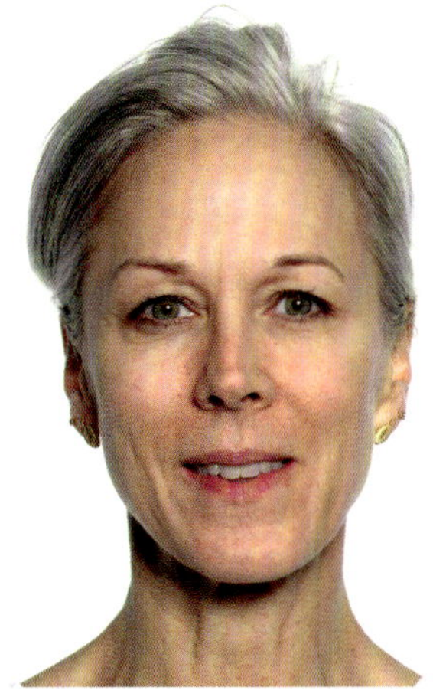

GRO FRIVOLL
CREATIVE DIRECTOR

Ich sehe mein Gesicht als eine weiße Leinwand. Wenn ich mich morgens schminke, erwecken Rouge, Lidschatten, Mascara und Lippenstift es zum Leben. Ich empfinde die Verwandlung als eine geradezu läuternde Erfahrung.

GROS MAKEUP

Damit Gros Augenbrauen den Ton ihres schönen silbernen Haars reflektieren und mehr Form und Farbe bekommen, bürsteten wir sie mit einem schiefergrauen Puderlidschatten. Ein elfenbeinfarbener Lidschatten als Basis mit einem metallischen Taupe darüber gab ihren Augen eine natürliche Betonung. Schwarzer Gel-Eyeliner wurde am unteren und oberen Wimpernsaum überlagert von der verwischten Linie eines grauen Lidschattens. Das ergibt einen weichen Smoky-Effekt, der Gros meergrüne Augen unterstreicht.

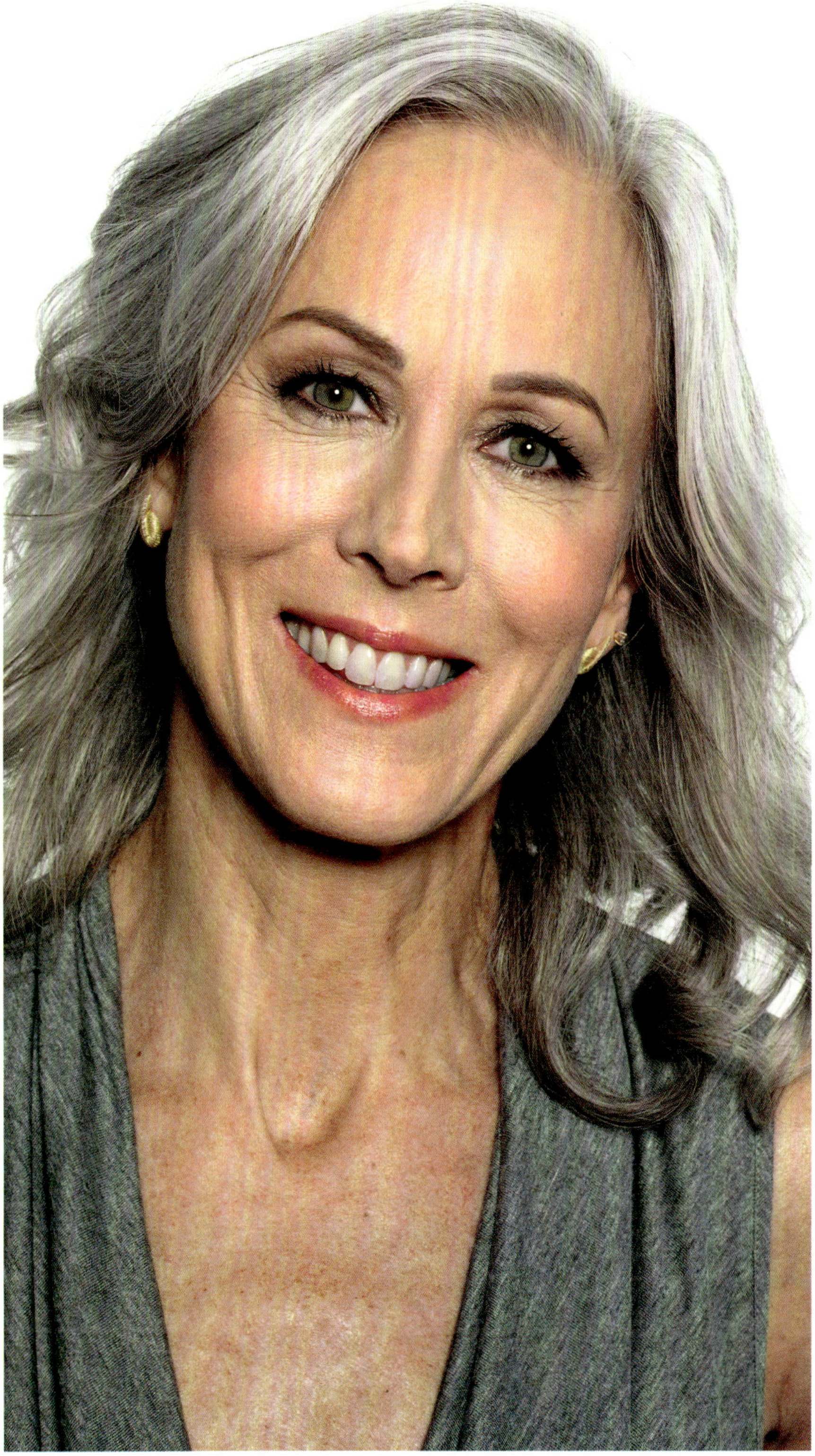

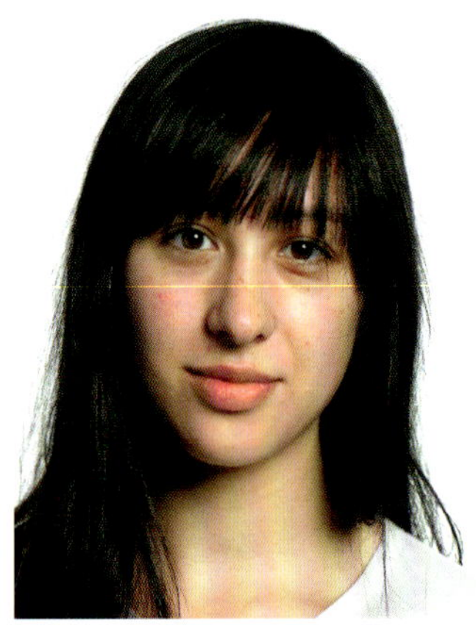

JANICE CHOU
FASHION CONTENT COORDINATOR

Der beste Schönheitstipp, den ich je befolgt habe, ist eigentlich ein Zitat aus der TV-Serie Full House*: „Der Trick beim Schminken besteht darin, nicht so auszusehen, als sei man geschminkt.“*

JANICES MAKEUP—TAG

Um Janices Haut zu glätten, trug ich punktuell wo nötig mit einem Pinsel etwas Foundation von einem Foundation Stick auf und verteilte sie mit den Fingern. Dann verwendete ich losen gelblichen Puder, der eventuelle Röte neutralisiert. Eine Kombination von Corrector und cremigem Concealer, einen Ton heller als ihre Haut, überdeckt die Augenringe und hellt das Gesicht auf. Ein pudrigrosafarbenes Pot Rouge liefert ein zartes Finish, das auf ihren Lippen und Wangen sehr schön aussieht.

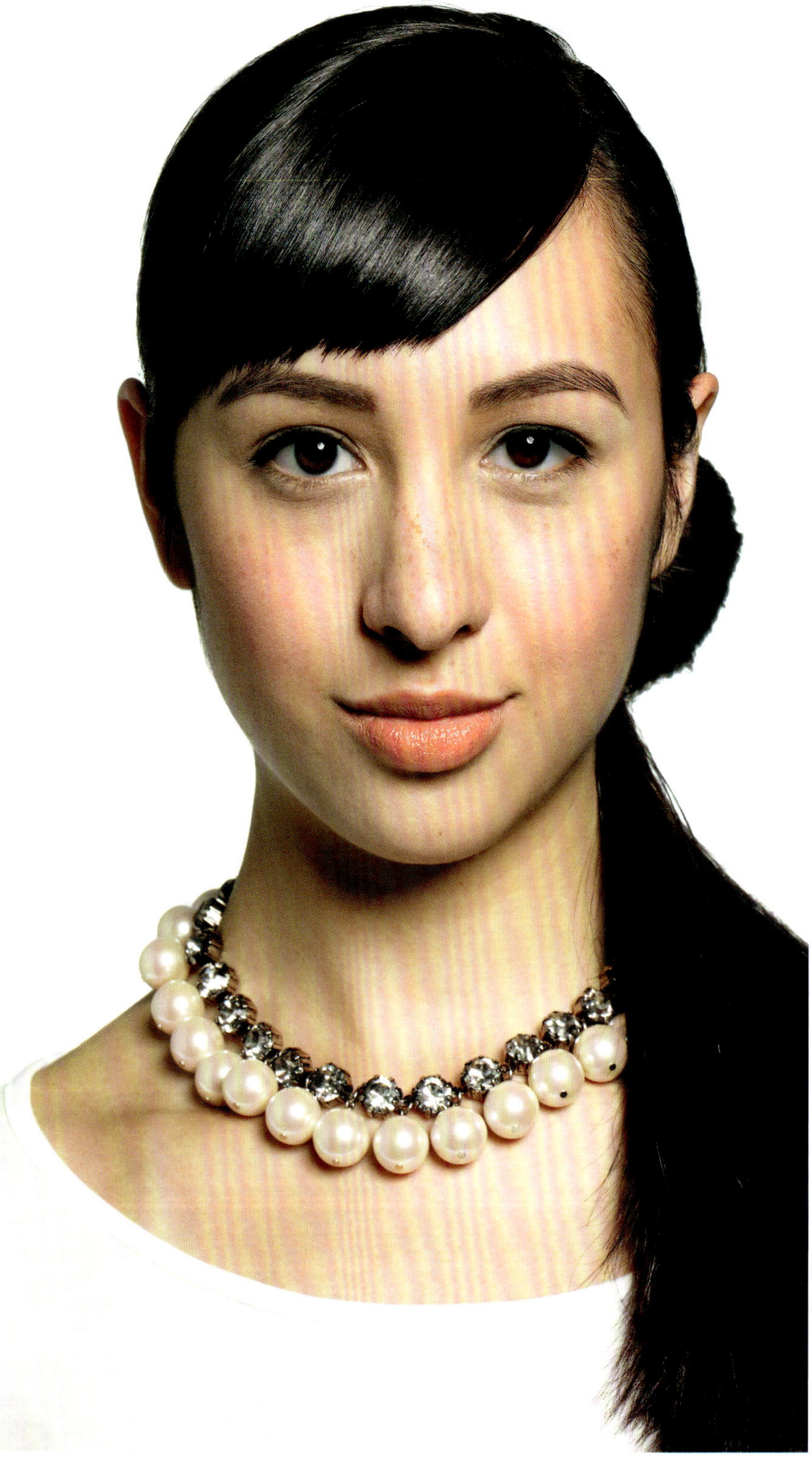

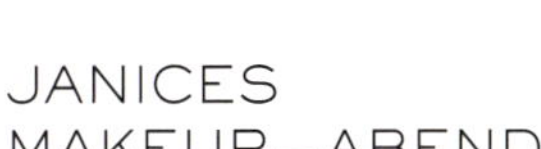

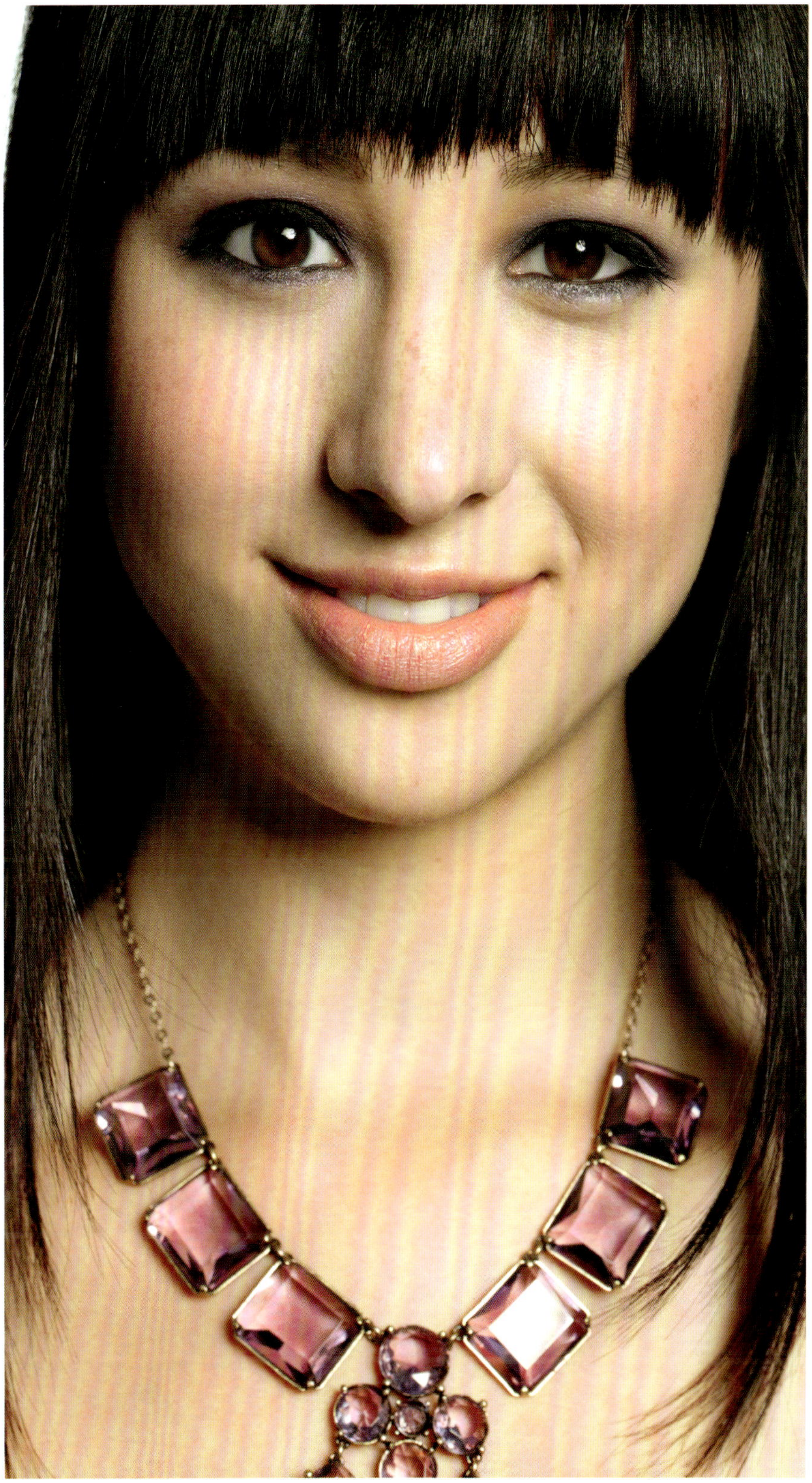

JANICES MAKEUP—ABEND

Die stärker betonten Augen kennzeichnen Janices Look für den Abend. Ich legte einen elfenbeinfarbenen Lidschatten über das gesamte Lid, gefolgt von einem matten Purpurton vom Wimpernsaum bis knapp oberhalb der Lidfalte und einer Schicht schimmerndem Purpur-Lidschatten darüber. Einen echten Partylook bekommt man, wenn man die Wimpern oben und unten mit einem pflaumenfarbenen Lidschatten umrahmt. Ein Lippenstift in einem bräunlichen Beerenton gibt Janices wunderbaren vollen Lippen einen zusätzlichen Hauch von Rosa.

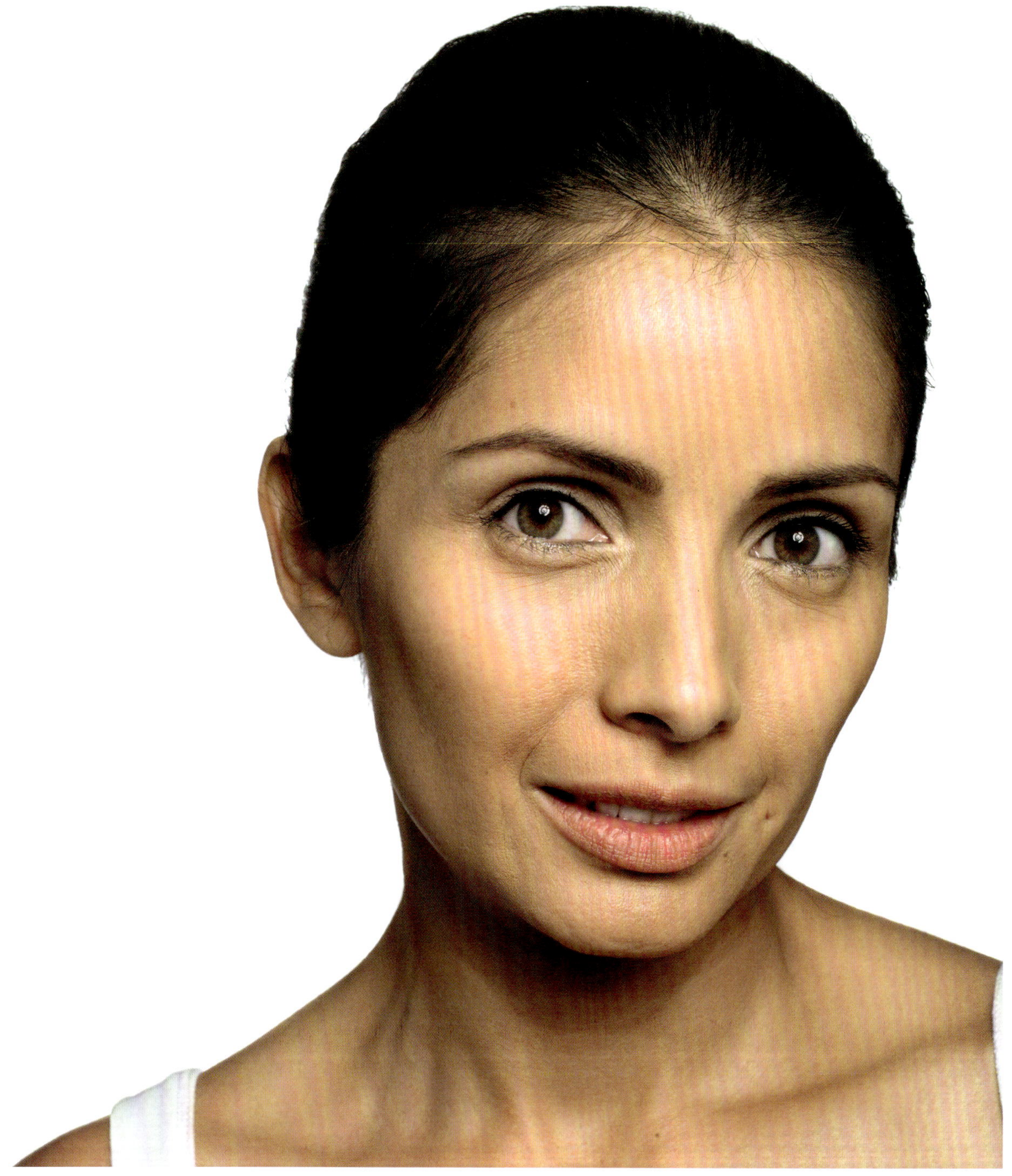

SUSANA CANARIO

SELBSTÄNDIGE VISAGISTIN, MUTTER UND EHEFRAU

Mein Foundation Stick ist für mich unverzichtbar, ohne ihn kann ich nicht leben.

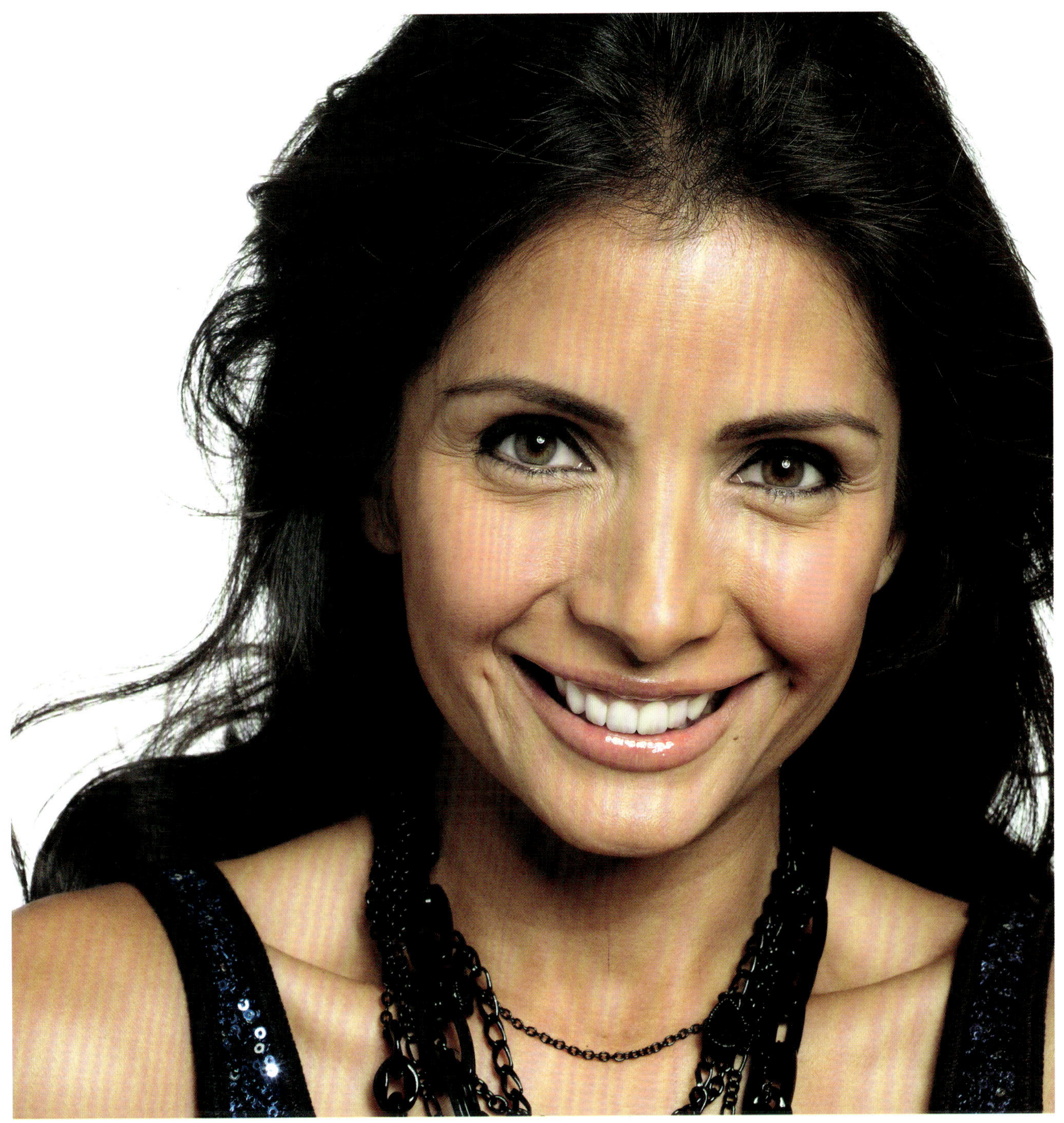

SUSANAS MAKEUP

Damit die Haut wärmer wirkt, sollten Sie Bronzer an den Stellen auftragen, wo von Natur aus Sonne hinkommt – auf Stirn, Wangen, Nase, Kinn und Hals. Für natürlich wirkende rote Wangen gebe ich über den Bronzer gern zwei Schichten verschiedene Rougetöne – ein Ton, der die gleiche Farbe hat wie vom Sport gerötete Wangen und ein etwas kräftigeres Rosa auf die Wangenknochen. Ein Tropfen Gesichtsöl auf den Wangen lässt Susanas Gesicht strahlen. Um die Augen zu betonen, trug ich schwarzen Gel-Eyeliner in einer kräftigen Linie entlang des oberen Wimpernsaums und in einer dünneren Linie entlang des unteren auf.

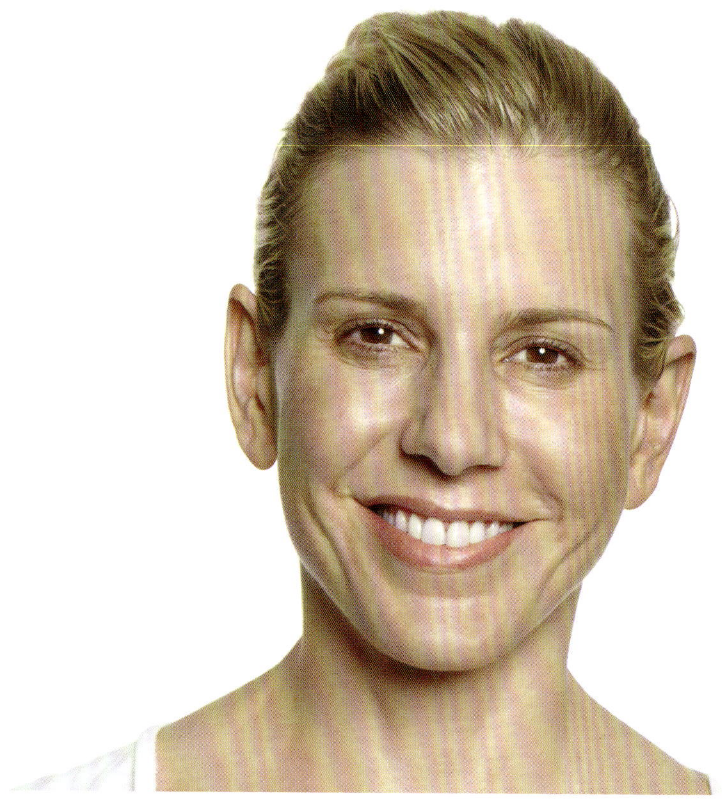

ALEXIS STEWART

AUTORIN, RADIOMODERATORIN

Alexis ist eine starke Frau, die weiß, was ihr gefällt und was sie will. Das finde ich wirklich bewundernswert. Sie ist mit einer unglaublich berühmten Mutter aufgewachsen, Martha Stewart, hat aber ihre ganz eigene Persönlichkeit. Das spürt man sofort, wenn man sie kennenlernt.

—

Alexis hat ein schönes Gesicht und eine tolle Figur. Zur Betonung ihrer braunen Augen haben wir weißen Lidschatten für das gesamte Lid verwendet, dazu einen Gel-Eyeliner in Espressobraun und mehrere Schichten schwarze Mascara.

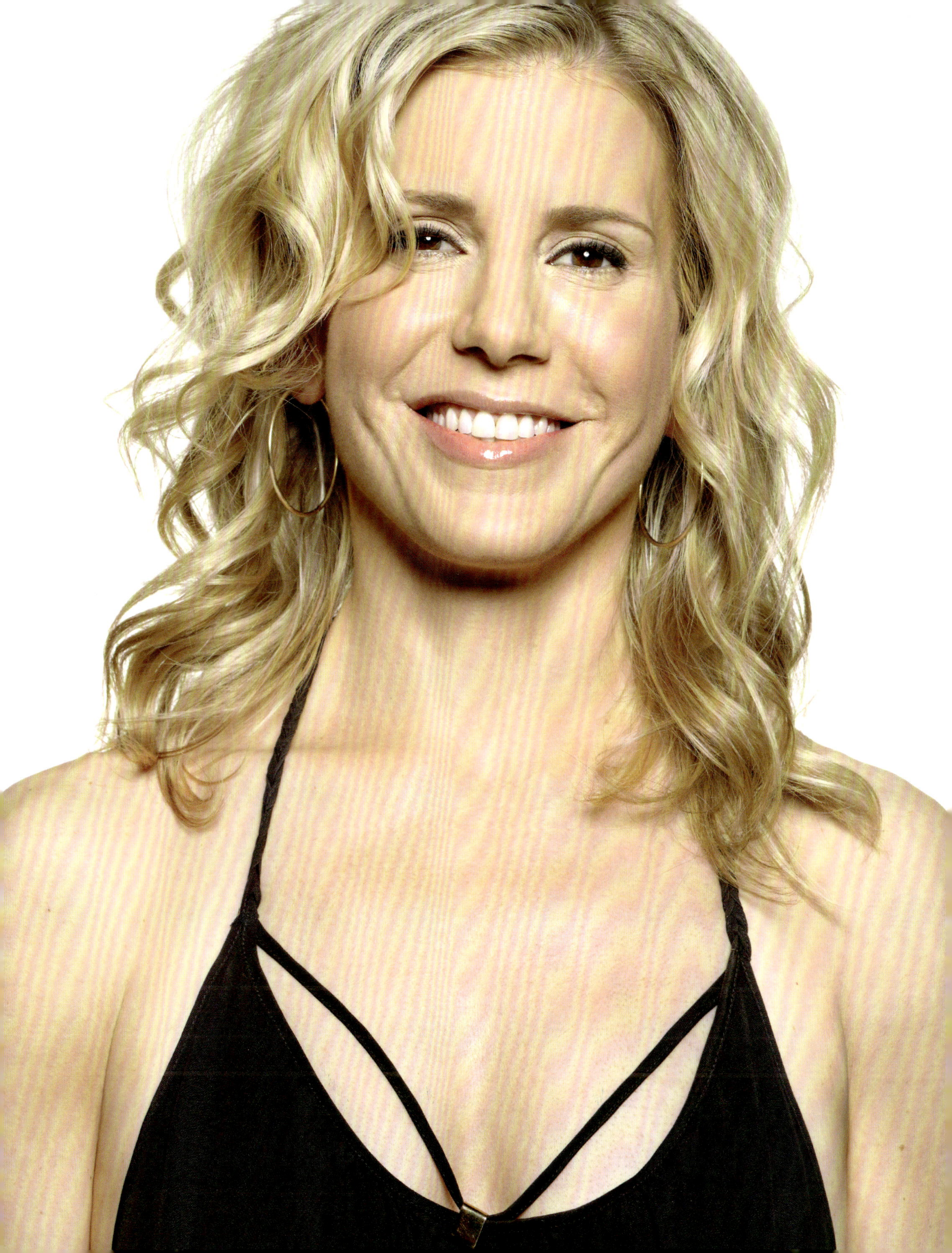

Ich gehe nicht in die Sonne; das ist der beste Schönheitstipp, den ich je bekommen habe.

—ALEXIS STEWART

Seit kurzem habe ich eine Tochter, deshalb bin ich neuerdings absolut verrückt nach Babykleidung! Ich bin genauso geworden, wie ich nie werden wollte, und kaufe total schicke Babyklamotten.

Ich wünsche mir für meine Tochter viele Eigenschaften, die ich selbst nicht habe. Sie soll in sich ruhen. Ich war früher sehr schüchtern und zurückhaltend und hoffe, dass sie nicht so wird, weil man es damit schwer hat. Selbst wenn man nur schüchtern wirkt, denken die Leute alles Mögliche, zum Beispiel, dass man arrogant ist, nur weil man still ist und sich lieber zurücklehnt und den anderen zusieht, anstatt sich immer einzumischen und im Mittelpunkt zu stehen. Ich hoffe, sie ist ein bisschen extrovertierter, als ich es früher war. Das macht das Leben leichter.

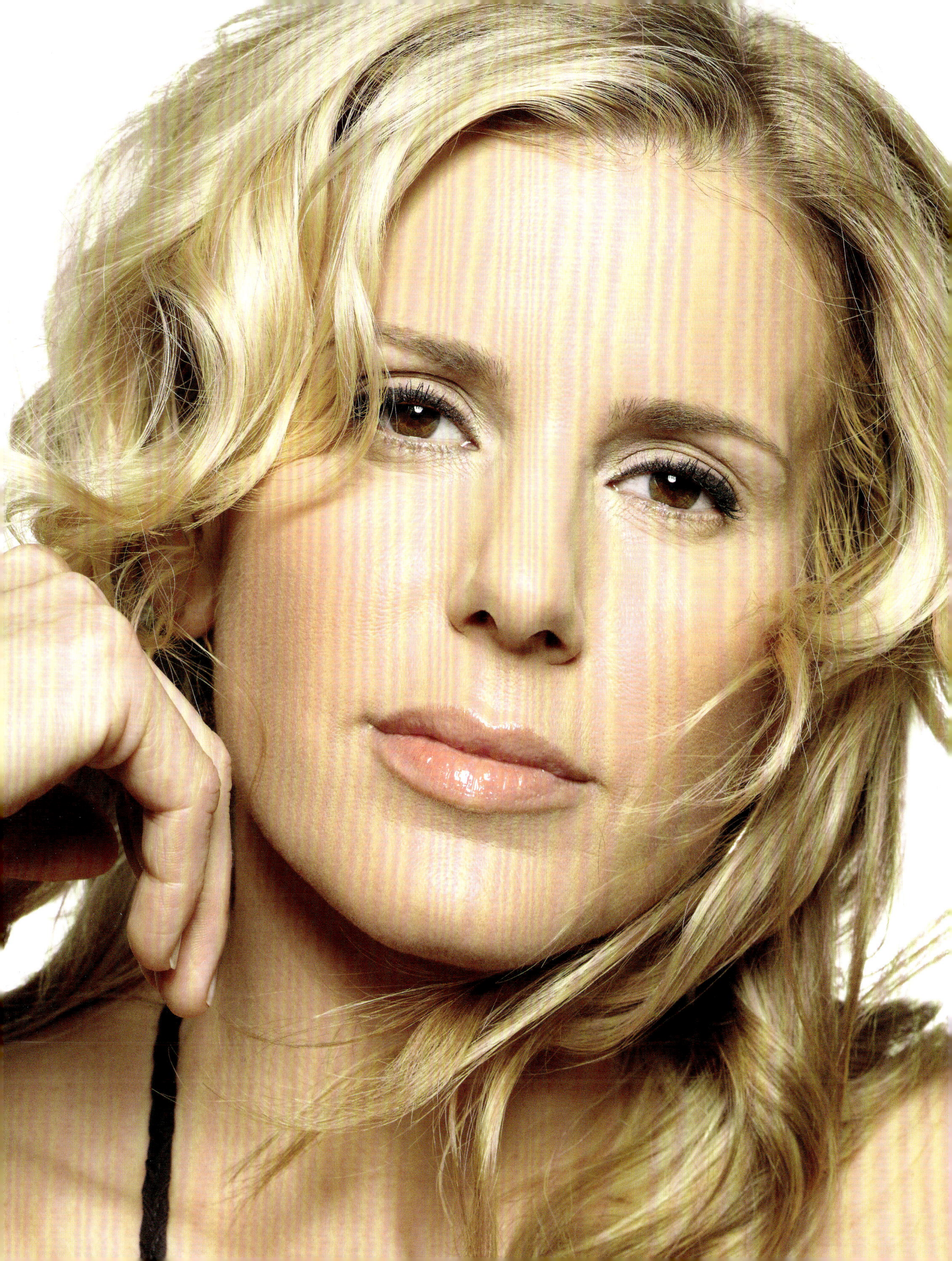

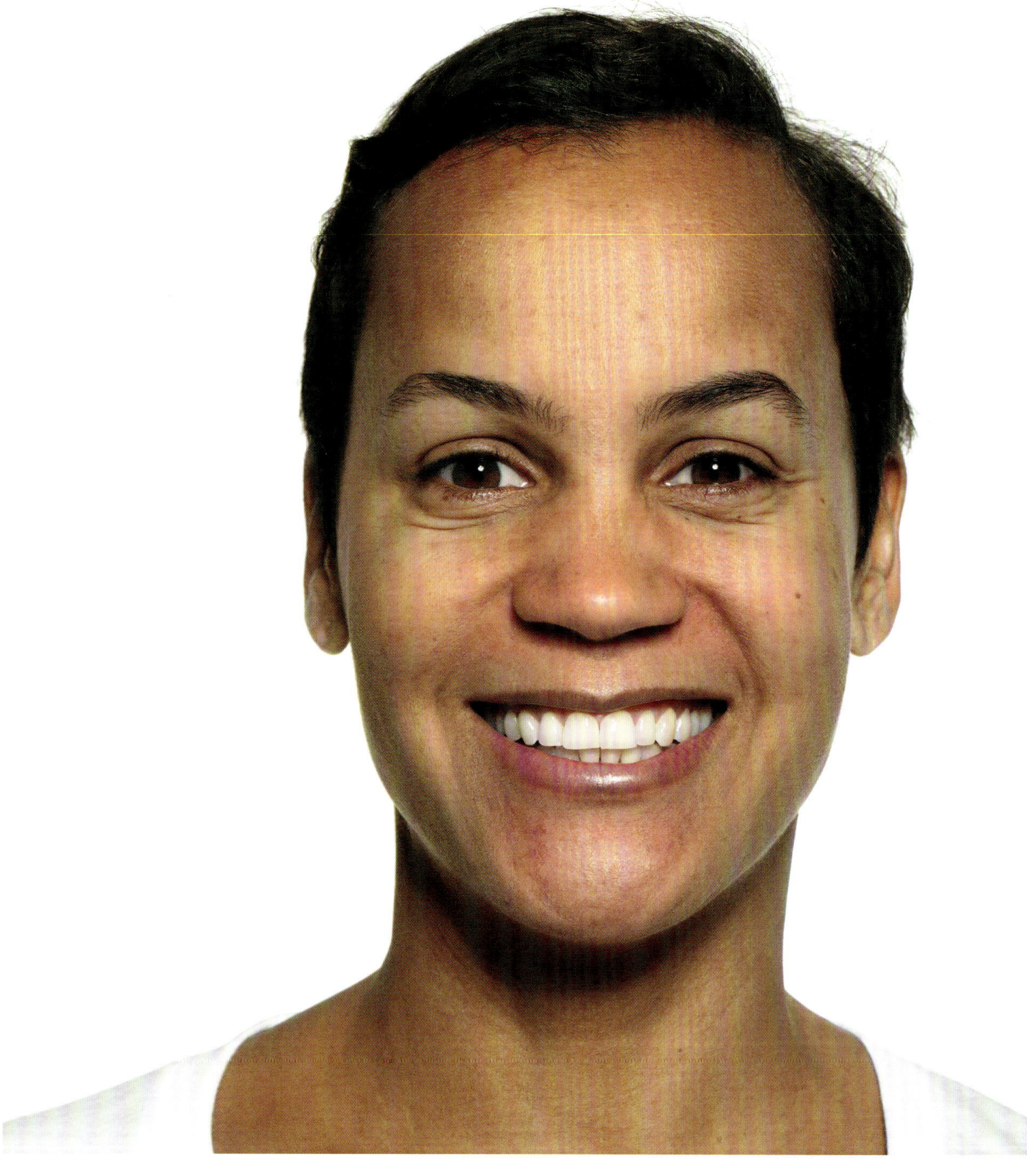

ERICA REID MUTTER

Nach der Geburt meiner Tochter und meines Sohnes entdeckte ich mich selbst wieder neu. Ich hatte das Gefühl, dass ich mich aus den Augen verloren hatte, bevor ich Mutter wurde. Anstatt in Selbstmitleid zu zerfließen, nahm ich die Dinge in die Hand. Ich gönnte mir selbst eine kleine Runderneuerung: gab sämtliche Jogginghosen in die Altkleidersammlung, fing an, Sport zu machen, färbte mir die Haare. Und als ich mich wieder selbstbewusst und stark fühlte, schnitt ich mir die Locken ab, um mein neues, schickes Ich zu zeigen!

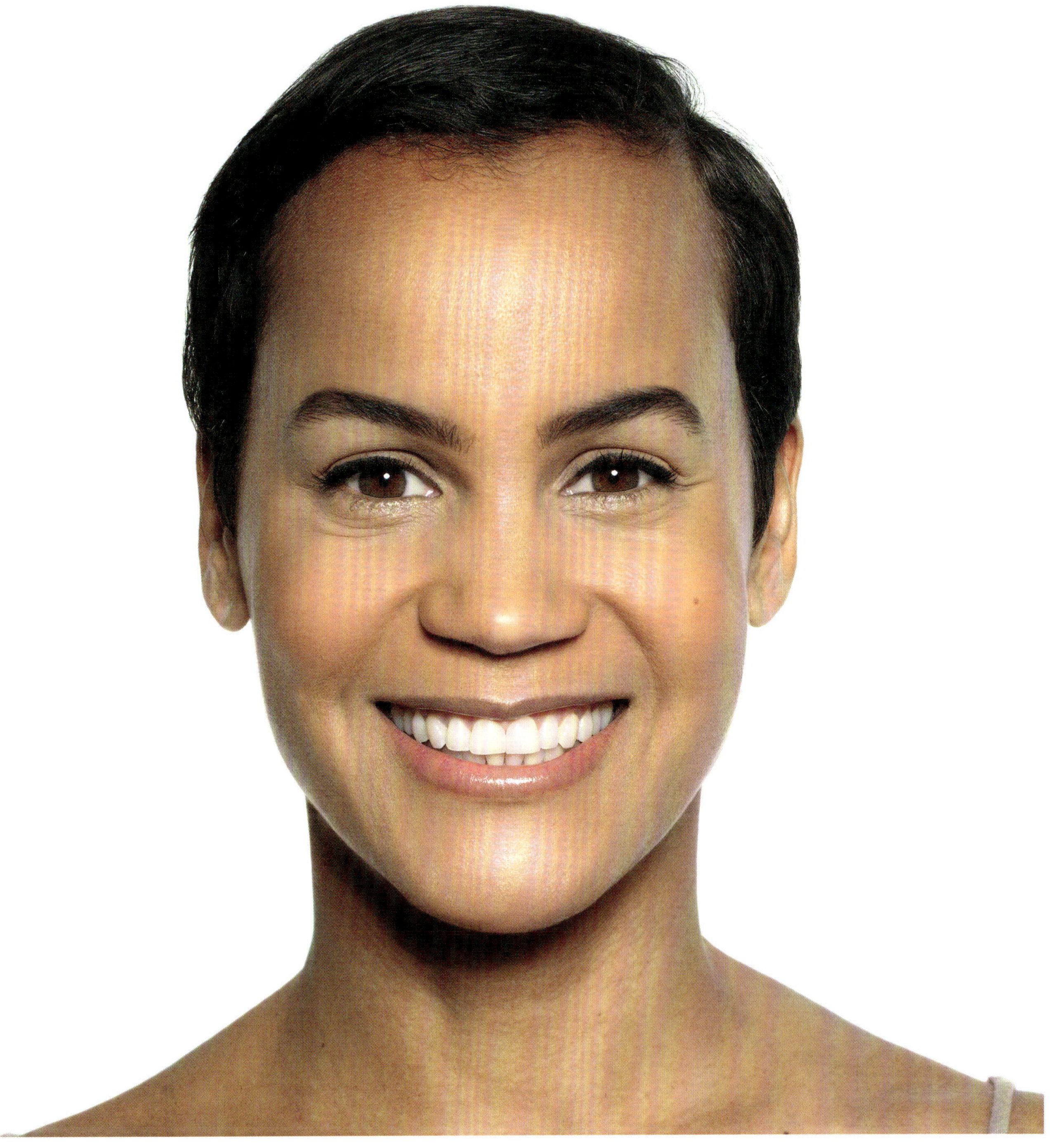

ERICAS MAKEUP

Da wir Ericas lässigem Chic treu bleiben wollten, wählten wir intensive, aber trotzdem natürliche Farben für ihre Augen. Zunächst gaben wir ihren Augenbrauen mit einer Brauenbürste und mahagonifarbenem Lidschatten einen glänzenden Look. Für die Lider verwendeten wir Lidschatten in Off-White als Grundlage und gaben den Augen mit einem warmen Graubraun in der Lidfalte mehr Tiefe. Zur Betonung der Augen sollte der Eyeliner immer dunkler sein als die Augenfarbe. Für Erica verwendeten wir daher einen Gel-Eyeliner in bräunlichem Schwarz, der eine Nuance dunkler ist als ihre warmen, dunkelbraunen Augen.

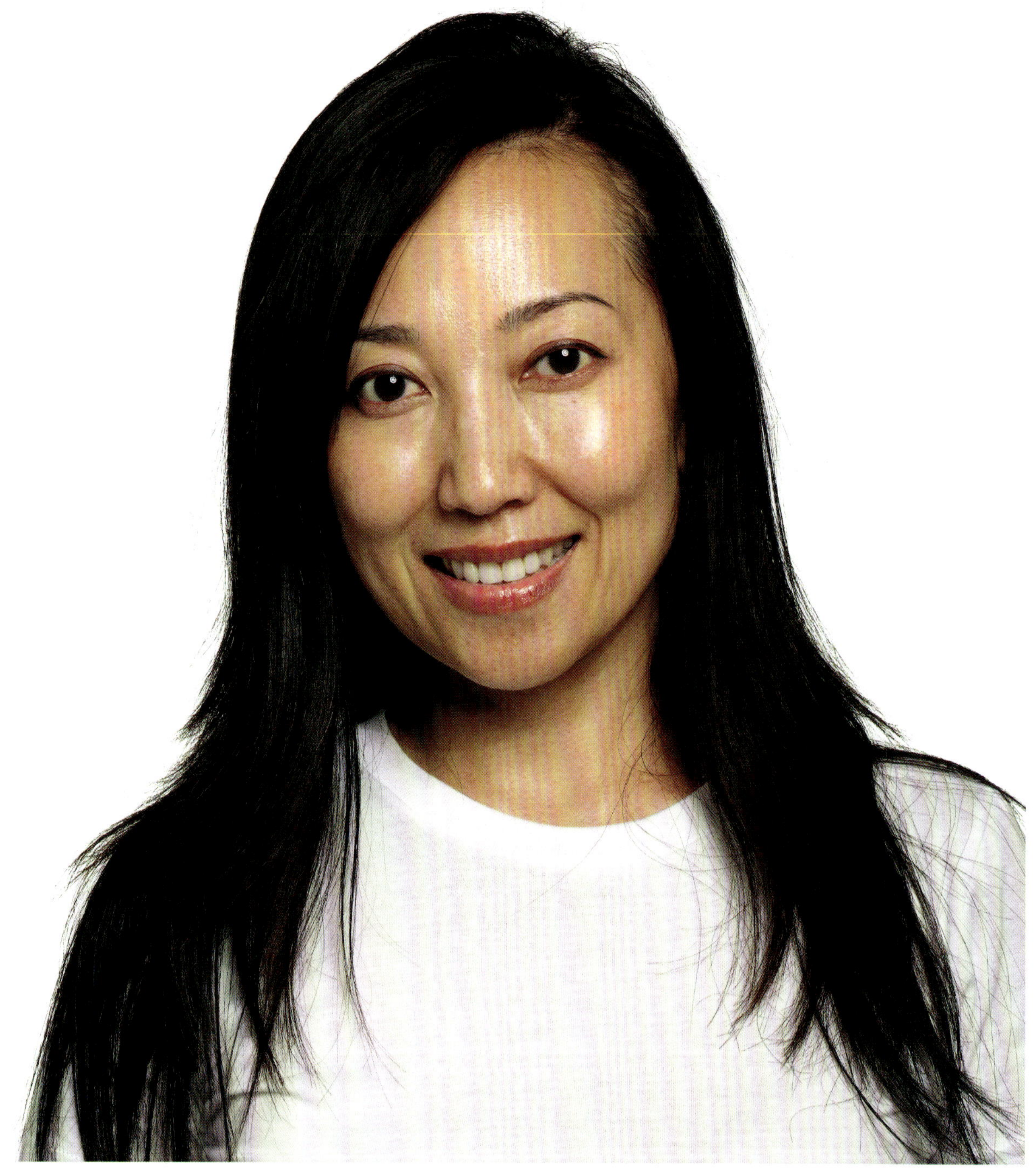

TINA CRAIG FASHION-BLOGGERIN

Den besten Schönheitstipp habe ich von meiner Oma: Trink jeden Morgen zwei Gläser Regenwasser auf nüchternen Magen. Das lässt die Haut den ganzen Tag strahlen!

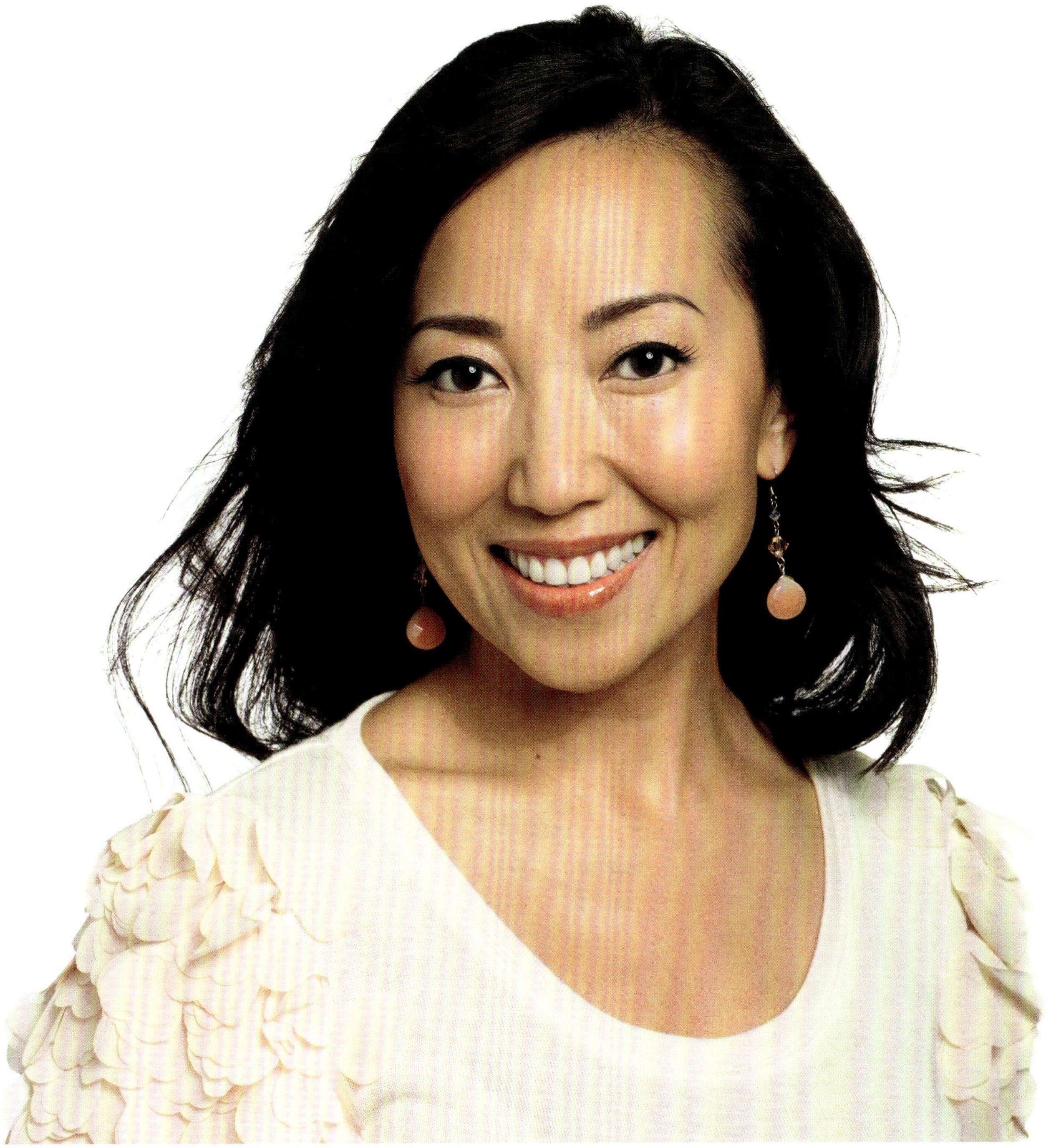

TINAS MAKEUP

Als Ergänzung zu Tinas strahlender Haut wählte ich weiche Korallentöne für die Augen, Lippen und Wangen. Ich liebe die dezente Wärme von korallenfarbenem Pot Rouge auf ihren Wangen und Lippen und den leichten Schimmer des Lidschattens in einem metallicfarbenen Pfirsichton.

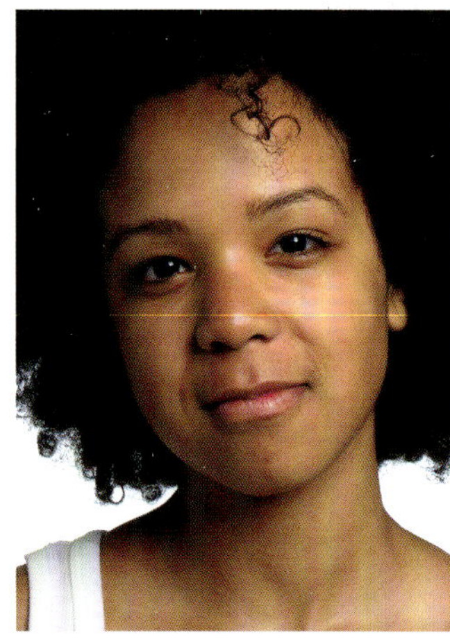

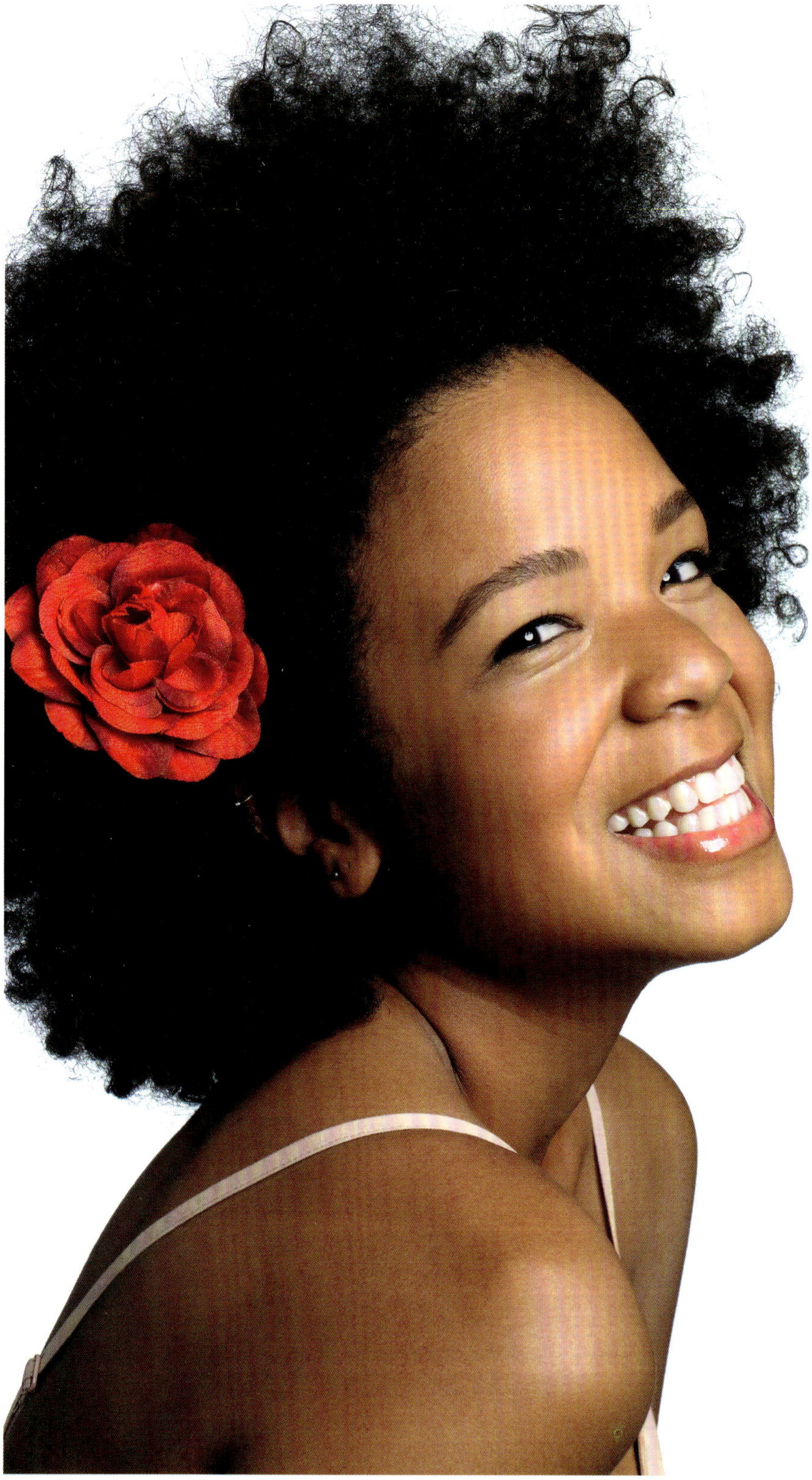

EVA PICHARDO
HAIRSTYLISTIN UND COLLEGE-STUDENTIN

Wenn ich mich an einem schlechten Tag schön fühlen will, stecke ich mir eine Blume ins Haar.

EVAS MAKEUP

Wir verwendeten weiche, warme Farben, die Evas schöne Haut ideal ergänzen und leuchten lassen. Wenn Ihre Lippen ähnlich viel Farbe haben wie Evas rosafarbene, genügt für ein strahlendes Lächeln schon ein Lip Gloss im selben Farbton. Apricotfarbenes Rouge auf den Wangenknochen, das zum Haaransatz und nach unten ausgestrichen wird, um die Übergänge zu mildern, gibt Evas Gesicht etwas mehr Ausdruck. Für die Augen gaben wir bananenfarbenen Lidschatten auf das ganze Lid und trugen Schimmer Lidschatten in einem warmen Bronzeton vom Wimpernsaum bis knapp zur Wimpernfalte auf. Noch zwei Schichten Mascara für die Wimpern und die für sie typische Blume ins Haar, und schon ist Eva fertig.

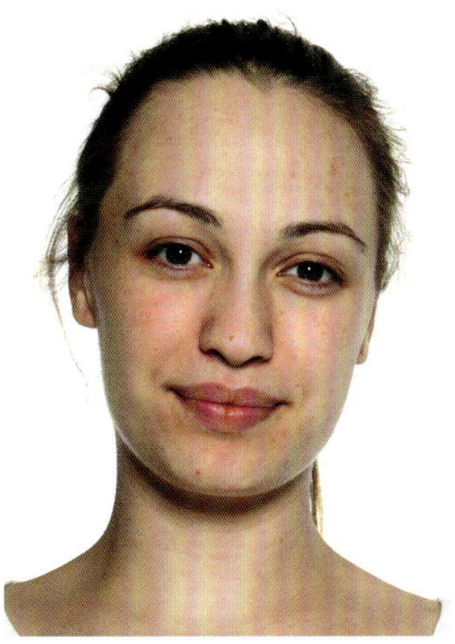

ALYSSA HULAHAN
HEILMASSEURIN

Es ist erstaunlich, wie einem ein Körperteil, den man früher nicht an sich mochte, plötzlich richtig gut gefällt. Ich wurde früher oft wegen meiner vollen Lippen gehänselt. Heute, wo sich alle die Lippen aufspritzen lassen, freue ich mich, dass ich von Natur aus so einen perfekten Mund habe.

ALYSSAS MAKEUP

Wenn Sie mit so großen, ausdrucksvollen Augen wie Alyssa gesegnet sind, sollten Sie nur einen dünnen Lidstrich dicht am Wimpernsaum ziehen. Dadurch werden die Augen definiert, wirken aber nicht zu dominant. Wir bogen zuerst Alyssas Wimpern mit der Wimpernzange und trugen danach mehrere Schichten verlängernde Mascara auf, die ihre Augen zusätzlich betont. Für einen gleichmäßigen Teint verwendeten wir einen Foundation Stick, den wir an den erforderlichen Stellen mit dem Schwämmchen auftrugen, und tönten ihn mit gelblichem losem Puder ab. Alyssas volle Lippen brauchen nur ein bisschen farblosen Gloss, damit sie schön glänzen.

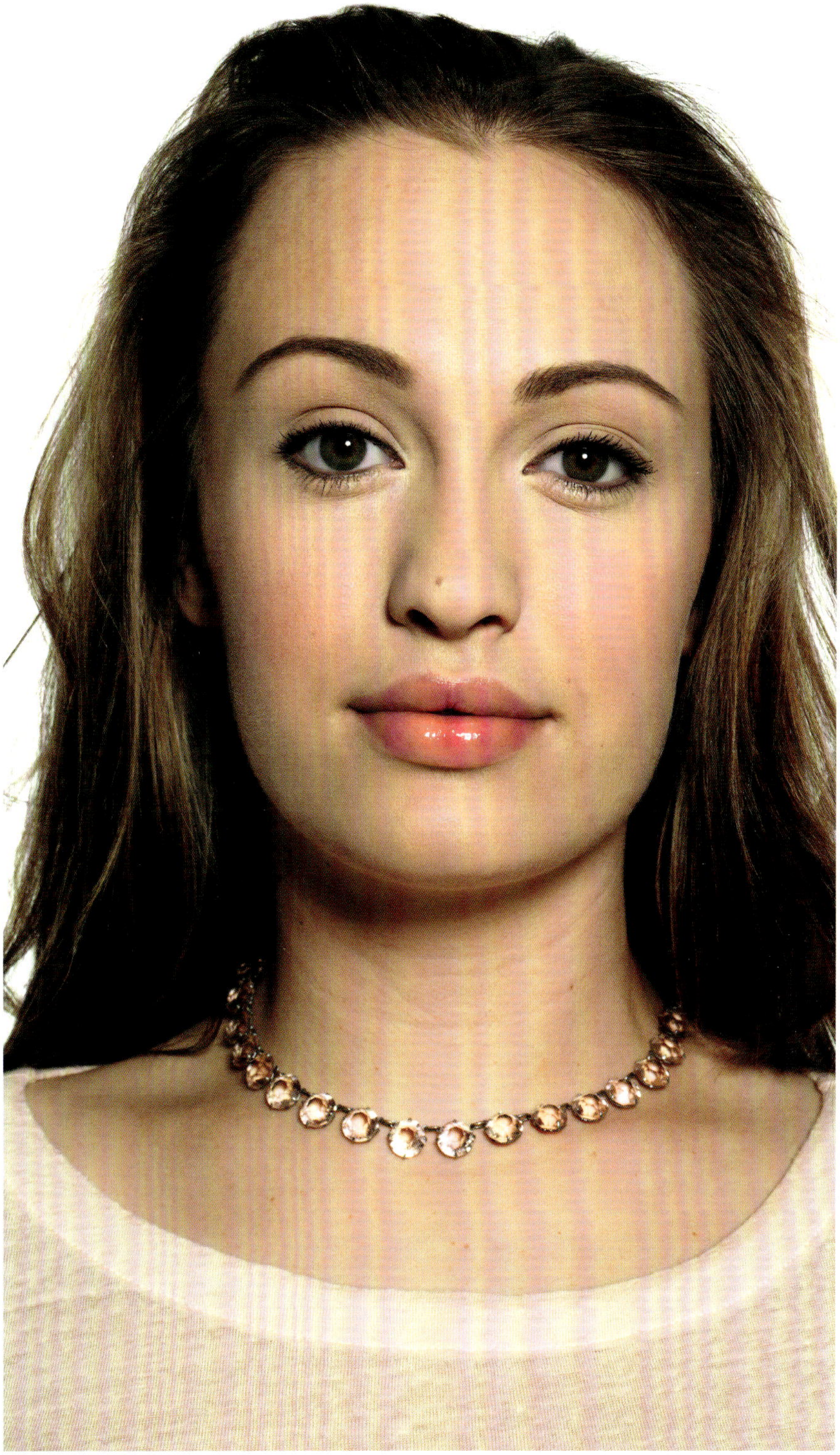

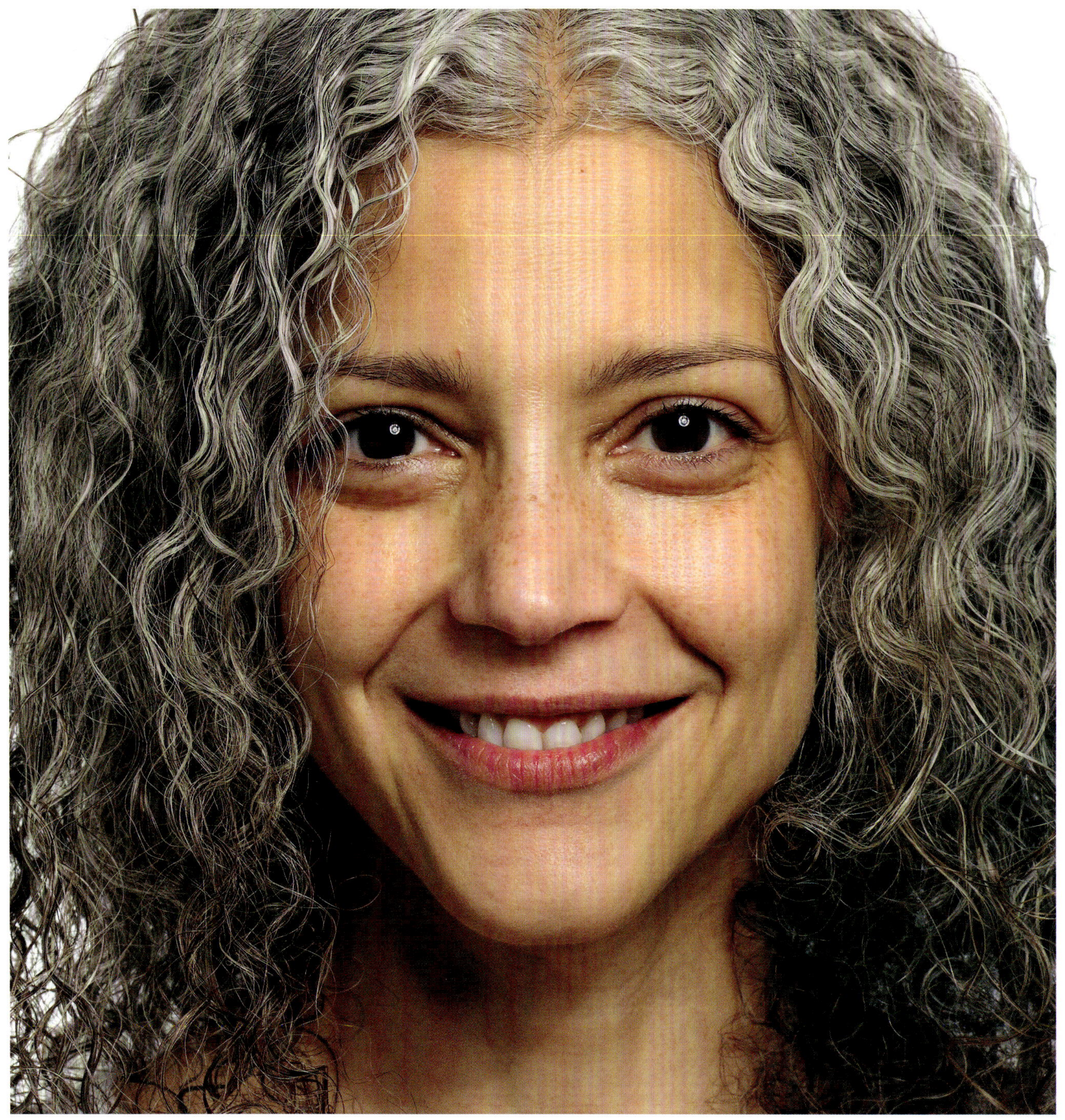

ROSANNE GUARARRA CREATIVE DIRECTOR

Meine Mom hat mir beigebracht, mich jeden Tag einzucremen und mich immer abzuschminken, bevor ich ins Bett gehe.

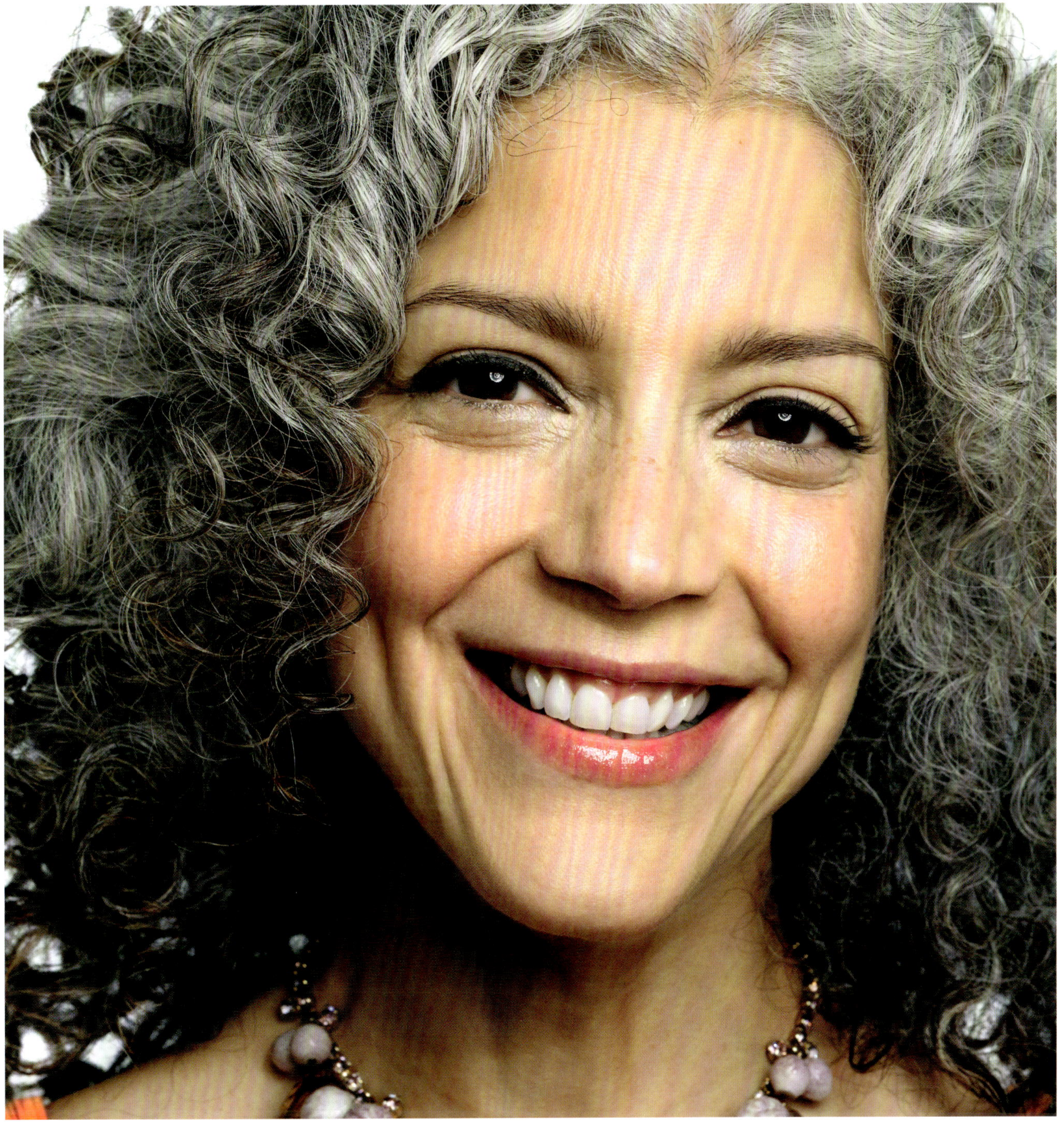

ROSANNES MAKEUP

Wenn Ihre Haare grau werden, braucht Ihr Gesicht ein bisschen zusätzliche Farbe. Leuchtende Rosa- und sanfte Rosétöne auf Wangen und Lippen sehen zu Rosannes schönen Naturlocken fantastisch aus. Bei Rosannes Augen schminkten wir zunächst mit Hilfe eines Augenbrauenpinsels die Brauen mit dunkelbraunem Lidschatten. Weißer, matter Lidschatten auf den Lidern in Kombination mit schwarzem Gel-Eyeliner und schwarzer Mascara sorgt für einen frischen, eleganten Party-Look.

ALEXA RAY JOEL

SCHAUSPIELERIN, SÄNGERIN, SONGWRITERIN

Als ich Alexa, die Tochter von Christie Brinkley und Billy Joel, kennenlernte, war sie noch ein kleines Mädchen. Sie spielte mit meinem Sohn, während ich ihre Mutter schminkte. Es ist so toll, jetzt Alexa zu schminken; ich habe quasi miterlebt, wie sie erwachsen und eine eigenständige Persönlichkeit wurde. Vor ein paar Jahren sah ich sie zusammen mit ihrem Vater und Bruce Springsteen live auf der Bühne; ihr Auftritt war einfach umwerfend. Und sie ist nicht nur talentiert und wunderschön, sondern auch sehr warmherzig und offen.

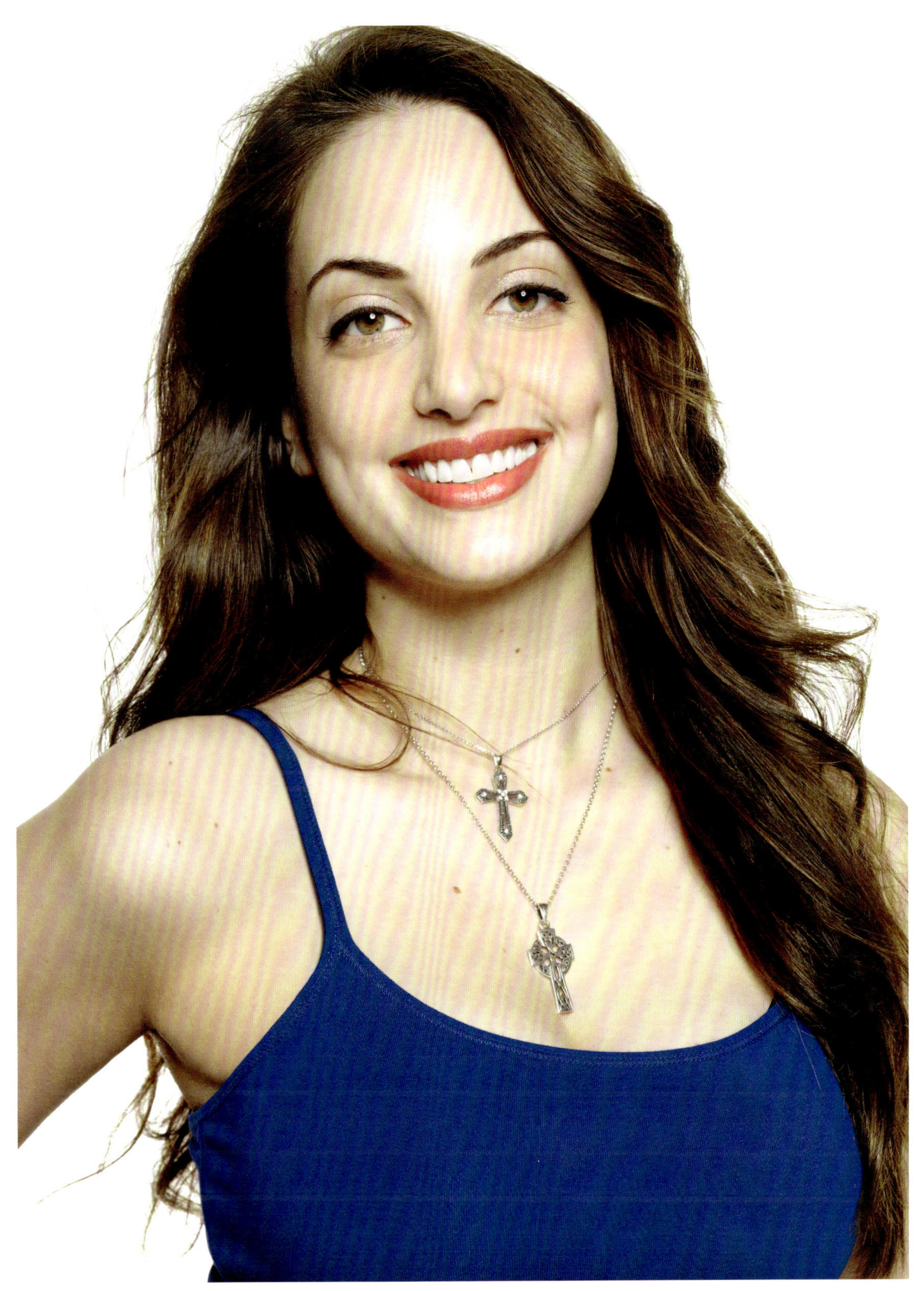

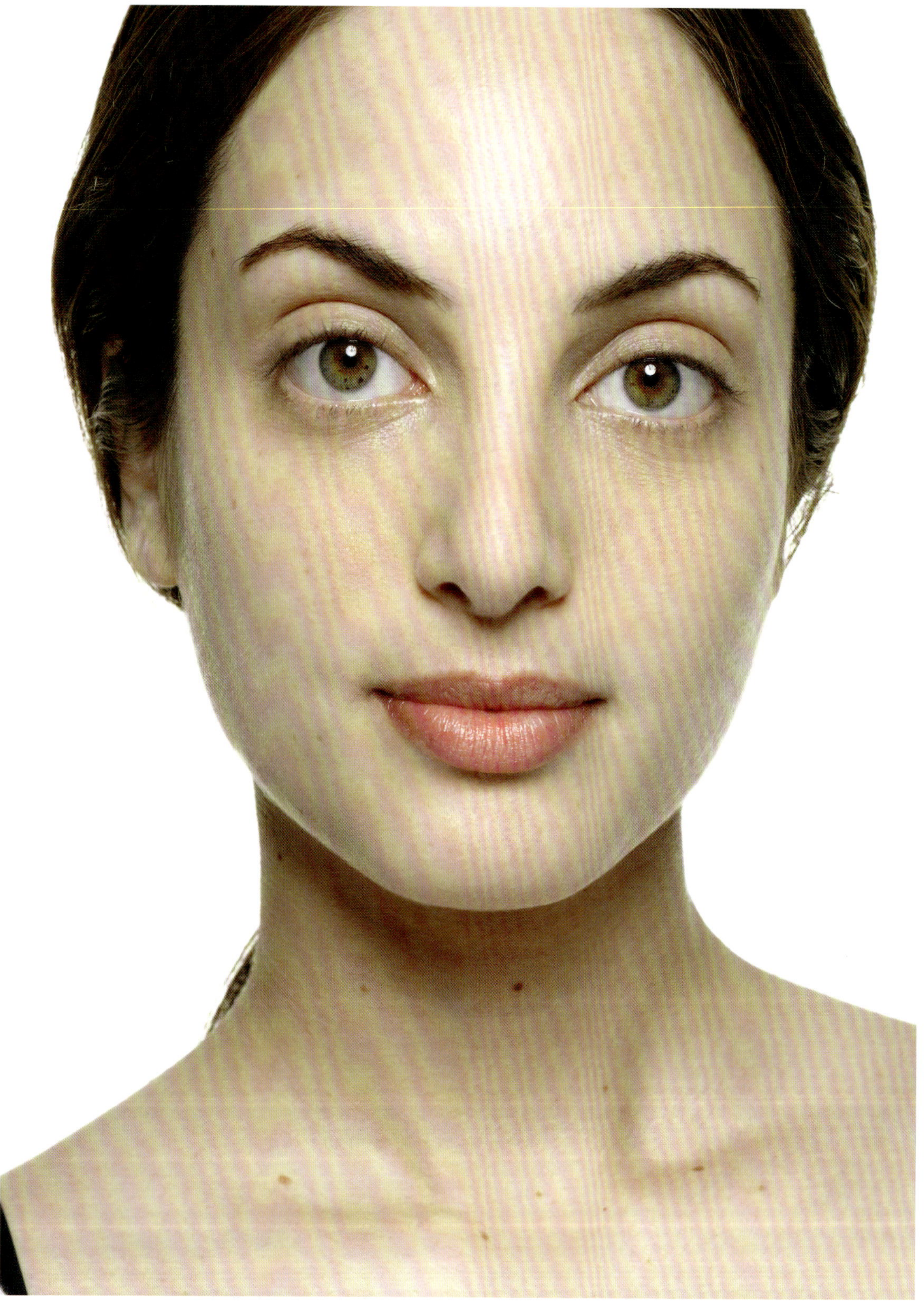

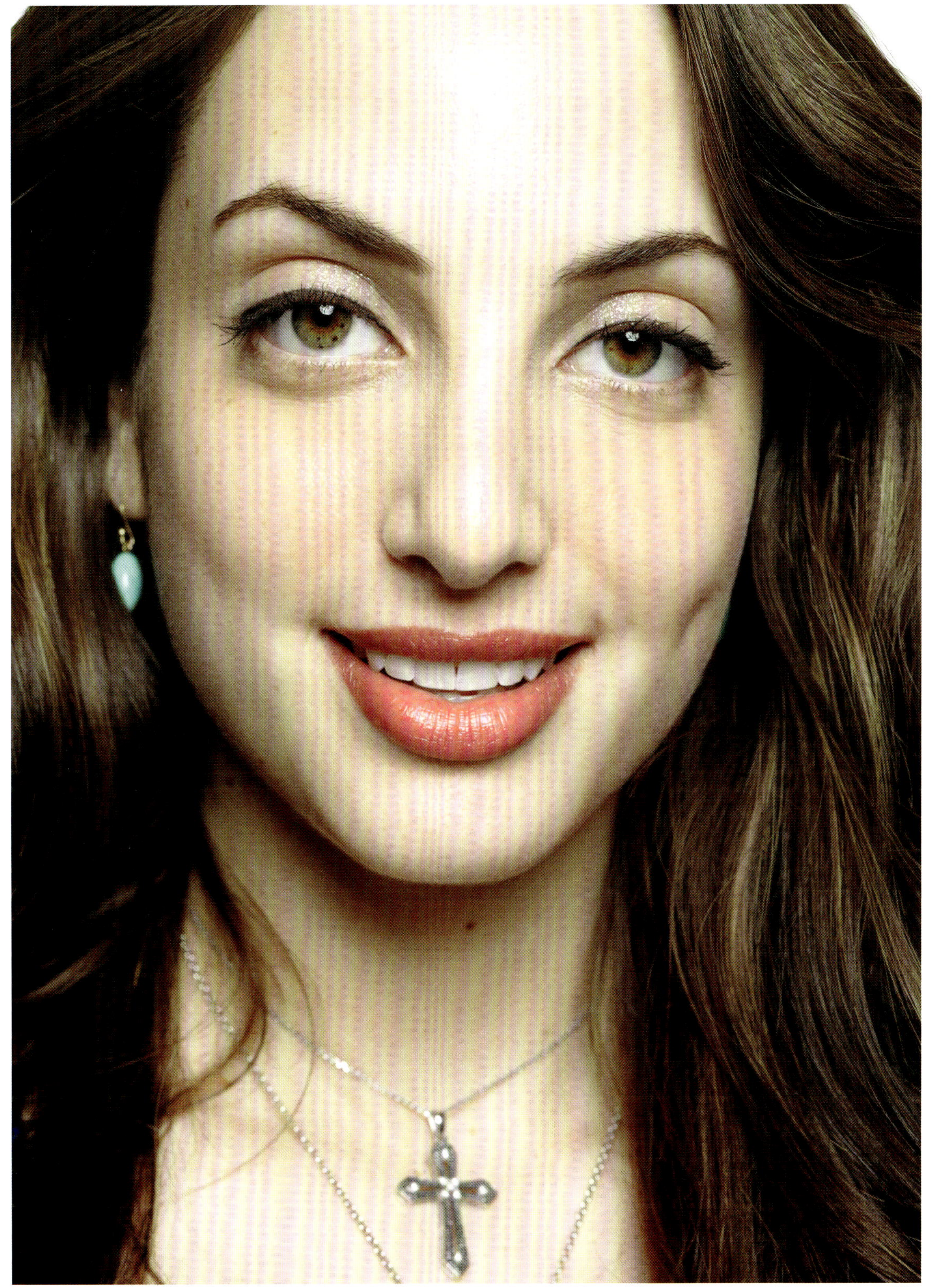

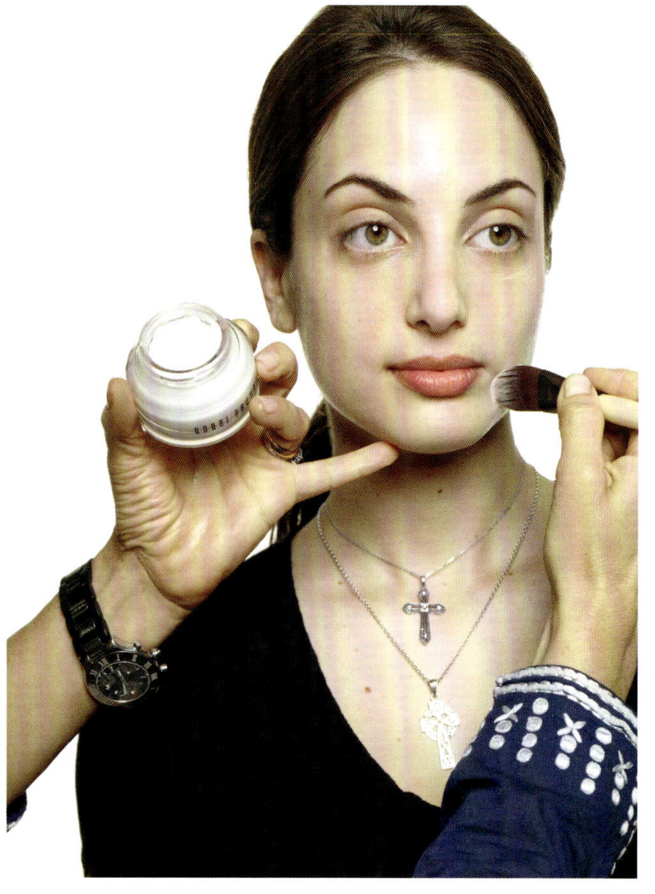

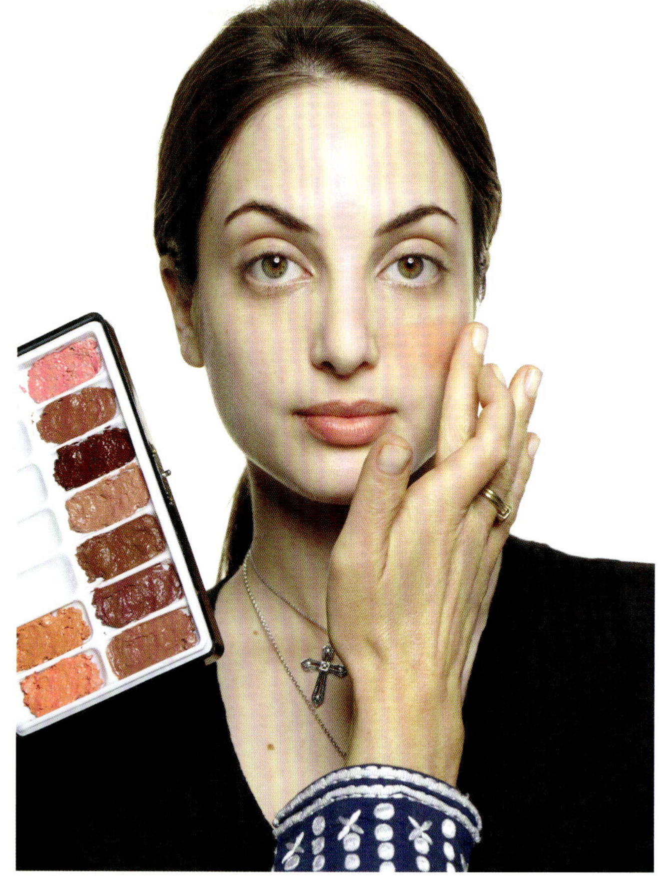

HAUT

Eine feuchtigkeitsspendende Gesichtscreme lässt die Haut sofort frischer aussehen. Alexa benötigte nur eine dünne Schicht Foundation, um Rötungen abzumildern. Dazu kamen noch ein bisschen Corrector und Concealer. Danach konnte es mit den Farben weitergehen.

WANGEN

Zur Betonung von Alexas Wangen gab ich Cremerouge in einem sanften Rosaton auf die Wangenknochen und strich es zum Haaransatz aus.

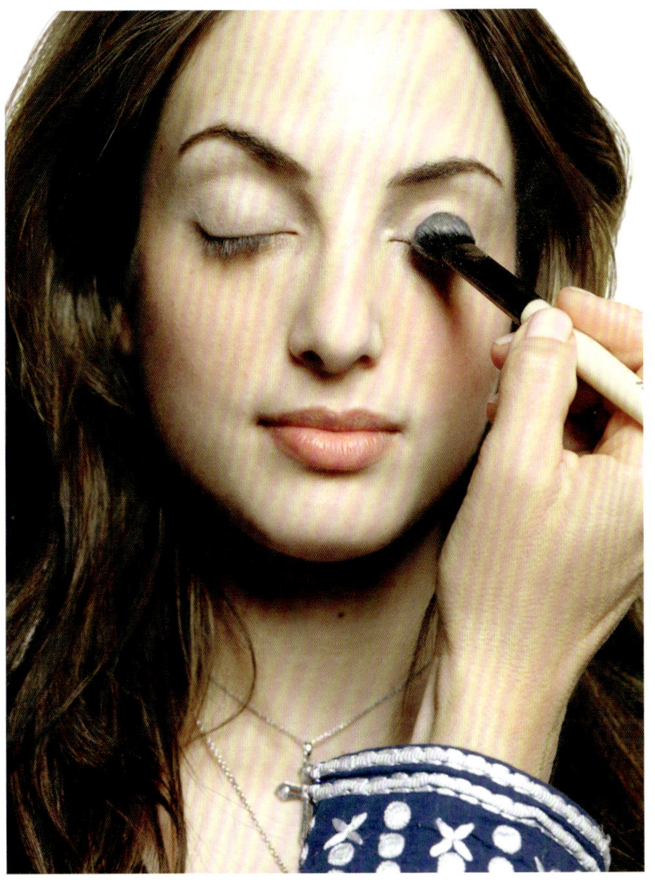

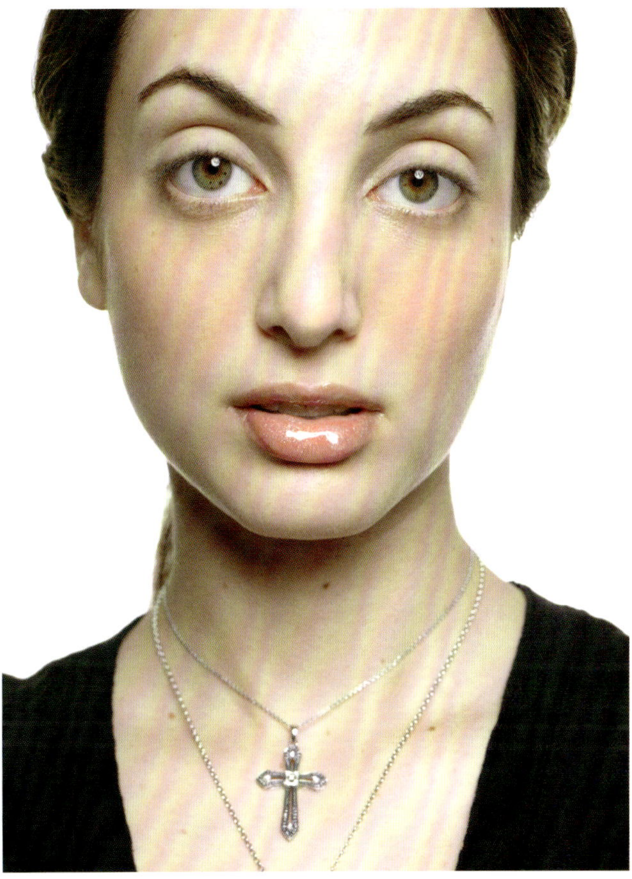

AUGEN

Da Alexa sehr ausdrucksvolle Augen hat, braucht sie nur ein wenig hellen Lidschatten, um ihre schöne Augenform hervorzuheben. Elfenbeinfarbener Puder, der mit einem dichten Lidschattenpinsel aufgetragen wird, sorgt für Fixierung und ein perfektes Finish.

LIPPEN FÜR DEN TAG

Alexa hat unglaublich volle Lippen und benötigt daher keinen Konturenstift. Stattdessen wählten wir einen Schimmer Lip Gloss in pfirsichfarbenem Rosa für einen süßen, natürlichen Look.

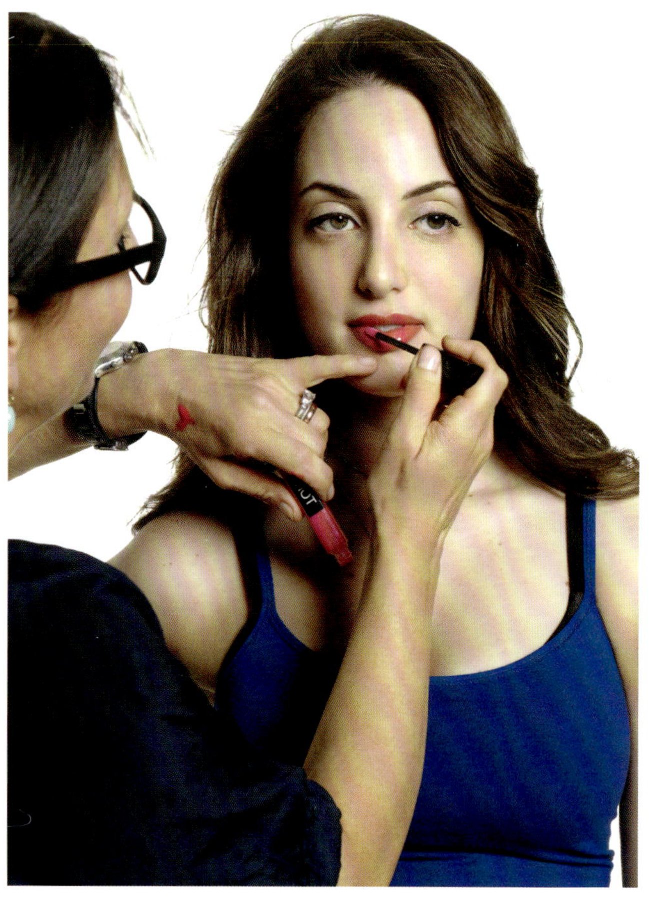

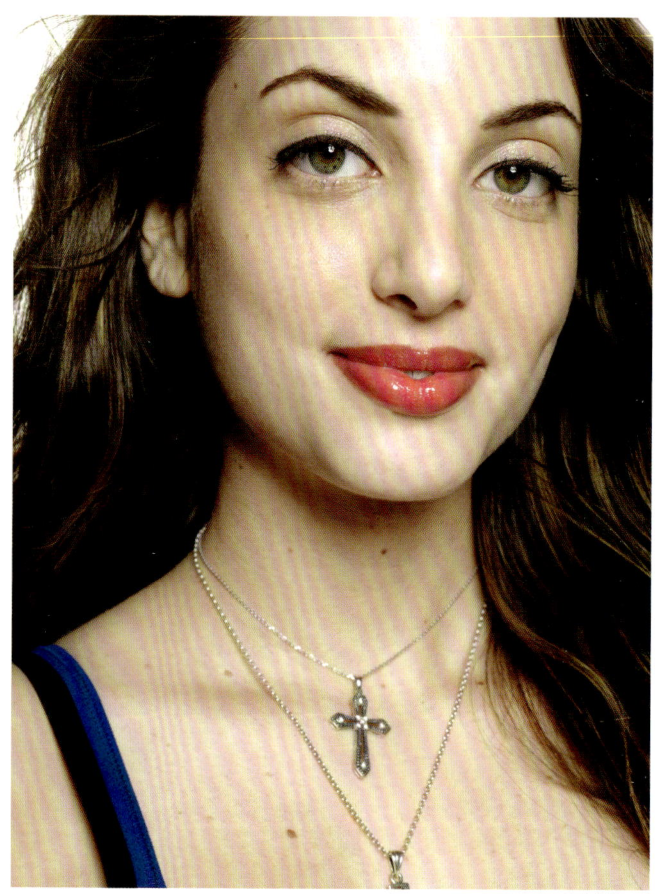

LIPPEN FÜR DEN ABEND

Alexa liebt kräftige Farben, daher dachte ich, dass sich bei ihr ein pinkroter Lip Gloss für den Abend hervorragend machen würde. Der Gloss ist transparent und wirkt sehr frisch und modern.

AUGEN FÜR DEN ABEND

Purer Schimmer Lidschatten in ganz dezenten Champagner- und Platintönen, dazu ein wenig schwarzer Gel-Eyeliner und mehrere Schichten Mascara machen Alexas Augen faszinierend, ohne sie zu sehr zu betonen.

Wir alle versuchen, schön auszusehen. Aber wenn es an innerer Schönheit mangelt, ist das komplette Verschwendung.

—ALEXA RAY JOEL

Ich mag das Gefühl, wenn ich einen Song geschrieben habe, der meine innersten Gefühle spiegelt und an den ich wirklich glaube. Das ist ein enormes Hochgefühl, ein richtiger Energieschub. Ich glaube, das ist das Ziel bei jeder Kunstform: Alles muss fließen und natürlich sein und aus tiefster Seele kommen.

Meine Pubertät war schwierig. Ich war furchtbar schüchtern. Jungs machten mir Angst. Ich war ein echter Spätzünder. Meinen ersten Kuss bekam ich mit 17 oder 18. Mit 19 ging ich an die New York University und studierte dort Musiktheater. Man braucht Selbstvertrauen und muss sich selbst annehmen, wenn man sich auf die Bühne stellen und alles geben will. Das geht so viel einfacher, wenn man sich selbst liebt. Heute bin ich nicht mehr schüchtern.

Mit den Medien habe ich einige traumatische Erfahrungen gemacht. Wenn einem das Herz gebrochen wird und alle mit ansehen können, wie man eine schwierige Phase durchmacht, härtet man ab. Man denkt dann: *Hey, ich bin nicht perfekt!* Dadurch fühlt man sich letztendlich attraktiver, weil man dann die Haltung hat: *Na und? Ihr habt mich schon am absoluten Tiefpunkt gesehen.* So ist das Leben. So etwas passiert, und ich habe gelernt, damit umzugehen.

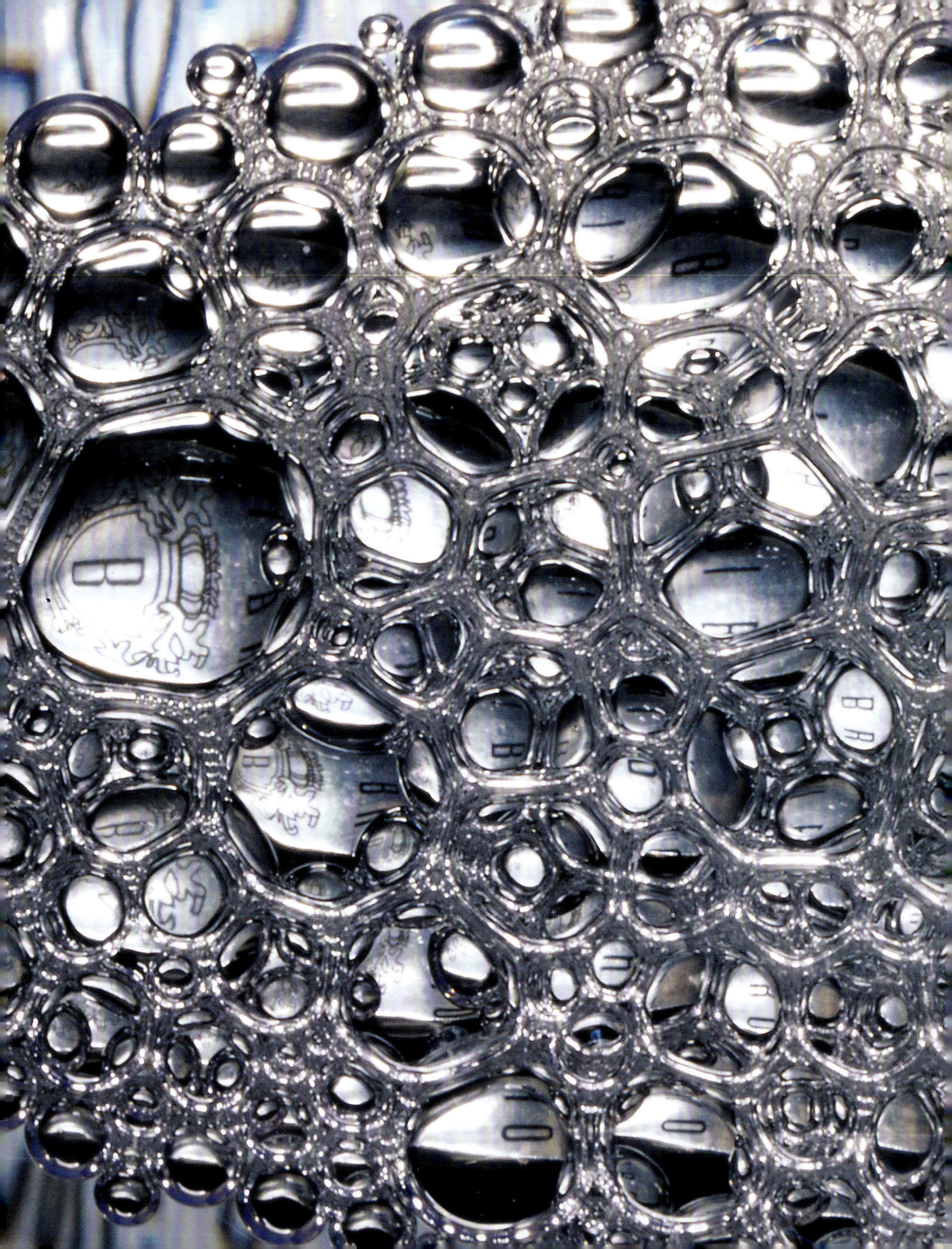

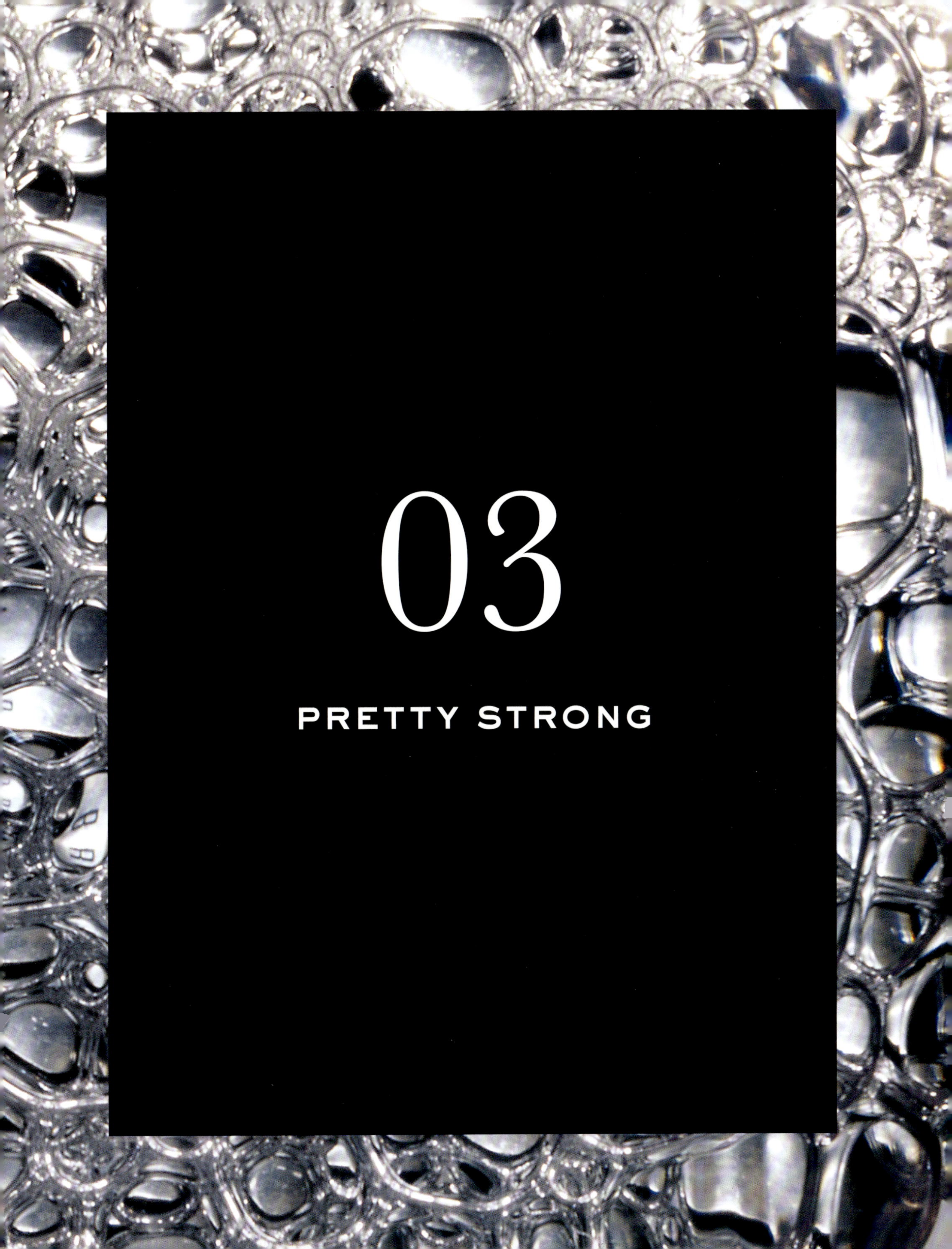

03

PRETTY STRONG

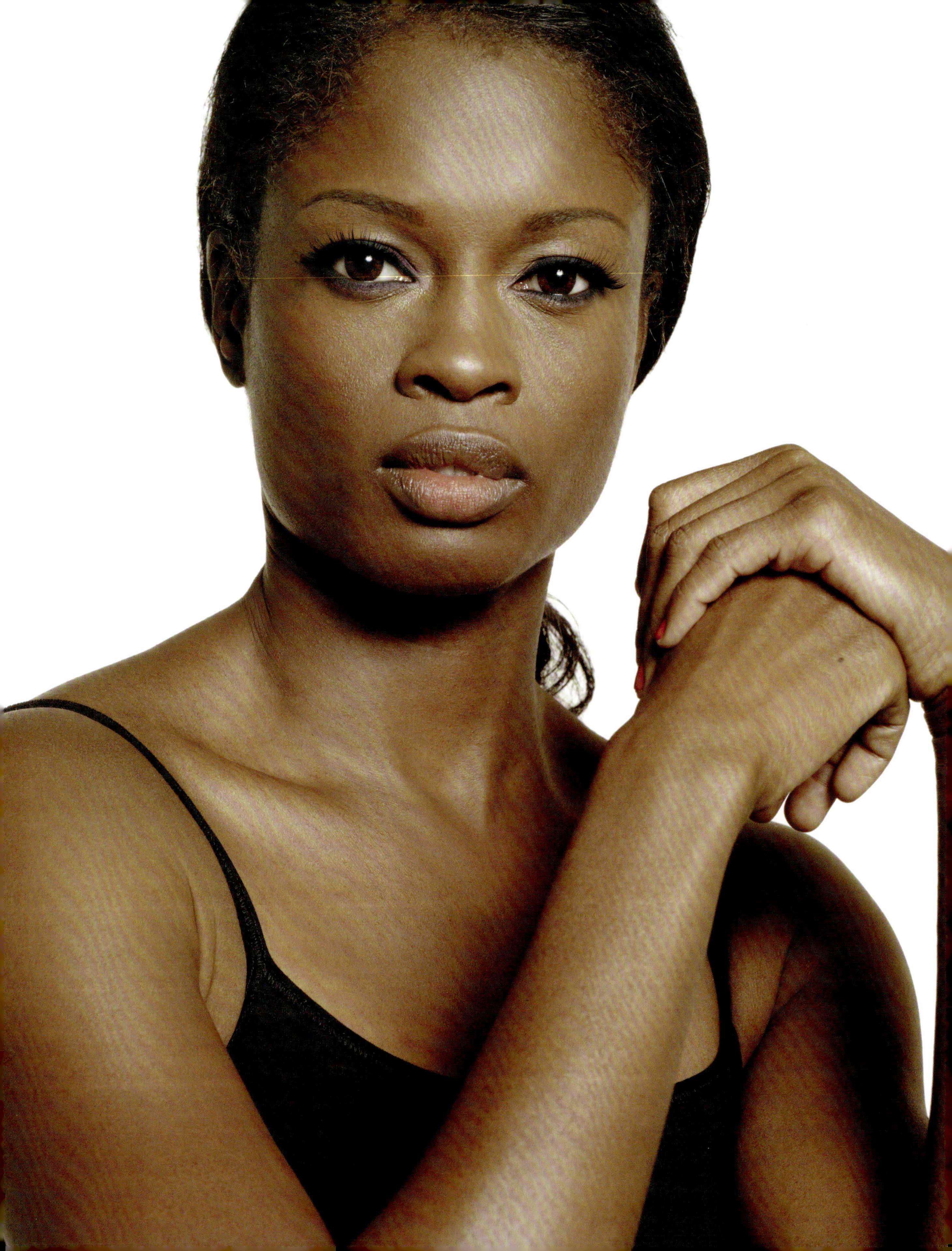

PRETTY STRONG

Eine Frau kann charakterlich und körperlich stark sein. Wenn beide Eigenschaften zusammenkommen, wie bei den Frauen in diesem Kapitel, ist das eine starke Kombination. Die hier vorgestellten Frauen verdienen ihr Geld mit Fitness und Sport: Sie machen entweder andere durch Training und Motivation fit oder sie treten selbst in Wettkämpfen an. Sie sind in Topform und unglaublich inspirierend. Ich hatte das Glück, im Lauf der Jahre mit zahlreichen Sportlerinnen zu arbeiten, von Billie Jean King bis zu Venus Williams. Über ihre positive Einstellung und ihre Zielstrebigkeit kann ich nur staunen. Sie sind ein Vorbild für uns alle.

Den meisten Menschen ist gar nicht klar, dass Profisportlerinnen nicht nur nach ihrer Leistung, sondern auch nach ihrem Aussehen beurteilt werden. Sie stehen häufig vor der Kamera; oft auch in Momenten, in denen sie gerade furchtbare Anstrengungen hinter sich haben. Für ihren Lebensunterhalt sind sie meist auf Werbung angewiesen. Sportlerinnen wissen wirklich, wie man das Beste aus sich macht – mit Fitness, Schönheit, mentalem Durchhaltevermögen, gesunder Lebensweise und der richtigen Siegermentalität. Von ihnen habe ich gelernt, dass Nahrung Energie ist. Sportler essen, was sie stark macht, und das ist eine so positive, gesunde Einstellung zum Essen. Sie sind das beste Beispiel für die Kontrolle des Geistes über den Körper. Ich weiß, dass es Tage gibt, an denen sich auch Sportlerinnen nicht schön oder in Bestform fühlen. Selbst sie haben Momente, in denen sie lieber eine Runde aussetzen würden, anstatt sich dem Wettkampf zu stellen. An solchen Tagen tun sie das, was wir alle tun sollten – die Haare zum Pferdeschwanz binden, die Turnschuhe anziehen und ab nach draußen. Ich bewundere schöne, starke Frauen, weil sie für den wunderbaren Nike-Slogan stehen: *Just Do It.*

DER STARKE LOOK

Schönheitstipps für aktive Frauen

TAG

HAUT

Sonnenschutz ist ein Muss. Wenn Sie als Sportlerin im Freien trainieren oder Wettkämpfe bestreiten, brauchen Sie einen starken, wasserfesten und lang anhaltenden Sonnenschutz mit einem Lichtschutzfaktor zwischen 25 und 50. Ihr Sonnenschutz sollte mit den Produkten vergleichbar sein, die ein Rettungsschwimmer verwendet; Ihre normale getönte Feuchtigkeitscreme reicht auf keinen Fall aus.

Für einen gleichmäßigen Teint ist eine getönte Tagescreme allerdings genau das Richtige. Sie wird von der Haut gut aufgenommen und wirkt dadurch nicht zu stark deckend oder übertrieben. Und vor allem hält die Wirkung lange an.

Mit Longwear Concealer lassen sich dunkle Augenringe stundenlang verbergen. Meiden Sie stark feuchtigkeitsspendende Produkte, sie lösen sich beim ersten Schweißtropfen auf. Fettarme Produkte können dagegen so stark austrocknen, dass man jedes Fältchen sieht. Sie brauchen ein Produkt, das genau den richtigen Ausgleich schafft.

WANGEN

Leichtathletinnen oder Ausdauersportlerinnen benötigen selten Rouge, weil ihre Wangen einen natürlichen Rosaton haben. Falls Sie eher Golf spielen oder Yoga machen, sorgt ein Hauch Puderrouge für ein schönes, gesundes Glühen.

AUGEN

Wählen Sie für die Augen ein Produkt mit Langzeitwirkung, das schweißresistent ist – Gel-Eyeliner und wasserfeste Mascara.

LIPPEN

Für die Lippen brauchen Sie nur eine Spur Lip Gloss oder Lippenbalsam.

HAARE

Egal ob Sie schwimmen oder im Freien Sport treiben: Ihre Haare benötigen zusätzliche Pflege, damit sie gesund und schön bleiben. Haarspülungen spenden Feuchtigkeit, geben Schutz und kräftigen Ihr Haar. Kurzhaarfrisuren, Schnitte, bei denen die Haare nicht ins Gesicht fallen, oder auch der gute alte Pferdeschwanz sorgen dafür, dass Sie auch in Bewegung fabelhaft aussehen.

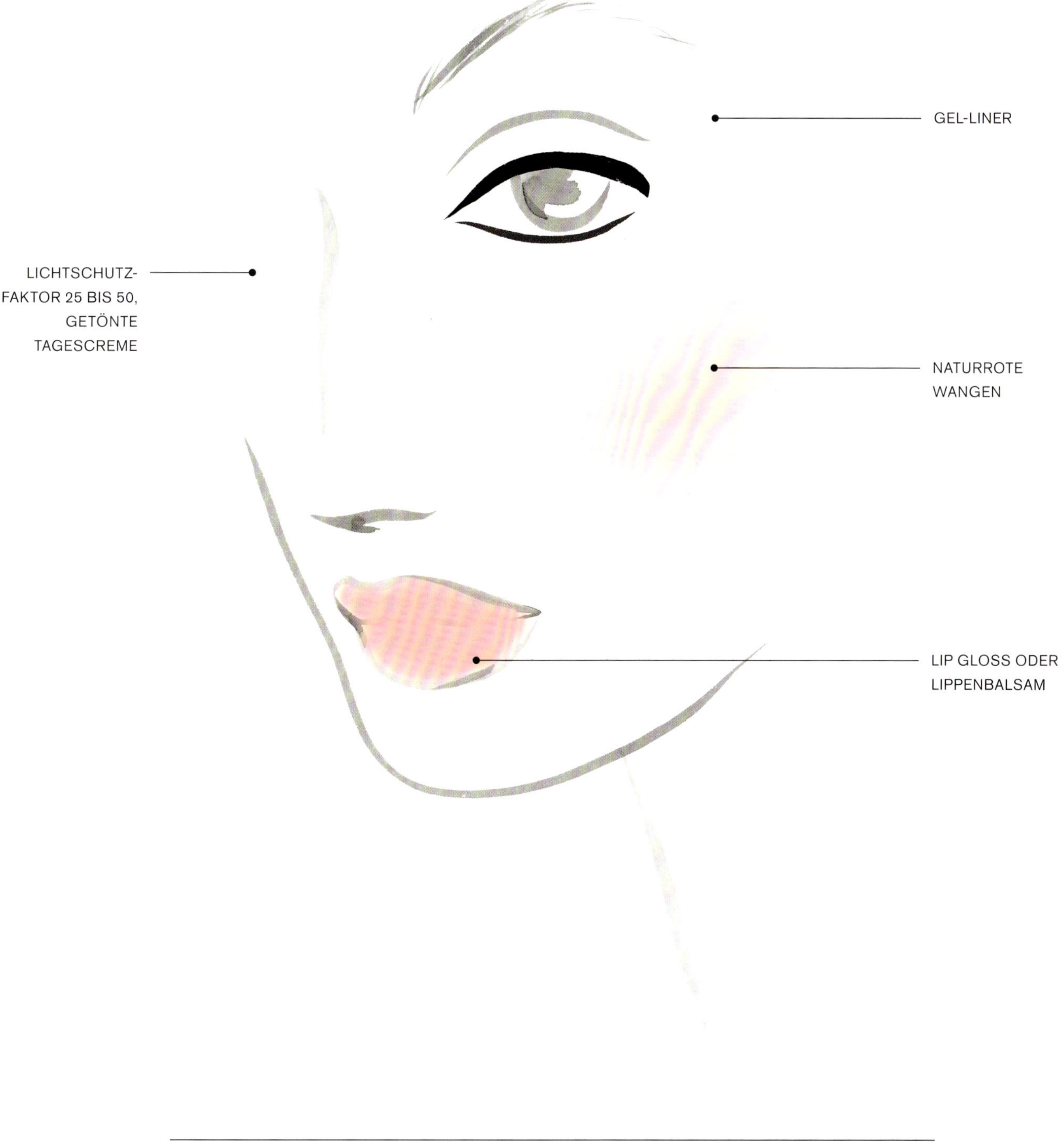
GEL-LINER
LICHTSCHUTZ-
FAKTOR 25 BIS 50,
GETÖNTE
TAGESCREME
NATURROTE
WANGEN
LIP GLOSS ODER
LIPPENBALSAM

DER STARKE LOOK

Bleiben Sie natürlich, ohne dass der Spaß zu kurz kommt

ABEND

HAUT

Für den Abend können Sie auf reichhaltige Cremes mit hohem Lichtschutzfaktor und Produkte mit Longwear-Formel verzichten und Ihre Haut ein bisschen atmen lassen. Eine leichte Foundation oder getönte Feuchtigkeitscreme und dazu ein wenig Corrector und Concealer unter den Augen als Grundlage geben eine natürliche Frische, die wunderbar zu aktiven Frauen passt.

WANGEN

Abends machen sich rosige Wangen gut, die wie vom Sport leicht gerötet wirken. Ein Hauch Rouge in Ihrem natürlichen Farbton kombiniert mit Schimmer Rouge auf den oberen Wangenknochen bringt ihr Gesicht zum Strahlen.

AUGEN

Sportlerinnen können tagsüber nicht viel Augen-Makeup auftragen, deshalb darf es abends ruhig ein bisschen mehr sein. Mit sexy, aber doch sanften Smoky Eyes verwandeln Sie Ihren Look im Nu von sportlich zu glamourös.

LIPPEN

Gerade bei Smoky Eyes sollten Sie die Lippen und Wangen sehr feminin halten und rosige Pinktöne für beides wählen. Wer etwas für seinen Körper tut, wird mit natürlicher Schönheit belohnt, und ein schönes, sanftes Makeup unterstreicht Ihr gesundes Aussehen, ohne es zu stark zu dominieren.

HAARE

Für den Abend können Sie sich vom praktischen Pferdeschwanz und den Haarspangen verabschieden, die ihre Haare beim Training bändigen. Tragen Sie stattdessen Ihr Haar offen. Probieren Sie doch einmal eine Wasserwelle mit weich fallenden Locken oder eine elegante Föhnfrisur. Damit sind Sie immer noch Sie selbst, nur eben etwas femininer und schicker.

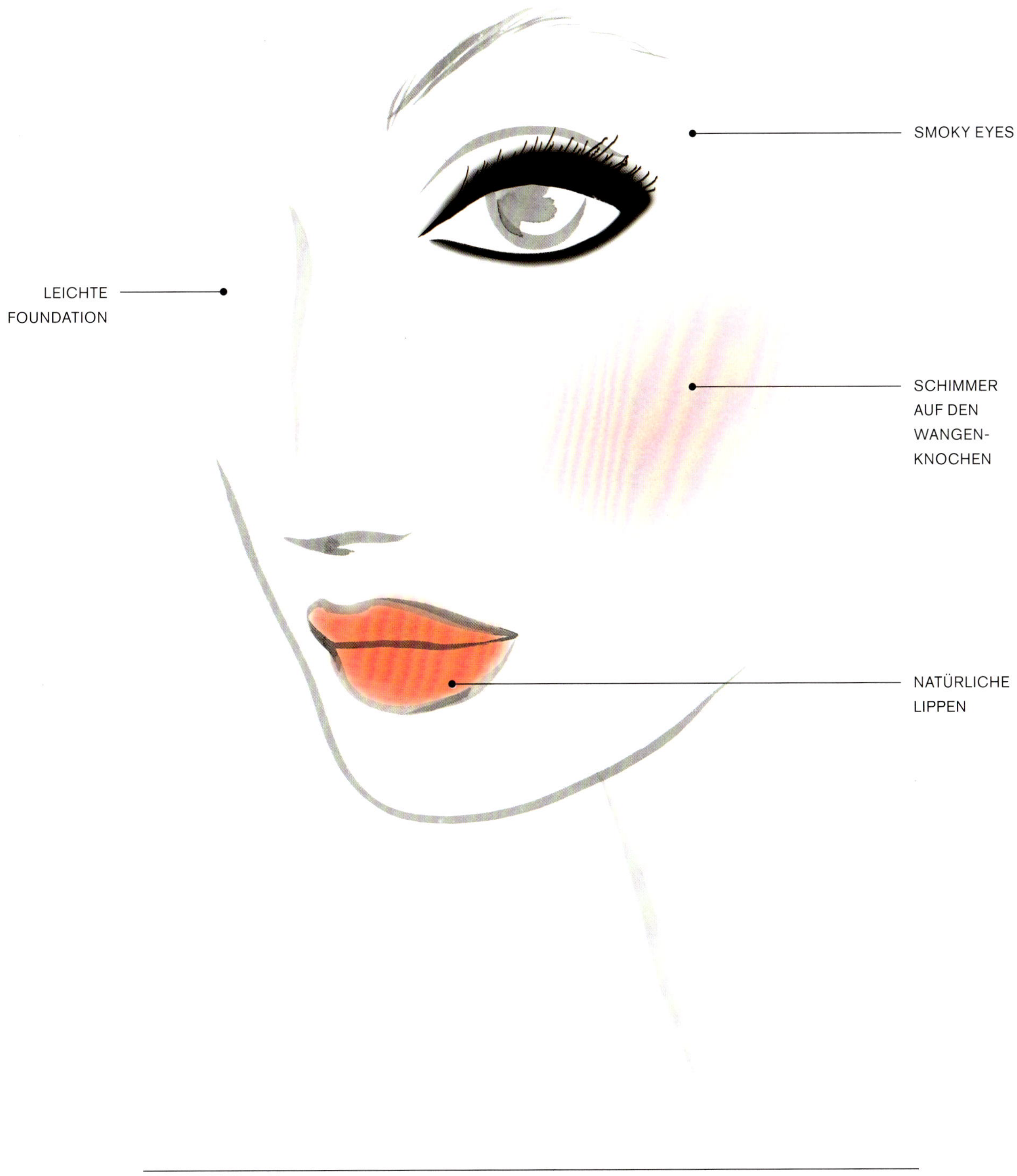
SMOKY EYES
LEICHTE FOUNDATION
SCHIMMER AUF DEN WANGEN-KNOCHEN
NATÜRLICHE LIPPEN

KEISHER McLEOD-WELLS

ALIAS FIRE, THE BOXING DIVA
PROFIBOXERIN

Ich wurde durch ein Porträt in der *New York Times* auf Keisher aufmerksam. Ich liebe es, wenn Menschen Dinge tun, die man nicht von ihnen erwartet, und man liest nur selten von einem schlanken Mädchen, das aussieht wie ein Model, aber in Wirklichkeit Profiboxerin ist. Keisher hat schon mehr als ein Dutzend Meisterschaften gewonnen und will Weltmeisterin werden. Mir fiel an Keisher sofort auf, dass sie so süß und feminin ist. Ich mag an ihr, dass sie sich im Alltag als zierliche, mädchenhafte Frau genauso wohlfühlt wie wenn sie im Ring ihre Kraft unter Beweis stellt.

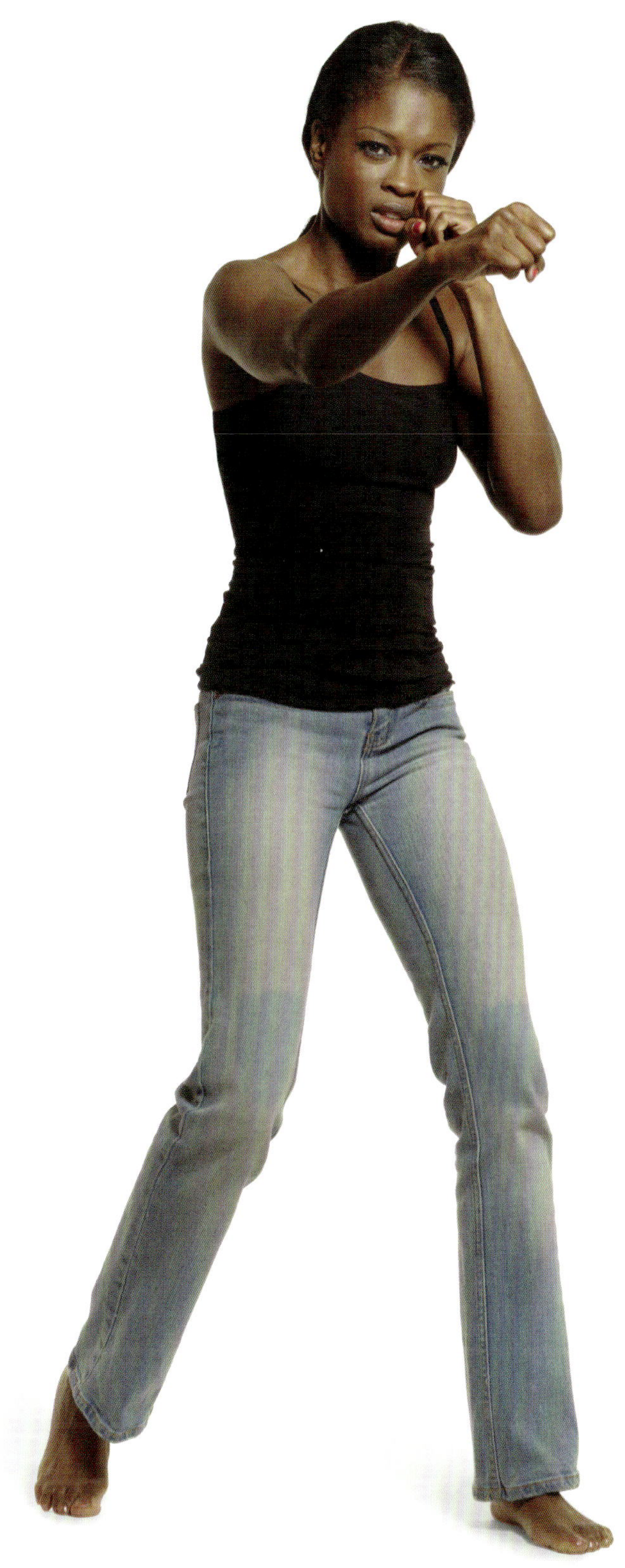

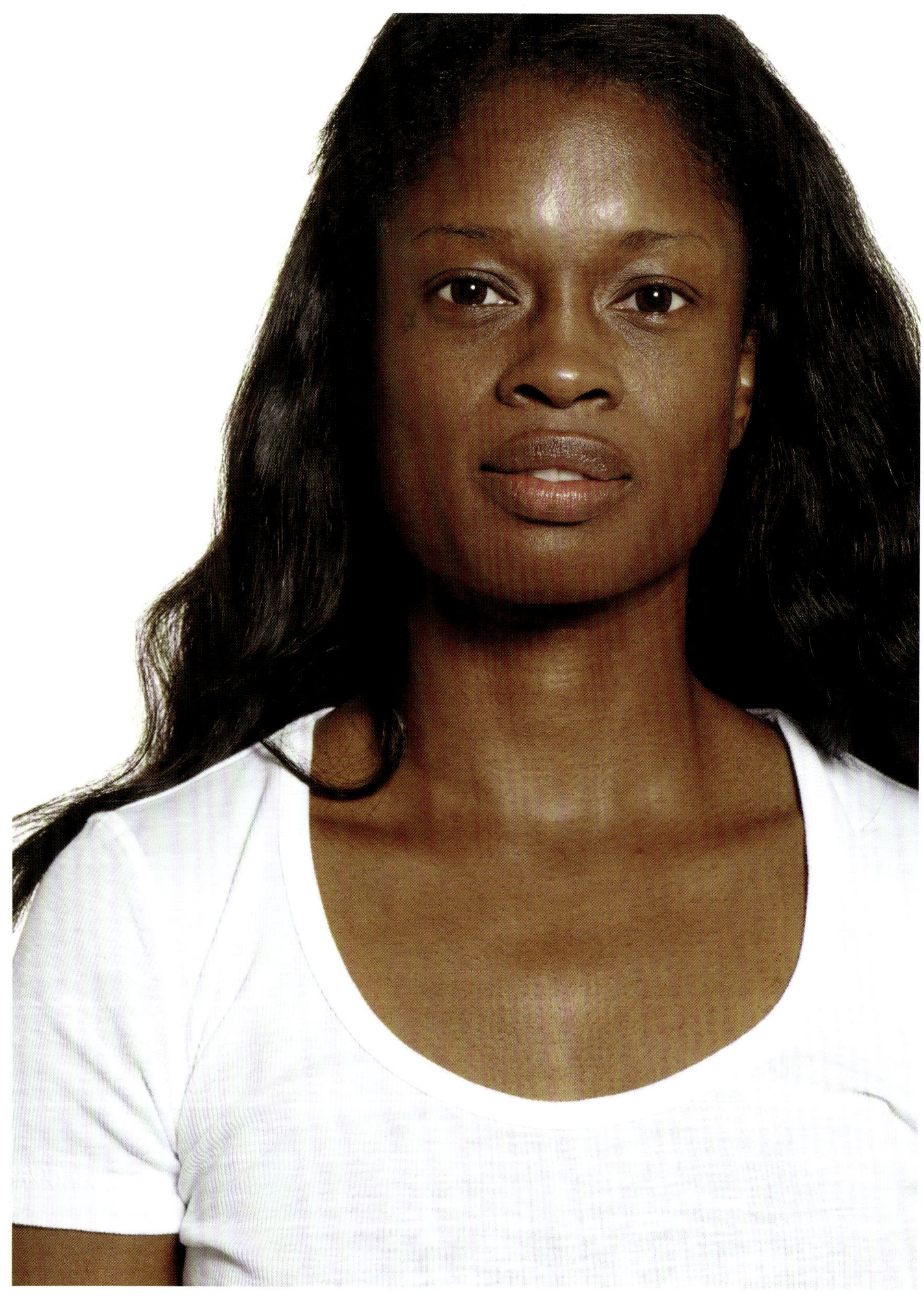

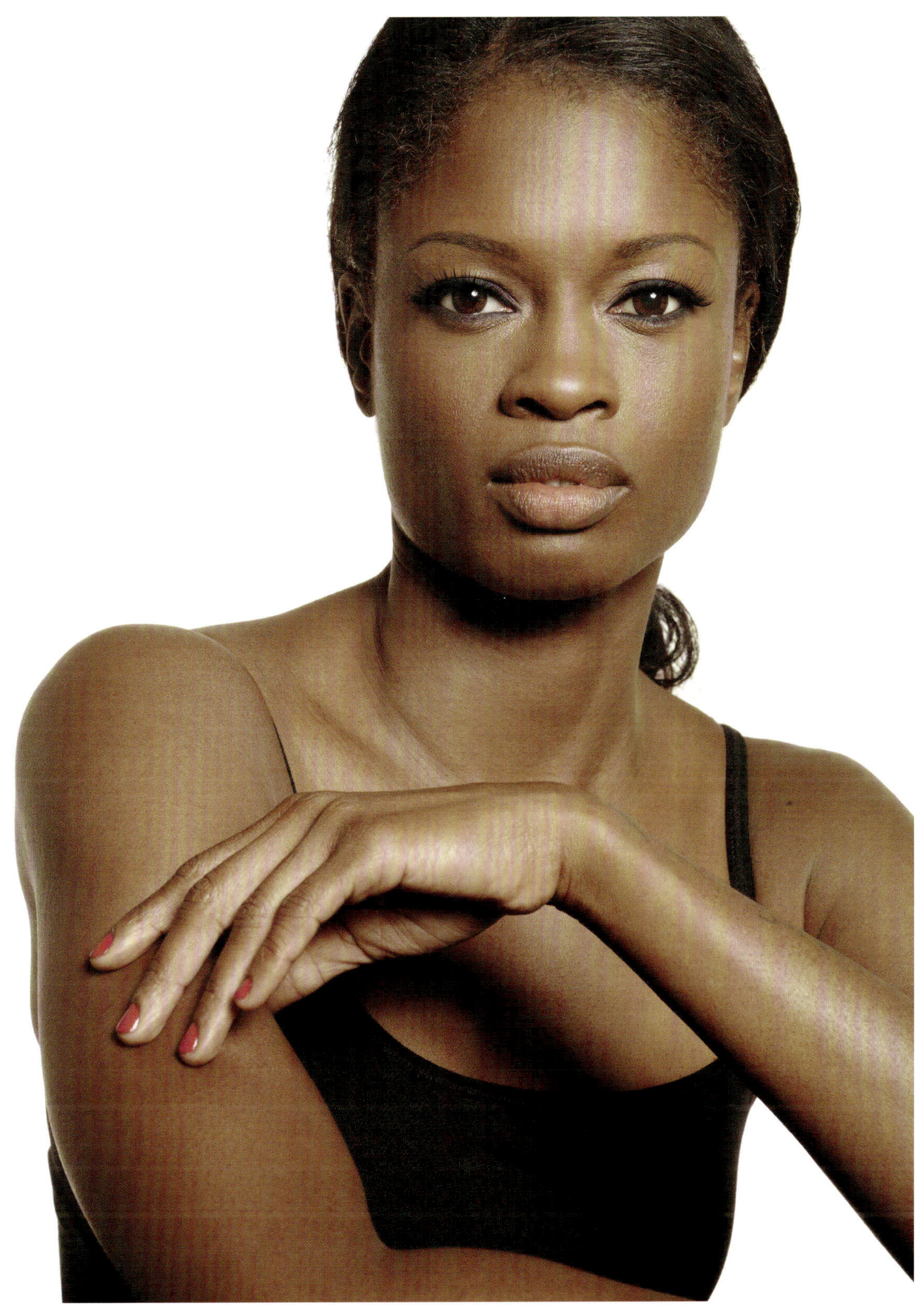

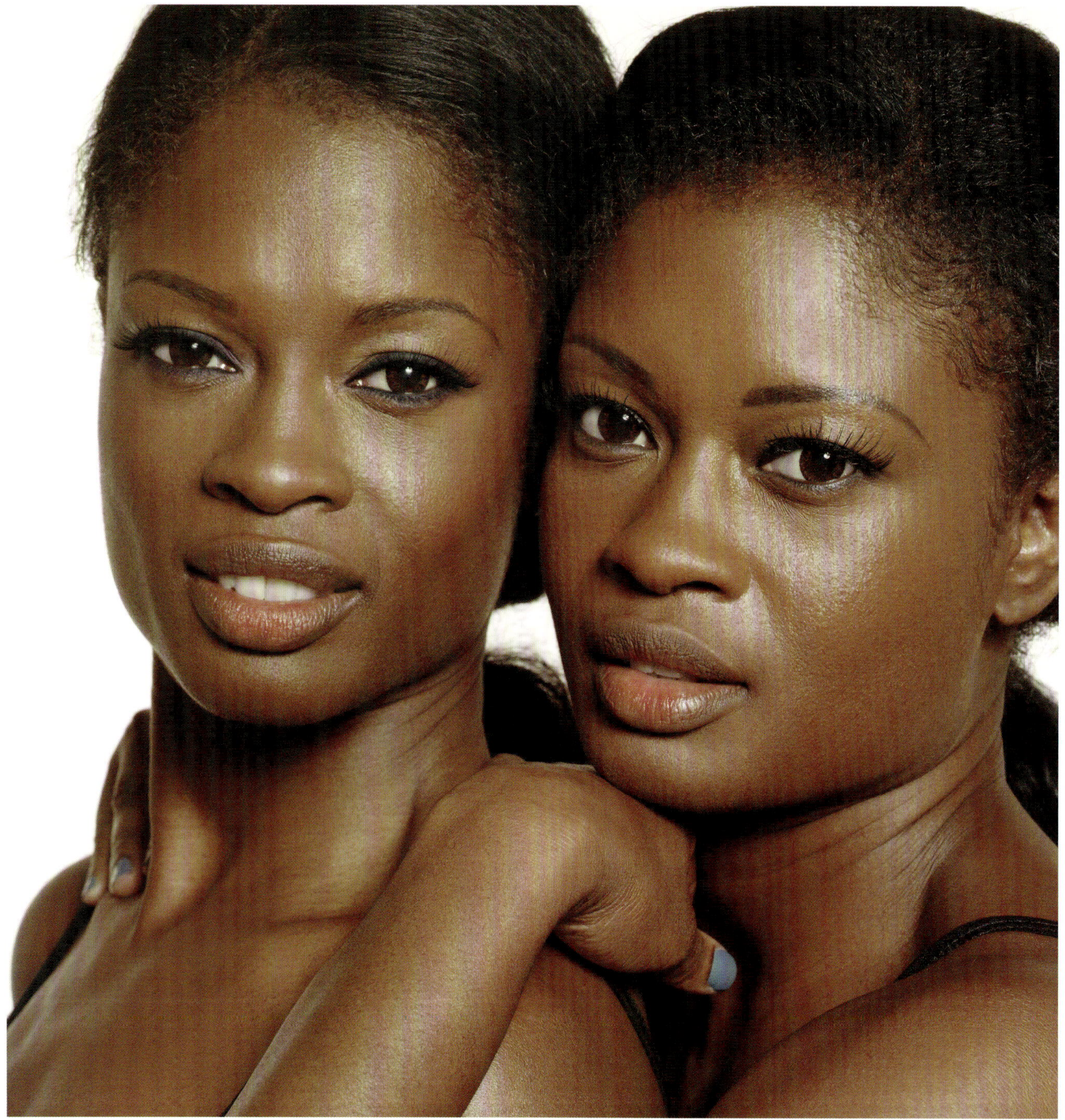

KEISHER & TEISHER McLEODS MAKEUP

Die Zwillingsschwestern haben so markante Gesichtszüge, dass man sie nicht zusätzlich betonen muss. Ich konzentrierte mich auf die Augen, die ich mit espressofarbenem und schwarzem Eyeliner nachzog. Dann formte ich die unglaublich langen Wimpern mit der Wimpernzange und tuschte sie mit mehreren Schichten Mascara. Noch einen Hauch Bronzer und ein bisschen klaren Lippenbalsam, und schon war der Look fertig.

Der beste Rat, den ich je bekam, lautet, nicht nach dem Äußeren zu urteilen.

—KEISHER McLEOD-WELLS

Nicht in meinen kühnsten Träumen hätte ich gedacht, dass ich einmal Profiboxerin werden würde. Ich habe jahrelang als Schauspielerin und Model gearbeitet. Als mich ein Trainer fragte, ob ich nicht bei einem Boxkampf antreten wolle, sagte ich ohne lange nachzudenken zu. Mein erster Kampf war beängstigend. Ich war total nervös. Aber als ich in den Ring stieg, war die Aufregung wie weggeblasen. Und ich gewann den Kampf! Ich glaube nicht, dass meine Gegnerin überhaupt einen Treffer landete.

Um mit meinem femininen Aussehen im Boxsport akzeptiert zu werden, musste ich mich erstmal beweisen. Im Boxclub wurde ich anfangs nicht ernst genommen. Es hat eine Weile gedauert, aber ich habe hart gearbeitet und genieße in Boxkreisen mittlerweile großen Respekt.

Der beste Rat, den ich je bekam, lautet, nicht nach dem Äußeren zu urteilen. Von Boxern hat man immer eine ganz bestimmte Vorstellung. Aber ich habe gelernt, nicht vorschnell zu urteilen. Das beherzige ich auch außerhalb des Boxrings.

Nach einem Sieg bin ich voller Adrenalin. Vor allem nach einem harten Kampf fühle ich mich wie eine Königin, die alle Macht der Welt hat.

ESSEN IST ENERGIE

Vor kurzem las ich einen Artikel, in dem eine Schauspielerin beschrieb, wie sie sich ernährt, um dünn zu bleiben. Kaffee zum Frühstück, Salat mit ein bisschen Fleisch zum Mittagessen und zum Abendessen gedämpftes Gemüse und Fisch. Das klingt für mich schon nicht mehr nach Diät, sondern nach einer Hungerkur. Ich bin nicht von Natur aus schlank und habe schon viel ausprobiert, um mein Gewicht zu halten. Bei den meisten Diäten fühlte ich mich einfach nicht wohl. Ein Joghurt zum Mittagessen? Da habe ich nach ein paar Stunden (oder Minuten) schon wieder Hunger. Modediäten? Unmöglich, sie strikt einzuhalten.

Aber ich habe meinen Weg gefunden. Ich esse Lebensmittel, die mich satt machen, mich ausreichend mit Nährstoffen versorgen und, was ganz wichtig ist, die mir Energie geben. Das heißt, dass ich so viele verschiedene Gemüsesorten wie möglich esse, ein bisschen Obst, eine kleine Menge Eiweiß und einige wenige komplexe Kohlenhydrate. Außerdem habe ich festgestellt, dass mich Ballaststoffe satt machen. Morgens gebe ich 9 Gramm Ballaststoff-Pulver in einen Proteinshake, das gibt mir Energie und verdrängt das Hungergefühl (ebenso ein toller Trick, bevor man auf eine Party geht!). Wenn ich mich auf das große Ganze konzentriere und mich überwiegend gesund ernähre, kann ich mir auch gelegentlich etwas gönnen. Ich habe gelernt, dass die richtige Ernährung der wichtigste Baustein für einen starken, gesunden Körper ist.

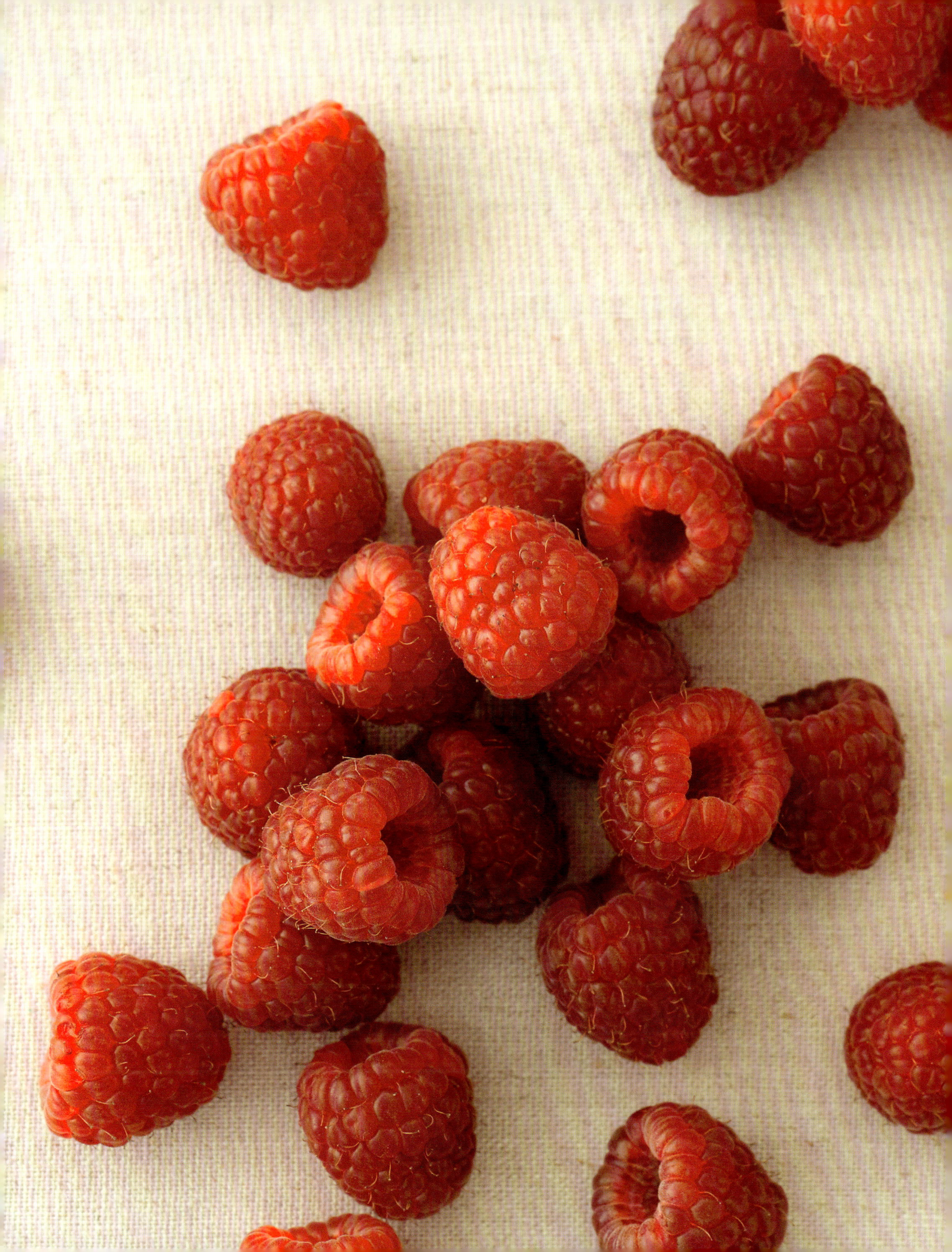

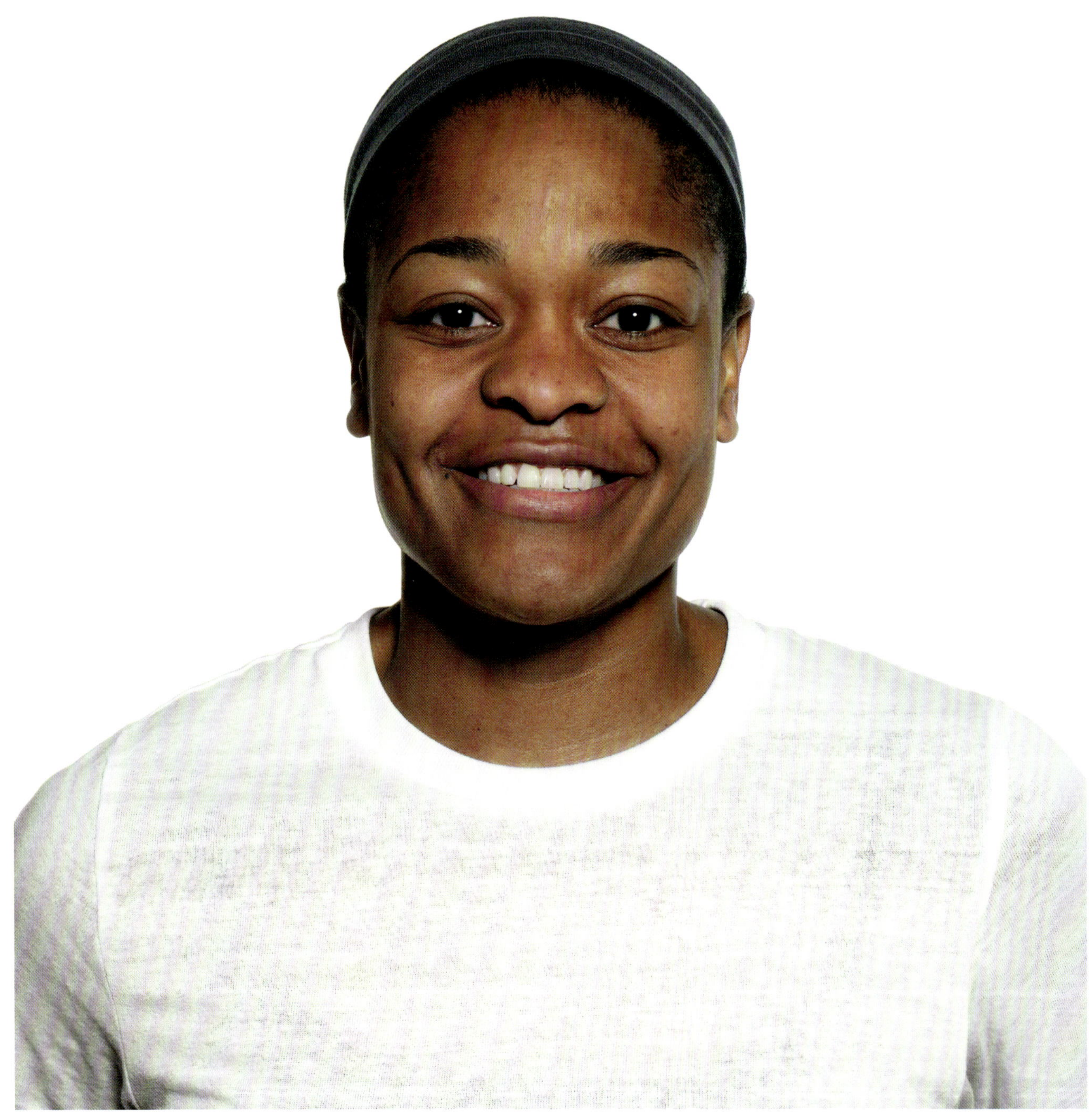

ALANA MONIQUE BEARD

PROFI-BASKETBALLSPIELERIN

Ich mag meine Wandlungsfähigkeit. Ich kann mich richtig in Schale werfen oder bequem anziehen mit Jogginghose und T-Shirt und völlig ungeschminkt herumlaufen. Ich fühle mich immer wohl in meiner Haut.

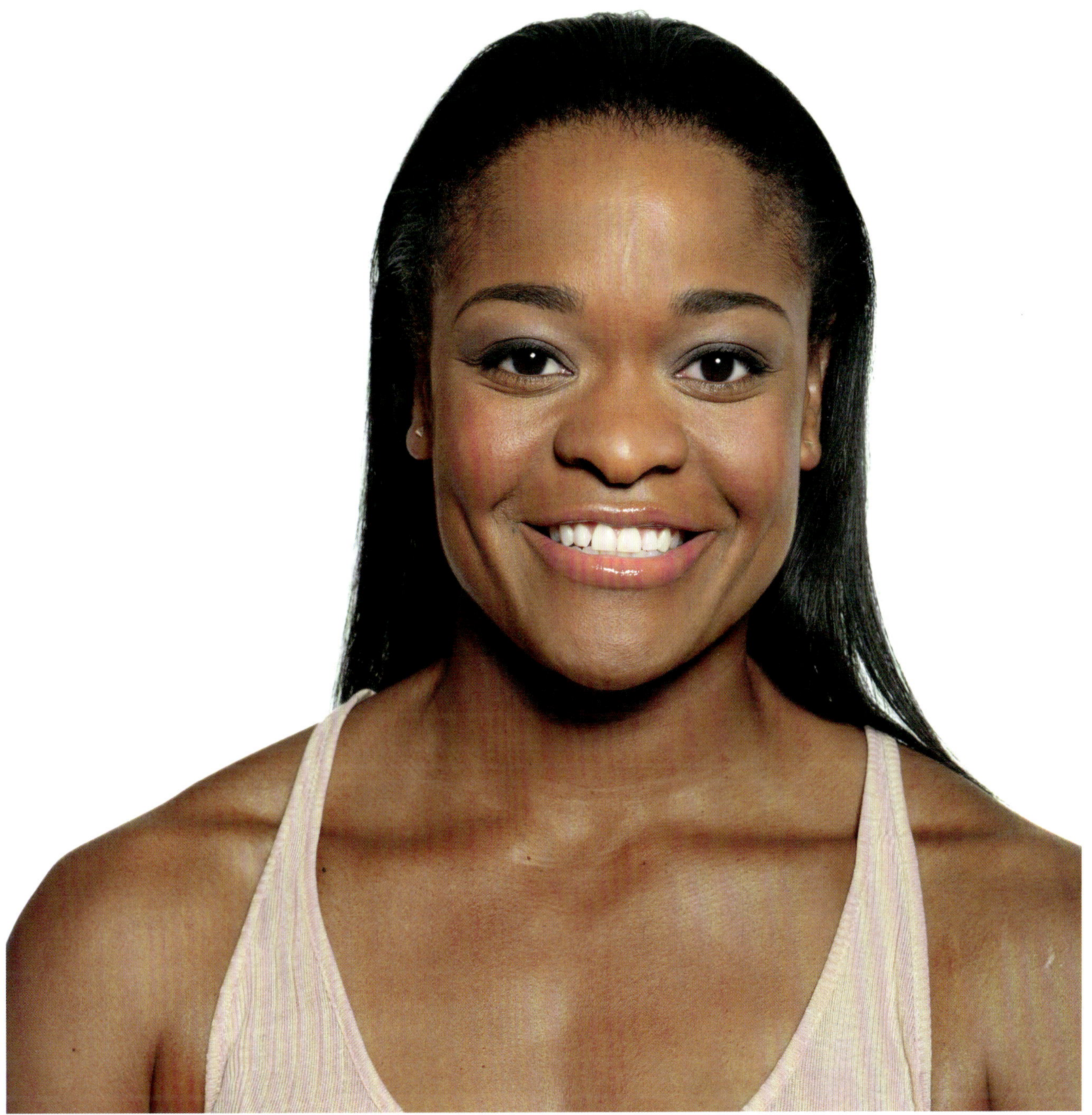

ALANAS MAKEUP

Damit Alanas schöne Haut eine wärmere Note erhält, trugen wir eine mandelfarbene Flüssigfoundation auf und gaben eine dünne Schicht Kompaktpuder in einem sanften Braunton darüber. Mit ein bisschen Bronzer auf Wangen, Stirn, Nase, Kinn und Hals und einem Tupfer apricotfarbenem Rouge kommen die schönen Pfirsichtöne in ihrer Haut gut zur Geltung. Passend dazu wählten wir einen blassen Pfirsichton für den Lippenstift und gaben darüber noch klaren Lip Gloss. Alanas Augen betonten wir mit Cremelidschatten in Lila-Metallic auf dem gesamten Lid und einer Schicht Schimmer Lidschatten in einem dunklen Pflaumenton.

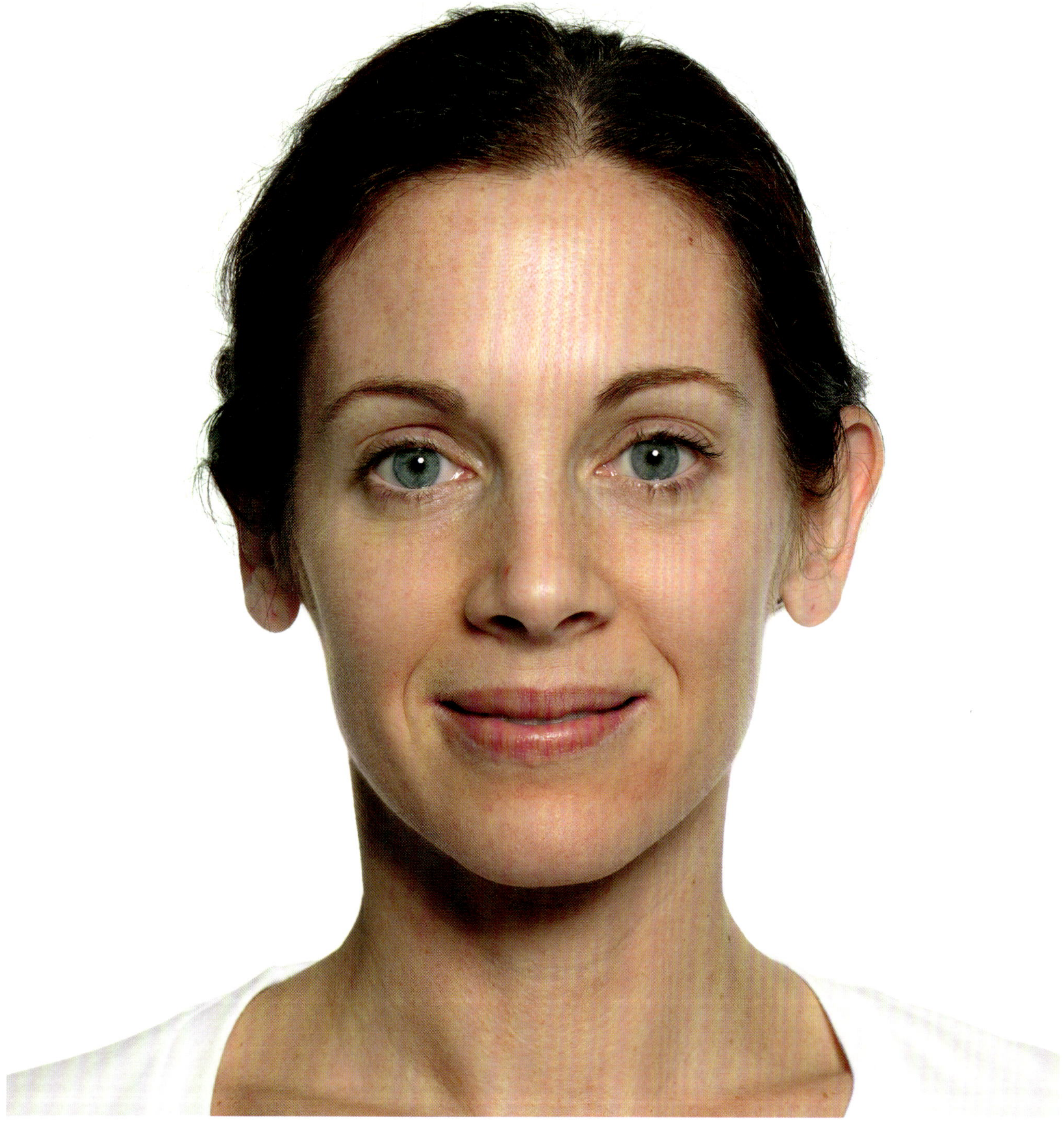

DANIELLE DIAMOND YOGALEHRERIN, AUTORIN

Es sind die kleinen Dinge, die das Leben lebenswert machen – Yoga-Wochenenden oder dass mein Mann mir sagt, ich würde gut aussehen (selbst an Tagen ohne Makeup), ein Eis essen oder einen perfekten Handstand schaffen.

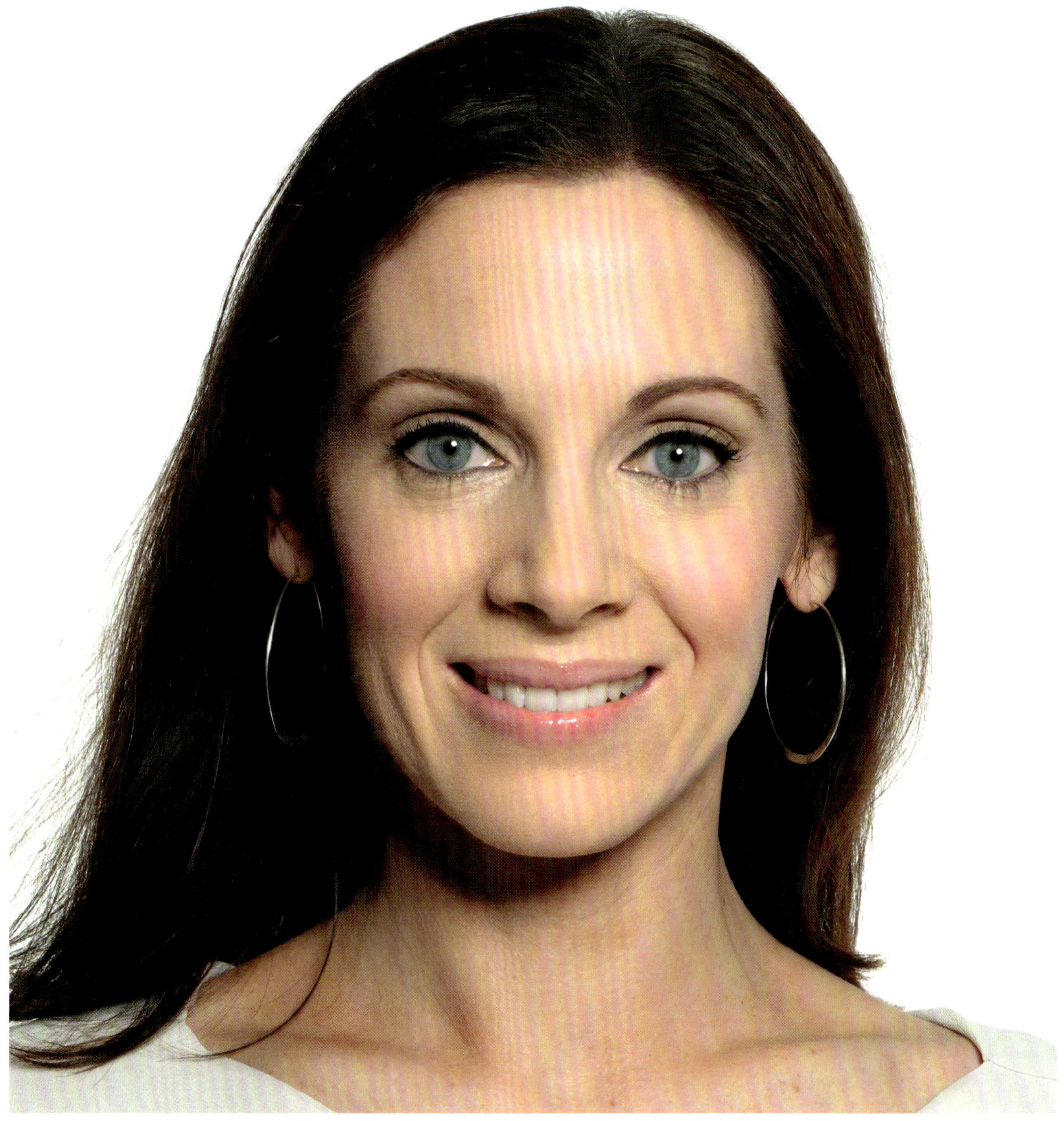

DANIELLES MAKEUP

Ich stellte Danielles faszinierende blaue Augen in den Mittelpunkt, indem ich Lidschatten in einem gebrochenen Weiß und in Purpur verwendete. Der weiche Lilaton konkurriert nicht mit dem Blau der Augen, sondern betont sie zusätzlich. Schwarzer Gel-Eyeliner am oberen Wimpernsaum und in einer weicheren Linie am unteren Wimpernrand definiert die Augen. Die Lippen und Wangen erhielten einen natürlichen Rosaton.

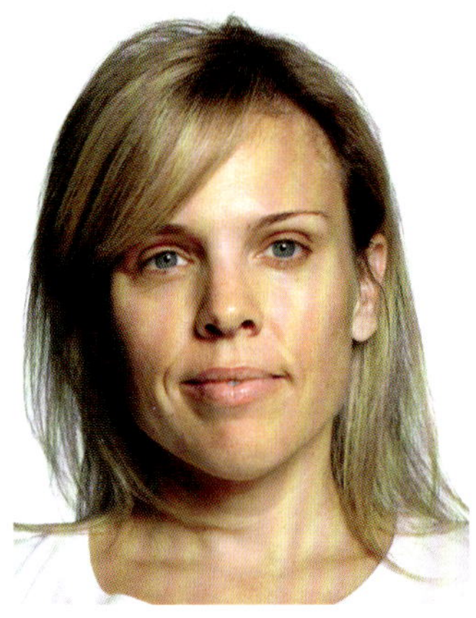

JENNIFER KOHL
YOGALEHRERIN

Am liebsten mag ich an mir mein Lächeln, weil es aufrichtig ist.

JENNIFERS MAKEUP

Zur Betonung von Jennifers kühler blonder Schönheit und ihrer strahlendblauen Augen gab ich elfenbeinfarbenen Lidschatten über das gesamte Lid und darüber eine Schicht Lidschatten in Eisblau-Metallic vom Wimpernsaum bis zur Lidfalte. Mit dem gleichen silbrig glitzernden Lidschatten betonte ich auch die inneren Augenwinkel, damit das Licht dort besser eingefangen wird – ein guter Trick, um Ihrem Look bei Tag oder Nacht etwas Glanz zu verleihen.

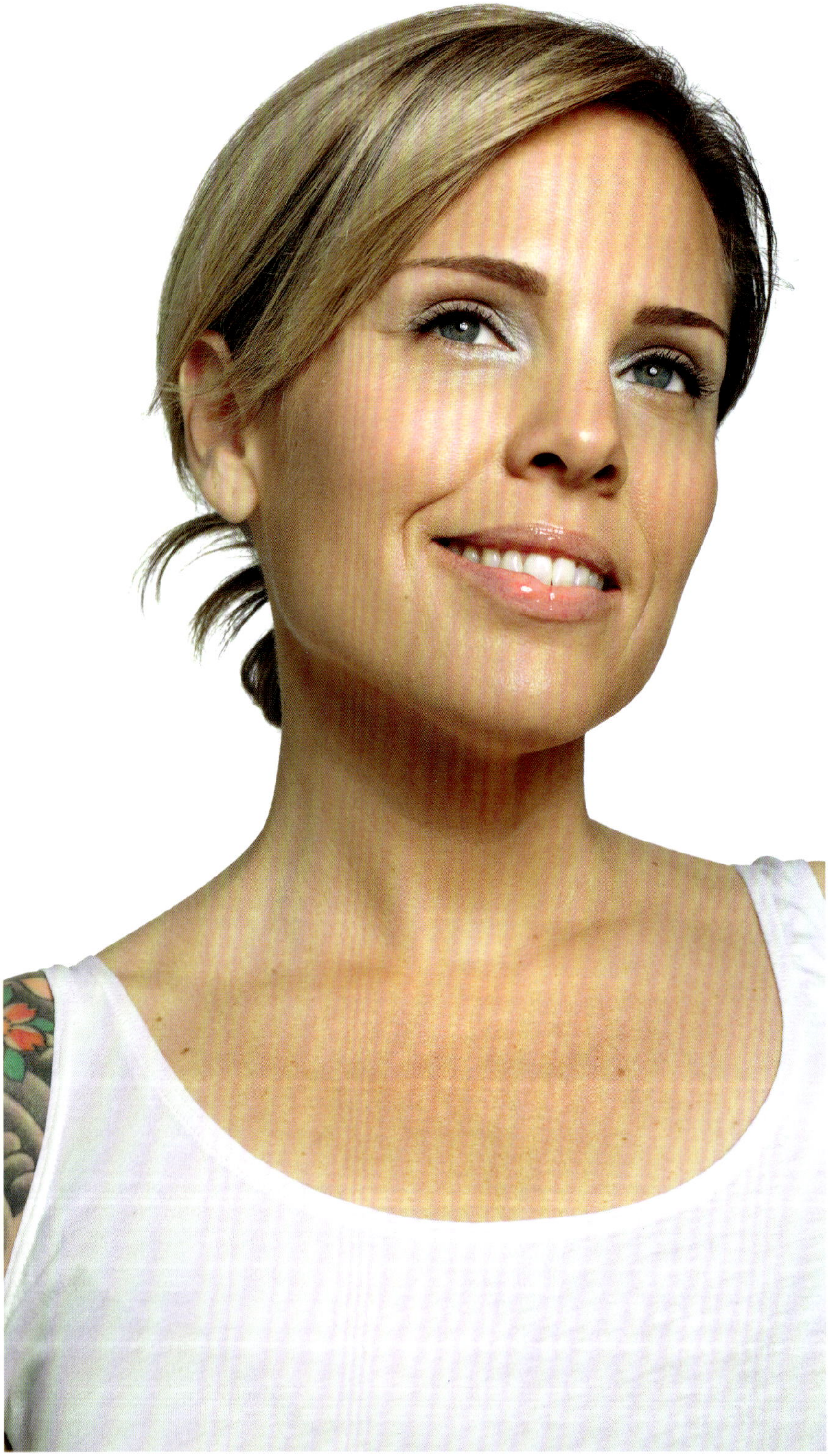

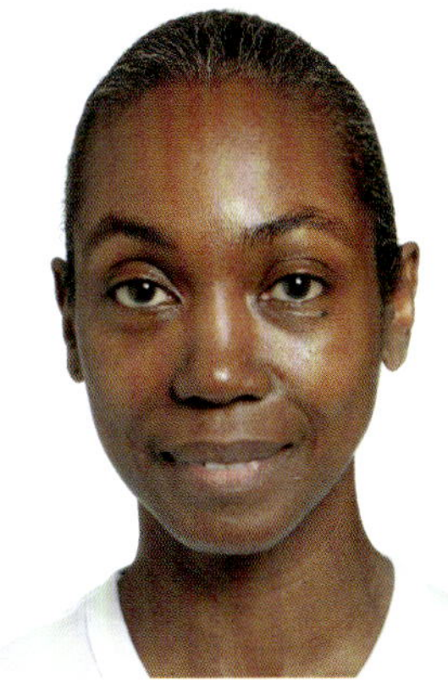

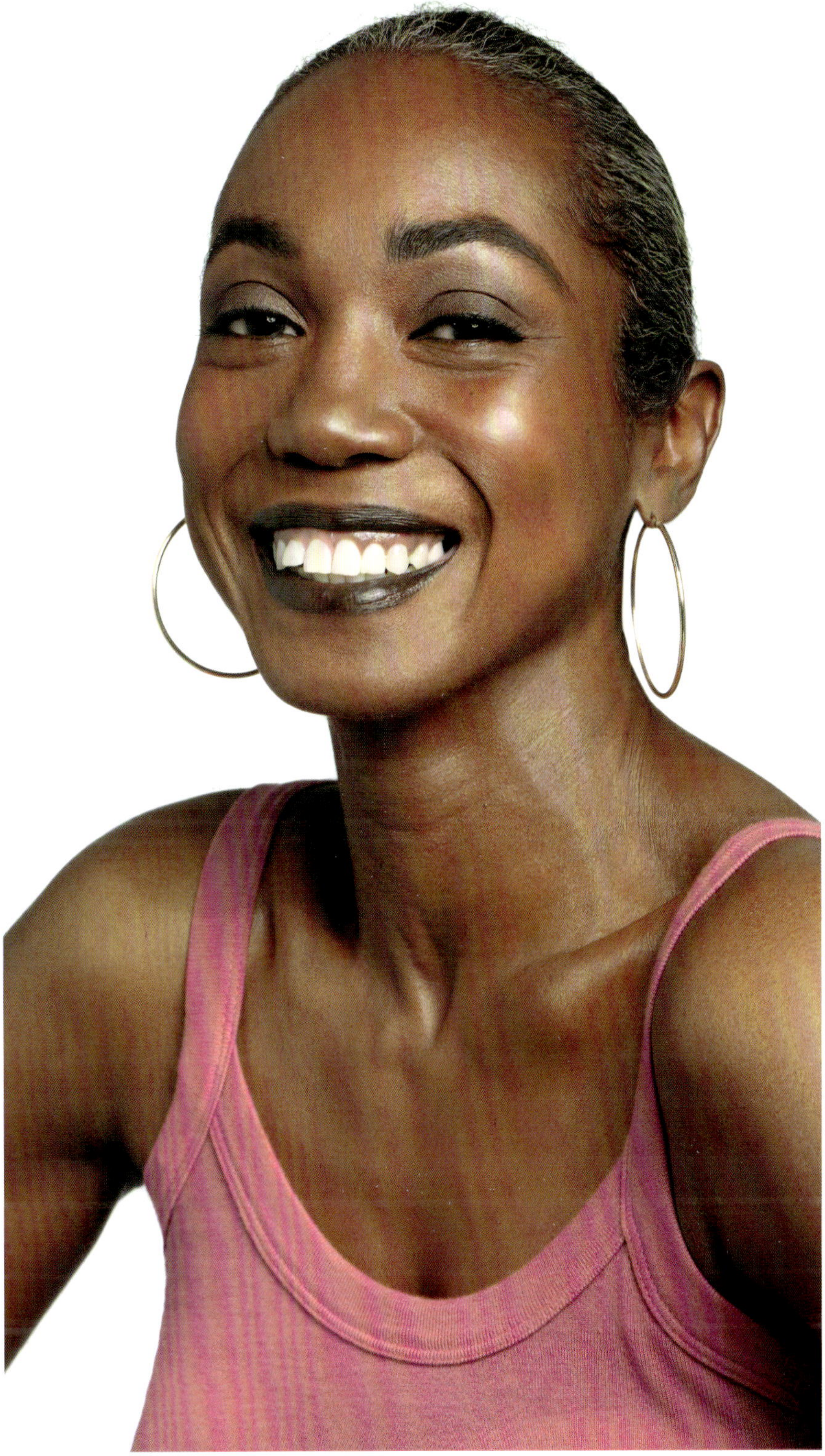

CRYSTAL GAYNOR
FITNESSTRAINERIN

Das schönste Kompliment, das man mir je gemacht hat, ist, dass ich Schönheit von innen und außen ausstrahle.

CRYSTALS MAKEUP

Crystal ist über 50, unglaublich fit und eine tolle Frau. Wir wollten zeigen, wie jugendlich und hip sie ist, und verwendeten deshalb für die Lippen einen tiefen Mahagoniton, der sich fantastisch zu ihrem Teint macht. Wenn Sie auch so schöne pflaumenfarbene Lippen wie Crystal haben, probieren Sie ruhig mal eine dramatische dunkle Farbe. Das wirkt cool und überhaupt nicht gothic mäßig.

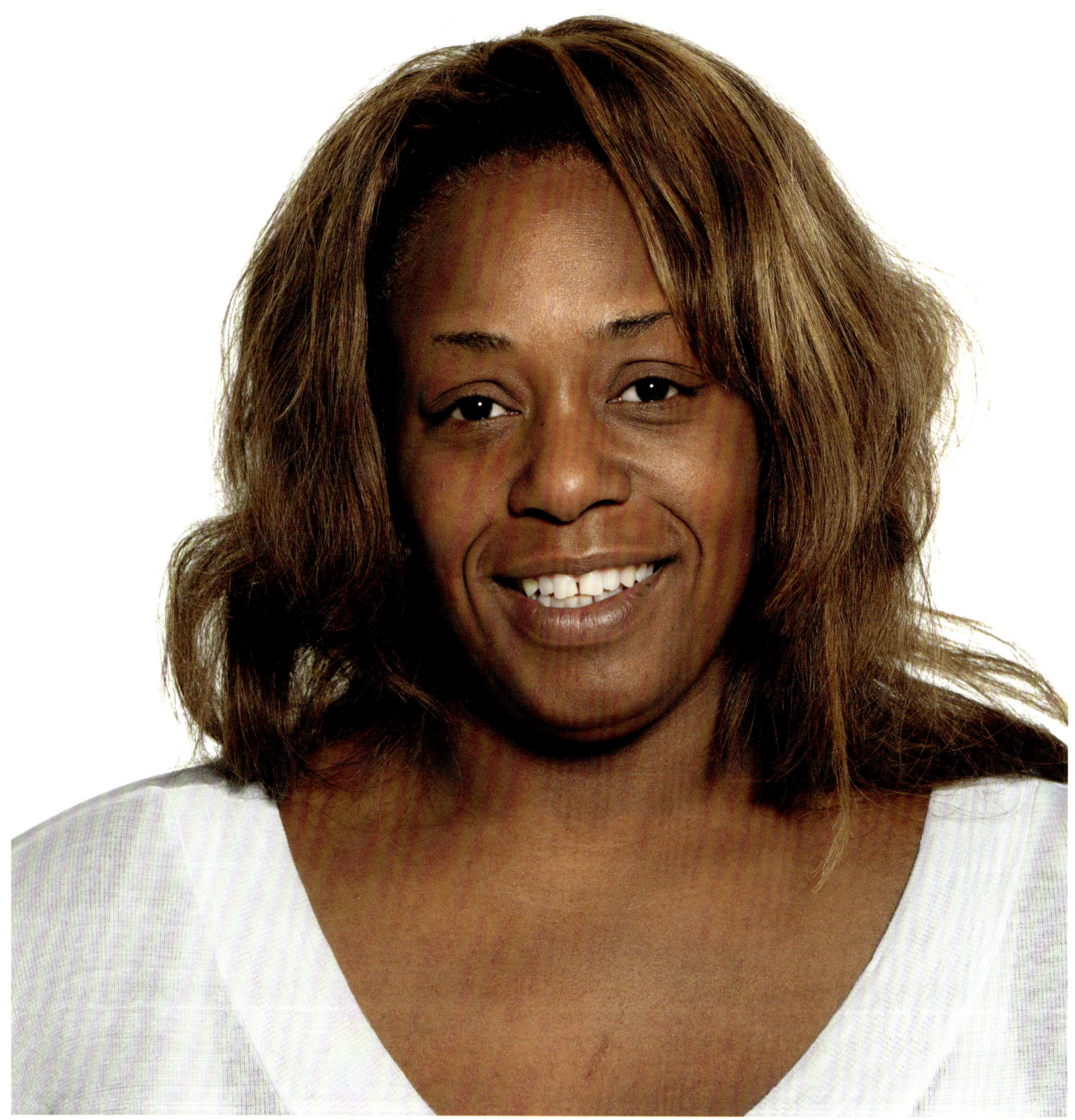

ANGEL WILLIAMS ENTERTAINERIN, FITNESSLEHRERIN

Während ich meinen Körper durch Tanz und Sport straffe und stähle, arbeite ich gleichzeitig auch an meiner Seele, die ich vom unnützen Ballast der Vergangenheit befreien will. Mein Selbstbewusstsein ist meine beste Eigenschaft, egal wie ich aussehe. Ich bin attraktiv, weil ich mich selbst liebe, und das spürt man.

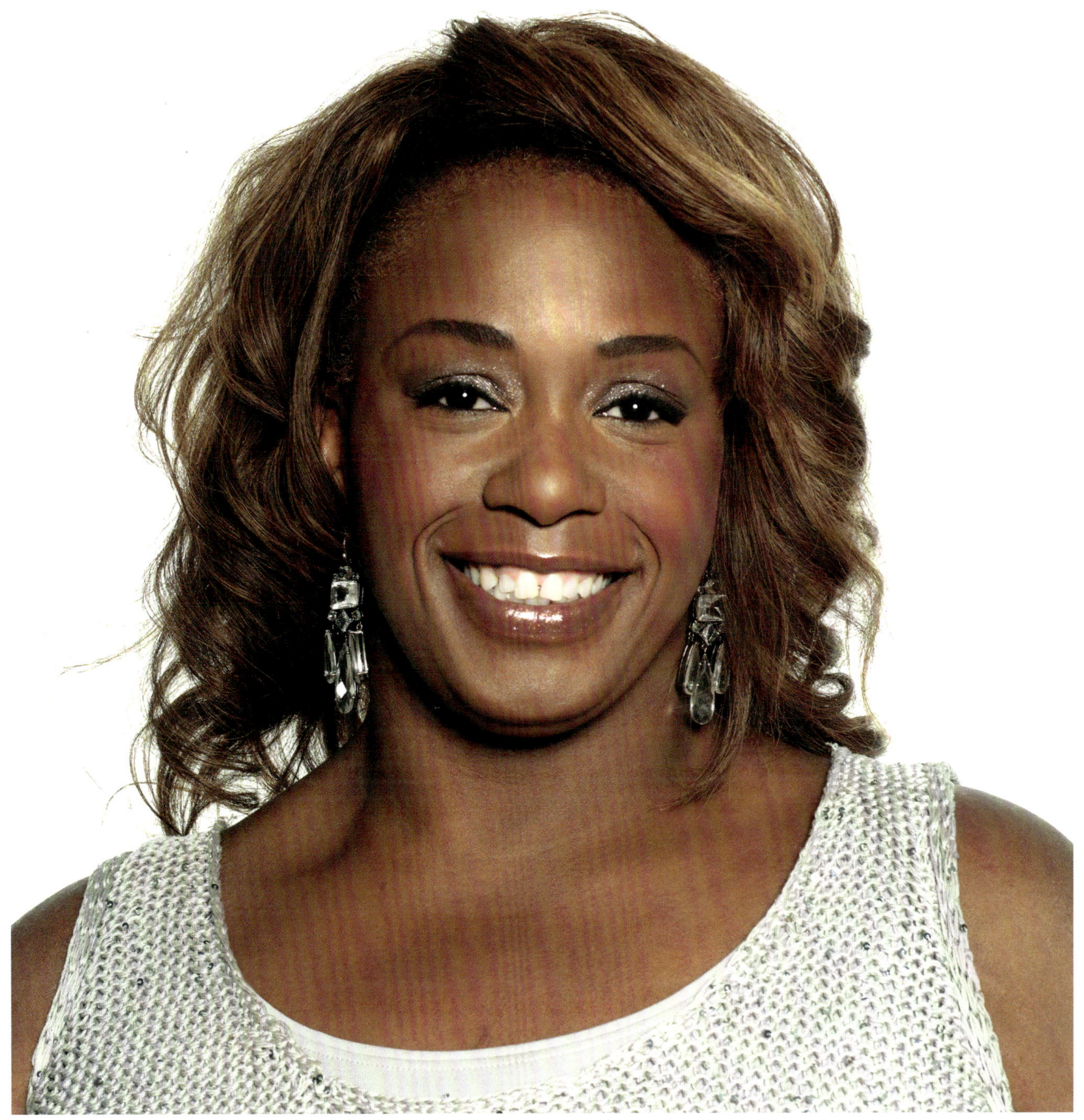

ANGELS MAKEUP

Angel hat eine unglaubliche Energie und ein natürliches Strahlen, das wir mit Schimmertönen auf ihren Augen und Lippen hervorhoben. Für perfekt geschwungene Brauen trugen wir mit dem Augenbrauenpinsel in kurzen, federnden Strichen tiefbraunen Lidschatten auf. Unter die Brauenbogen gaben wir Lidschatten in einem bräunlichen Pfirsichton, der die Brauen zusätzlich definiert. Als besonderen Kick verwendeten wir glitzernden Cremelidschatten auf ihren Lidern und zogen mit schwarzem Gel-Eyeliner einen kräftigen Lidstrich, den wir anschließend mit pflaumenfarbenem, glitzerndem Cremelidschatten abtönten.

IN BEWEGUNG BLEIBEN

An dem Tag, an dem ich meinen Collegeabschluss in der Tasche hatte, setzte ich zwei wichtige Entschlüsse in die Tat um: Ich hörte mit dem Rauchen auf und begann Sport zu treiben. Ich war Anfang zwanzig und wollte nicht ungesund leben. Etwa zu der Zeit kam auch die Zeitschrift *Self* auf den Markt, in der es häufig darum ging, dass gutes Aussehen und persönliches Wohlbefinden Hand in Hand gehen. Diese Botschaft hat mich stark beeinflusst. Auf dem Titel von *Self* waren oft sportliche Brünette zu sehen, und immer wenn ich sie sah, dachte ich: *Ich sehe vielleicht nicht so aus wie Cheryl Tiegs, aber ich kann durchaus eine gesunde sportliche Frau sein, eben der Typ Bobbi.*

Da ich noch nie richtig Sport gemacht hatte, probierte ich einfach alles aus, was damals angesagt war – Gewichtheben, Aerobic und natürlich Jane Fondas Fitnesstraining. Heute mache ich eine Mischung aus Joggen, Hanteltraining, Yoga, Fitness-Bootcamp und Spinning. Ich habe in der Nähe unseres Hauses sogar selbst ein Spinningstudio eröffnet, weil ich davon so begeistert bin. Durch die Abwechslung macht das Training Spaß und wird nie langweilig. Sport ist mir mittlerweile so wichtig, dass ich mir ein Leben ohne Bewegung gar nicht mehr vorstellen kann. Das Training hält mich fit, hilft beim Stressabbau und gibt mir das Gefühl, dass mich niemand stoppen kann (und es ist mein bestes Schönheitsgeheimnis). Wenn Sie mehr Sport treiben wollen, rate ich Ihnen, einfach loszulegen und alles auszuprobieren. Ob Walking, Skifahren oder Schwimmen: Der Trick besteht darin, die Sportart zu finden, die Sie von der Couch runterholt und bei der Stange hält.

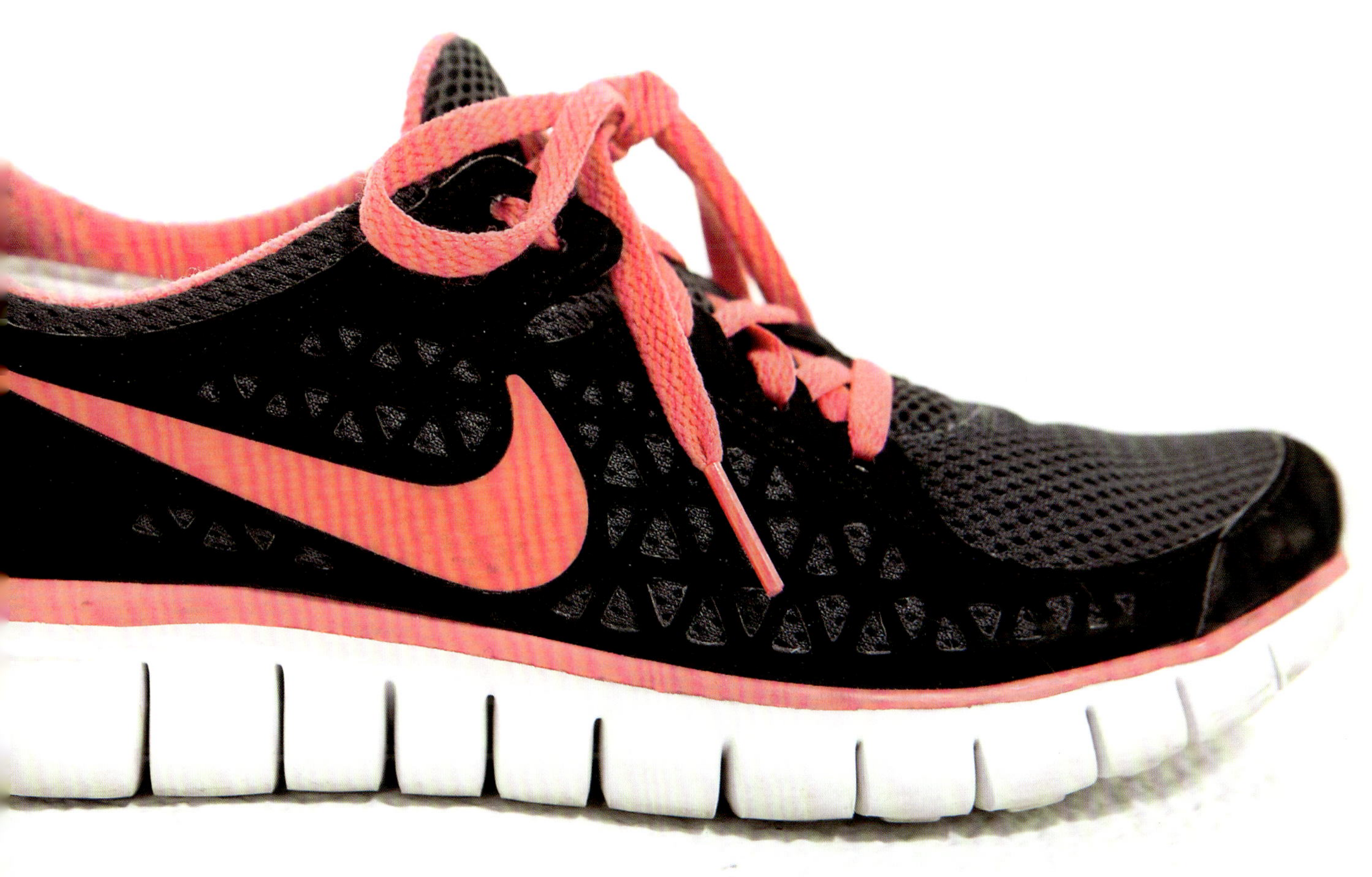

CRISTIE KERR & NATALIE GULBIS

PROFIGOLFERINNEN

Cristie und Natalie sind Profigolferinnen, die eine jeweils ganz eigene Entwicklung durchlaufen haben, seit sie in der Öffentlichkeit stehen. Natalie war jahrelang sehr stark geschminkt, doch ich ermutigte sie, ihre natürliche Schönheit durchscheinen zu lassen. Heute hat sie einen deutlich dezenteren Look, bei dem ihre glamouröse Seite trotzdem nicht zu kurz kommt. Cristie verschrieb sich vor einigen Jahren einem sehr gesunden Lebensstil und nahm dabei über 30 Kilo ab. Ihr Golfspiel ist heute besser denn je, und ihr neues Selbstbewusstsein ist deutlich zu spüren. Cristie und Natalie sind beide stolz darauf, anderen Sportlerinnen ein Vorbild zu sein. Sie fühlen sich nicht nur ihrem Sport verpflichtet, sondern nutzen ihre Berühmtheit für Wohltätigkeitszwecke und um junge Mädchen zu inspirieren.

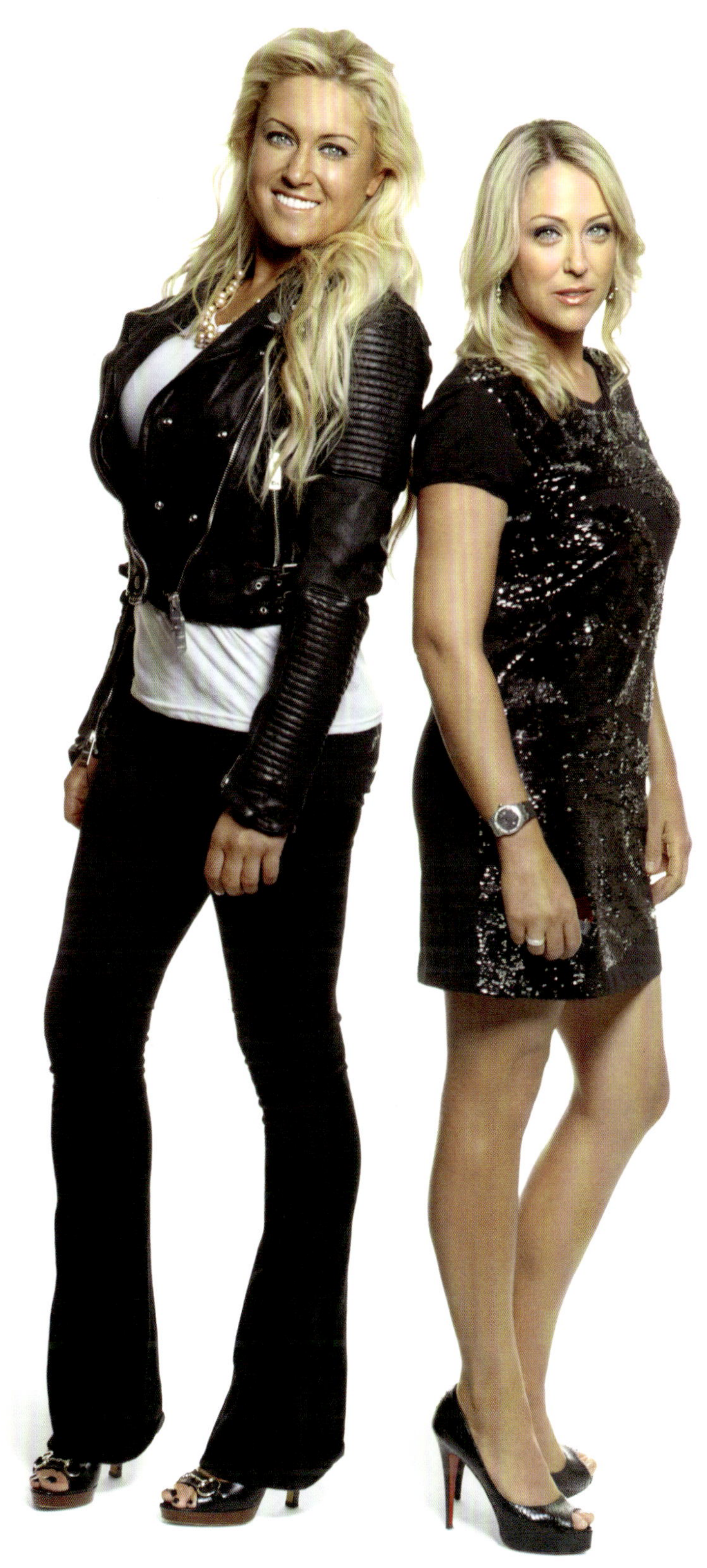

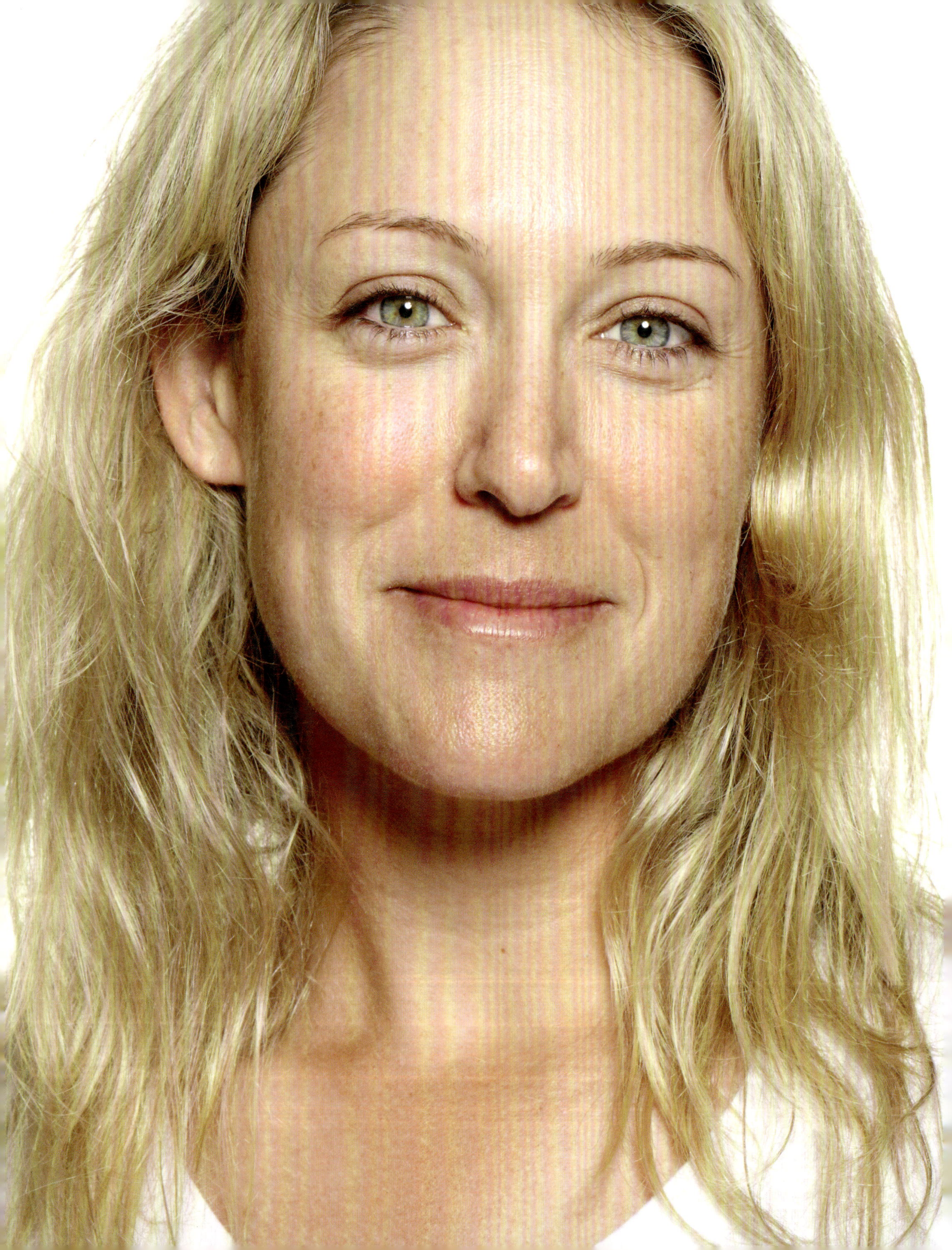

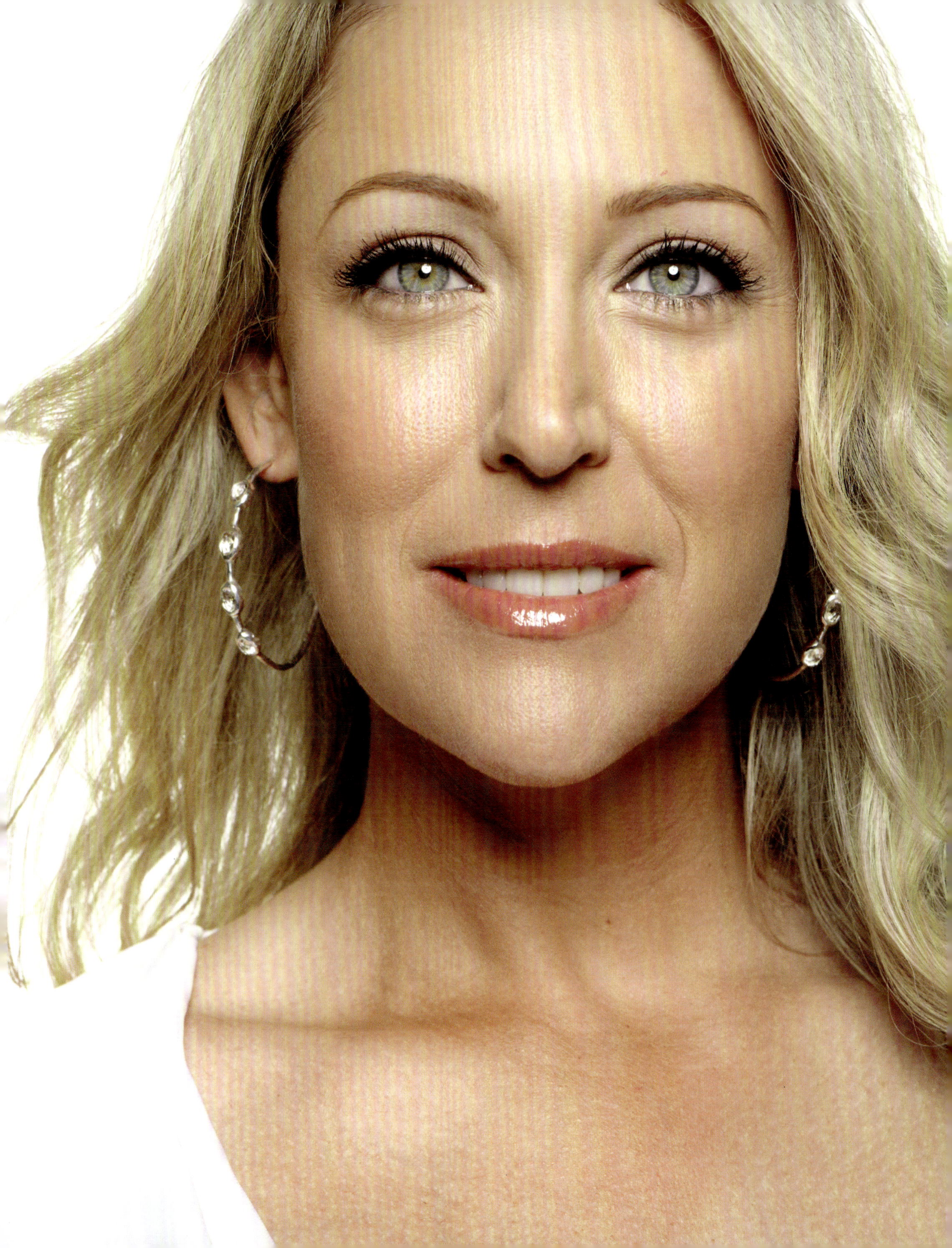

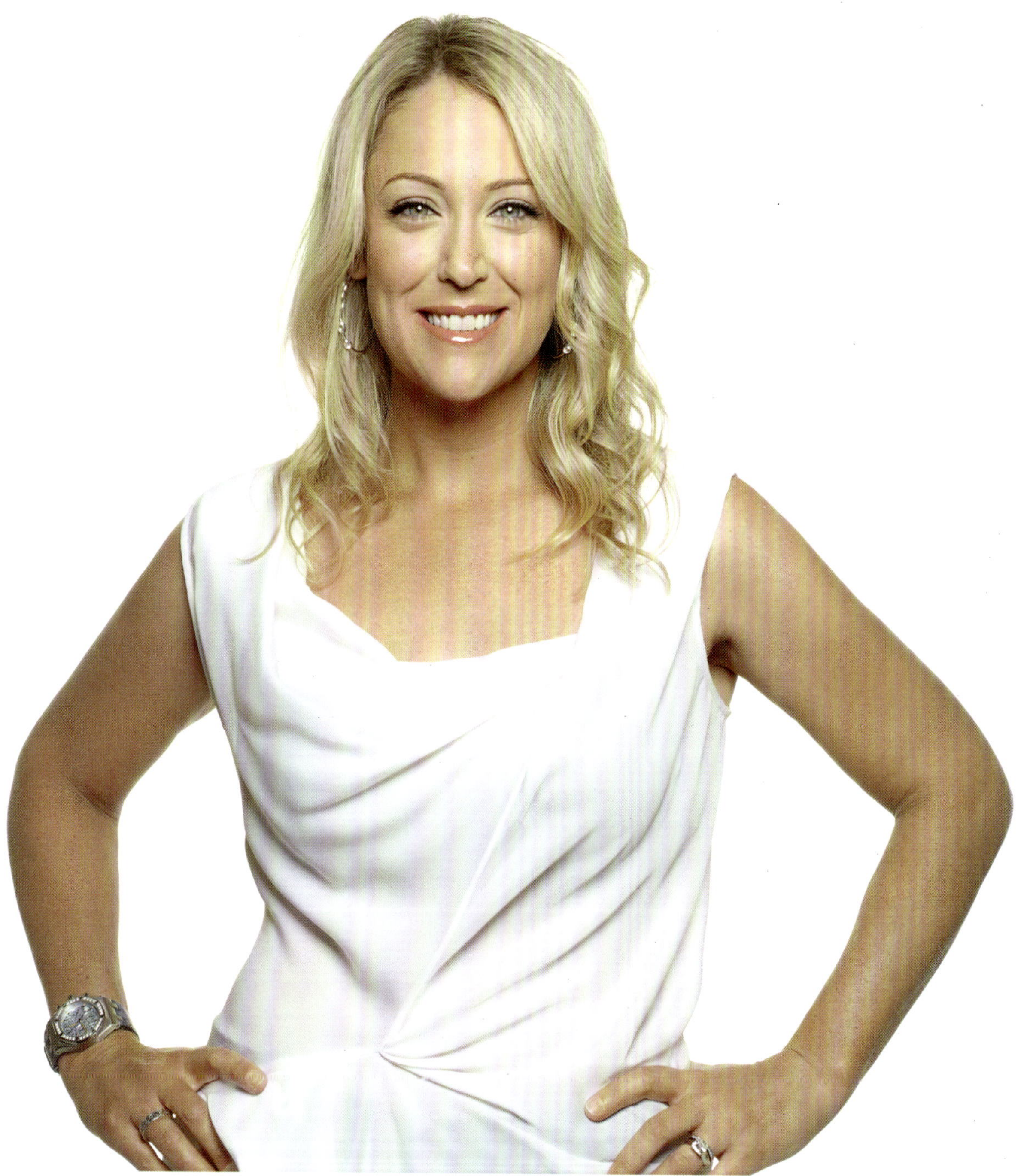

CRISTIES MAKEUP

Um Cristies funkelnde Augen stärker zu definieren, griff ich zu einem cremigen Eyelinerstift in Dunkelgrau für den oberen Wimpernsaum. Bei blonden Frauen ist Grau eine großartige Alternative zu Schwarz, um die Augen zu betonen, ohne dass sie allzu sehr hervorstechen.

Ich möchte jungen Mädchen sagen, dass es keine Rolle spielt, ob sie sich schön finden oder nicht – sie sind schön. Sie müssen nur zulassen, dass sich ihr Inneres auch äußerlich zeigt.

—CRISTIE KERR

Als ich 13 war, erklärte man mir, dass ich nie Profigolferin werden würde. Beim Laufen in der Schule hatte ich mich schwer verletzt, und diese Verletzung machte sich in den folgenden Jahren immer wieder bemerkbar. Ich musste eine größere Operation über mich ergehen lassen. Ich bin stolz darauf, dass ich das überwunden habe und aus mir die Golferin und Persönlichkeit wurde, die ich heute bin.

Als Kind hatte ich ziemliches Übergewicht. Als Teenager wog ich bis zu 81 Kilo. Ich hatte eine Kräuseldauerwelle und eine Brille. Schön fühle ich mich nicht unbedingt. Ich überwand diese Phase, als ich miterlebte, wie Menschen aus meiner Familie mit schweren gesundheitlichen Problemen zu kämpfen hatten. So wollte ich nicht enden, also suchte ich mir eine Trainerin und eine Ernährungsberaterin. Einfach nur durch gesunde Ernährung und Sport schaffte ich es, innerhalb von zwei Jahren etwa 30 Kilo loszuwerden.

Es gibt wirklich keine Worte, um zu beschreiben, wie man sich fühlt, wenn man die Beste in seinem Sport ist. Es ist pure Euphorie, unglaubliches Glück und Erschöpfung – alles zusammen.

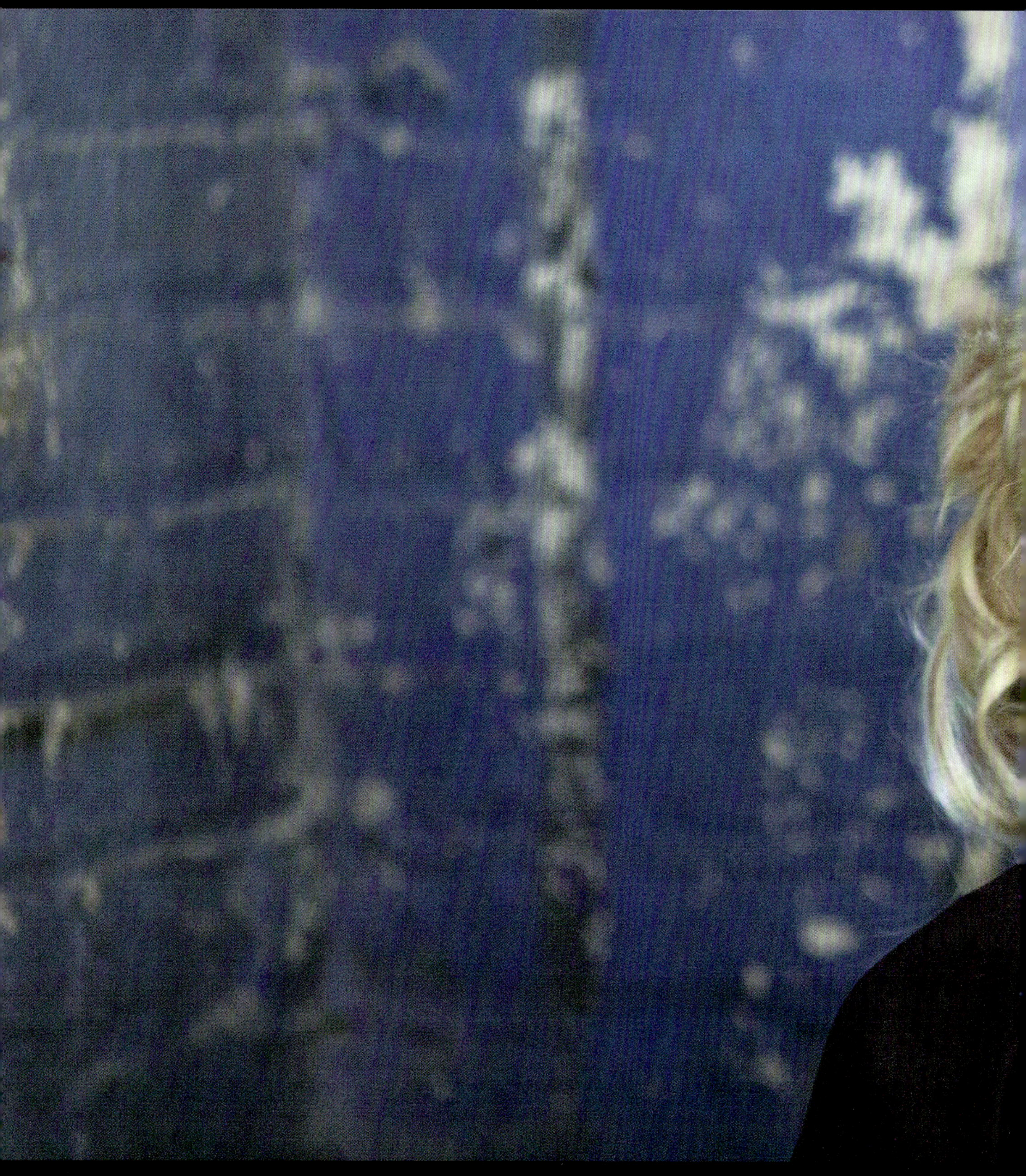

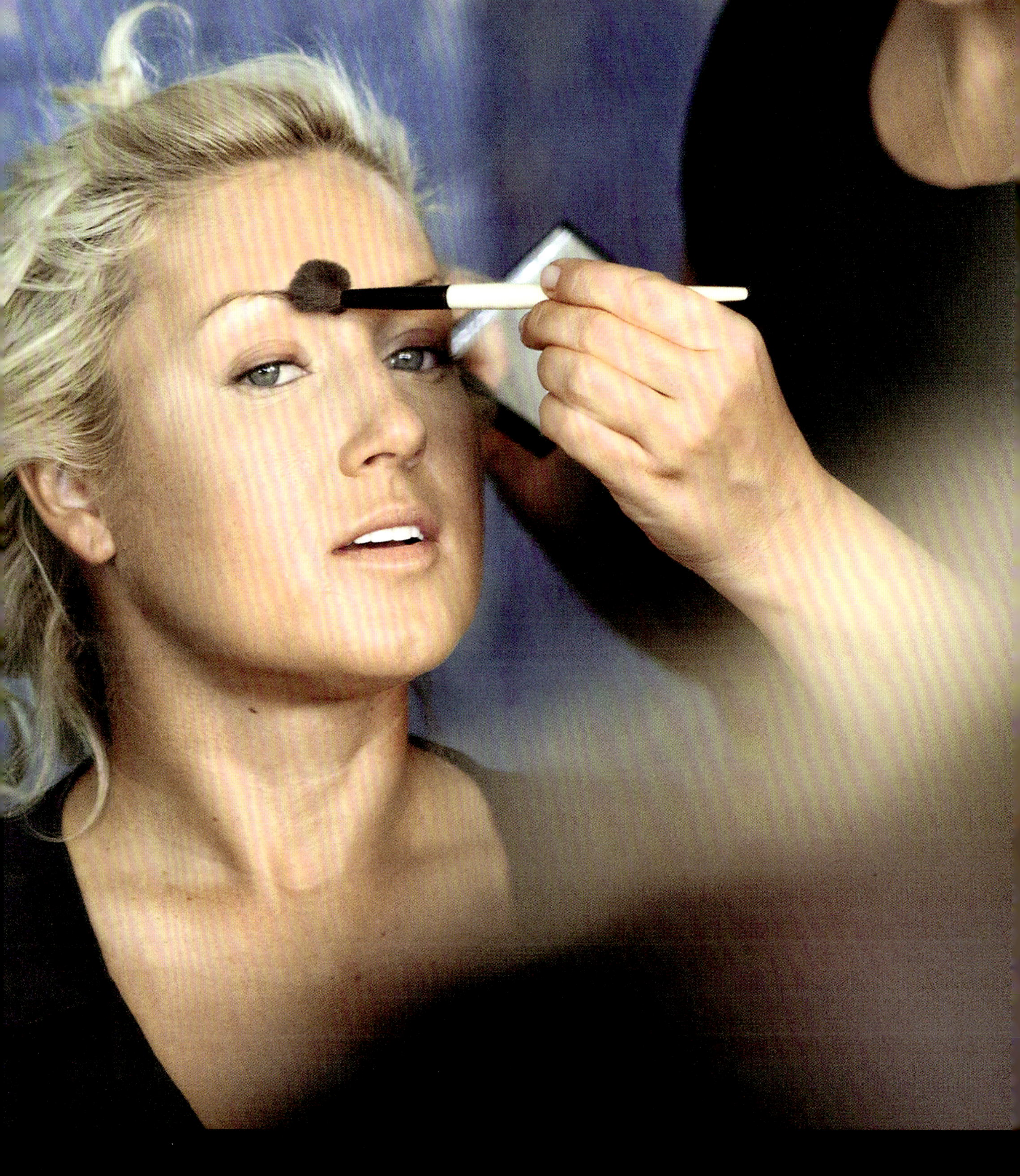

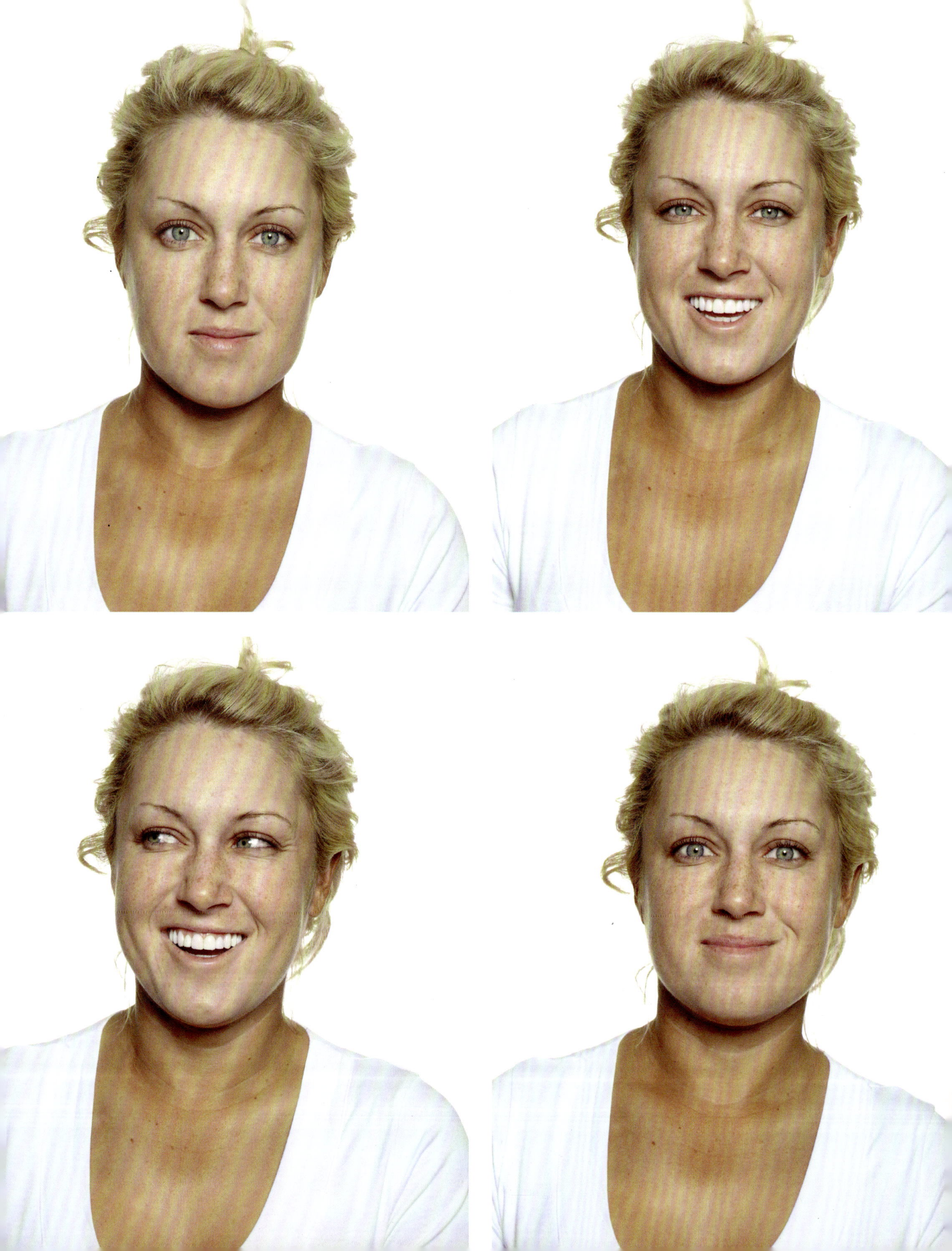

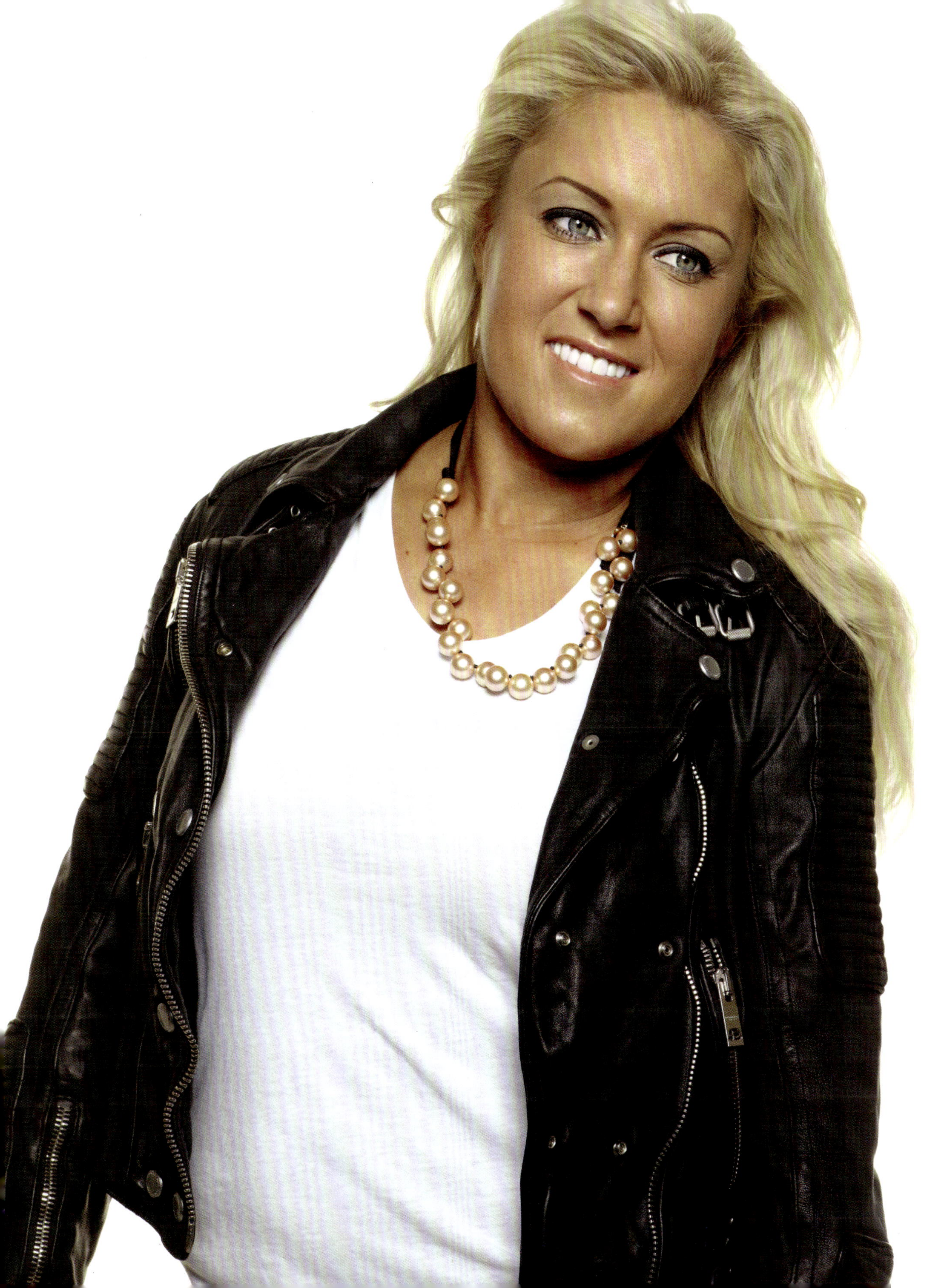

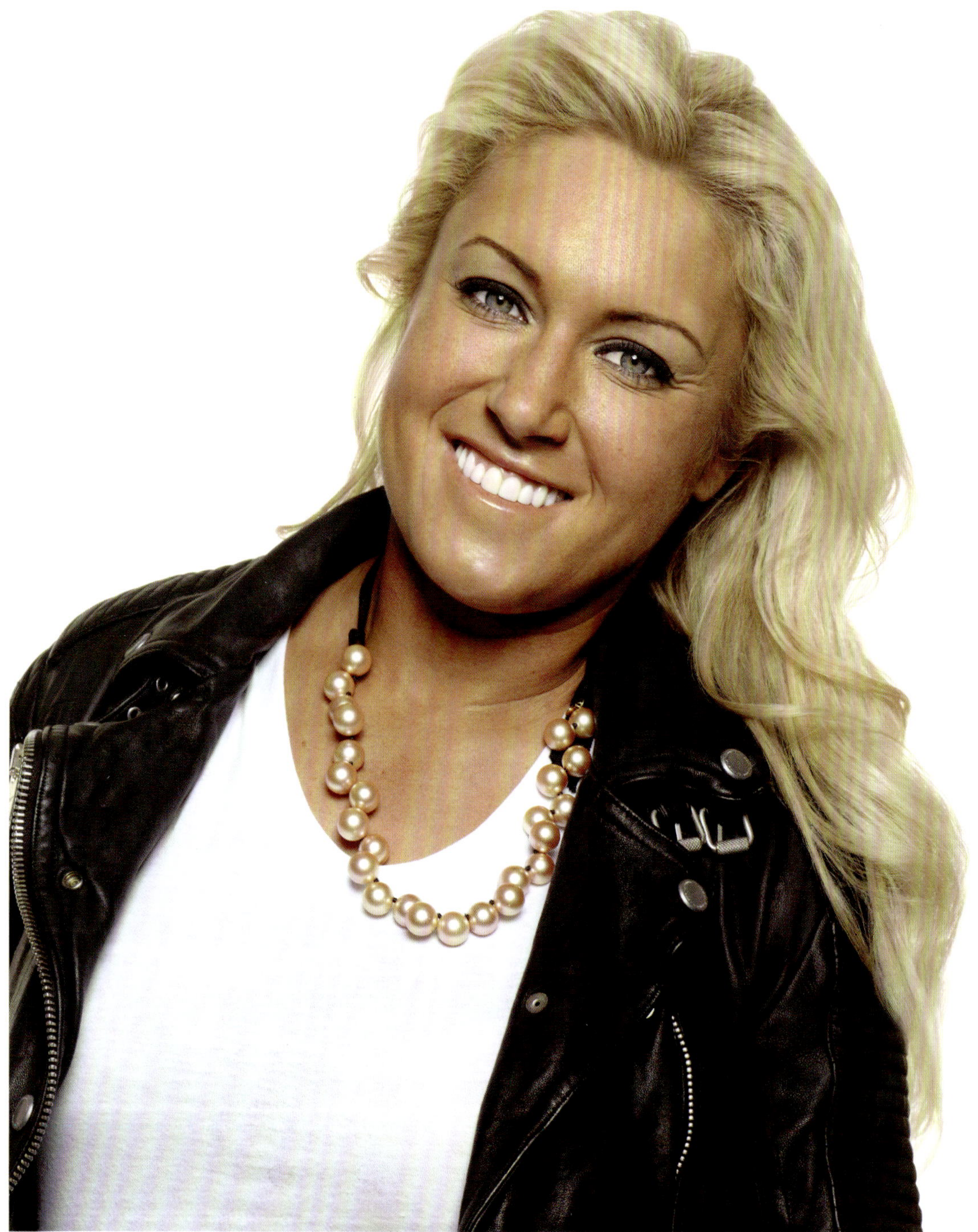

NATALIES MAKEUP

Natalie ist sehr mädchenhaft und liebt Makeup. Ich wollte zeigen, wie schön sie mit einem zarteren Makeup aussieht, als sie es sonst trägt – nur Bronzer, Puder, Lip Gloss und etwas dunkelbrauner, rauchig verwischter Eyeliner. Manchmal ist weniger mehr. Mir gefällt die Kombination von derber Lederjacke und rosa Perlen an ihr.

Das Beste an meinem Leben ist, dass ich jetzt etwas an andere zurückgeben kann.

—NATALIE GULBIS

Ich spielte mein erstes LGPA-Turnier mit 14 Jahren. In dem Alter steht dir die ganze Welt offen und du glaubst, dass du alles schaffen kannst. Meine Eltern haben mich immer zu unendlich hohen Zielen inspiriert und waren meine Vorbilder.

Ich hatte bisher ein traumhaftes Leben und eine großartige Karriere als Profigolferin, aber das Beste ist, dass ich jetzt etwas zurückgeben kann. Wenn man endlich so weit oben ist, dass man seinen Namen und seine Präsenz für verschiedene karitative Zwecke einsetzen kann, ist das einfach wunderbar. Ich engagiere mich in 15 verschiedenen Wohltätigkeitsorganisationen. Ich möchte gerne einen Boys & Girls Club aufmachen. Ich bin gern mit Kindern zusammen und finde es gut, dass man ihnen in diesen kommunalen Einrichtungen eine Chance gibt.

Jahrelang habe ich tonnenweise Makeup getragen und versucht, mein Gesicht zu verstecken. Je mehr, desto besser, dachte ich. Bobbi hat mir beigebracht, wie man seine Haut pflegt und Makeup auflegt. Sie hat mein Aussehen total verändert.

LAUREL WASSNER & REBECCAH WASSNER

PROFI-TRIATHLETINNEN

Das Erste, was an Laurel und Rebeccah Wassner auffällt, ist ihr Lächeln. Sie sind sehr dynamisch und strahlen, wenn sie den Raum betreten. Die Zwillinge haben gerade gut lachen – nachdem Laurel im Alter von 23 Jahren ihr Hodgkin-Lymphom überwunden hat, ist sie jetzt gesund und nimmt Seite an Seite mit ihrer Schwester als professionelle Triathletin an Wettkämpfen teil. Die gerade mal 1,60 Meter großen Schwestern sind kleine Kraftpakete. Sie sind unglaublich stark und schlank. Wir brauchten nur ein bisschen Makeup und zwei Paar himmelhohe YSL-Highheels, um aus den beiden Sportlerinnen Rebeccah und Laurel verführerische junge Frauen zu machen.

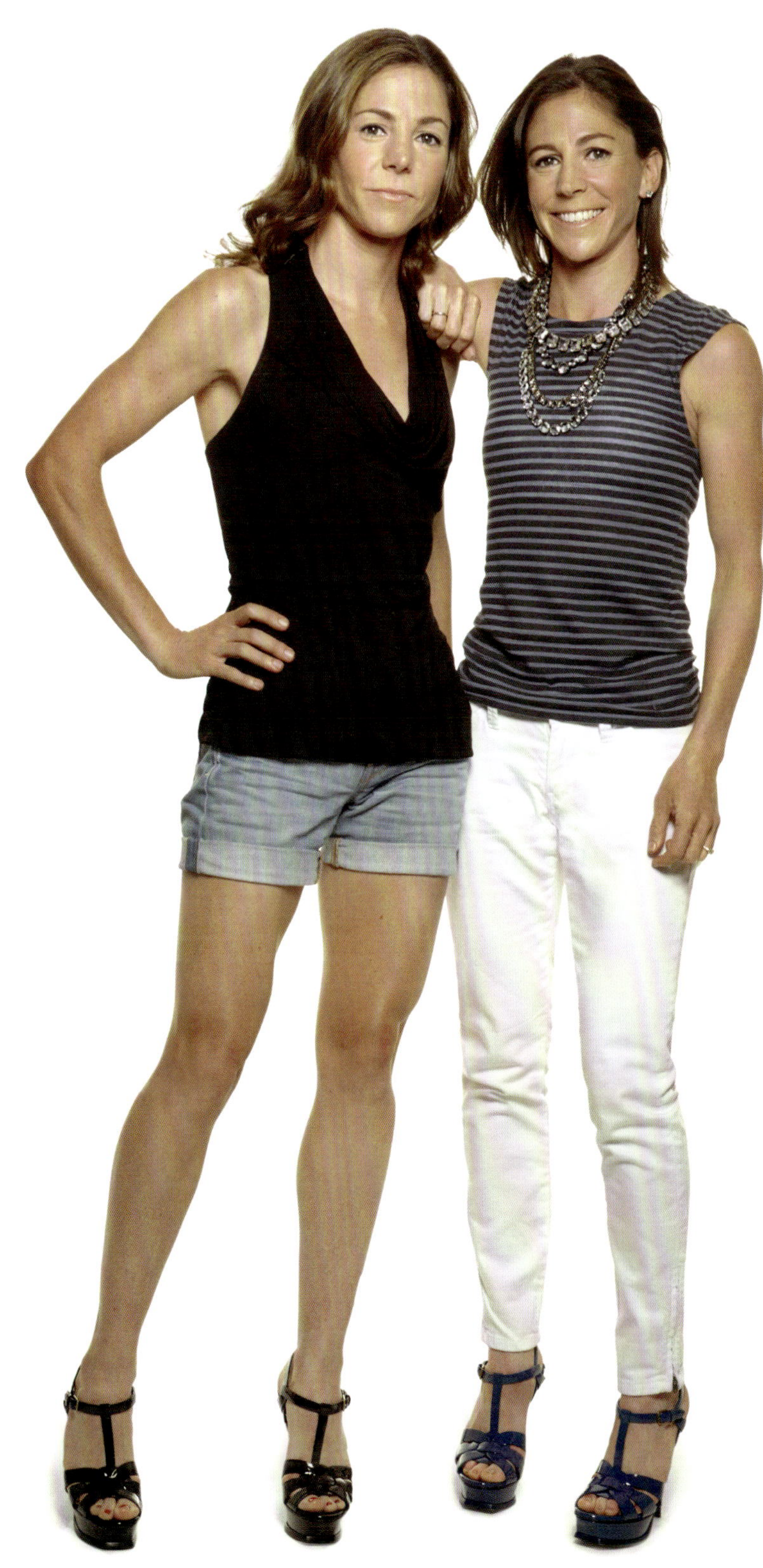

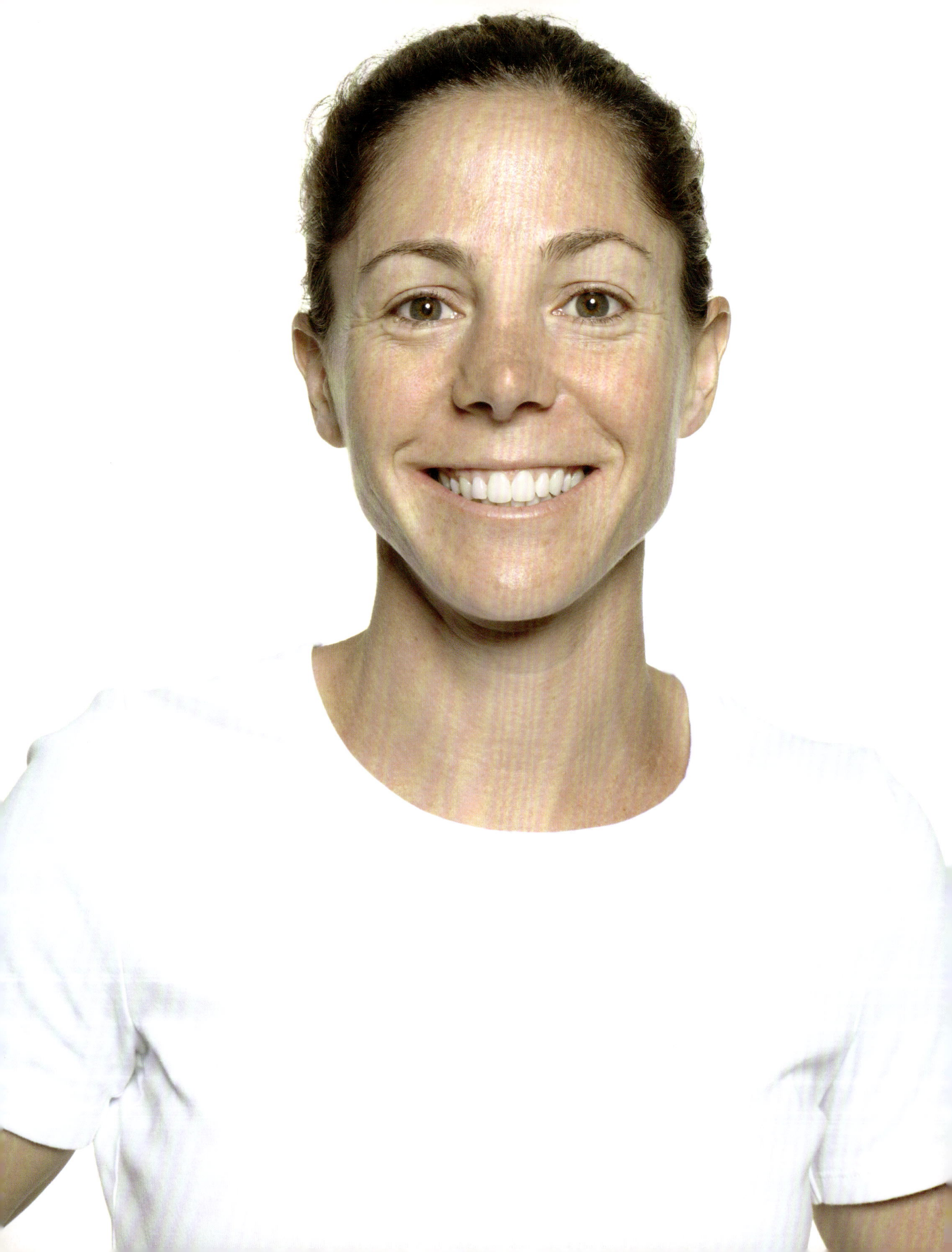

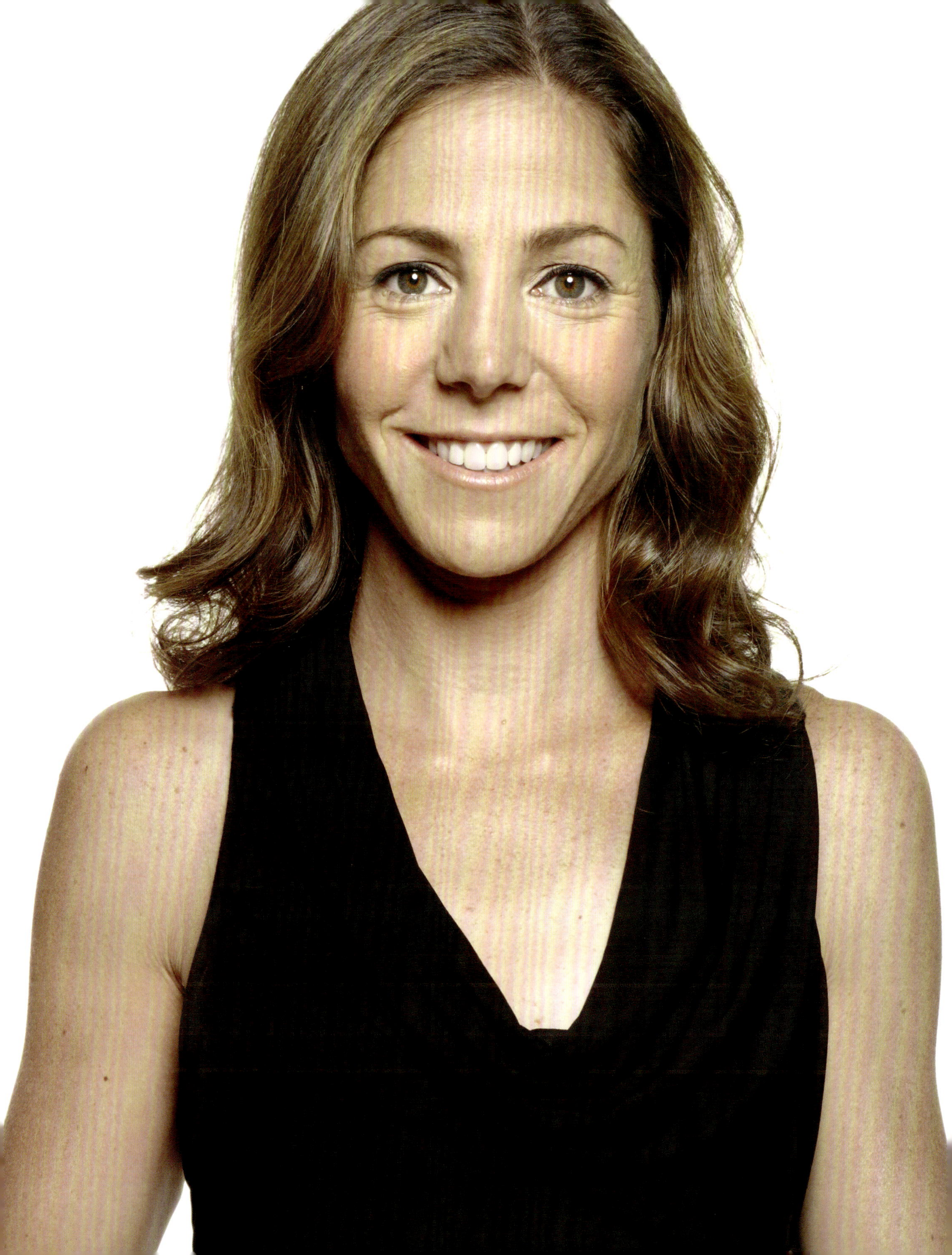

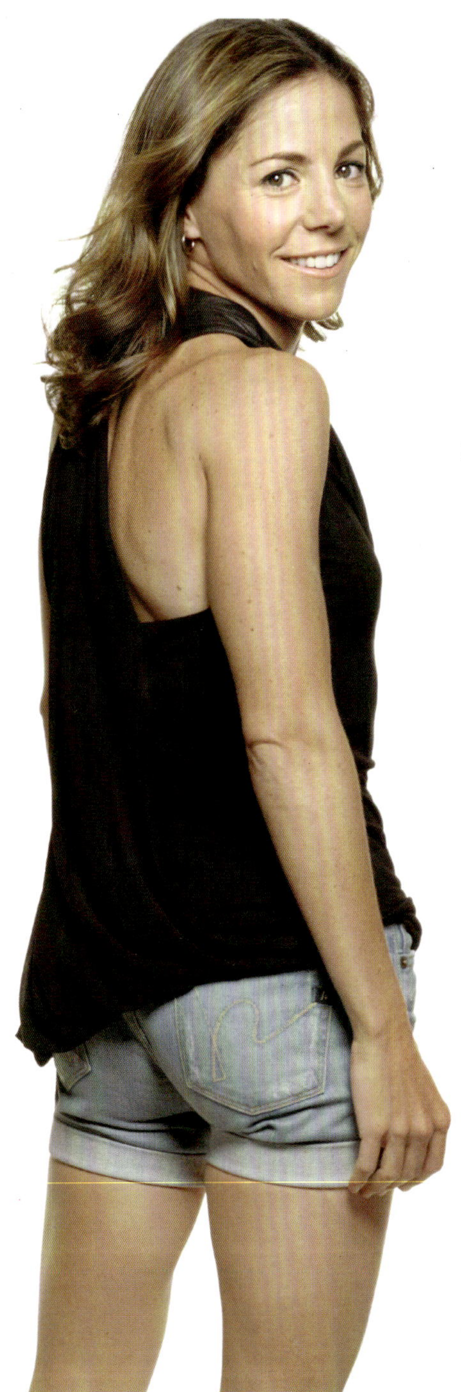

LAURELS MAKEUP

Laurel wirkt wie das gesunde, frische Mädchen von nebenan. Ich betonte ihre klaren Augen, ihre Sommersprossen und das frische Strahlen mit minimalem Makeup – ein bisschen Puder, Lidschatten im Nude-Look und brauner Eyeliner.

Die Chemotherapie hat mich stärker gemacht.

—LAUREL WASSNER

Dass ich die Chemotherapie durchstehen musste – dass ich den Satz „Du hast Krebs" hören musste –, hat mich stärker gemacht. Und als Athletin brauche ich diese Stärke täglich. Sie hilft mir, wenn ich ins Rennen gehe, denn auch so ein Wettkampf ist kein Zuckerschlecken.

Ich bin am glücklichsten, wenn ich laufe. Ich lächle beim Laufen. Ich liebe dieses Gefühl von Freiheit. Und ich bin so froh, wieder fit zu sein. Lange Zeit konnte ich nicht einmal zwei Minuten laufen.

Ich bin wirklich stolz darauf, dass ich meinen Schreibtischjob aufgab, als es draußen 27 Grad warm war. Ich sagte damals einfach: *Ich werde Triathletin.* Das habe ich dann ohne Wenn und Aber durchgezogen, und es hat funktioniert – glücklicherweise! Es war schon ein Risiko, einen festen Job aufzugeben und etwas zu machen, mit dem ich womöglich kein Geld verdienen würde. Ich bin so stolz darauf, dass ich den Sprung gewagt habe.

Als ich die Chemotherapie machte, haben meine Schwestern mich immer wieder zur Verkaufstheke mit den Produkten von Bobbi Brown geschleppt. Wir ließen uns schminken, und das half mir, mich in dieser schweren Zeit besser zu fühlen.

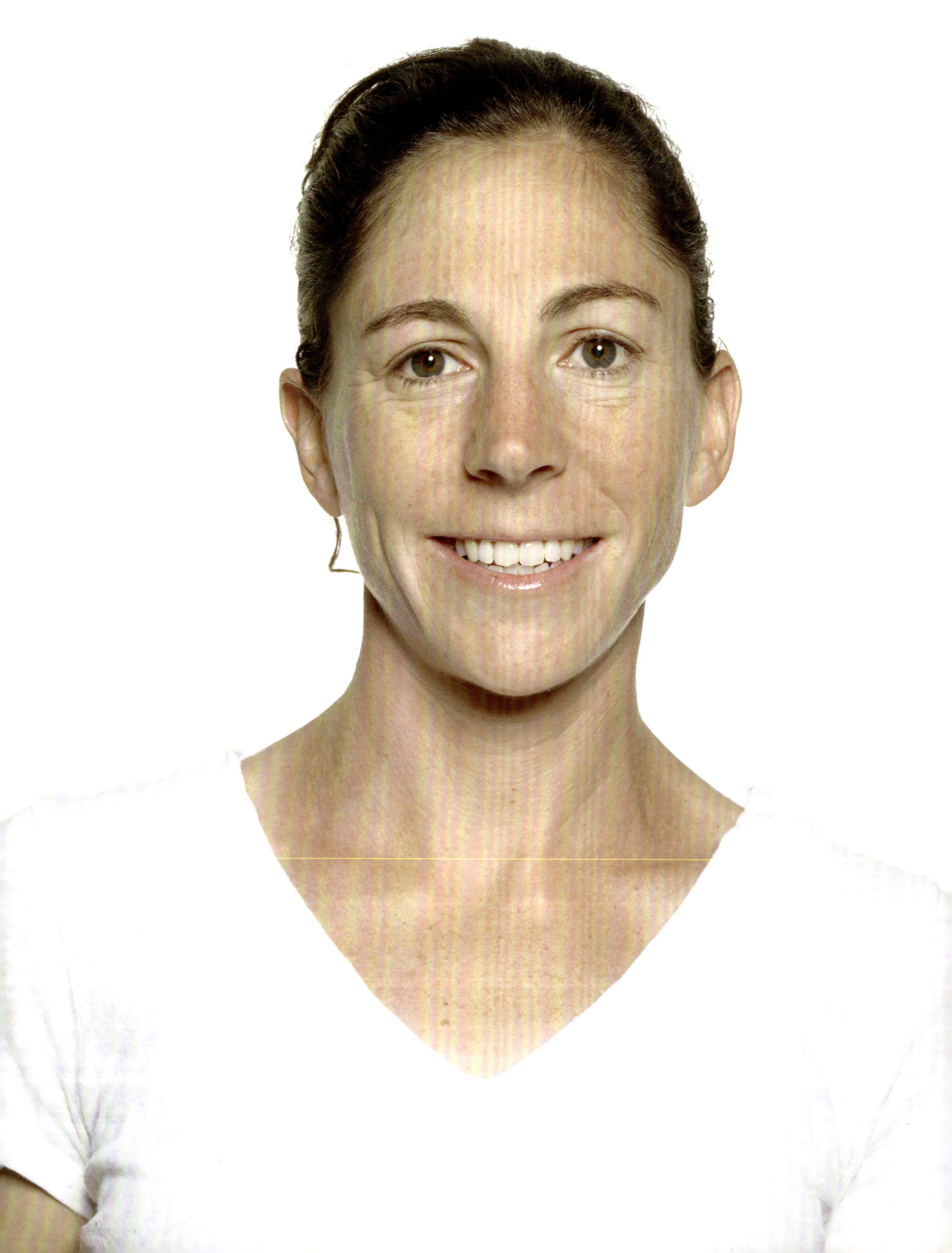

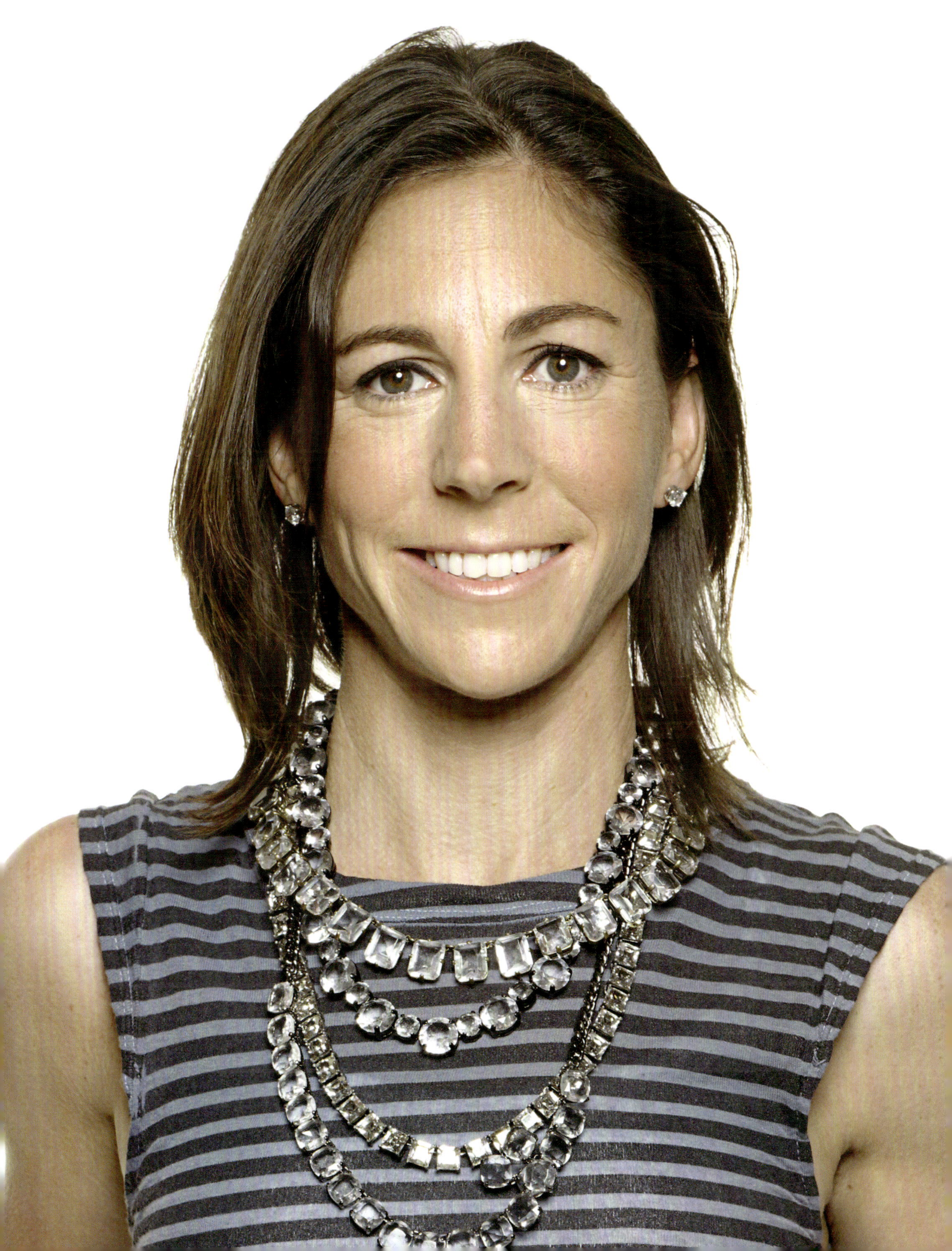

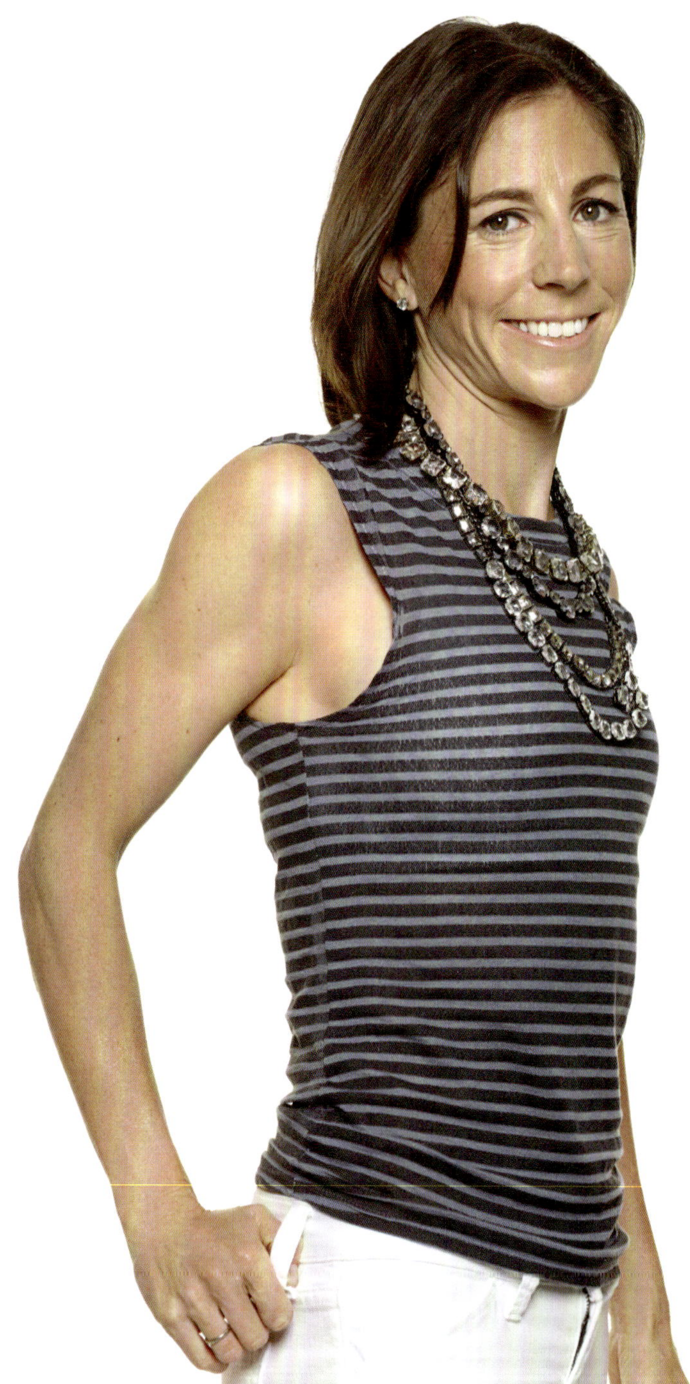

REBECCAHS MAKEUP

Rebeccah brauchte nur einen Hauch Makeup, um sich von einer frischen, natürlichen Schönheit in eine elegante junge Frau zu verwandeln. Ich schwächte die leichte Röte ihrer Haut, die oft der Sonne ausgesetzt ist, mit getönter Feuchtigkeitscreme und Mineralpuder ab. Dieser Puder ist eine großartige Wahl für Sportlerinnen, weil er gegen fettige Haut wirkt – man muss nur darauf achten, dass er natürlich aussieht. Dann fügte ich einen Tupfer Rouge, rosa Lippen und schwarzen Eyeliner für etwas Dramatik hinzu.

Wenn ich mir einmal etwas in den Kopf gesetzt habe, kann mich nichts mehr davon abhalten.

—REBECCAH WASSNER

Bei meinen ersten Wettkämpfen war ich ziemlich aufgeregt, weil ich diesen Triathlon-Guru kennen lernen durfte, der gerade ein Buch geschrieben hatte. Ich erzählte ihm, dass ich mein Geld auch mit Triathlon verdienen wollte. Vielleicht weil ich etwas schmächtig und um einiges kleiner war als alle anderen Triathletinnen, schaute er mich an, lachte und sagte: „Na dann viel Glück!“ Ich ging weg und dachte nur *Wow, dieser Typ hat mich gerade ziemlich abblitzen lassen!* Aber ich wusste, dass ich die nötige Leidenschaft und den Willen habe, um nicht gleich aufzugeben, nur weil mich jemand flüchtig ansieht und dann meint, ich würde es nicht schaffen.

Laurels Krebserkrankung hat dafür gesorgt, dass ich die Dinge mit anderen Augen sehe und jeden Tag nutze. Ich war Buchhalterin, aber das war wirklich nicht das Richtige für mich. Ich wusste, dass ich eine gute Sportlerin werden konnte, aber ich brauchte etwas, das mich dazu brachte, es auch wirklich auszuprobieren. Als ich feststellte, dass ich davon leben konnte, sagte ich mir: „Ich werde es jetzt ausprobieren. Ich habe keinen Grund, es nicht zu tun.“ So hat diese Erfahrung wahrscheinlich uns beide verändert.

Wenn ich mir einmal etwas in den Kopf gesetzt habe, kann mich nichts mehr davon abhalten. Körperlich bin ich eher klein geraten, aber meine Kraft kommt vor allem von innen.

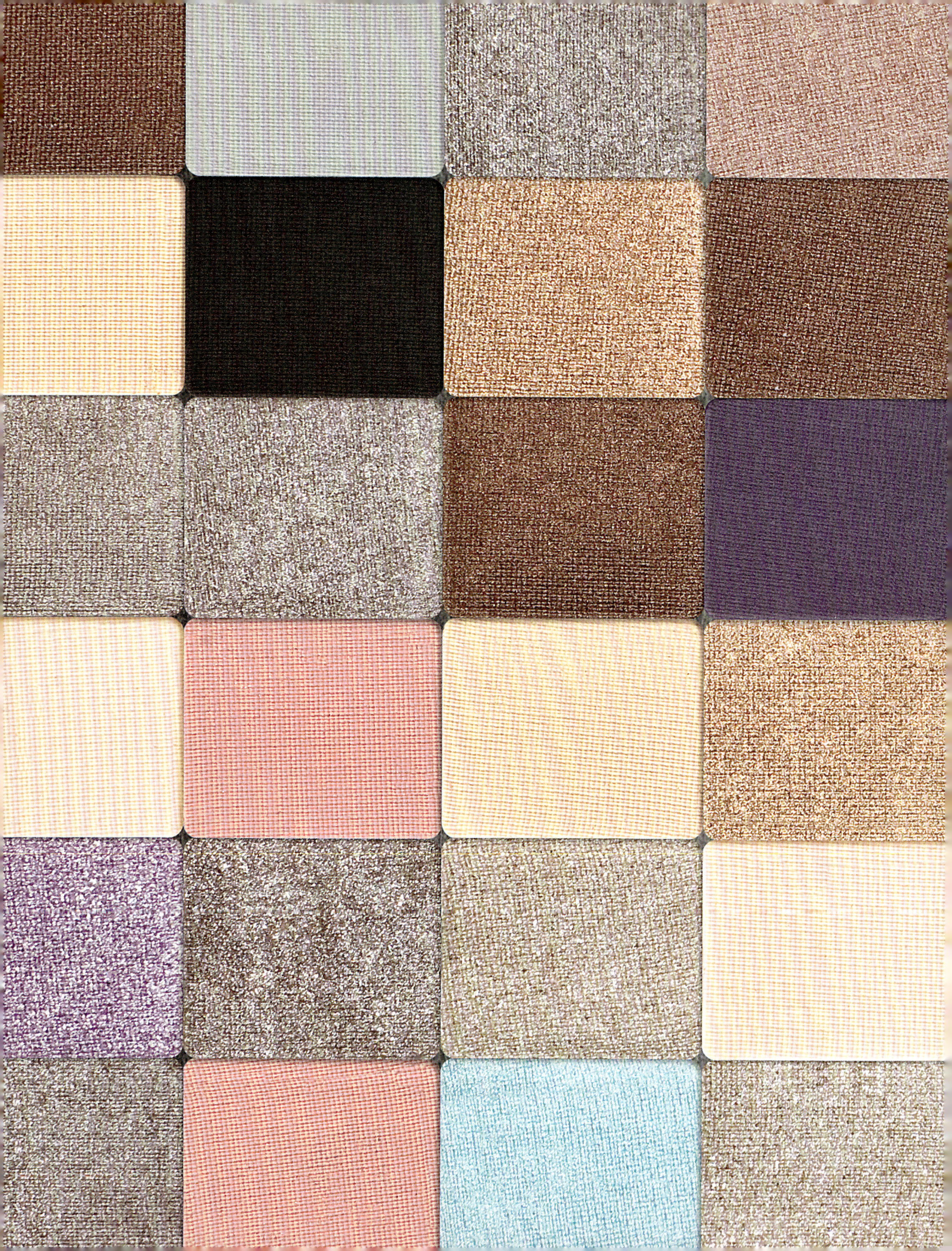

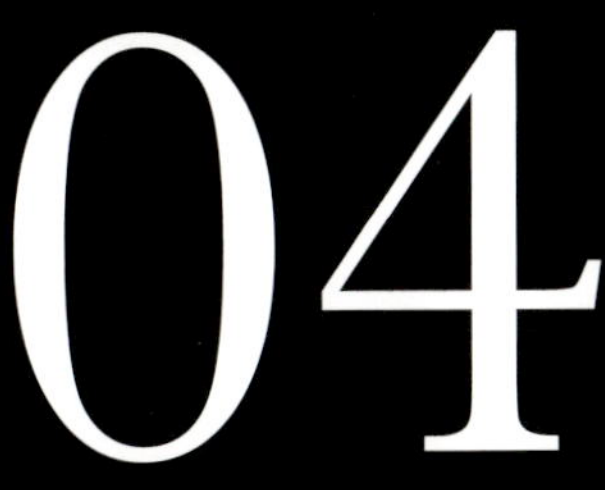

PRETTY CLASSIC

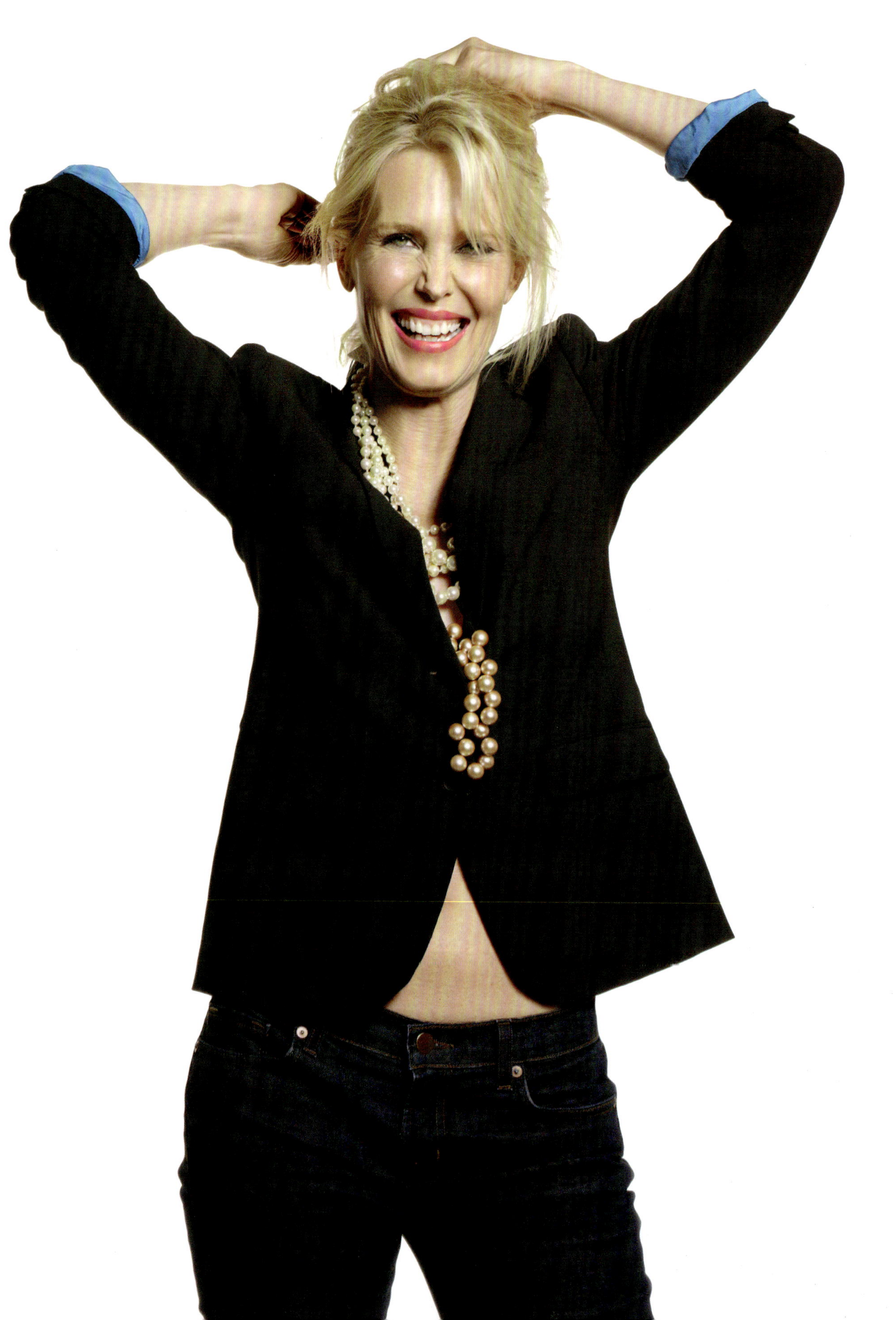

PRETTY CLASSIC

Klassische Frauen sind der Inbegriff zeitlosen Stils. Sie tragen Schmuck, der einst ihren Müttern gehörte (und den sie selbst an ihre Töchter weitergeben wollen). Sie führen Familientraditionen fort und lesen ihren Kindern die Gute-Nacht-Geschichten vor, die sie selbst früher von ihren Großeltern vorgelesen bekommen haben. Ihre guten Manieren und das Schreiben von Dankeskarten – nicht E-Mails – gehören einfach zu ihrer Persönlichkeit. Doch die Wertschätzung der Vergangenheit bedeutet noch lange nicht, dass sie Mode und aktuelle Trends nicht lieben. Denken Sie nur an das schon zur Ikone gewordene Supermodel Carmen Dell'Orefice, das gleichzeitig sehr klassisch und sehr modisch ist. Der wunderbare Ralph Lauren hat den klassischen Look mit fantastischen Stücken, die nie aus der Mode kommen, neu erfunden. Ralphs Muse und Ehefrau Ricky ist das perfekte Beispiel einer klassischen Schönheit.

Ich liebe den klassischen Look. Jeans, ein toller Blazer und rosa Perlenohrringe gehören zu meinem Basisrepertoire. Ich sammle und trage Ted Muehlings modernen Perlenschmuck. Und ich bewundere die Schlichtheit von Helen Ficaloras Anhängern und Halsketten – ich trage immer das Peace-Zeichen und die ersten Initialen meiner drei Söhne an einer goldenen Perlenkette. Außerdem bin ich ein Fan von Monogrammen (ich habe sogar Clogs mit Monogramm!). Meine vielen beschrifteten L.L. Bean-Taschen helfen mir, mein Leben zu organisieren. Ich habe ihnen die Etiketten *Arbeit, Strand, Zuhause* und *Hunde* gegeben, dazu eine große für Spenden auf der *Geben* steht.

Ich bewundere klassische Schönheiten, weil sie nicht nur mit ihrem Stil, sondern mit einfach allem in Einklang sind. Sie sind vertrauenswürdig, solide und verlässlich – alles Eigenschaften, um die ich mich auch bemühe.

DER KLASSISCHE LOOK

Die Geheimnisse hinter einem perfekten Makeup

TAG

HAUT

Klassisches Aussehen beginnt mit glatter Haut, die man mit Hilfe der richtigen Foundation für den jeweiligen Hauttyp erzielt. Ob die Foundation mattierend, transparent oder feuchtigkeitsspendend ist – wichtig ist, dass sie Rötungen kaschiert und die Haut glatt wirken lässt.

WANGEN

Sie brauchen zwei Rougetöne. Die Basis bildet der Farbton, den Ihre Wangen nach dem Sport haben. An den höchsten Stellen der Wangenknochen legen Sie dann eine hellere Farbe darüber. Verteilen Sie etwas reichhaltige Feuchtigkeitscreme über dem Rouge, damit es besonders schön strahlt.

AUGEN

Für ein klassisches Augen-Makeup brauchen Sie drei Basis-Lidschatten: hell, mittel und dunkel. Beginnen Sie mit dem hellsten Ton, den Sie mit einem dichten Lidschattenpinsel über das ganze Lid verteilen. Den mittleren Farbton tragen Sie von der Wimpernlinie bis knapp oberhalb der Lidfalte auf. Und schließlich ziehen Sie den oberen Wimpernsaum mit dem dunkelsten Lidschatten und einem feuchten oder trockenen Eyeliner-Pinsel nach. Mit ein paar Lagen einer tiefschwarzen Mascara geben Sie Ihren Augen abschließend das gewisse Etwas. Wenn die Mascara fast trocken ist, biegen Sie die Wimpern mit den Fingern nach oben – eine einfache Möglichkeit, ihnen Form zu geben.

Für gepflegte Augenbrauen sollten Sie zunächst einmal einen Profi die ideale Form für Ihr Gesicht zupfen lassen; Sie können sie dann selbst mit einer Pinzette nachzupfen. Ziehen Sie Ihre Brauen mit einem Augenbrauenstift oder einem abgeschrägten Pinsel und Lidschatten in Ihrer Haarfarbe nach.

LIPPEN

Klassische Lippen sind feminin. Wählen Sie dafür eine Lippenfarbe, die ein bisschen heller ist als Ihre Lippen – das kann Rosé, Rosa oder pfirsichfarben sein. Um die Lippen besser zu definieren, verwenden Sie einen Konturenstift in derselben Farbe.

HAAR

Klassisches Haar glänzt gepflegt. Das Haar ist immer perfekt geschnitten und gefärbt. Der Haarschnitt ist nie trendy, sondern zeitlos – schicke Bobs, gerade Ponys und saubere Stufen geben den Ton an.

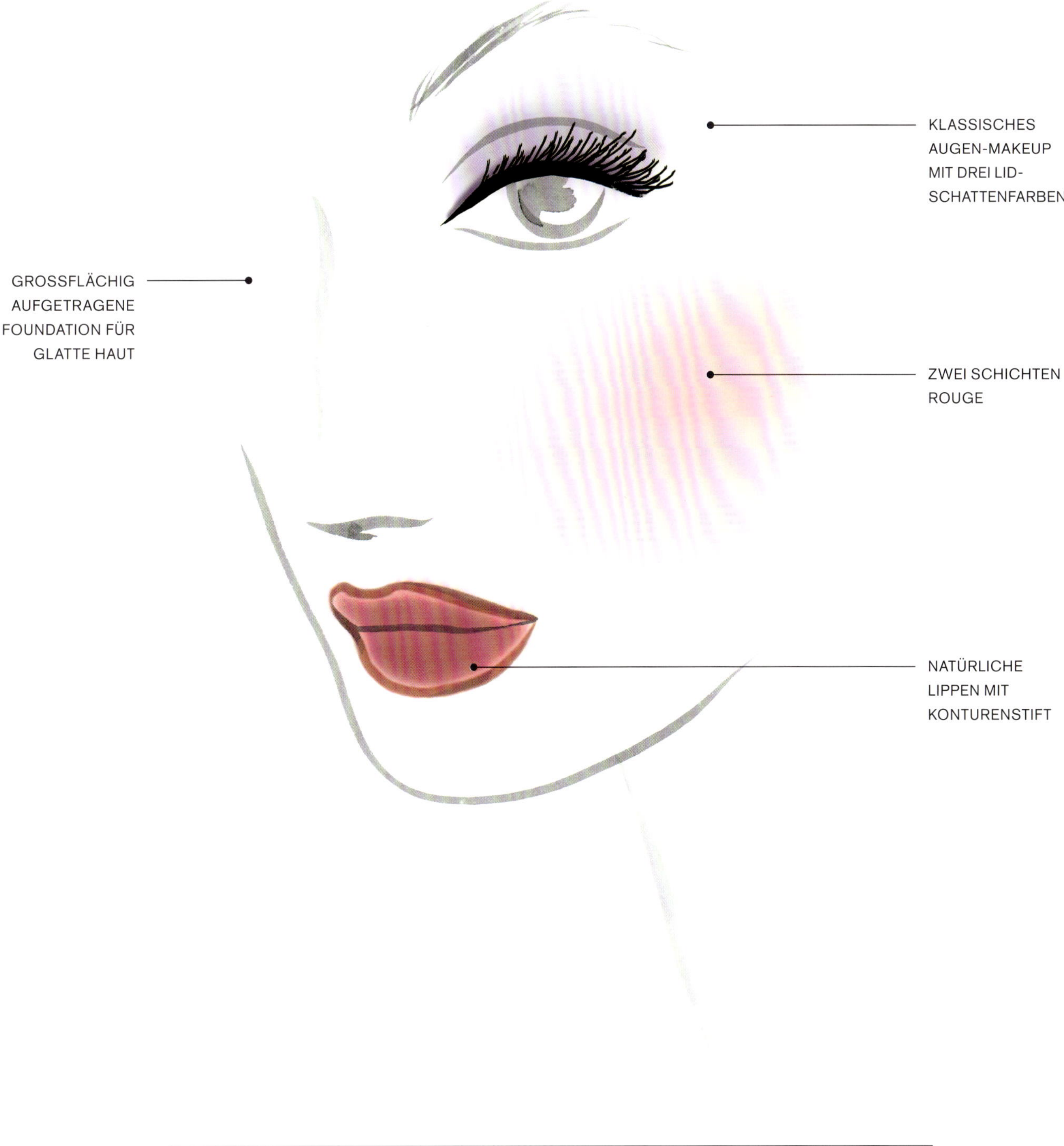
KLASSISCHES
AUGEN-MAKEUP
MIT DREI LID-
SCHATTENFARBEN
GROSSFLÄCHIG
AUFGETRAGENE
FOUNDATION FÜR
GLATTE HAUT
ZWEI SCHICHTEN
ROUGE
NATÜRLICHE
LIPPEN MIT
KONTURENSTIFT

DER KLASSISCHE LOOK

Etwas mehr Farbe und Glanz

ABEND

HAUT

Abends brauchen Sie etwas mehr Abdeckung. Tupfen Sie Ihre gewohnte Foundation zusammen mit Concealer dort auf, wo Ihr Makeup an Deckkraft verloren hat. Eine andere Möglichkeit ist eine sehr natürlich wirkende Puder-Foundation, die länger hält, stärker abdeckt und glättet.

WANGEN

Geben Sie der Kombination aus zwei Rougetönen, die Sie tagsüber tragen, mehr Textur. Ein Schimmerpuder oder ein flüssiger Highlighter auf den Wangenknochen, etwas oberhalb der Stelle, wo Sie normalerweise Rouge auflegen, fängt das Licht sehr schön ein.

AUGEN

Um die Augen größer erscheinen zu lassen, umrahmen Sie sie ganz mit einem Eyeliner in Schwarz oder Schwarzbraun. Legen Sie zwei oder drei Schichten Mascara auf – ein weiches Grau oder Schiefergrau gibt mehr Tiefe, ohne zu hart zu wirken. Ein Hauch Highlighter, knapp unterhalb des Brauenknochens aufgetragen, rundet den Look ab.

LIPPEN

Wählen Sie einen Farbton, der kräftiger ist als Ihre Lippenfarbe für den Tag. Alles Blasse wird Sie erschöpft aussehen lassen. Eine knalligere, matte Farbe wirkt zeitlos.

HAAR

Föhnen gibt Ihrem Haar einen gepflegten Glanz und bringt einen guten Schnitt mit schöner Farbe erst richtig zur Geltung.

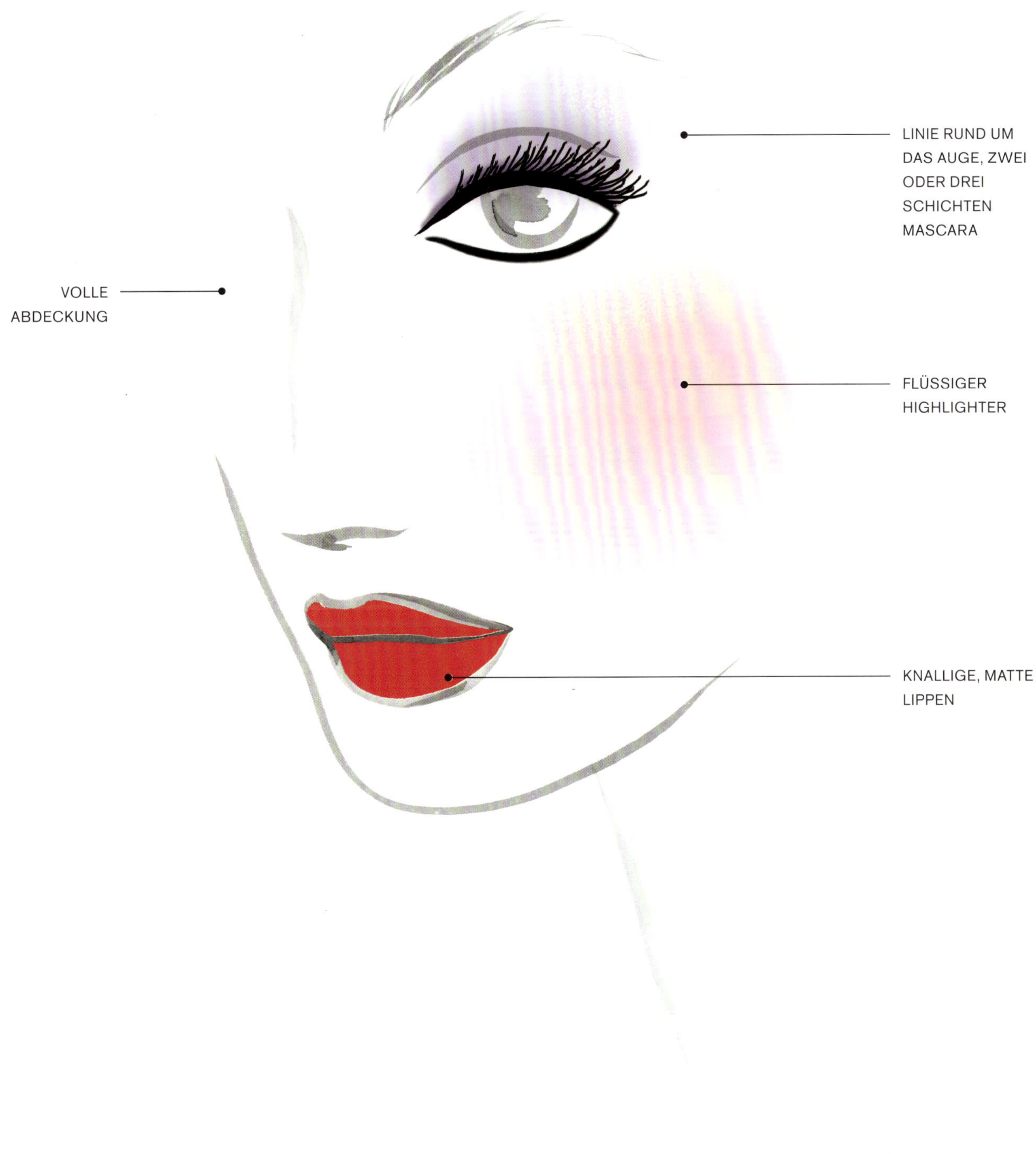
LINIE RUND UM DAS AUGE, ZWEI ODER DREI SCHICHTEN MASCARA
VOLLE ABDECKUNG
FLÜSSIGER HIGHLIGHTER
KNALLIGE, MATTE LIPPEN

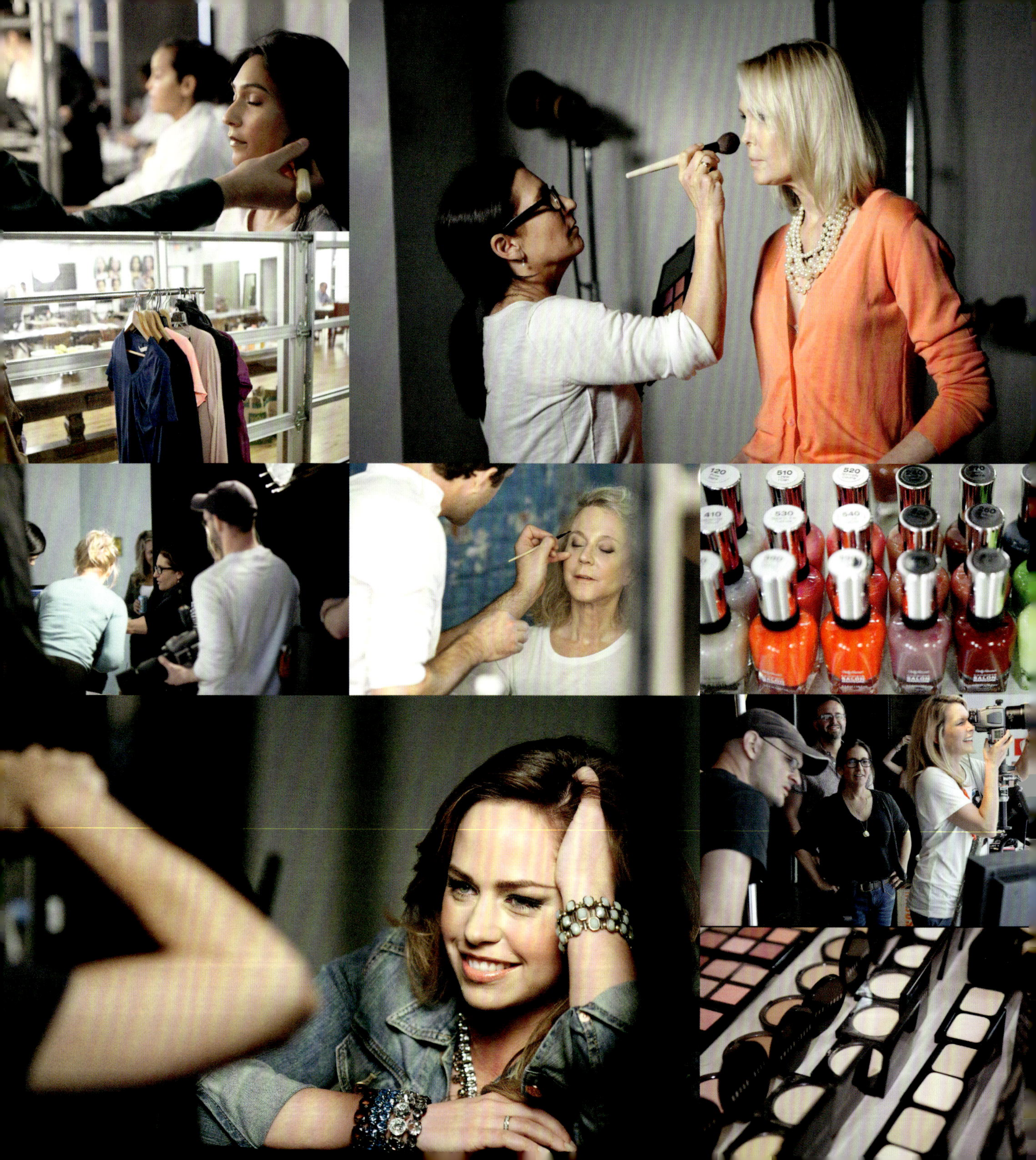
120
510
520
410
530
540
SALON

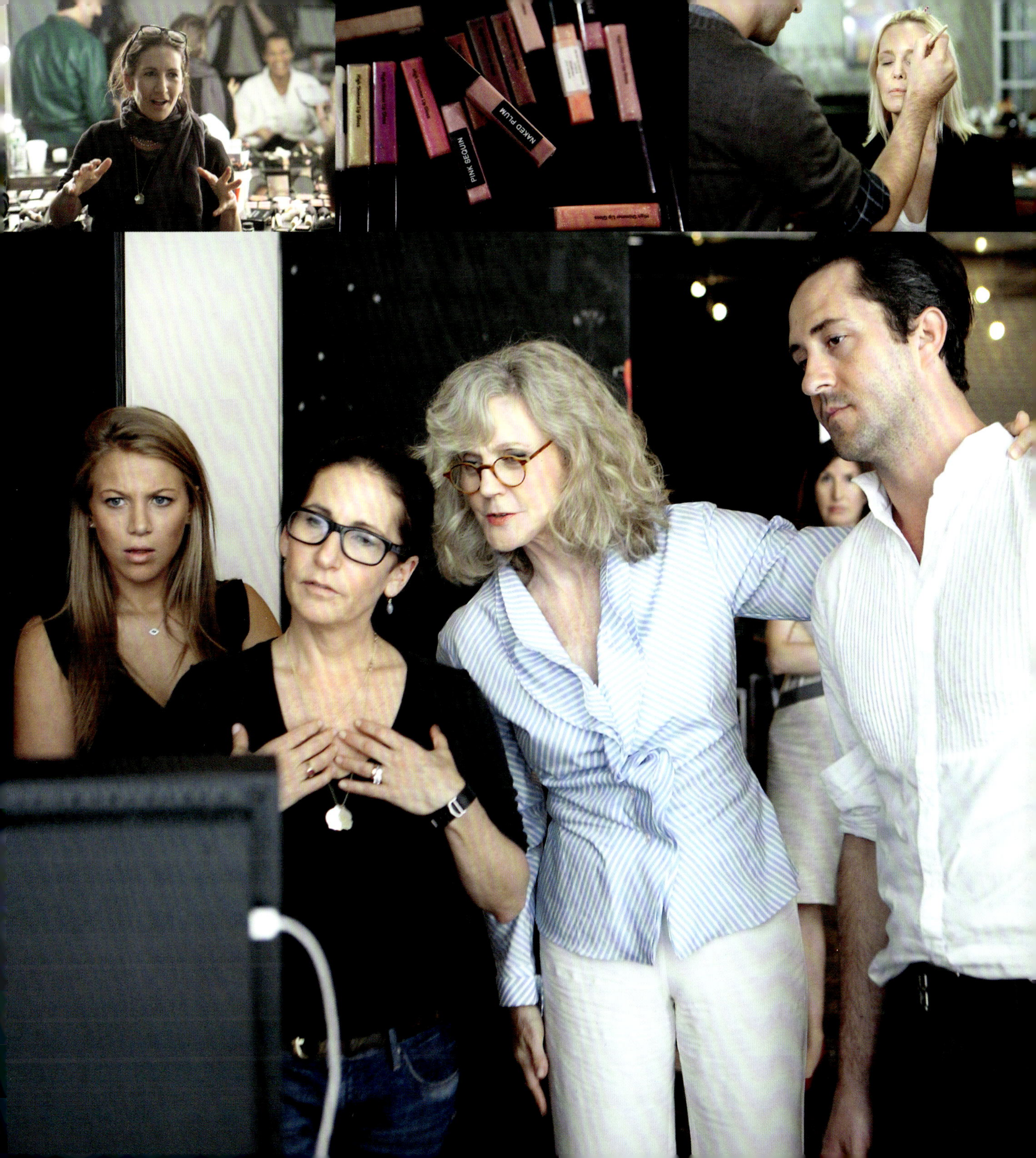
NAKED PLUM
PINK SEQUIN

NANCY DONAHUE

UNTERNEHMERIN IN DER BEAUTYBRANCHE

Schon Jahre, bevor ich Nancy kennenlernte, war ich ein Fan von ihr. Sie zierte die Titelseiten von *Mademoiselle*, *Glamour* und *Vogue* und wirkte immer atemberaubend klassisch. Inzwischen kenne ich Nancy gut. Sie ist echt, bodenständig, und ihr Wesen ist ebenso einnehmend wie ihr Äußeres. Aus dem Covergirl ist eine Yogalehrerin und Unternehmerin geworden, die dabei immer noch umwerfend gut und elegant aussieht.

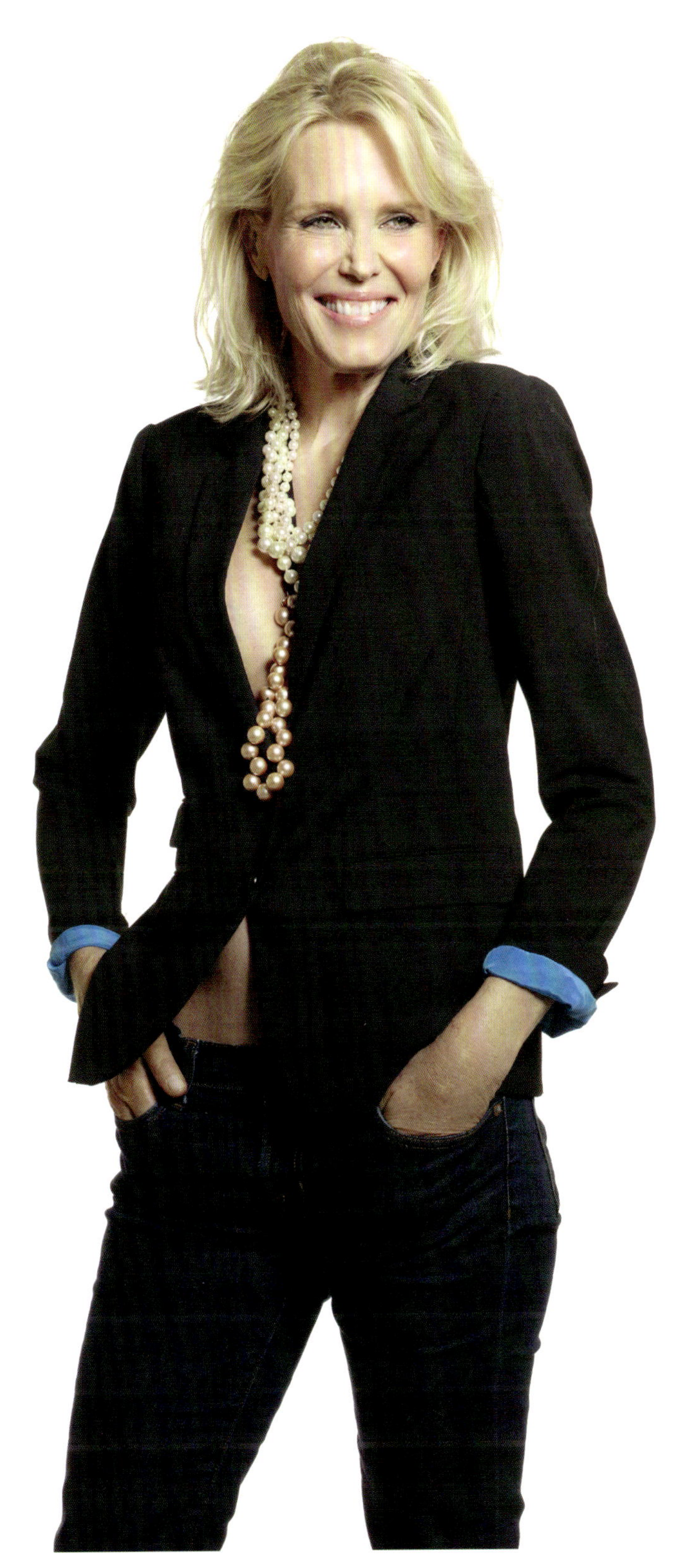

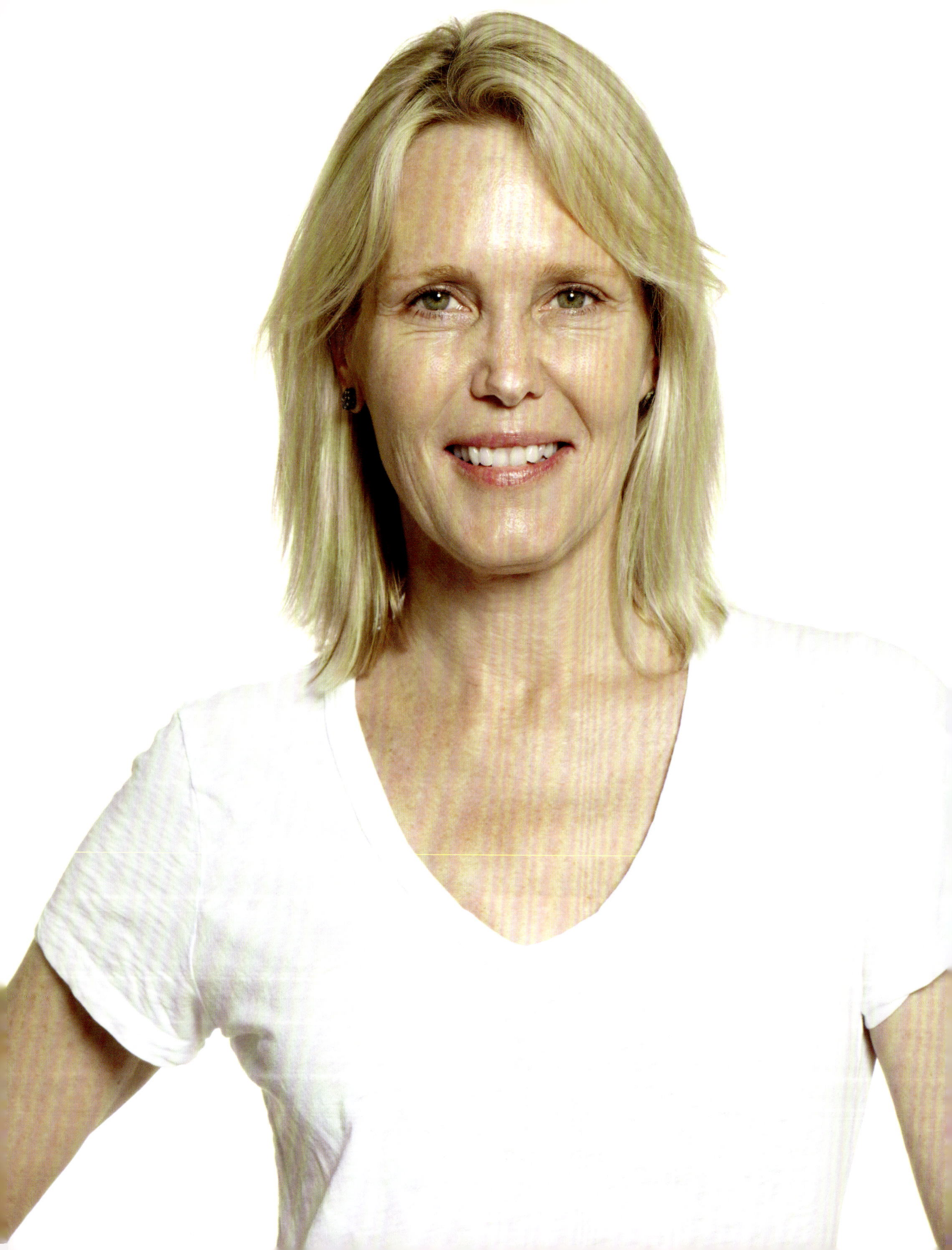

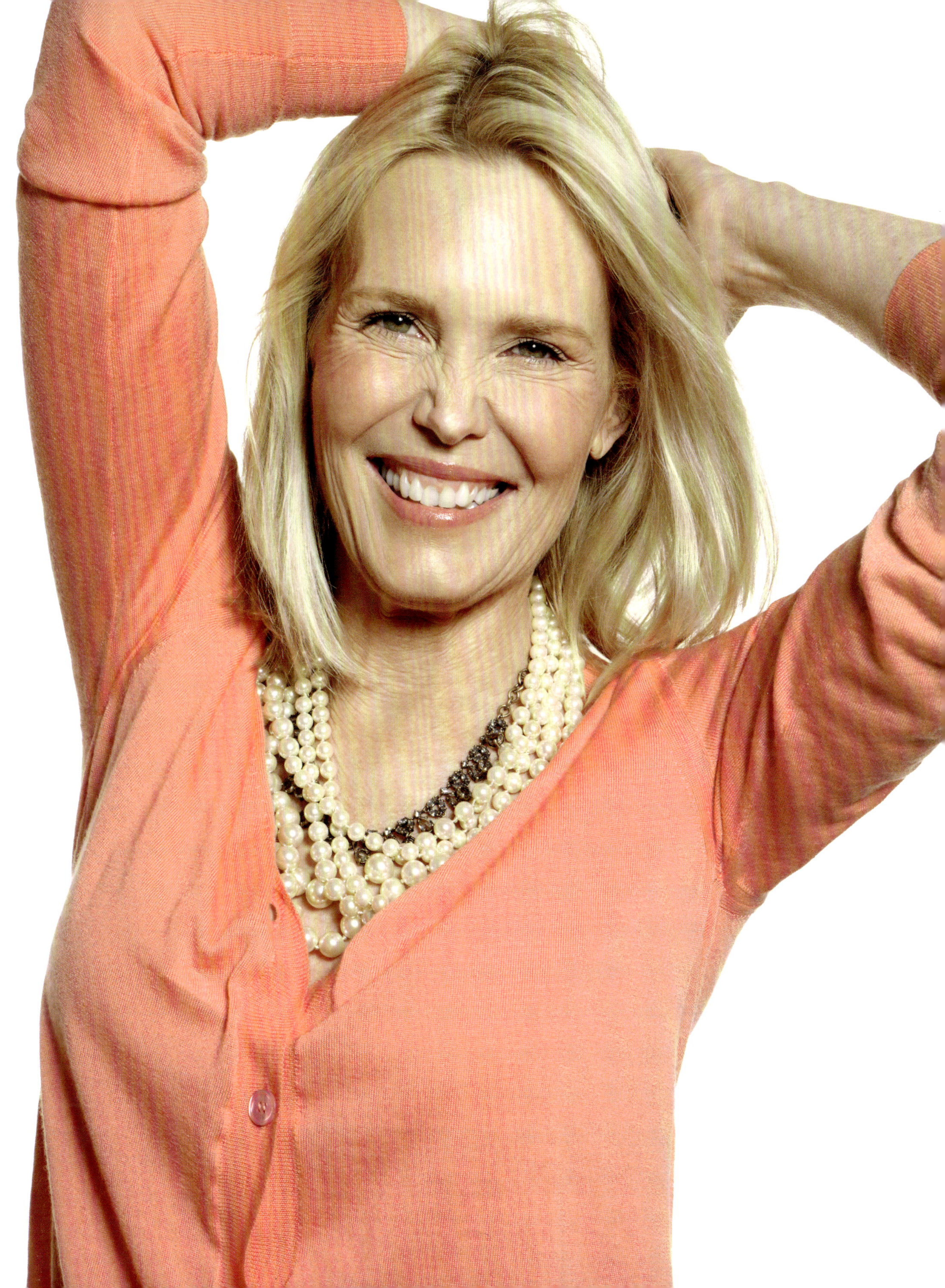

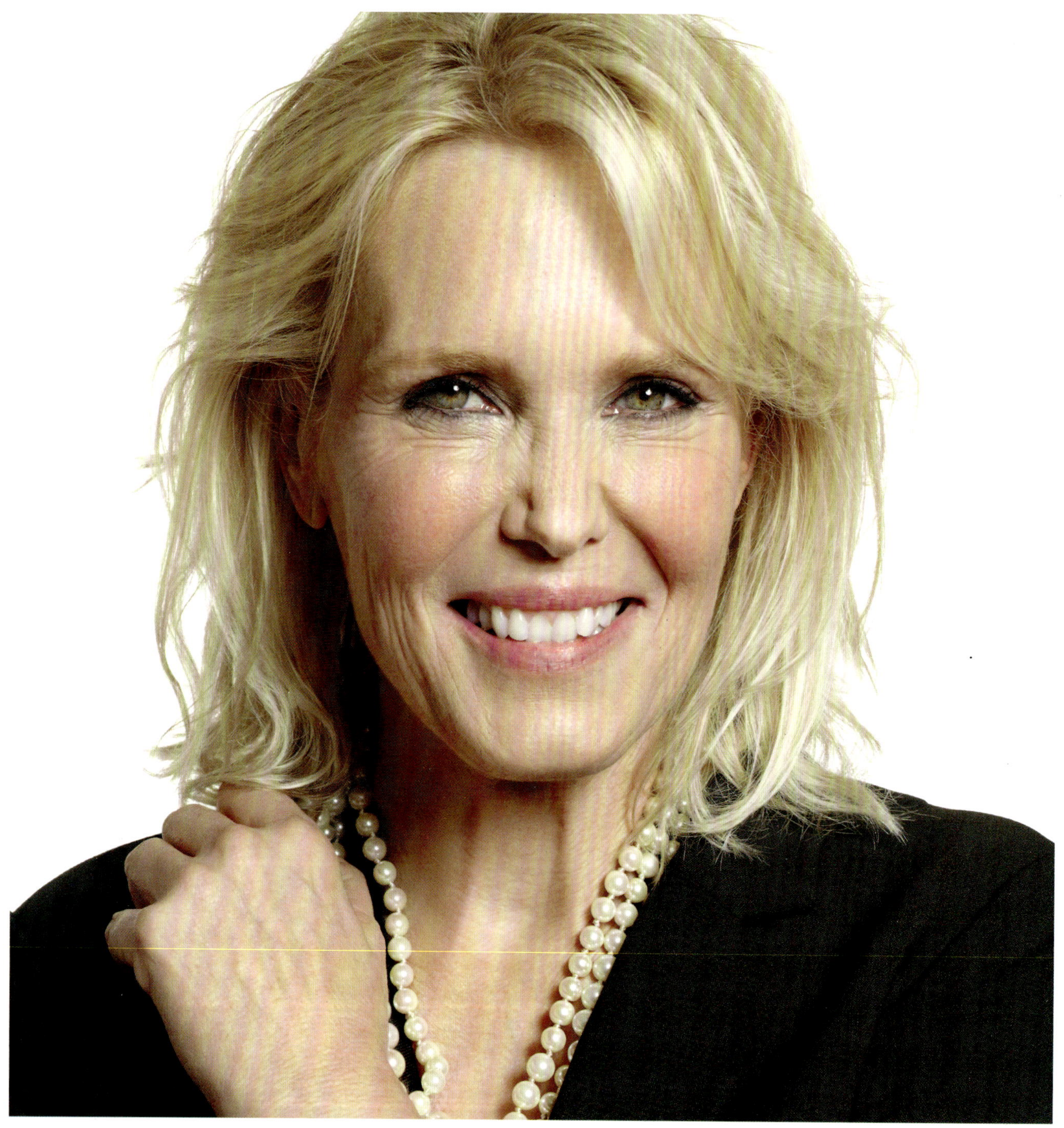

NANCYS MAKEUP

Bei blonden Frauen fallen die hellen Augenbrauen und Wimpern oft zu wenig auf, deshalb gab ich Nancy mehr Kontrast mit einem aschbeigen Lidschatten auf den Augenbrauen, der den Farbton ihres Haares aufnimmt. Ein Gel-Liner in Indigo hebt ihre Augen sofort hervor. Rosatöne auf ihren Wangen und Lippen, die nicht zu strahlend und nicht zu schwach sind, bringen genau die richtige Weichheit in ihr Gesicht. Nancys Gesicht wirkt mit Makeup lebendiger.

Meine Eltern gaben mir den besten Ratschlag fürs Leben: Arbeite hart und sei nett!

—NANCY DONAHUE

Sport hat mein Leben verändert. Ich bin Triathletin, Marathonläuferin, Yogalehrerin, Pilateslehrerin und Personal Trainer geworden. Ich hatte einfach das Gefühl: *Hier bin ich richtig.*

Mein Motto ist, dass das Glas immer halb voll ist. Ich bin unglaublich positiv. Ich lasse mich nie runterziehen. Mein Glas ist nie leer oder auch nur halb leer – niemals!

Concealer und Bronzer sind meine Lieblinge. Ohne sie kann ich nicht leben.

Sport, gute Ernährung, viel Liebe, positives Denken und eine gute Einstellung zum Leben – das alles sorgt dafür, dass ich mich schön fühle.

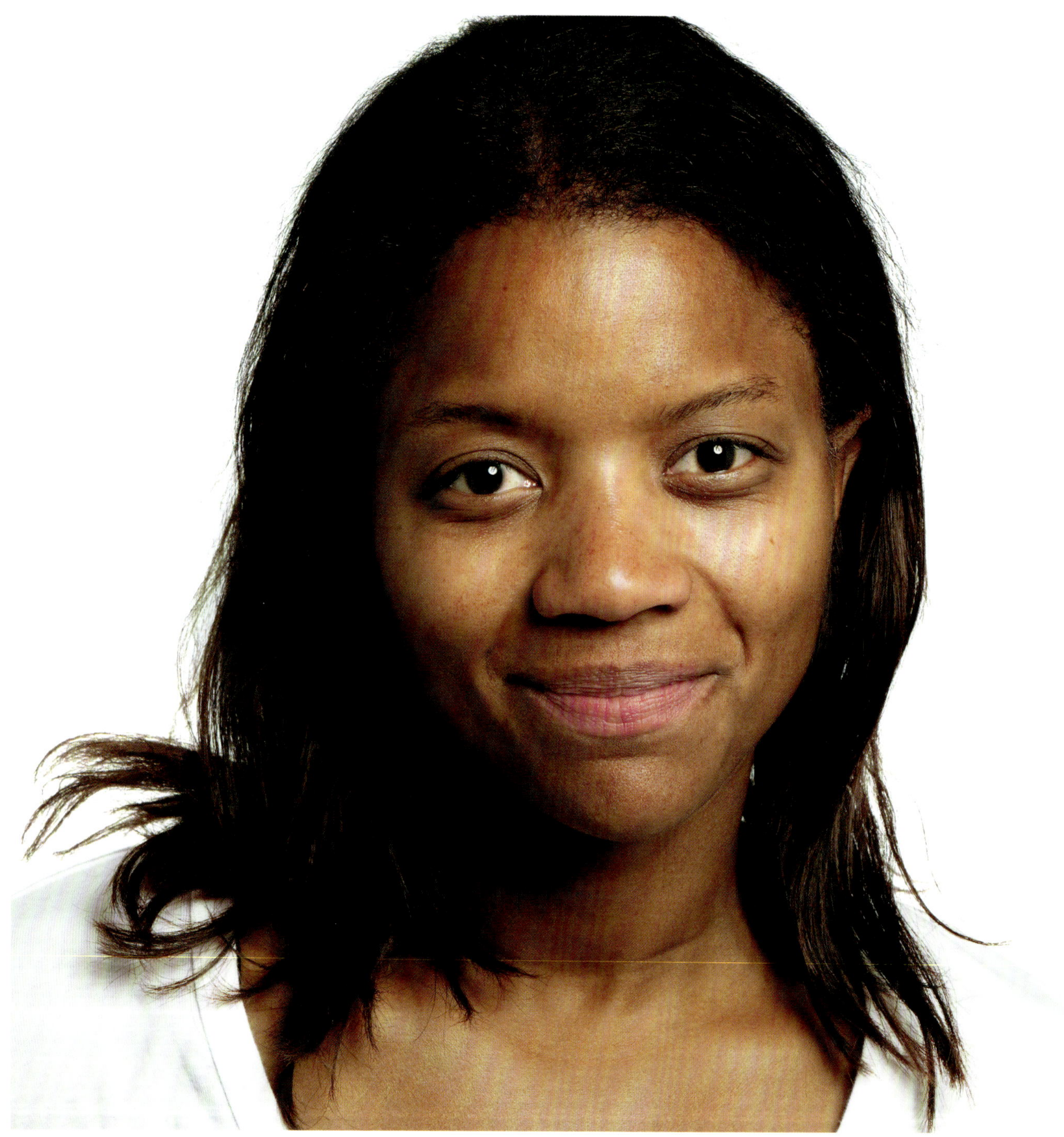

JACQUIE ANTINORO MUTTER

Mein liebster und nie versagender Makeup-Trick ist Eyeliner.

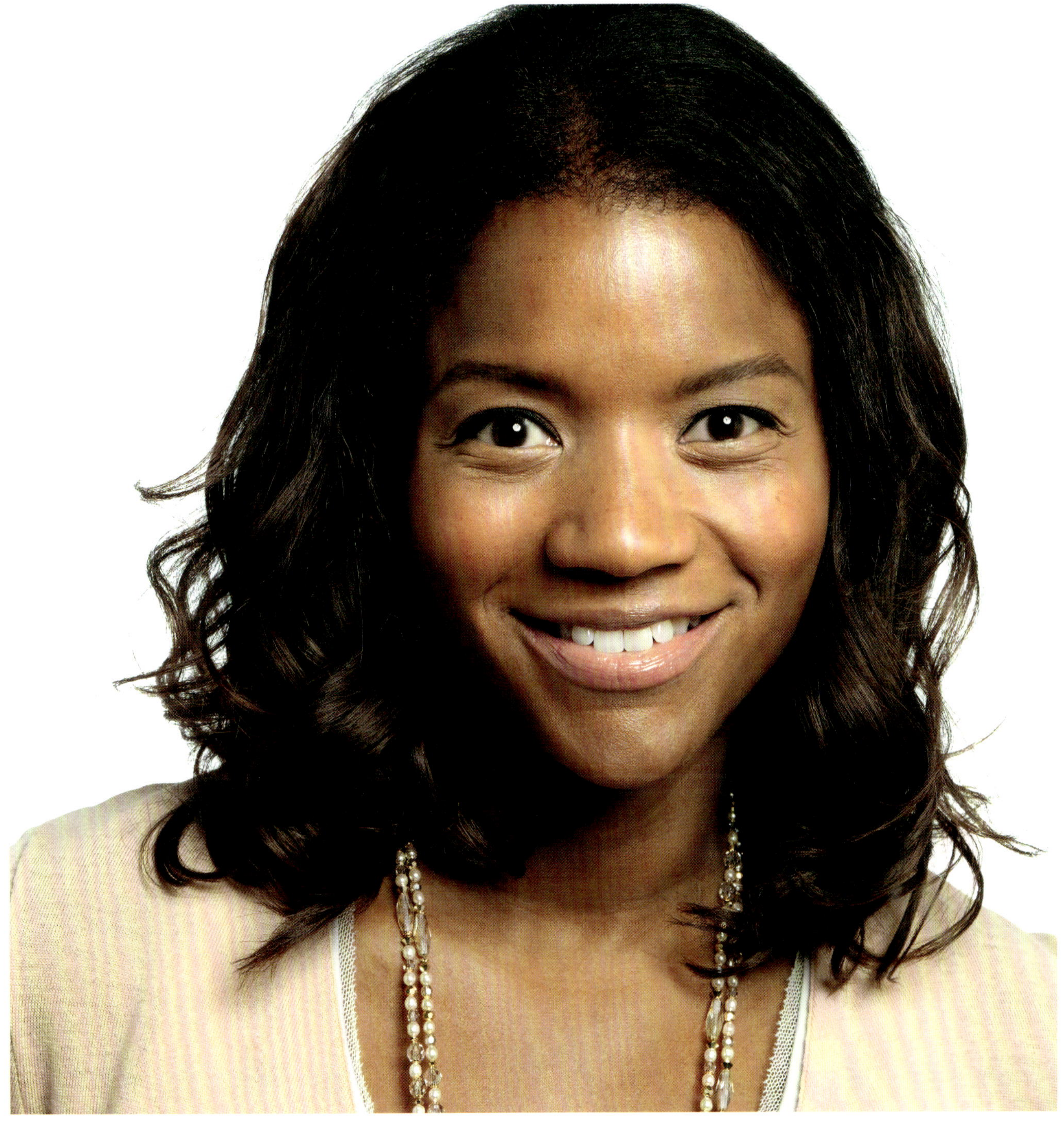

JACQUIES MAKEUP

Ein Corrector in einem Pfirsichton und honigfarbener Concealer beheben die dunklen Schatten unter den Augen und bringen Jacquies Gesicht zum Strahlen. Wir haben zu zartem Lip Gloss und einem Rouge in Apricot gegriffen, um ihrem tollen Gesicht etwas Glanz zu geben.

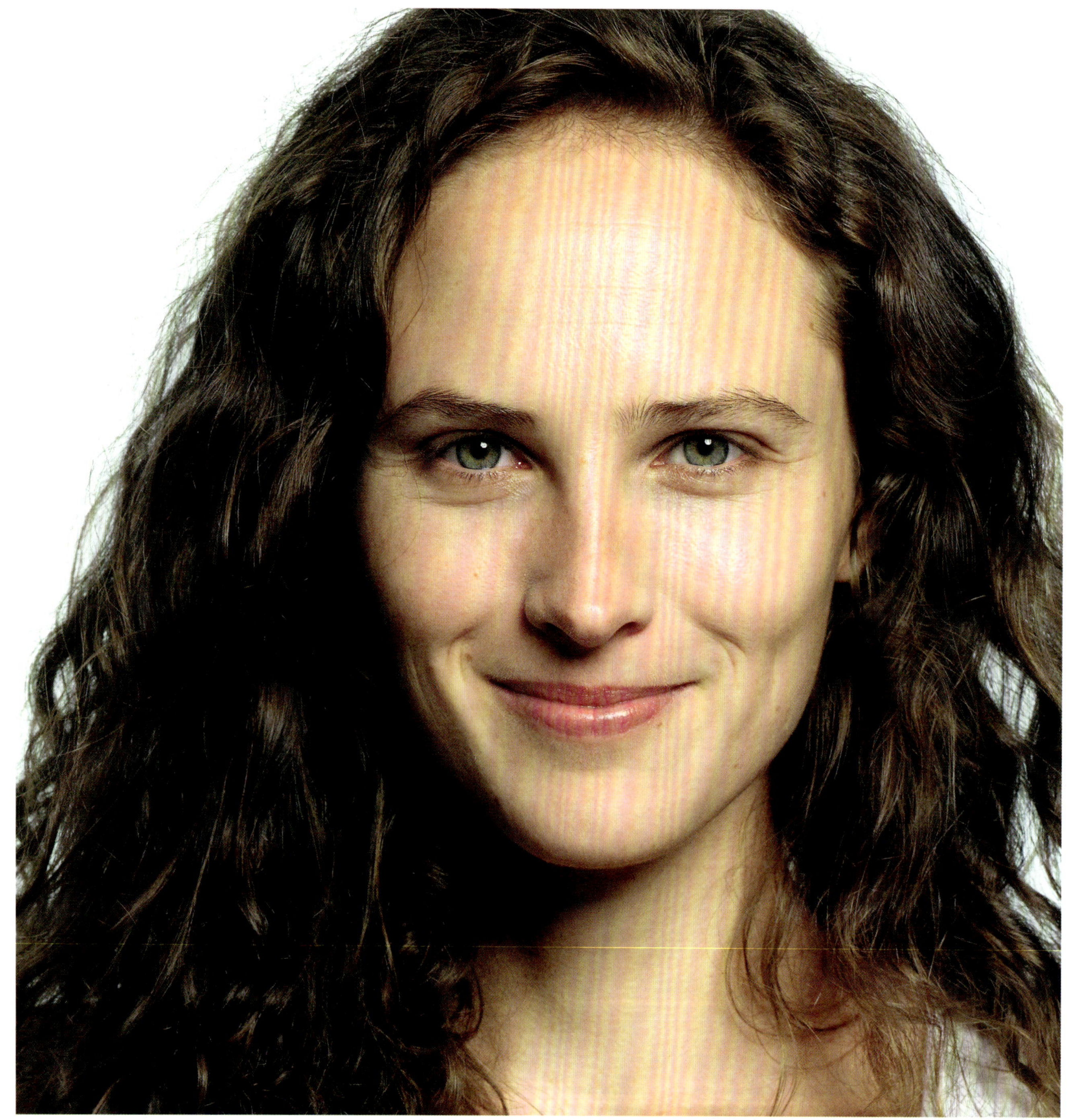

SASKIA MILLER

SCHAUSPIELERIN, KOMMUNIKATIONSSTRATEGIN, AUTORIN

Das schönste Kompliment, das ich je bekommen habe, ist, dass meine Intelligenz mich attraktiv und schön macht.

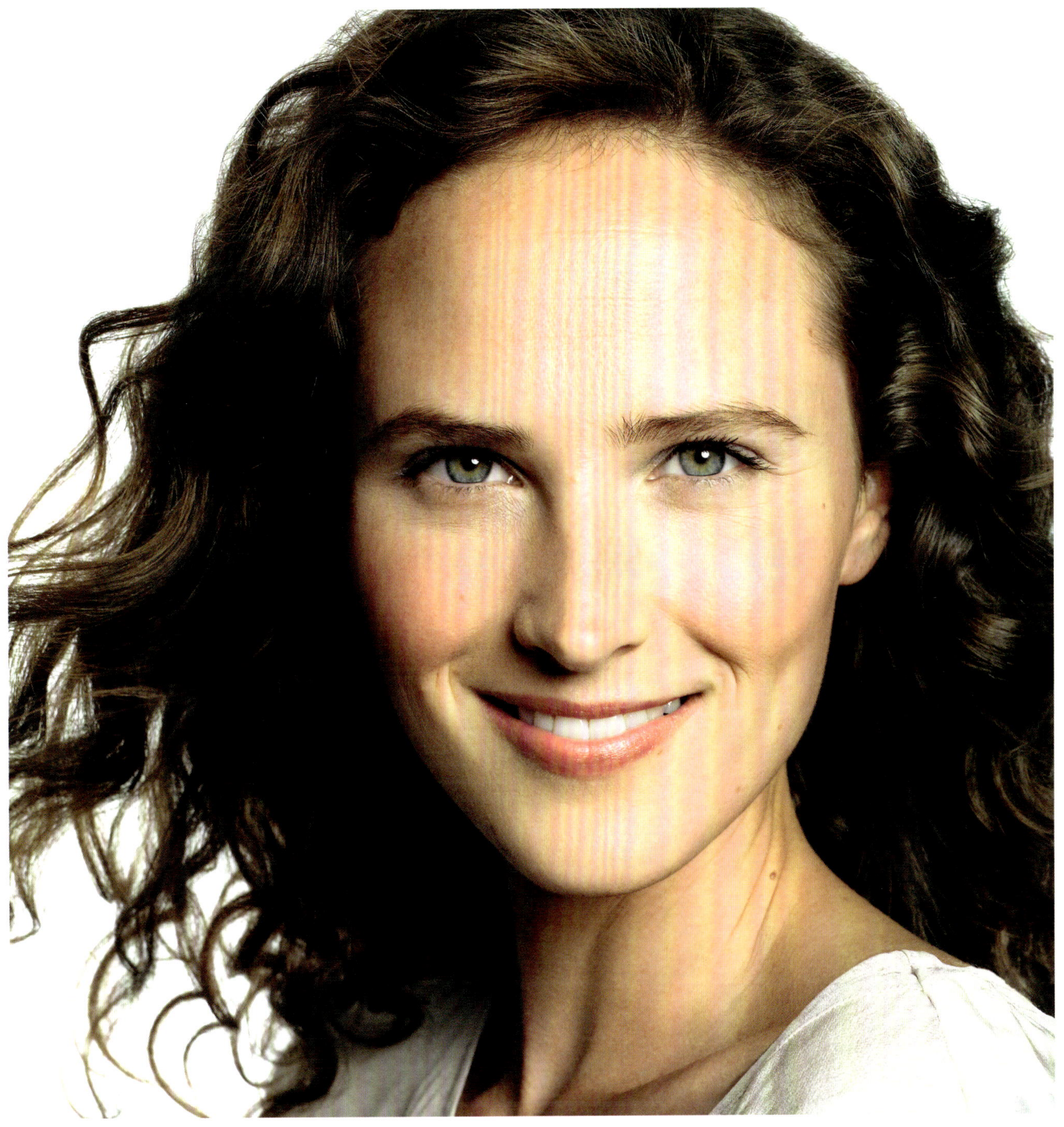

SASKIAS MAKEUP

Saskia hat wunderschöne blaugrüne Augen, die einen Kontrast zu ihrem dunkelbraunen Haar bilden. Concealer in Verbindung mit einem Hauch grauem Lidschatten, schwarzem Eyeliner und Mascara bringen ihre Augen noch stärker zum Leuchten.

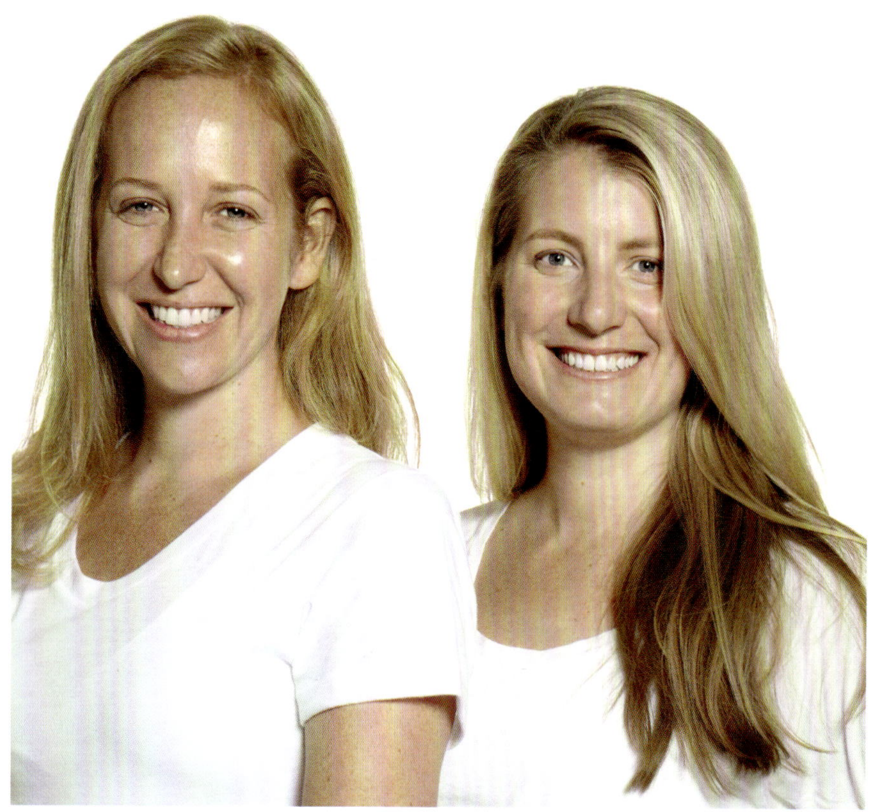

ALEXANDRA WILSON & ALEXIS MAYBANK

MITBEGRÜNDERINNEN VON GILT GROUPE

Die Freundinnen Alexandra and Alexis, Mitbegründerinnen des revolutionären Online-Shoppingportals *Gilt Groupe*, lernten sich an der Harvard Business School kennen. Nachdem Alexis am Start von eBay beteiligt war und Alexandra ihre Verkaufskünste bei Bulgari ausprobiert hatte, schlossen sie sich mit der Idee zusammen, einem größeren Kundenkreis Waren aus New Yorker Muster- und Fabrikverkäufen anzubieten. *Gilt* verkauft heute alles von Urlaub bis Feinkost. Alexandra und Alexis sind ein Beispiel dafür, dass die Zusammenarbeit mit dem besten Freund die Freundschaft stärken kann (gleich am Anfang schworen sie sich, ihre berufliche Beziehung nie über ihre Freundschaft zu stellen). Sie beweisen außerdem eindrucksvoll, dass man sehr erfolgreich sein kann, wenn man seine Leidenschaft zum Beruf macht.

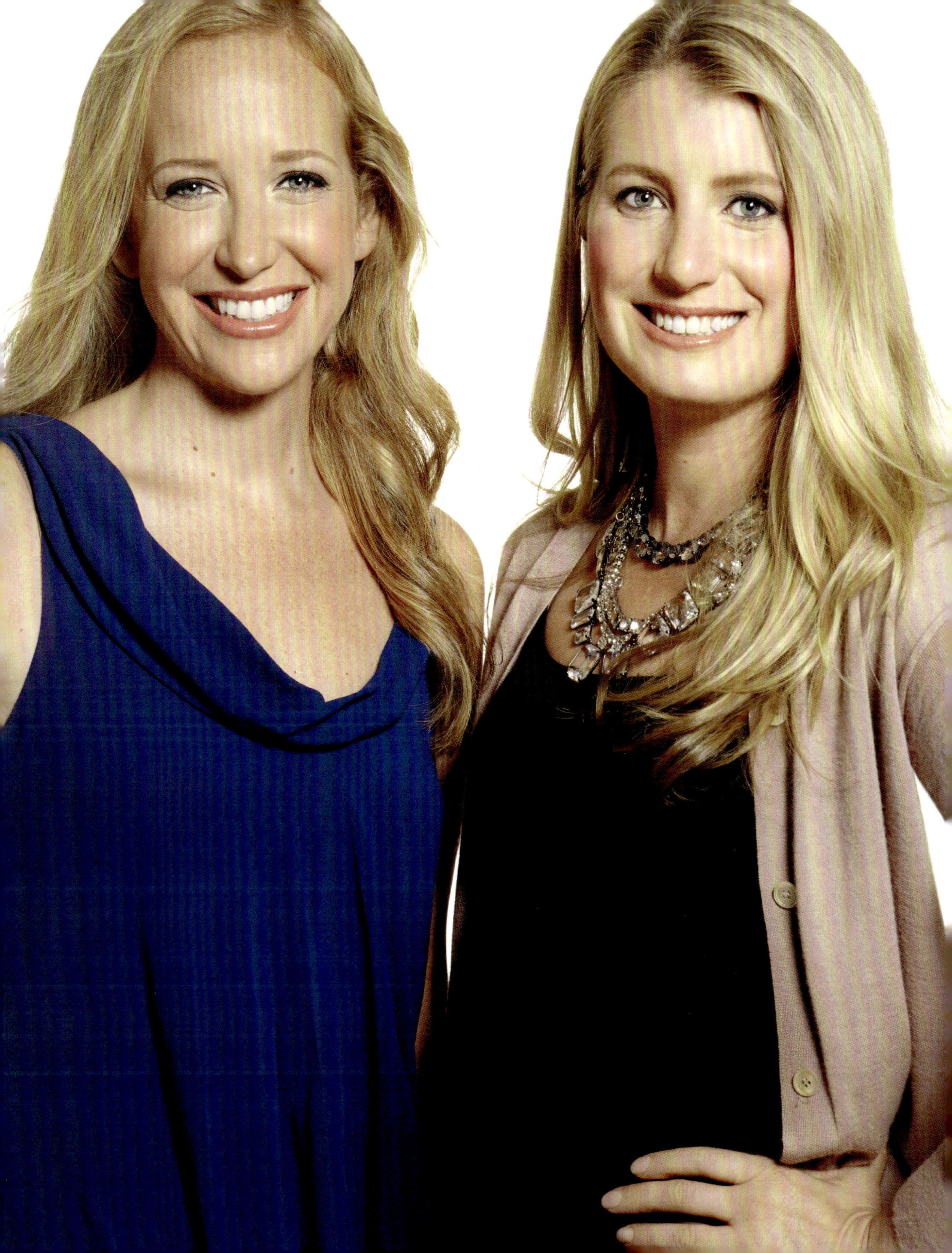

Man lebt nur einmal.

—ALEXANDRA WILSON

Ich glaube, dass man sich hin und wieder klarmachen sollte, wonach man sucht, was und wer einen glücklich macht. Und das sollte man im Alltag im Hinterkopf behalten, denn man verliert leicht das Wichtigste aus den Augen.

Ich wünschte, ich hätte mit 18 gewusst, dass man erfolgreich sein kann mit dem, was man am liebsten macht und am besten kann. Mir war nicht klar, dass ich Mode, Shopping und meine Liebe zu schönen Kleidern und Design zu meinem Beruf hätte machen können.

Als Kind in New York City war ich anders als die meisten meiner Freundinnen. Ich bin halb kubanischer, halb jüdischer Abstammung, mein Haar ist irgendwie rotblond, und das alles machte mich anders. Ich glaube, als Kind will man um keinen Preis auffallen und einfach so sein wie die anderen Kinder. Erst im Laufe der Zeit stellt man fest, dass Einzigartigkeit eigentlich eine Bereicherung ist und einen zu etwas Besonderem macht.

Mit einer Freundin zu arbeiten und von ihr zu lernen ist auch etwas ganz Besonderes. Es geht nicht um das Ego; es geht darum, der Freundin mitzuteilen und beizubringen, was man selbst kann und weiß.

ALEXANDRAS MAKEUP

Bei einem rotblonden Typ wie Alexandra betont ein mittelbrauner Bronzer, dort aufgetragen wo die Sonne auf die Haut trifft, zusammen mit einem Tupfer eines hellrosa Bronzers auf den Wangen die natürliche Strahlkraft des Gesichts.

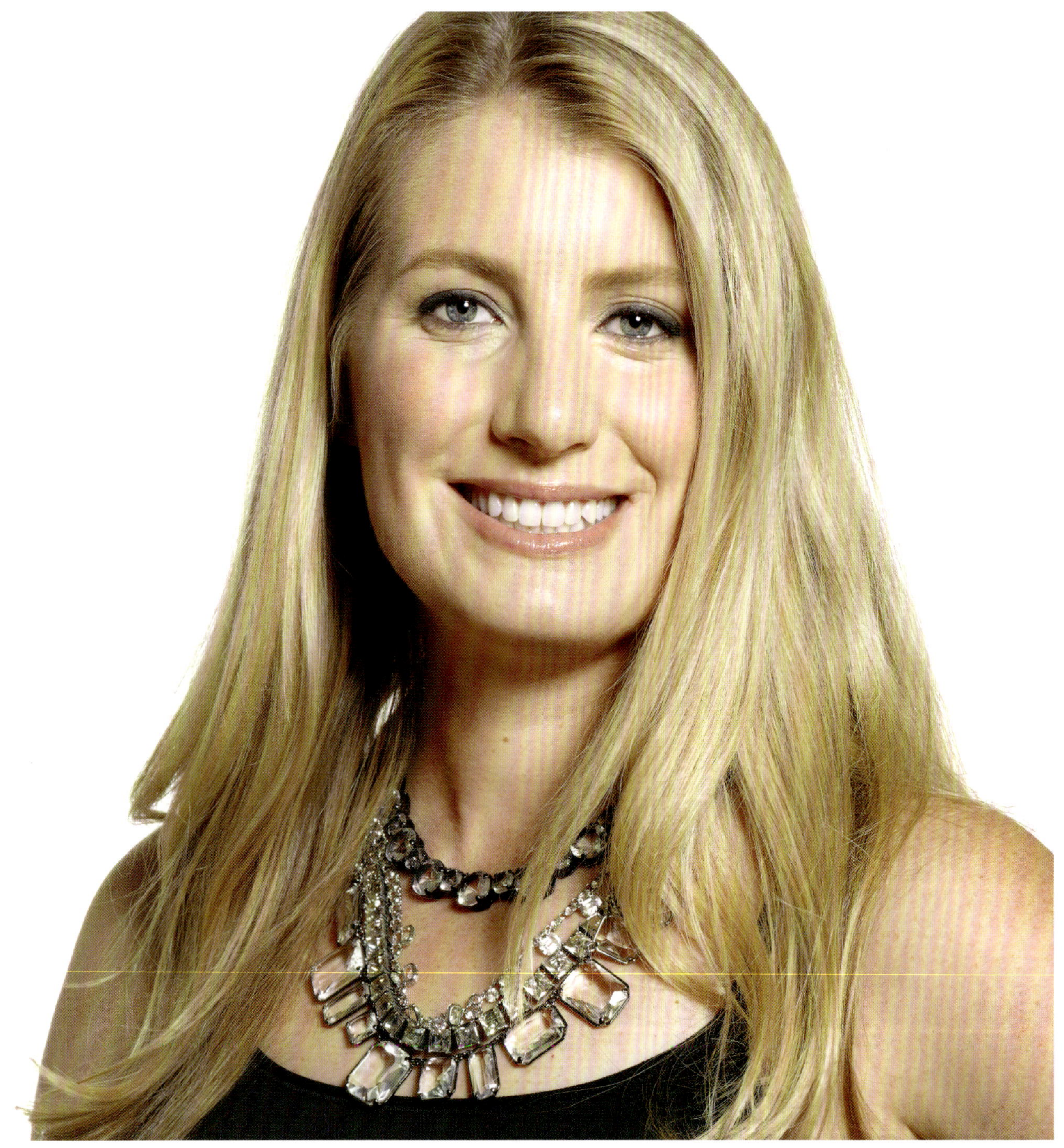

ALEXIS' MAKEUP

Bei Frauen mit heller Haut und blondem Haar wie Alexis ist Makeup wichtig, um die Gesichtszüge, besonders die Augen, hervorzuheben. Wir betonten Alexis' wunderbare Augen mit einer Lidschattenpalette aus rosa getöntem Weiß, silbrigem Braun und schimmerndem Mauve. Dazu kam schwarze Mascara und Lidschatten in kräftigem Beige auf ihren Augenbrauen. Wir zogen die Kontur ihrer Augen mit einem schwarzen Gel-Liner nach und machten den Effekt weicher, indem wir darüber einen silbergrauen Lidschatten verwischten. Zusammen mit Lippen und Wangen in bräunlichem Rosa wirkt Alexis' Look locker und raffiniert zugleich.

Das Vertrauen in das, was ich gerade tue, was ich tun kann und was ich getan habe, gibt mir das Gefühl, stark zu sein.

—ALEXIS MAYBANK

Mit Anfang zwanzig dachte ich, dass man sich in der Geschäftswelt auf eine bestimmte Art verhalten und in einer bestimmten Weise kleiden müsse, um erfolgreich zu sein. Ich bekam sehr gute Tipps, interessanterweise von einem Mann, wie ich meinen persönlichen Stil entwickeln konnte. Man muss sich richtig wohlfühlen, um Selbstvertrauen zu entwickeln. Und das bedeutet, dass man sich so präsentieren, so sprechen und denken sollte, wie es der eigenen Persönlichkeit und dem eigenen Stil entspricht. Je mehr man sich selbst treu bleibt – und sich nicht verbiegen lässt –, desto selbstbewusster wird man.

Besonders stolz bin ich darauf, eine Familie gegründet und im Beruf Ideen weiterverfolgt zu haben, die mir sehr wichtig waren.

Erfolg ist nie geradlinig; man kommt immer wieder links und rechts vom Weg ab. Dann muss man in der Lage sein, schnell wieder auf Kurs zu gehen, und nicht zu lange über die gemachten Umwege nachgrübeln.

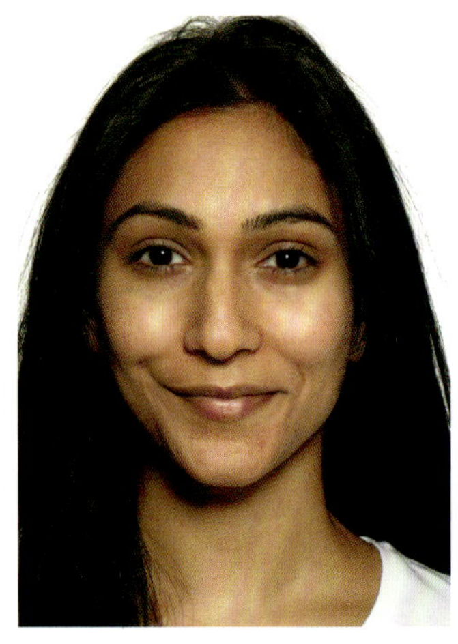

PERIVUSH SHAHZAD
EINKAUFSLEITERIN

Mein Motto lautet: „Tanze so, als würde niemand zusehen."

PERIVUSHS MAKEUP—TAG

Um den Blick auf Perivushs tolle Augen zu lenken, verwendete ich einen Lidschatten in gebrochenem Weiß als Grundlage und einen Cremelidschatten in einem Purpur-Metallic auf den Lidern. Zur Betonung verwendete ich einen schwarzen Gel-Liner. Goldener Bronzer zusammen mit einem rosefarbenen Rouge gibt ihr genug Farbe, sodass ich beschloss, ihre Lippen nicht zu schminken.

PERIVUSHS MAKEUP—ABEND

Es war einfach, Perivushs Tages-Makeup für den Abend umzuwandeln. Ich gab ihren Augen mit einem Lidschatten in aschigem Pflaumenbraun in der Lidfalte zusätzliche Tiefe. Ihre vollen Lippen bekamen mit einem Beerenton einen edlen Farbklecks.

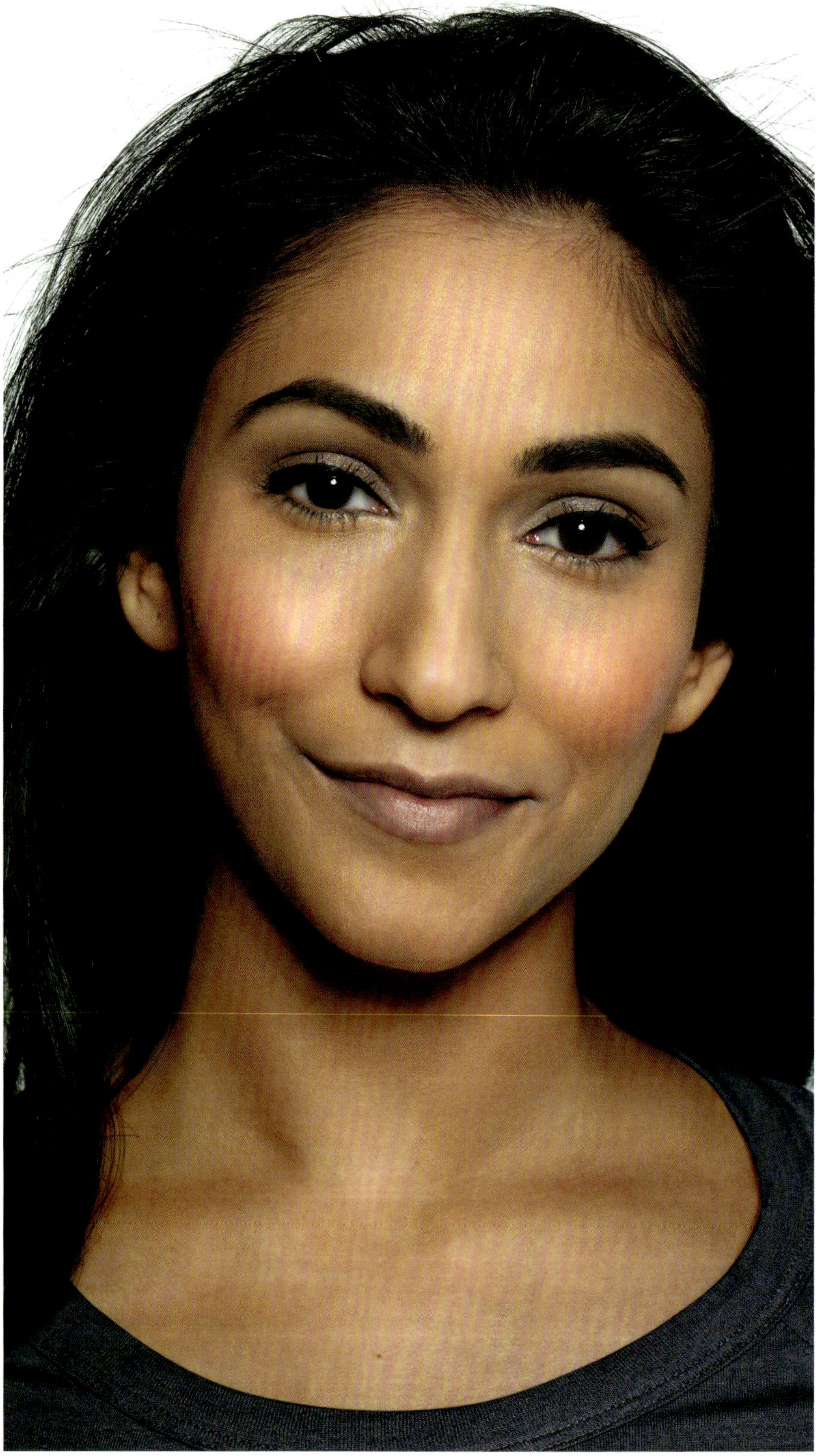

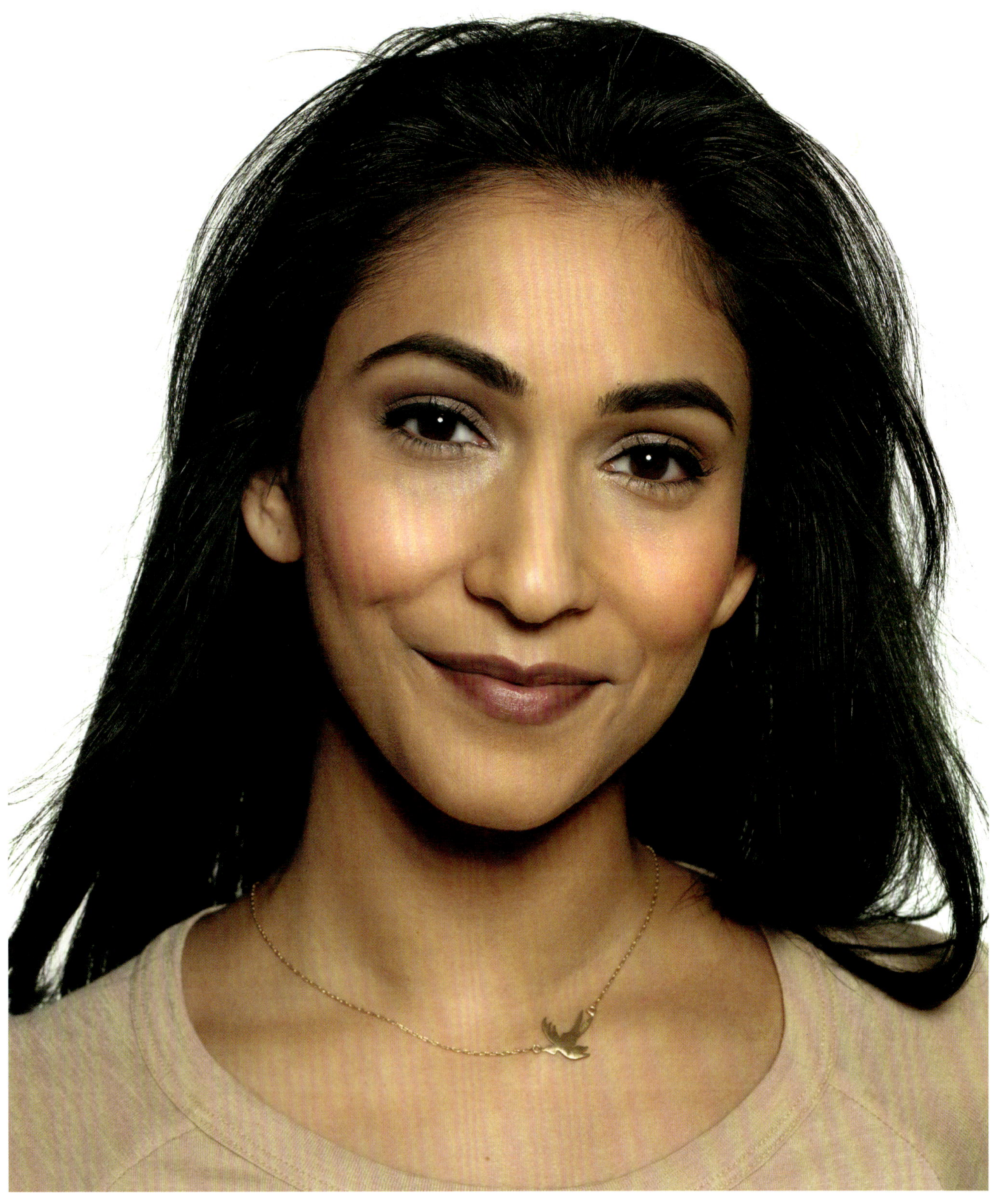

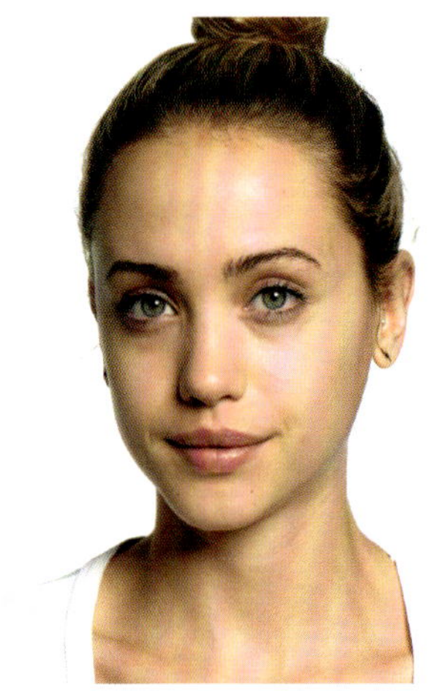

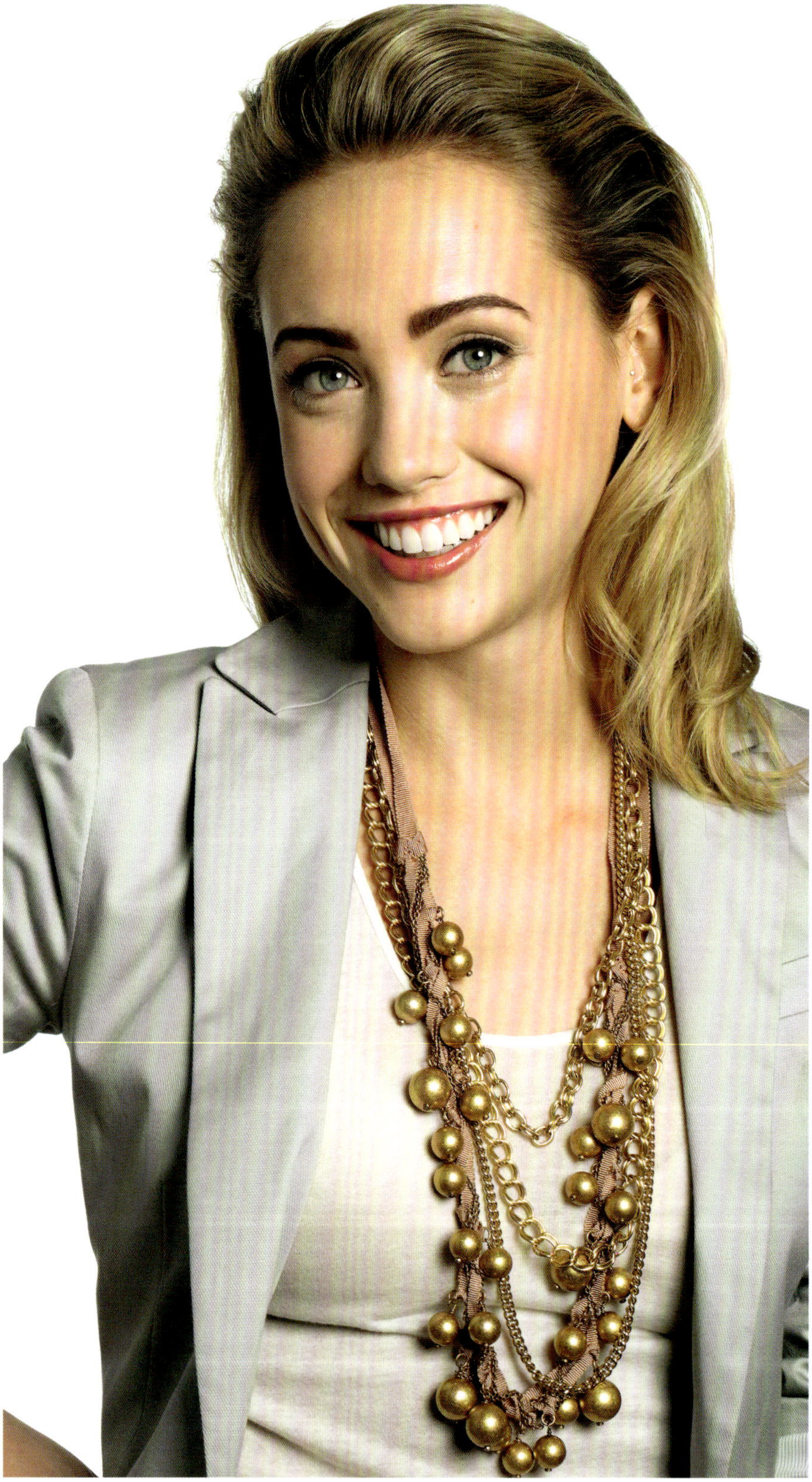

LAUREL PANTIN
BEAUTY-REDAKTEURIN

Meine größten Schwächen sind Kitschromane, Trashfernsehen und Kleider!

LAURELS MAKEUP

Laurel hat von Natur aus schöne Augenbrauen, und wenn man sie noch betont, bekommt sie einen selbstbewussten und sexy Look. Ich begann innen und verteilte mit einem festen, abgeschrägten Augenbrauenpinsel einen hellbraunen Lidschatten auf den Brauen. Ein elfenbeinfarbener Lidschatten über dem ganzen Lid, ein bräunlich-schwarzer Gel-Liner und ein paar Schichten schwarze Mascara zusammen mit zartroten Lippen komplettierten Laurels tollen Look.

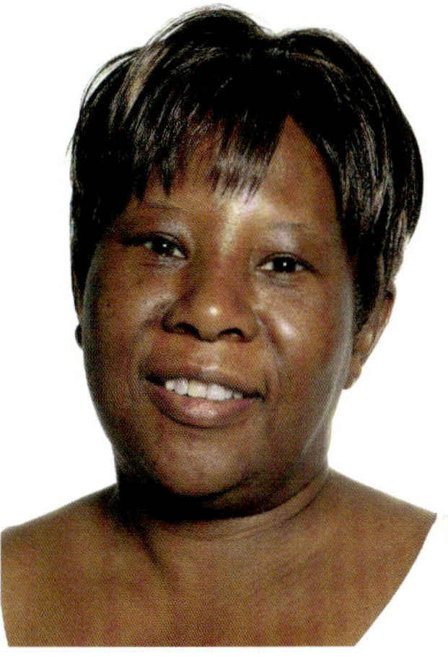

DENISE JOHNSON
HÄUSLICHE PFLEGEKRAFT UND STUDENTIN

Meine langen, schlanken Beine erregen oft Aufmerksamkeit, genauso wie mein klarer, gesunder Menschenverstand.

DENISES MAKEUP

Bei Denise benutzte ich einen Pinsel, um die Foundation von einem Stick punktuell nur dort aufzutragen, wo es nötig war. Ein cranberryfarbenes Rouge ist eine gute Wahl für Frauen mit dunkler Haut, weil es gleichzeitig Tiefe verleiht und strahlt. Die Farbe betont sehr schön das wunderbare Lächeln von Denise. Um möglichst natürlich zu wirken, sollten Sie lächeln, während Sie das Rouge auftragen. Die Farbe gehört direkt auf die höchsten Punkte der Wangenknochen. Anschließend nach oben Richtung Haaransatz und nach unten verwischen, um sichtbare Ränder zu vermeiden.

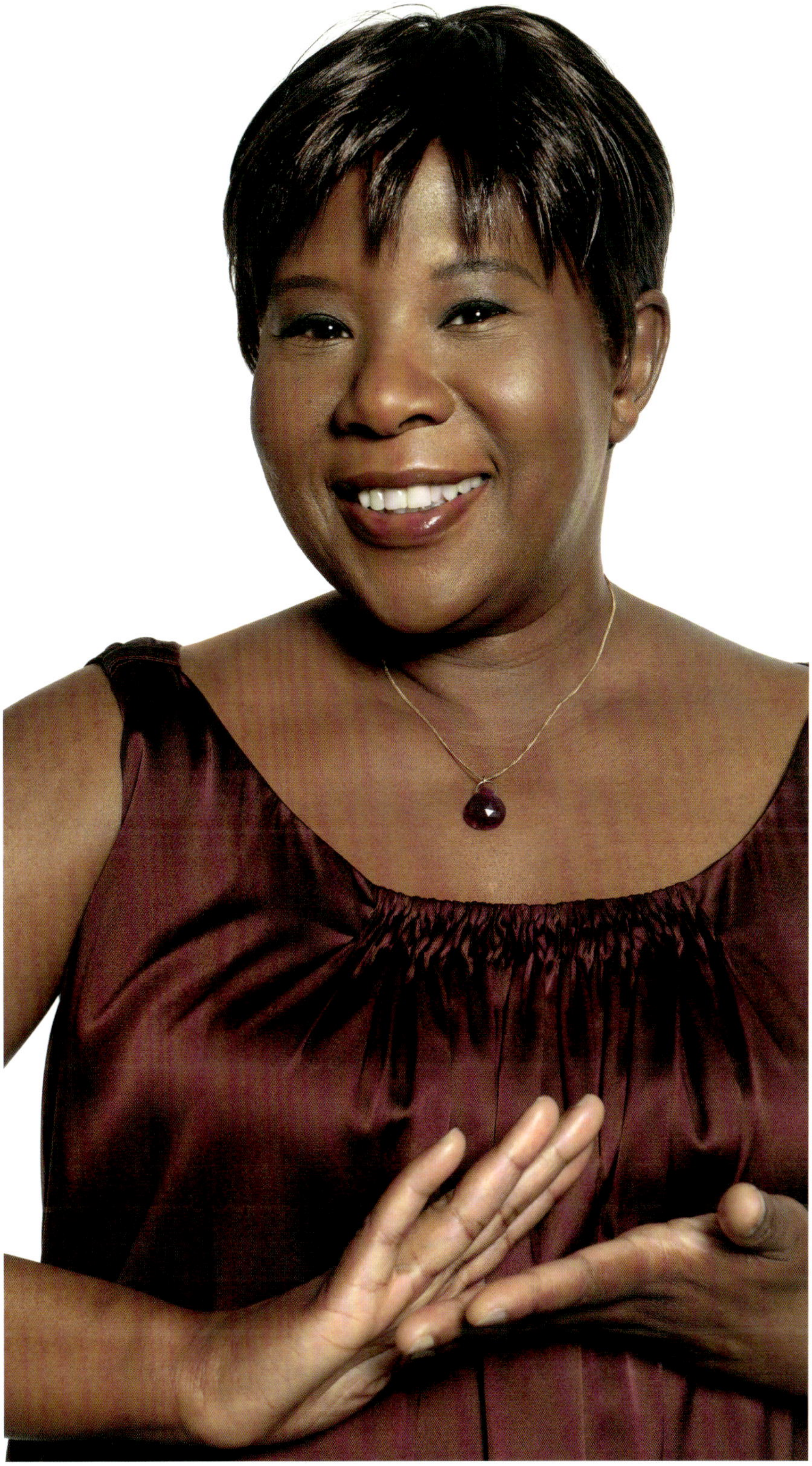

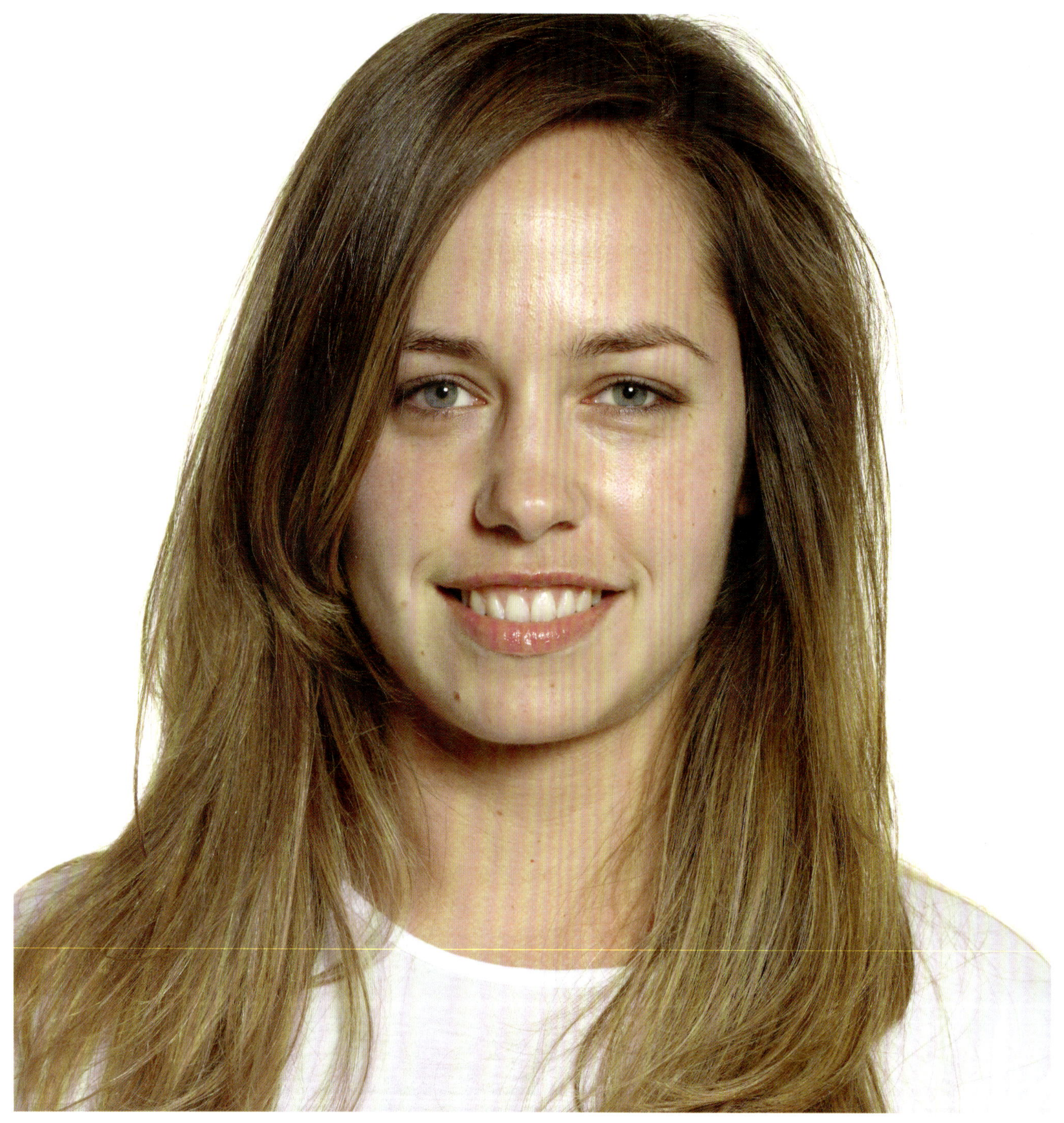

HANNAH MARTIN VISAGISTIN

Das Beste an meinem Job sind die Menschen und dass ich dafür sorgen kann, dass sie sich in ihrer Haut wohler fühlen. Es gibt nichts Schöneres als eine Frau, die vom Stuhl aufsteht und beschwingt das Studio verlässt. Die Menschen kommen manchmal niedergeschlagen oder ohne Selbstbewusstsein rein, aber mit ein bisschen Zeit und etwas Makeup schaffen wir es, dass sie auf Wolke Sieben schweben, wenn sie wieder gehen.

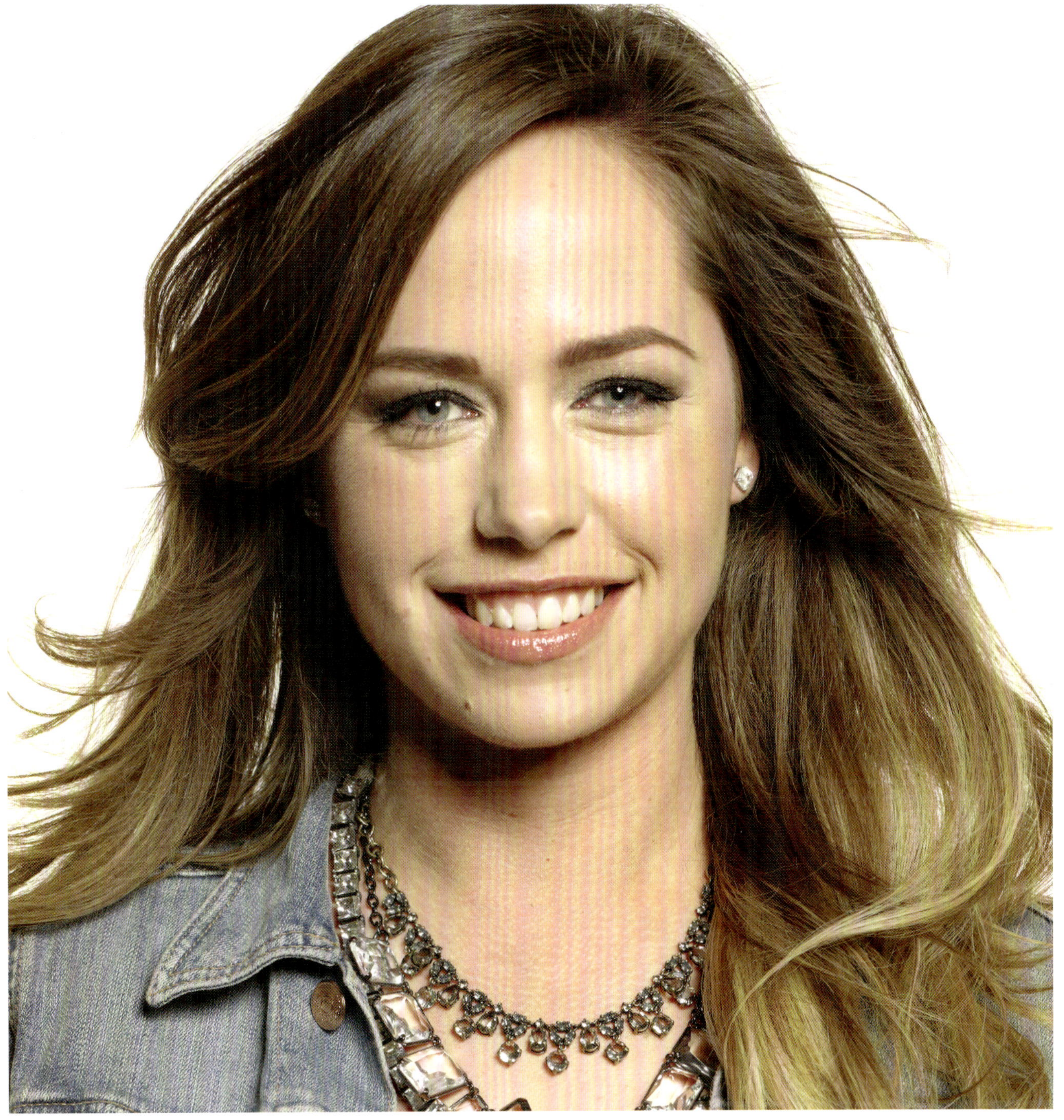

HANNAHS MAKEUP

Um Hannahs Augen zu betonen, verwischten wir einen weichen braunen Eyeliner-Stift auf ihrem oberen Wimpernsaum und einen schiefergrauen, mit einem flachen Eyeliner-Pinsel aufgetragenen Lidschatten auf dem unteren. Zum Abschluss trugen wir mehrere Lagen Mascara auf. Das Ergebnis waren Smoky Eyes, die klassisch und gleichzeitig sexy sind.

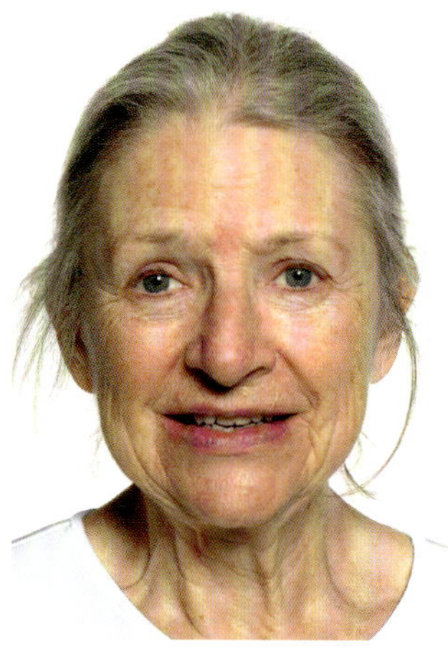

JO-ANN HOWE
PENSIONIERTE COLLEGE-ADMINISTRATORIN

Mit 14 las ich Betty und ihre Schwestern *von Louisa May Alcott, und das Buch beeinflusste meine Wahl eines Ehemanns und meine Vorstellungen von unserem Zusammenleben.*

Im Beruf verbrachte ich den Großteil meiner Zeit am Schreibtisch, aber eigentlich blühe ich draußen auf, im Garten, wenn ich alle Sorgen vergesse und die Sonnenstrahlen genieße.

JO-ANNS MAKEUP

Wir konzentrierten uns bei Jo-Ann auf einen eleganten, aber modernen Look. Ein getönter Balsam gibt ihrer Haut Feuchtigkeit und liefert ein leichtes Finish. Ein cremiger Abdeckstift beseitigt Rötungen. Ich trug eine feuchtigkeitsspendende Augencreme auf, gefolgt von Corrector und Concealer. Marineblauer Lidschatten, mit einem Eyeliner-Pinsel aufgetragen, bringt ihre blauen Augen zur Geltung. Die Lippen in knalligem Pink bilden einen schönen Kontrast zu Jo-Anns schickem grauen Bob.

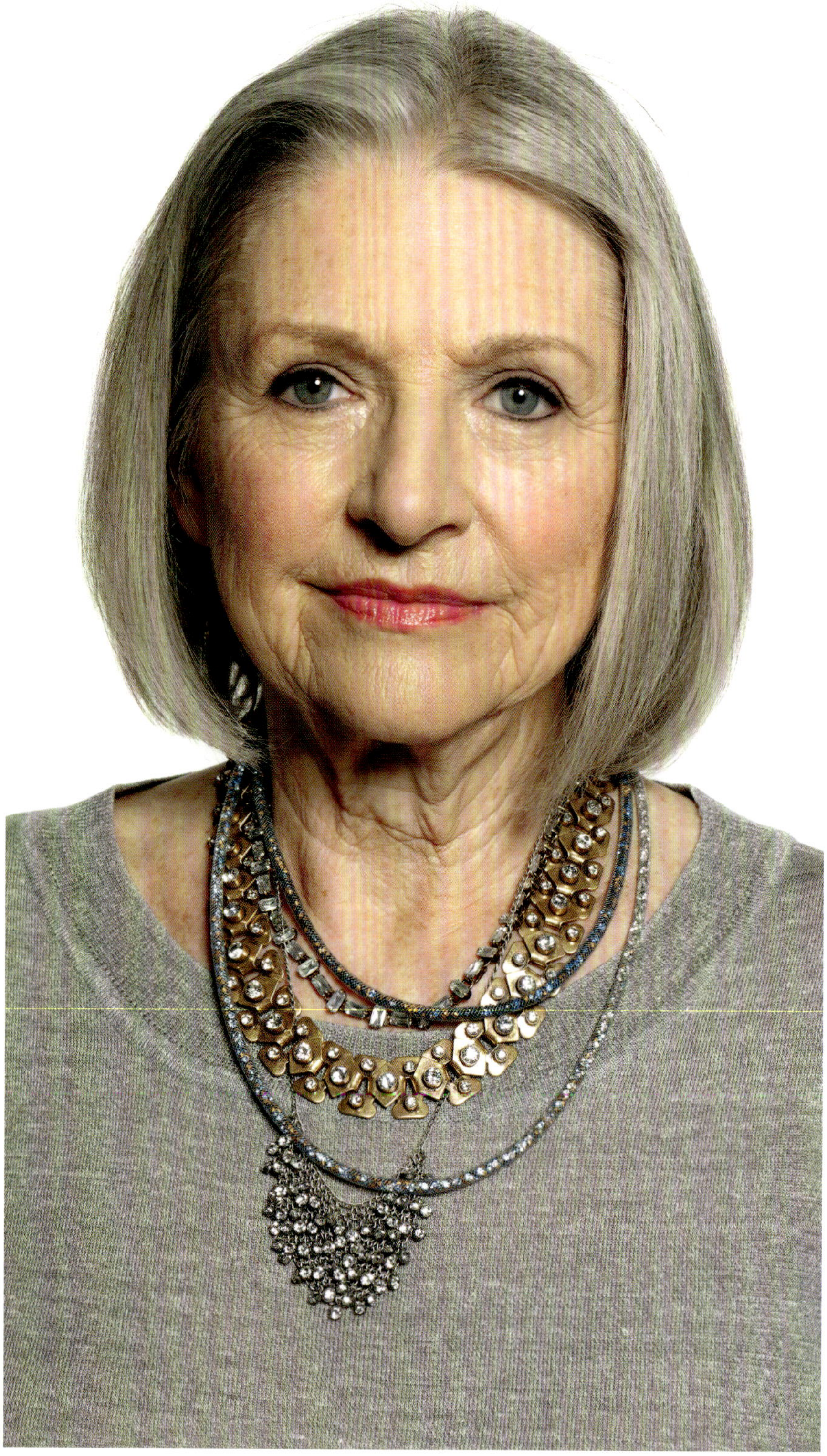

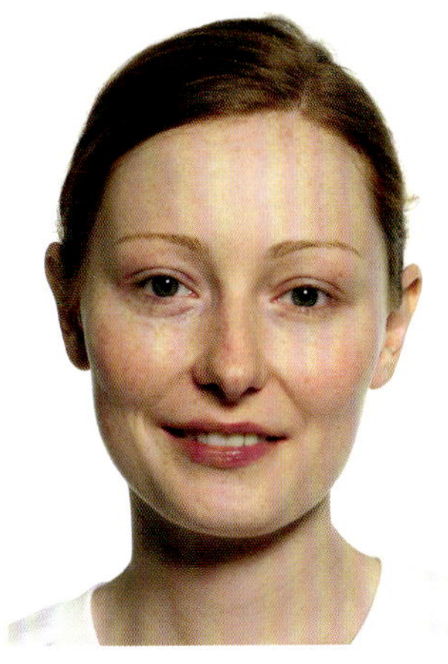

ALEXANDRA BRAZIER
VIDEO-EDITORIN, PRODUCERIN FÜR NEUE MEDIEN

Ich war als Kind ziemlich groß. Ich fühlte mich tollpatschig und total uncool. Größer zu sein als alle anderen Kinder in der Schule war in meinen Augen peinlich, nicht schön. Ich kam darüber hinweg, als ich Kleidung fand, die gut passte, und Freunde, die mich wegen meines unkonventionellen Charmes schätzten.

ALEXANDRAS MAKEUP

Sommersprossen geben einem Gesicht so viel Persönlichkeit – ich decke sie nie ab. Um Alexandras Haut zu glätten und gleichzeitig ihre schönen Sommersprossen durchscheinen zu lassen, setzte ich auf getönte Feuchtigkeitscreme, die nur zart abdeckt. Für rosige Wangen, die zu ihrer Porzellanhaut und ihrem umwerfenden roten Haar passen, verwendete ich einen pink-korallenfarbenen Bronzerpuder.

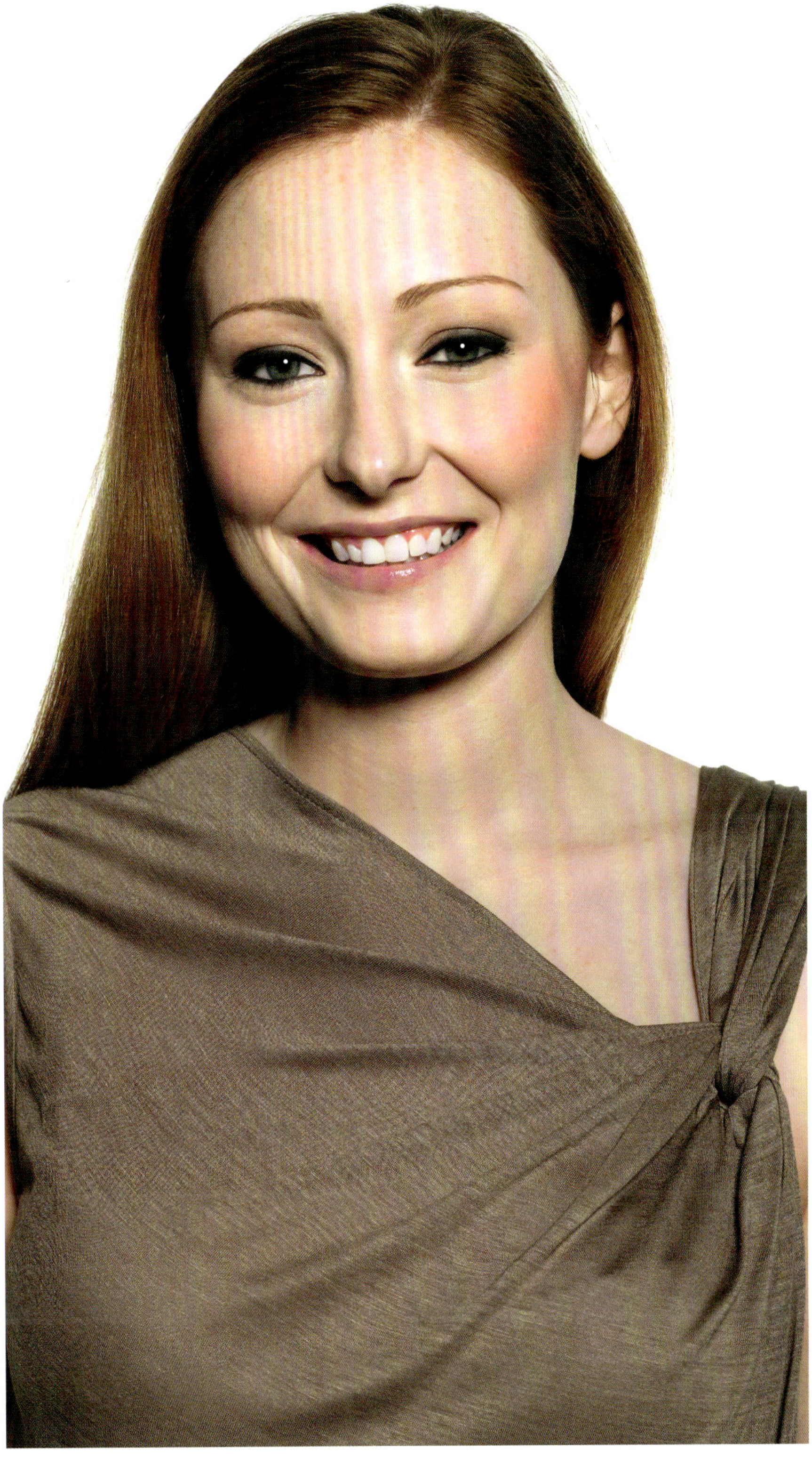

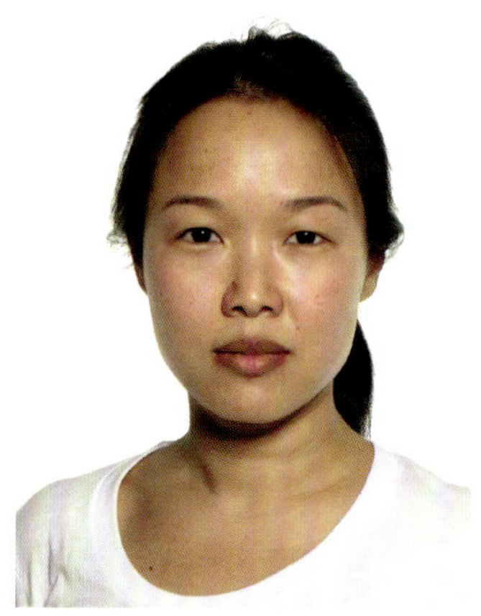

ANNE GIMM NAUGHTON

MUTTER, RECHTSANWÄLTIN, AUTORIN

Meine größte Leistung besteht darin, meinem älteren Sohn geholfen zu haben, das Beste aus sich zu machen. Er hat eine Entwicklungsstörung und durchlebt gute und schlechte Tage. Als seine Mutter habe ich viel gelernt: Was es bedeutet, ein Kind zu erziehen und zu lieben, wie man gegen Hindernisse ankämpft, Möglichkeiten erkennt und dass ein schwerer Rückschlag auch das größte Geschenk sein kann.

ANNES MAKEUP – TAG

Für ein klassisches, Aufmerksamkeit erregendes Augen-Makeup zog ich mit schwarzem Gel-Liner an Annes oberem Wimpernrand einen Lidstrich, der breit genug ist, um sichtbar zu sein, wenn sie die Augen öffnet. Um ihre Wangen strahlen zu lassen, wählte ich rosa Pot Rouge und legte eine Schicht Balsam darüber. Pflegender roséfarbener Lippenstift, mit einem Pinsel aufgetragen, rundet den Look wunderbar ab.

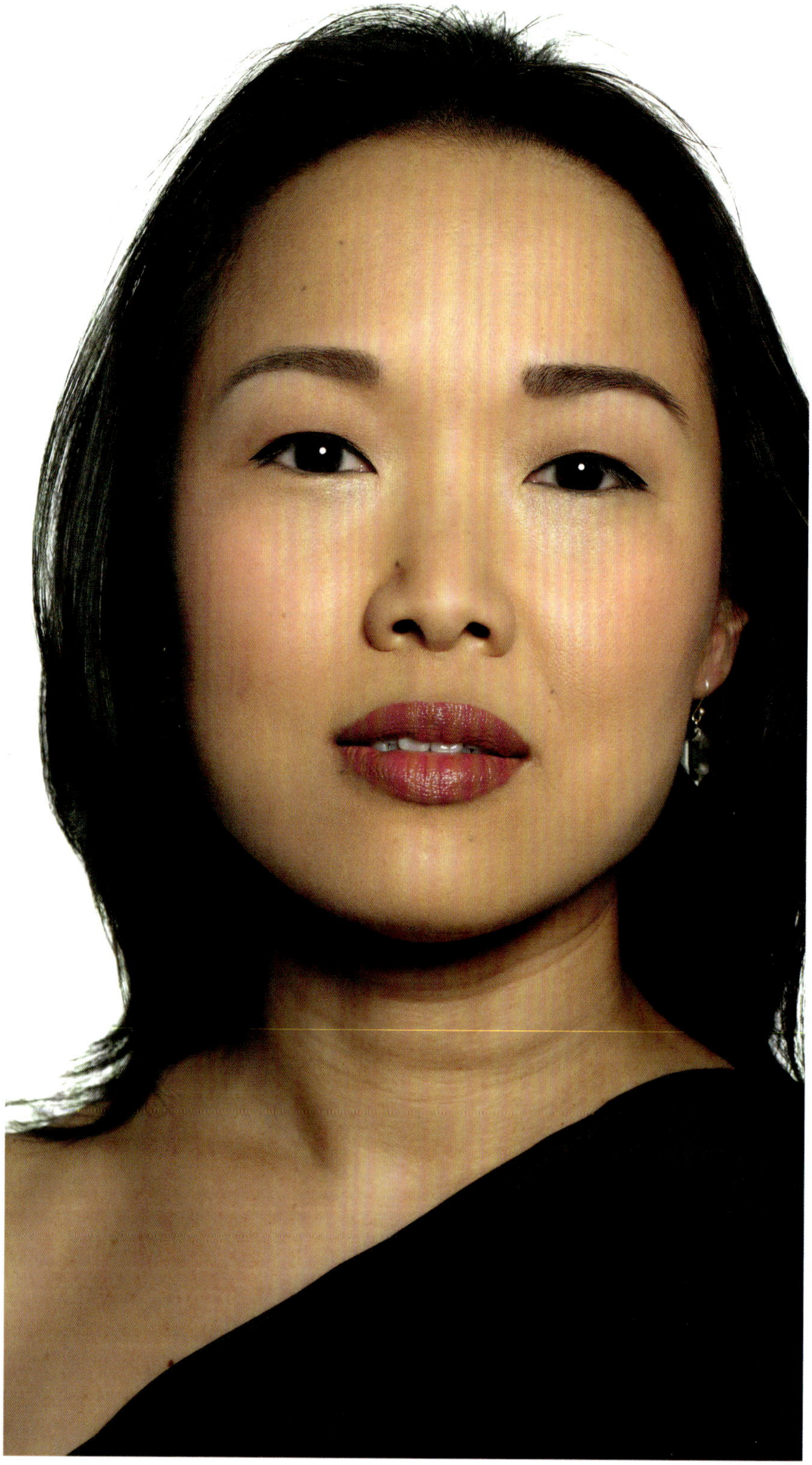

ANNES MAKEUP – ABEND

Um Anne einen eleganten, sexy Abendlook zu geben, legte ich zusätzlich einen Cremelidschatten in Platin mit Schimmereffekt auf und zog ihren Eyeliner breiter und länger nach. Ein Tupfer eines knalligeren Rouges und roséfarbener Lip Gloss über dem Lippenstift machen sie bereit für den Abend.

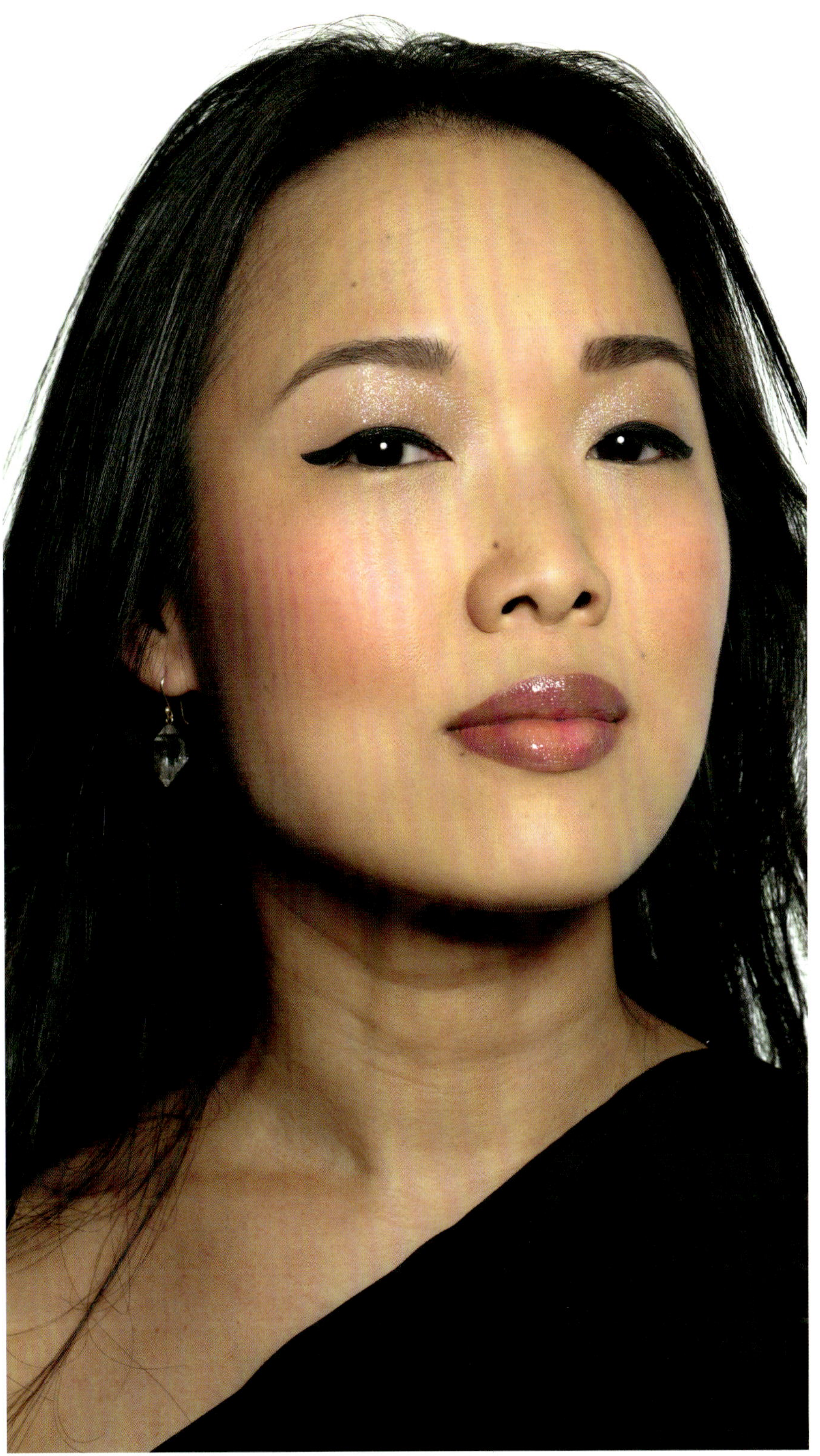

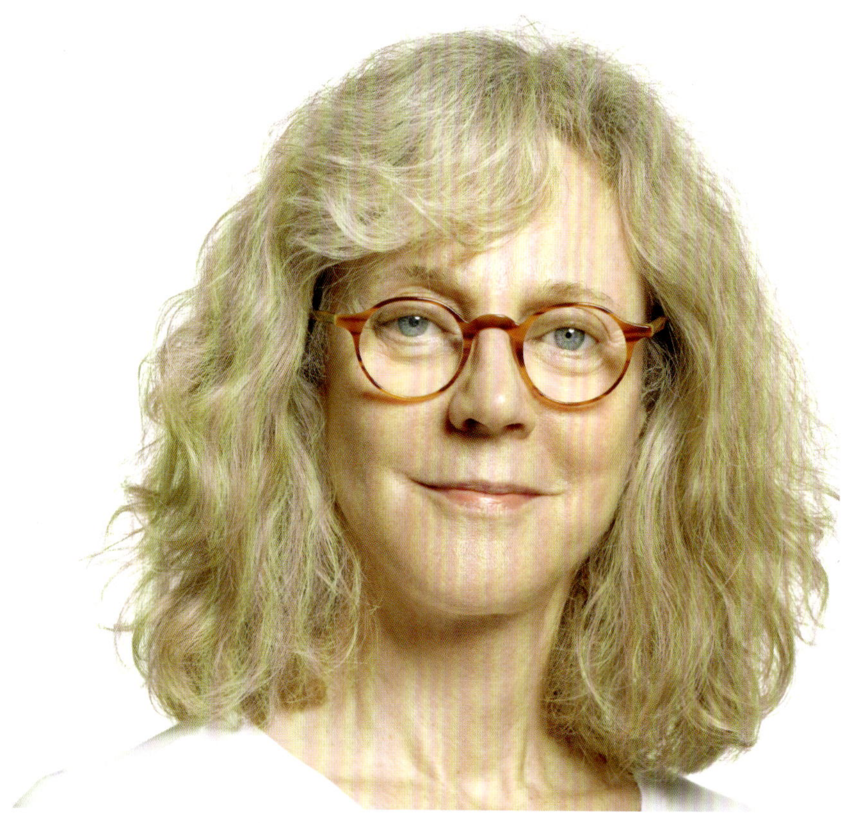

BLYTHE DANNER

SCHAUSPIELERIN

Als Blythe für ihr Fotoshooting ins Studio kam, war sie unglaublich offen und versprühte eine *Los geht's*-Haltung. Sie sagte, „Ich liefere mich dir völlig aus" und amüsierte sich königlich dabei. Blythe fühlte sich ungeschminkt genauso wohl wie mit ihrem finalen Makeup. Als sie fotografiert wurde strahlte sie und begann zu tanzen. Sie hat eine natürliche Eleganz und Ausgelassenheit und ein paar tolle Moves. Alle verliebten sich sofort in sie.

Blythe hat ein markantes Gesicht und ist mit wunderschönen, blauen Augen und großartiger Haut gesegnet. Ein rosafarbenes Rouge und Lippenstift im selben Ton bringen Blythes inneres Strahlen sofort zum Vorschein. Für ihre Augen verwendete ich einen elfenbeinfarbenen Lidschatten als Grundlage und ein weiches Taupegrau auf dem Lid. Ein Lidschatten in einem dunklen Navyblau, mit einem feuchten Eyeliner-Pinsel auf den oberen Wimpernsaum aufgetragen, betont ihre Augen.

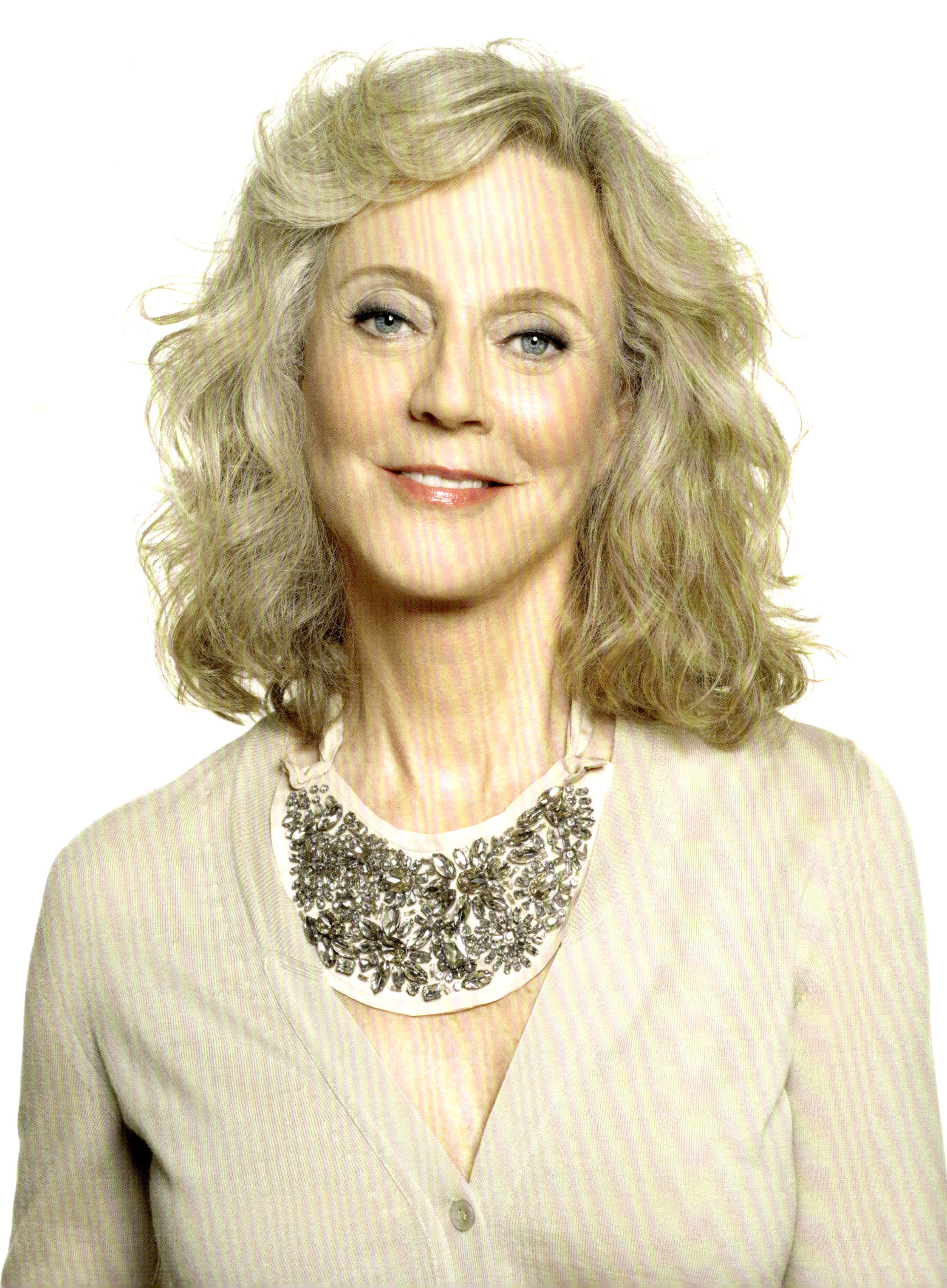

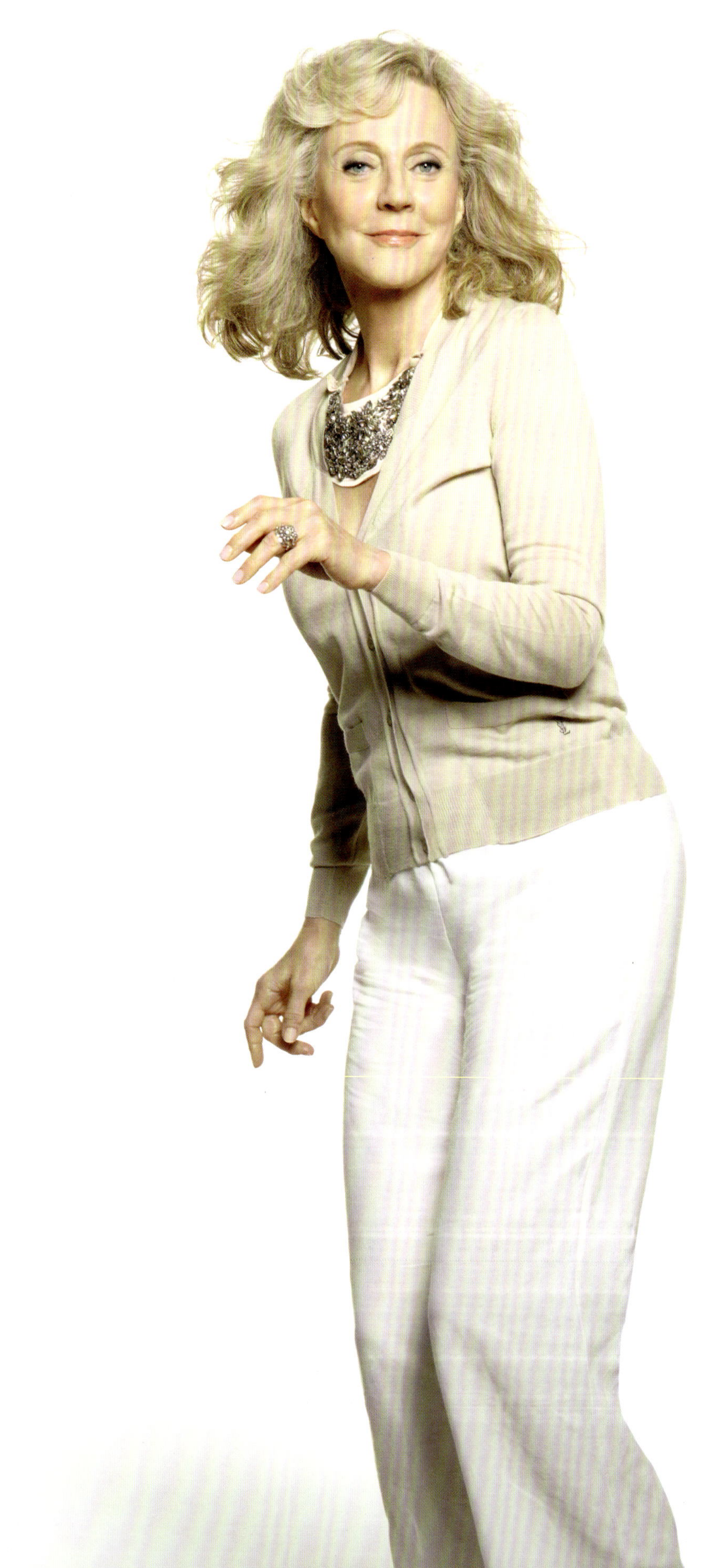

Ich habe gelernt, dass es eine Verschwendung ist, sich über irgendetwas zu ärgern.

—BLYTHE DANNER

Ich fühle mich schön, wenn ich geschminkt werde. Ich mag es, wenn aus einer grauen Maus plötzlich eine hinreißende Schönheit wird.

Der beste Schönheitstipp für mich war, mich gerade zu halten.

Der beste Karrieretipp ist durchzuhalten. Wie schon Tschechow sagte: „Es geht nicht um Ruhm und Ehre, es geht um die Arbeit."

Ich kann nicht ohne Lippenstift leben. Mein Mann sagte immer, dass Frauen nicht ohne Diamanten leben können, aber ich wollte immer nur Immobilien und Lippenstifte.

Ich fühle mich stark, wenn ich auf der Bühne stehe.

Mein Ehemann Bruce war der stärkste, außergewöhnlichste Mensch, den ich je kennengelernt habe. Das Tolle an Bruce war, dass er so vielen Menschen so viel gab. Wenn wir heute an ihn denken, ist das immer sehr ermutigend und lebensbejahend. Noch heute kommen Menschen zu mir und sagen, dass er ihr Leben verändert hat.

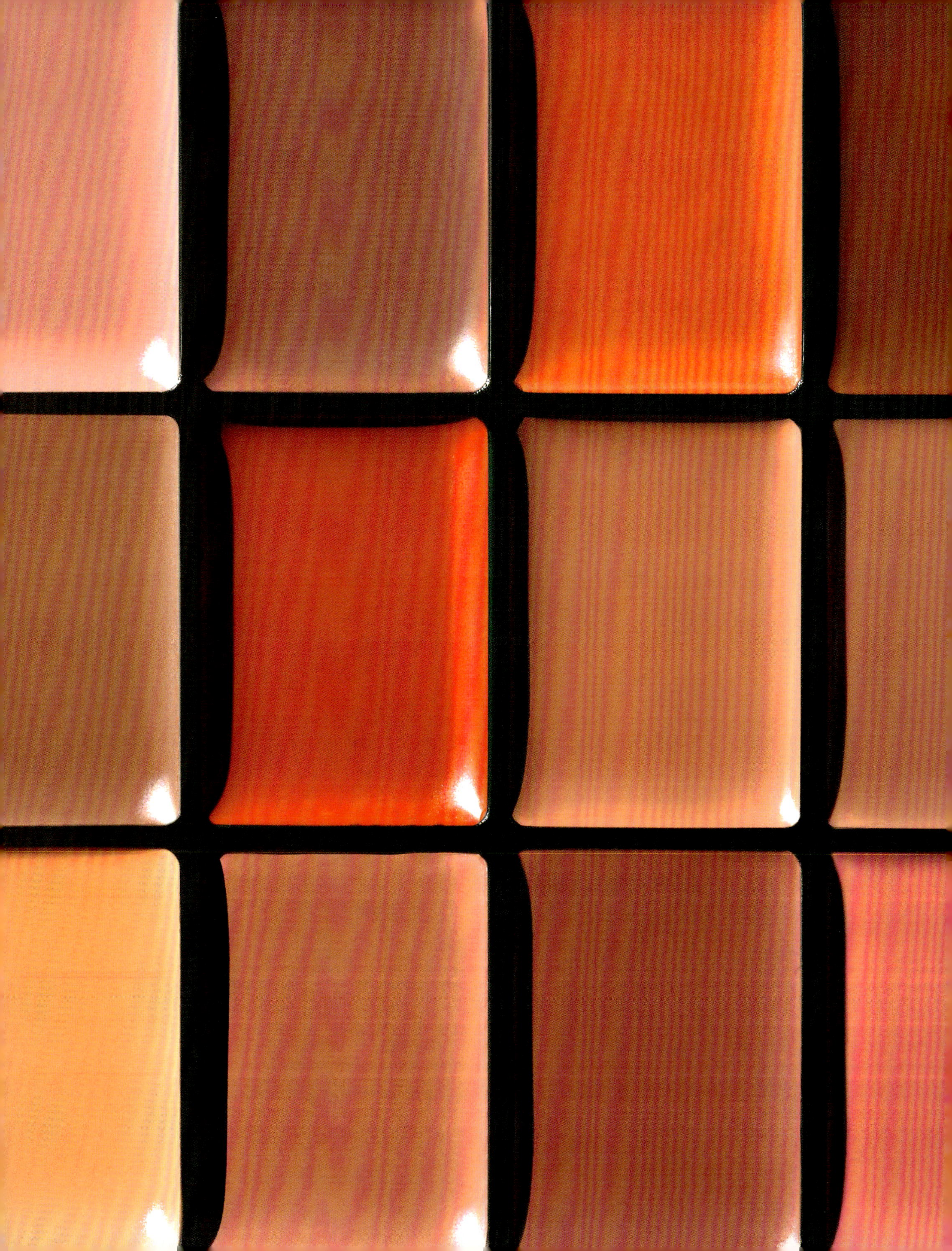

05

PRETTY AUTHENTIC

PRETTY AUTHENTIC

Authentische Frauen sind ehrlich, geradlinig und integer. Sie machen anderen nichts vor. Rose Cali, die in diesem Kapitel vorgestellt wird, verkörpert all diese Eigenschaften. Von Rose lernte ich, dass man das Leben am besten mit einem Lachen meistert. Wenn ich mir zuviel aufbürde oder ringsherum das Chaos ausbricht, lachen Rose und ich gemeinsam darüber. Rose ist von Natur aus großzügig, egal, ob es darum geht, für Freunde und die Familie zu kochen oder sich ehrenamtlich zu engagieren. Rose ist für mich nicht nur eine Freundin, sondern auch ein Vorbild: als Mutter, als Philanthropin und darin, wie sie ihr Leben tagtäglich meistert.

Authentisch schöne Frauen haben oft jahrelang den gleichen Freundeskreis und manchmal auch denselben Stil. Sie neigen dazu, bei dem zu bleiben, was ihnen gefällt, und übernehmen Trends nur, wenn sie zu ihnen passen. Dadurch besteht natürlich auch die Gefahr, dass sie modisch etwas ins Hintertreffen geraten. Ein Styling-Update etwa alle zwei Jahre ist für sie eine gute Faustregel. Ich bin gern in Gesellschaft authentischer Frauen (die meisten meiner engen Freundinnen fallen in diese Kategorie). Authentische Frauen sind wunderbare Vorbilder.

DER AUTHENTISCHE LOOK

Authentisch sein heißt, seine besten Eigenschaften zu betonen, um zu zeigen wer man ist

TAG

HAUT

Abhängig von Ihrem Hauttyp sollten Sie eine Foundation wählen, die leicht abdeckt, aber so transparent ist, dass die Haut darunter noch durchschimmert. Bleiben Rötungen zurück, können Sie diese mit dem Abdeckstift abdecken. Wenn Sie Sommersprossen haben, überschminken Sie diese nicht – sie geben Ihrem Gesicht eine wunderschöne persönliche Note. Wenn nötig, können Sie unter den Augen einen leichten Concealer verwenden.

WANGEN

Mit einem Bronzer bringen Sie einfach und schnell Farbe und Wärme ins Gesicht und bringen es so zum Strahlen. Tragen Sie ihn dort auf, wo die Sonne von Natur aus auf die Haut trifft – auf Wangen, Stirn, Nase, Kinn und Hals. Bei Sommersprossen gefällt mir ein warmer Bronzer in Kombination mit apricotfarbenem Rouge besonders gut, oder aber auch der schöne Kontrast von braunen Sommersprossen zu rosa Lippen und Wangen.

AUGEN

Es gibt viele Möglichkeiten, die Augen zu betonen – mit einem Hauch Schimmer, einem kräftigen Lidstrich oder einer Kombination starker Farben. Wenn Sie bereits große Augen haben, benötigen Sie nicht viel Makeup. Mit weißem Lidschatten können Sie die Aufmerksamkeit dezent auf die Augen lenken. In Kombination mit Eyeliner genügt ein weißer matter Lidschatten für den Tag und ein weißer Schimmer Lidschatten für den Abend.

LIPPEN

Um Ihre Lippen zu betonen, können Sie zwischen zahlreichen Farbtönen wählen. Eine interessante Variante ist das Spiel mit Texturen innerhalb einer Farbpalette, die zu Ihrem Farbton passt.

HAAR

Bei den Haaren versuchen viele etwas anderes aus dem zu machen, was sie haben – glattes Haar soll lockig werden, dünnes Haar dick, braunes Haar blond. Aber wenn Sie einmal Frieden mit Ihrem natürlichen Haar geschlossen haben, werden Sie feststellen, dass es zu Ihren größten Pluspunkten zählt. Ein paar helle oder dunkle Strähnchen machen sich allerdings immer gut.

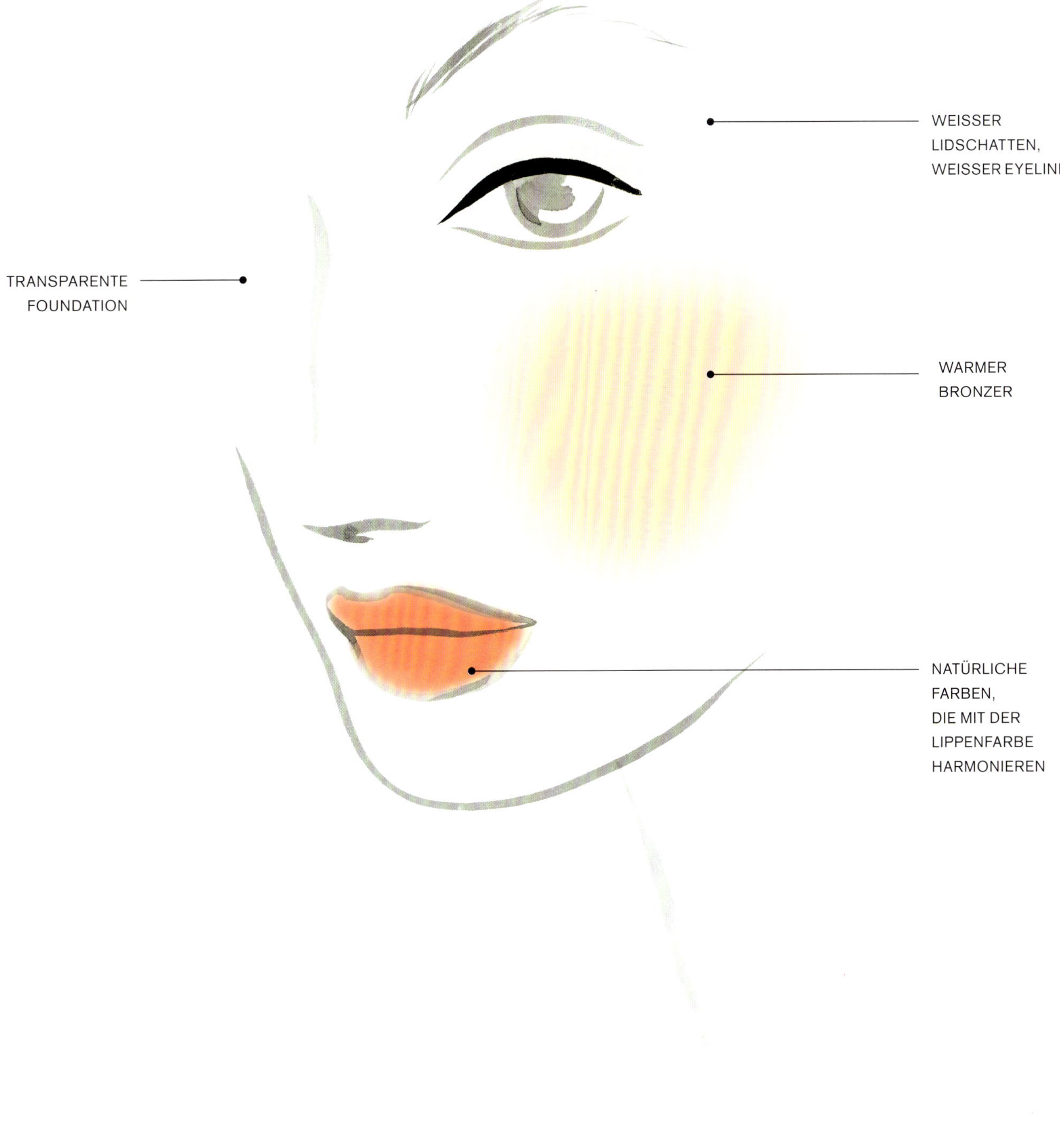
WEISSER
LIDSCHATTEN,
WEISSER EYELINER
TRANSPARENTE
FOUNDATION
WARMER
BRONZER
NATÜRLICHE
FARBEN,
DIE MIT DER
LIPPENFARBE
HARMONIEREN

DER AUTHENTISCHE LOOK

Es darf gern ein bisschen mehr sein, aber bleiben Sie sich treu

ABEND

HAUT

Für den Abend erzielen Sie mit etwas mehr Abdeckung einen eleganten Look. Ganz wichtig ist dabei das richtige Produkt: Wählen Sie ein cremiges Makeup, das trotzdem absolut natürlich wirkt.

WANGEN

Ein pfirsich- oder rosafarbener Korallenton als Rouge über dem Bronzer bringt ihr Gesicht zum Leuchten.

AUGEN

Mit einem weichen, sanften Schimmer Lidschatten, möglichst in einem kühleren Farbton, in Kombination mit Eyeliner und mehreren Schichten Mascara, können Sie Ihre Augen dezent betonen, ohne zu übertreiben.

LIPPEN

Experimentieren Sie beim Abend-Makeup mit verschiedenen Texturen – einem Lippenstift mit Schimmereffekt, farbigem Lip Gloss oder einer edel wirkenden matten Lippenfarbe. Selbst wenn Sie dieselbe Farbe wie tagsüber wählen, können Sie Ihren Look mit einer anderen Textur dramatisch verändern.

HAAR

Schön geföhntes Haar mit leichten Locken oder sanften Wellen sorgt für Abwechslung.

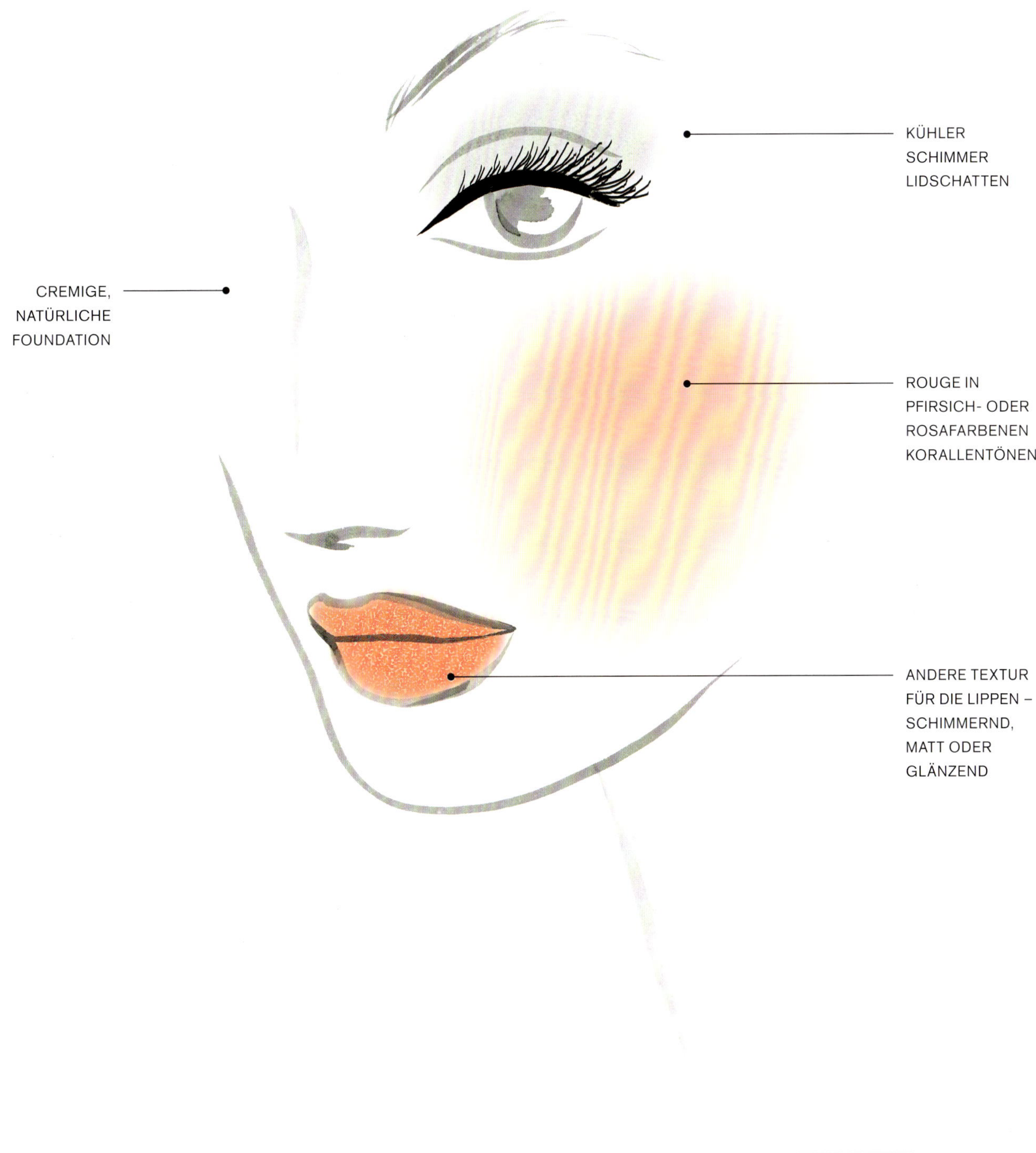
KÜHLER
SCHIMMER
LIDSCHATTEN
CREMIGE,
NATÜRLICHE
FOUNDATION
ROUGE IN
PFIRSICH- ODER
ROSAFARBENEN
KORALLENTÖNEN
ANDERE TEXTUR
FÜR DIE LIPPEN –
SCHIMMERND,
MATT ODER
GLÄNZEND

LEE WOODRUFF

AUTORIN, VORTRAGSREDNERIN, FÜRSPRECHERIN FÜR VERWUNDETE SOLDATEN

Lee hätte nicht nur jeder gern zur besten Freundin – sie ist lustig, quirlig und eine unermüdliche Tänzerin –, sie ist aber auch ein unglaubliches Vorbild. Nachdem ihr Mann, der ABC-Nachrichtensprecher Bob Woodruff, eine schwere Hirnverletzung erlitten hatte, machten die beiden das Beste aus dieser einschneidenden Erfahrung und nutzten sie dazu, anderen zu helfen und Mut zu machen. In dem Buch *In an Instant* schildern Lee und Bob die schwere Zeit, die sie gemeinsam überstanden. Außerdem gründeten sie die Bob Woodruff Foundation (ReMIND.org), die verwundeten Soldaten beim Genesungsprozess und bei der Wiedereingliederung in die Gesellschaft hilft und die Familien bei der Pflege unterstützt.

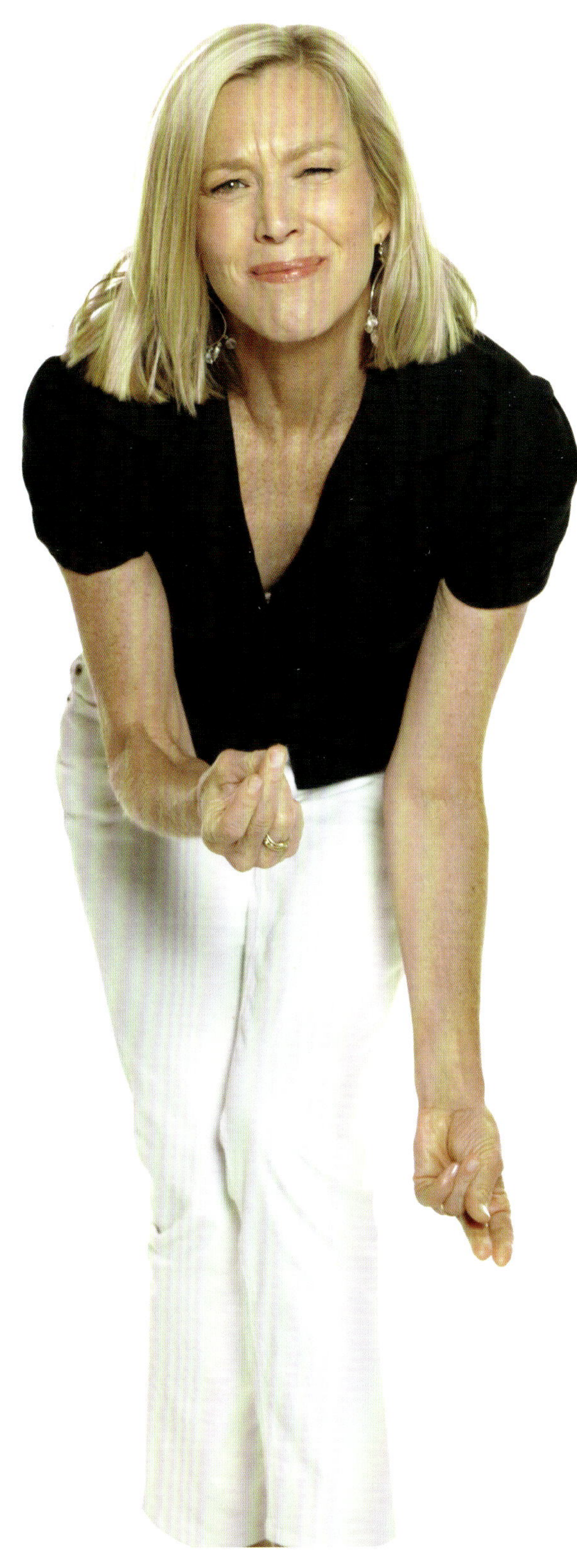

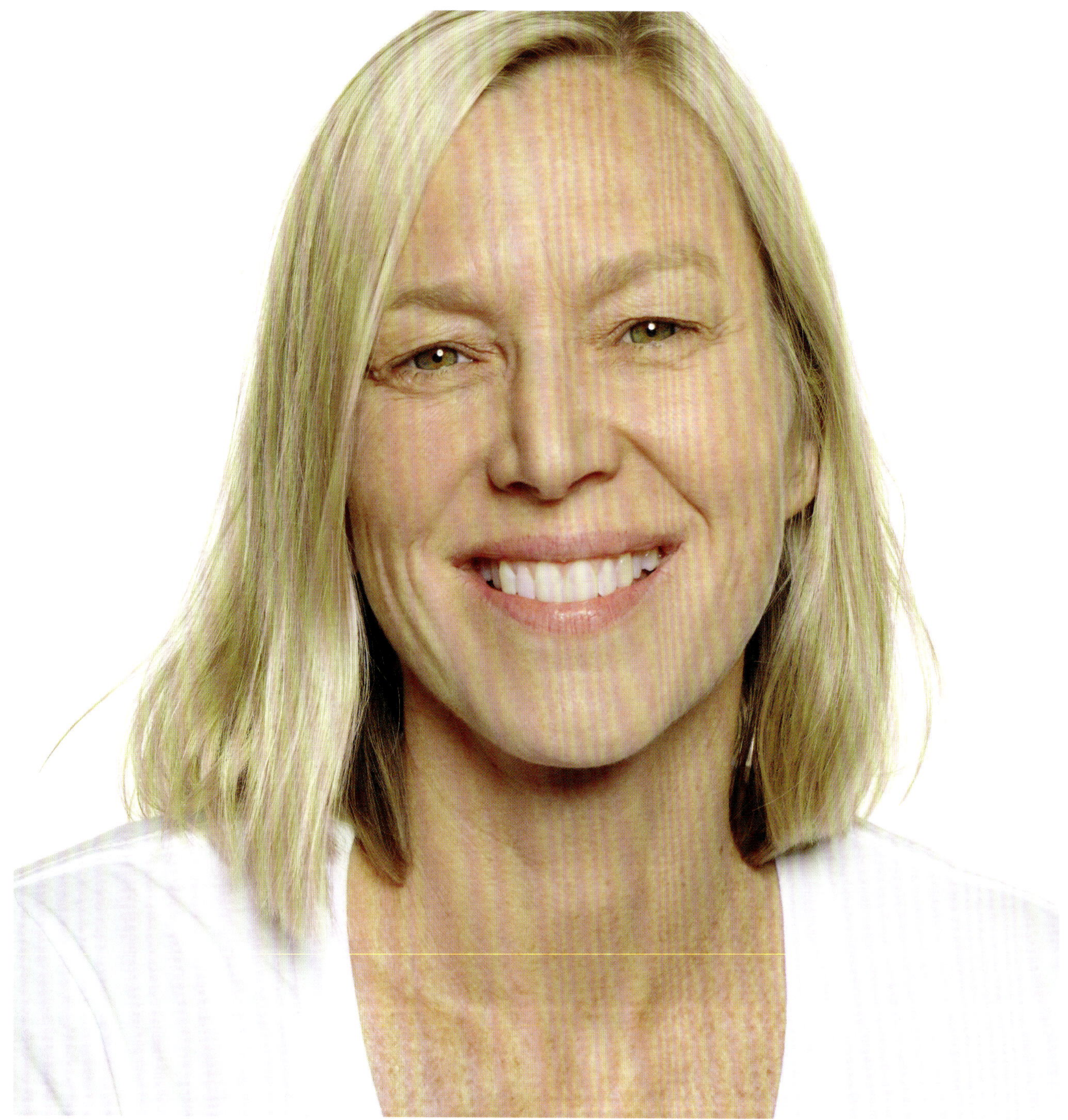

LEE OHNE MAKEUP

Ungeschminkt hat Lee das frische Aussehen eines Mädchens vom Lande. Ihr herzliches Lächeln und die blitzenden Augen sind Ausdruck ihrer sprudelnden Energie.

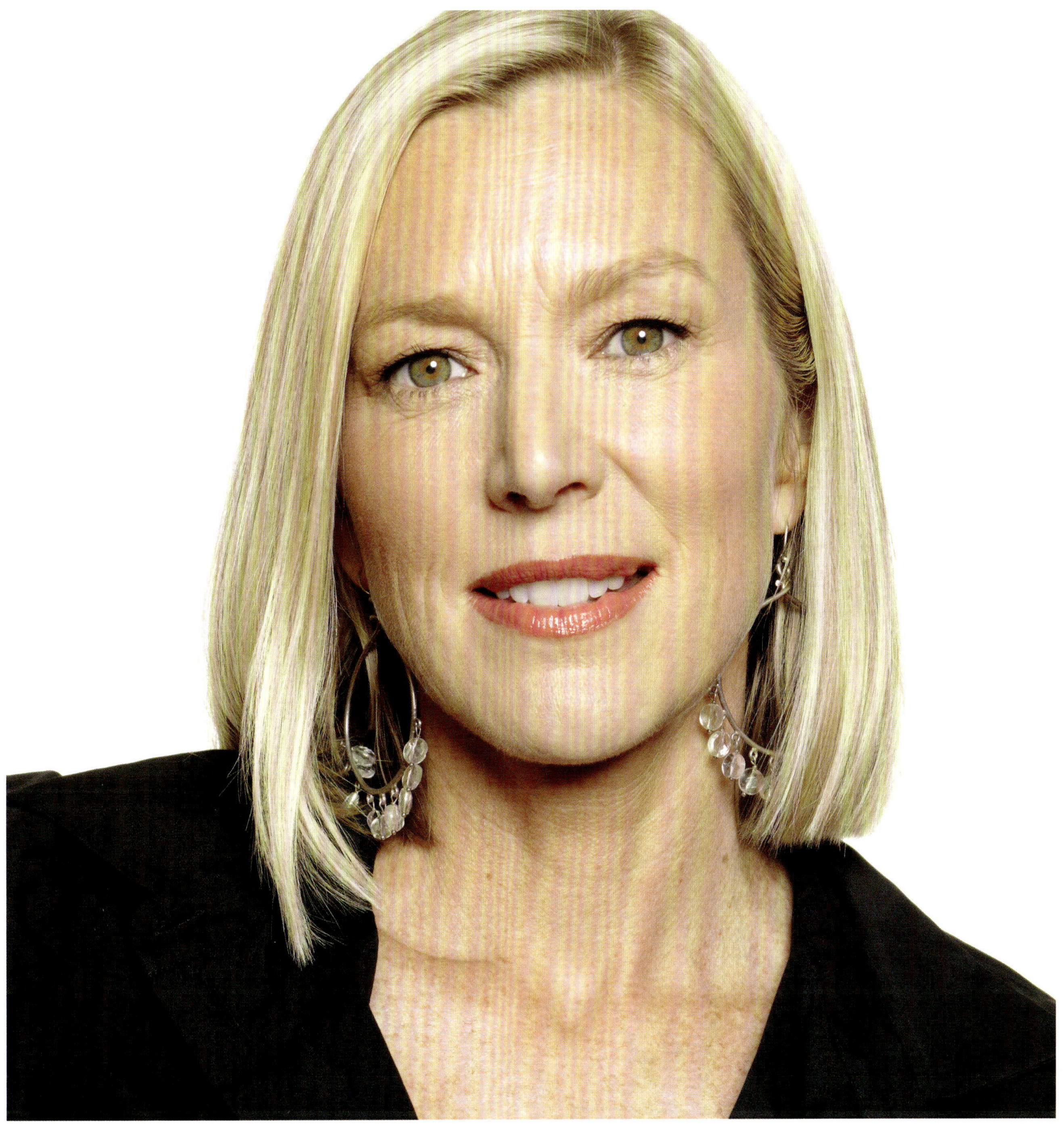

LEE MIT MAKEUP

Lee hat eine natürliche Schönheit, die wir hervorheben, aber nicht überbetonen wollten, weshalb wir uns für dezente Farben entschieden. Zuerst legten wir eine feuchtigkeitsspendende Foundation auf, die die Haut ebenmäßiger wirken lässt, aber nicht ihre schönen Sommersprossen überdeckt. Zur Betonung ihrer schönen Augenform verwendeten wir Lidschatten im Nude-Look und einen kaviarfarbenen Gel-Eyeliner. Die rosigen Wangen und Lippen bilden einen wunderbaren Kontrast zu Lees blonden Haaren. Mit diesem schönen, eleganten Look ist Lee für den Tag und den Abend perfekt gerüstet.

Ich fühle mich stark, wenn ich anderen Gutes tun kann.

—LEE WOODRUFF

Mein Mann Bob wurde als Berichterstatter im Irak schwer verwundet. Es ist ein Wunder, dass er noch am Leben ist. Nach einem schweren Schädel-Hirn-Trauma lag er 36 Tage lang im Koma. Ich musste optimistisch bleiben und durfte die Hoffnung nicht aufgeben. Außerdem wollte ich unseren vier Kindern zeigen, dass es immer Hoffnung gibt, obwohl ich das selbst nicht immer glaubte. Viele Dinge gaben mir Kraft: die Familie, Freunde, der Glaube. Und wir haben es überstanden. Bob ist wieder gesund, er kann wieder arbeiten, wir haben ein wunderbares Leben. Wir hatten Glück.

Ich fühle mich stark, wenn ich anderen Gutes tun kann. Wenn mich Leute anrufen und erzählen, ihr Sohn habe einen Autounfall gehabt, und ich sagen kann, dass es wieder besser wird, dass sie irgendwann wieder lachen werden. Es gibt mir Kraft, wenn ich meine Erfahrungen dazu nutzen kann, anderen beizustehen, die gerade erst in eine schwierige Lage geraten sind.

Ich bin stolz, gesunde und tolle Kinder großzuziehen und gleichzeitig der Arbeit nachzugehen, die ich liebe. Es ist ein wunderbares Gefühl, zu schreiben und kreativ zu sein. Den Kindern zu zeigen, dass man seinen Beruf lieben, dass man anderen auf der Welt helfen kann, und dass man seine Kreativität dazu nutzen kann, sich selbst zu verwirklichen. Das ist ein wunderbares Gefühl.

Niemand ist perfekt. Wir geben unser Bestes, aber das Leben ist nun einmal vollkommen unvollkommen. Deshalb versuche ich jeden Tag, mein Möglichstes zu tun und mich nicht unter Druck zu setzen.

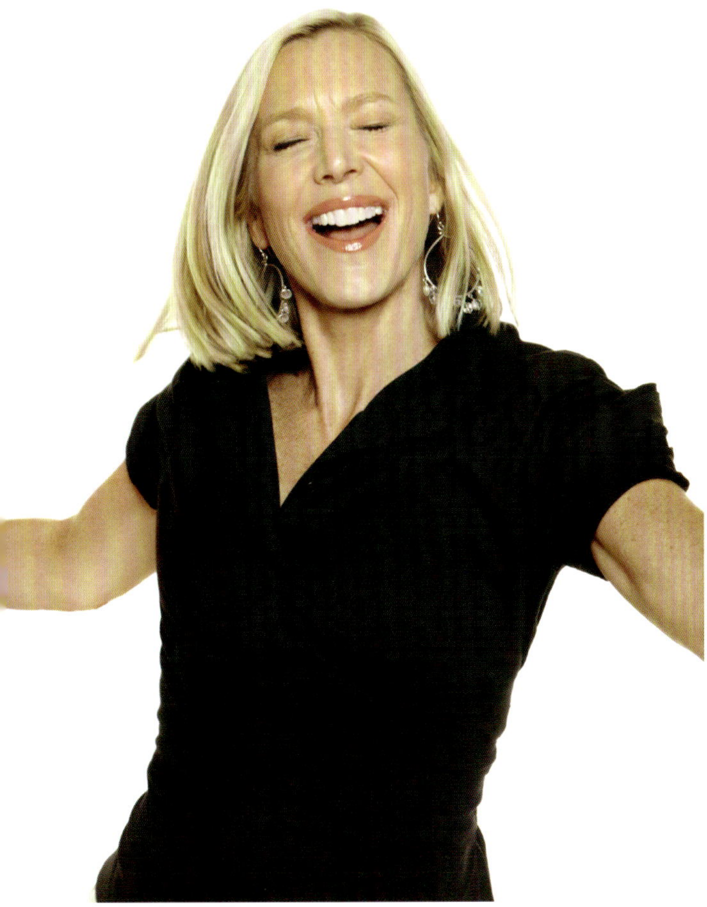

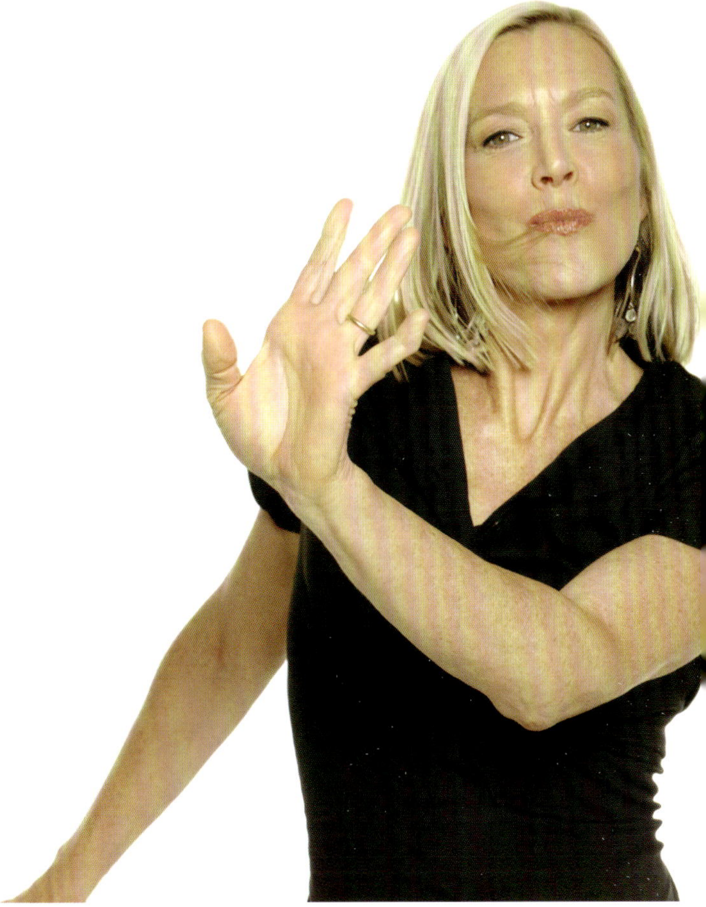

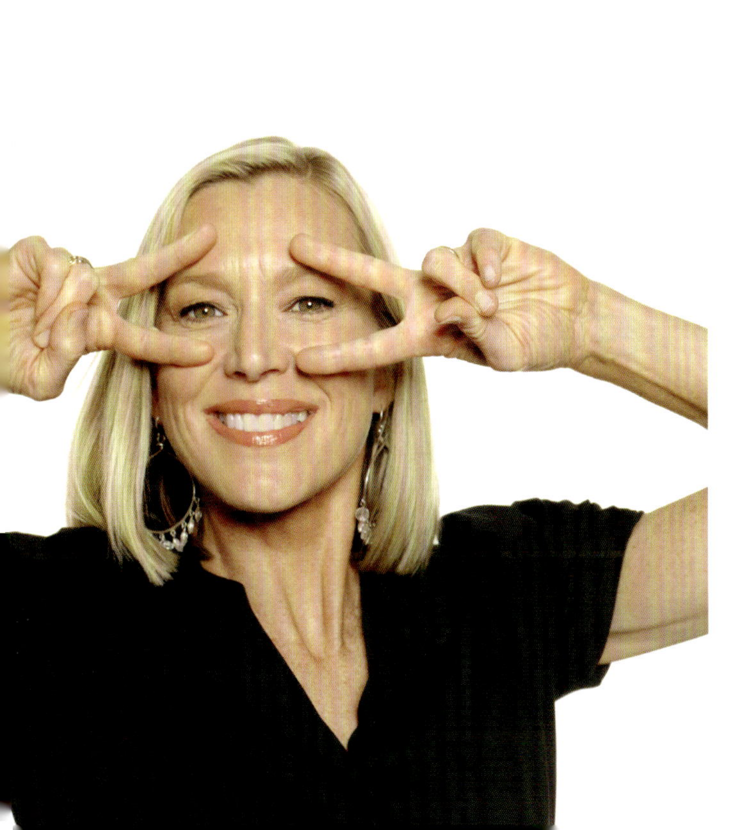

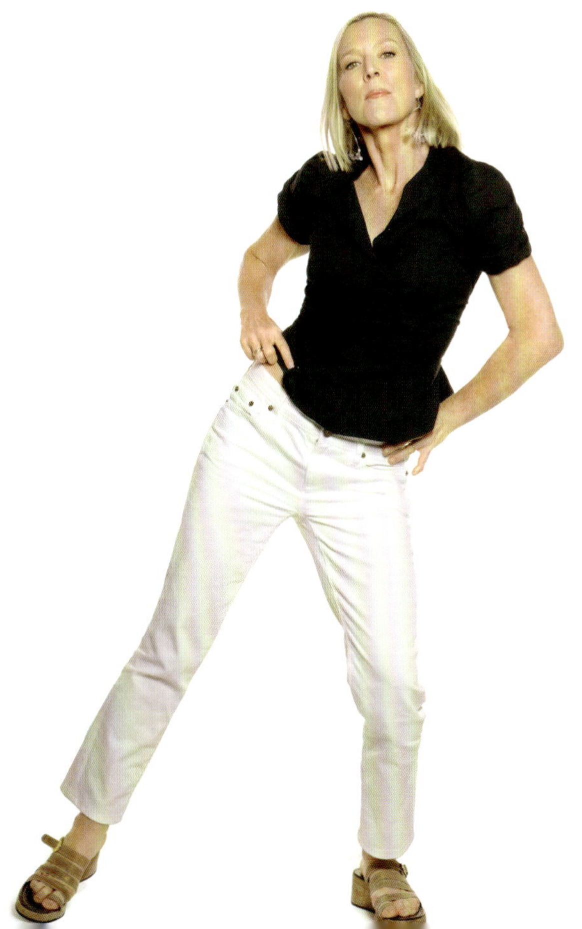

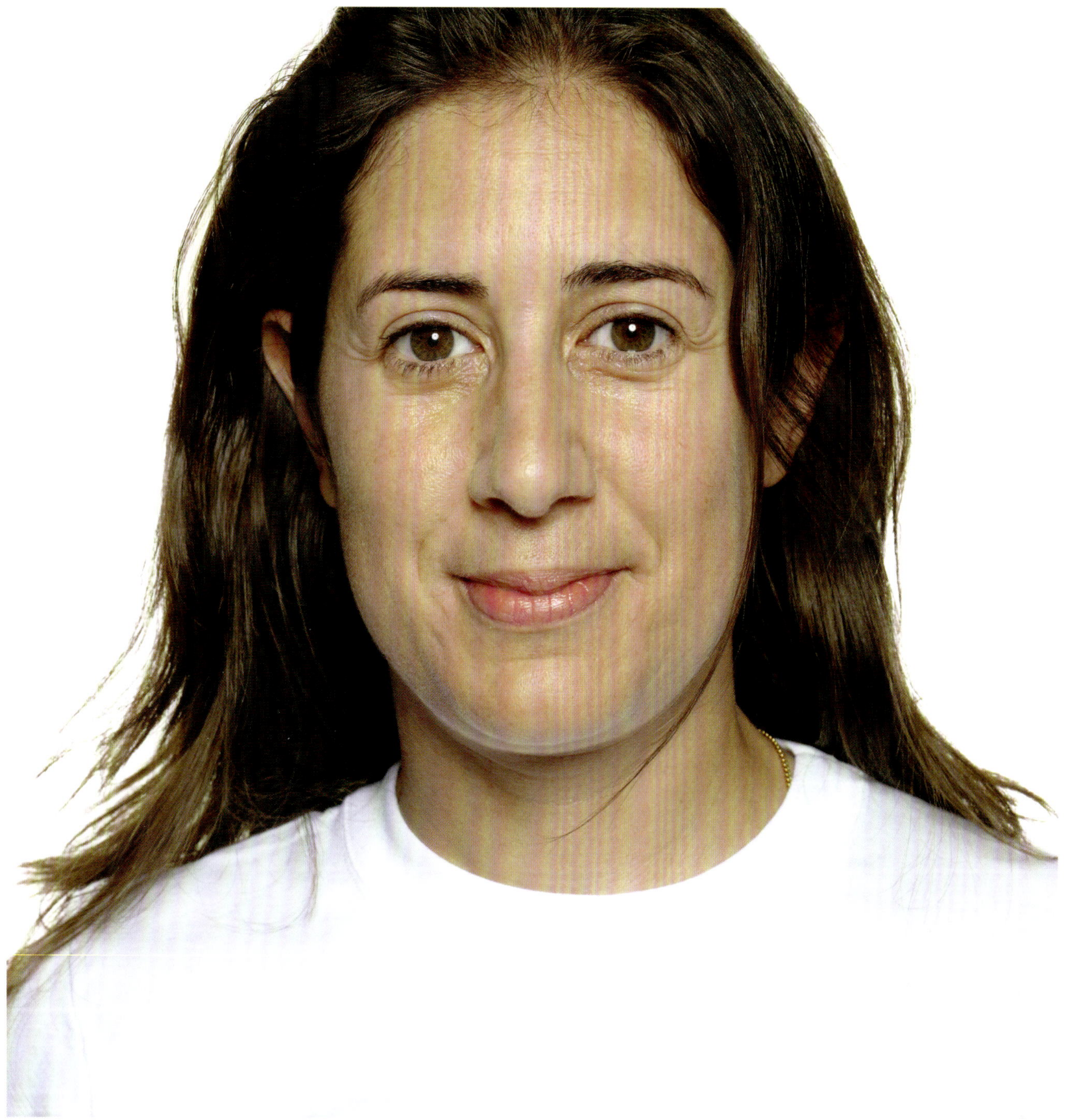

SUE TORRES KÖCHIN UND RESTAURANTBESITZERIN

Für mich hängt Stärke mit körperlicher Kraft zusammen. Wenn ich trainiere und im Fitnessstudio alles aus mir raushole, fühle ich mich stark. Diese Energie hält den ganzen Tag an.

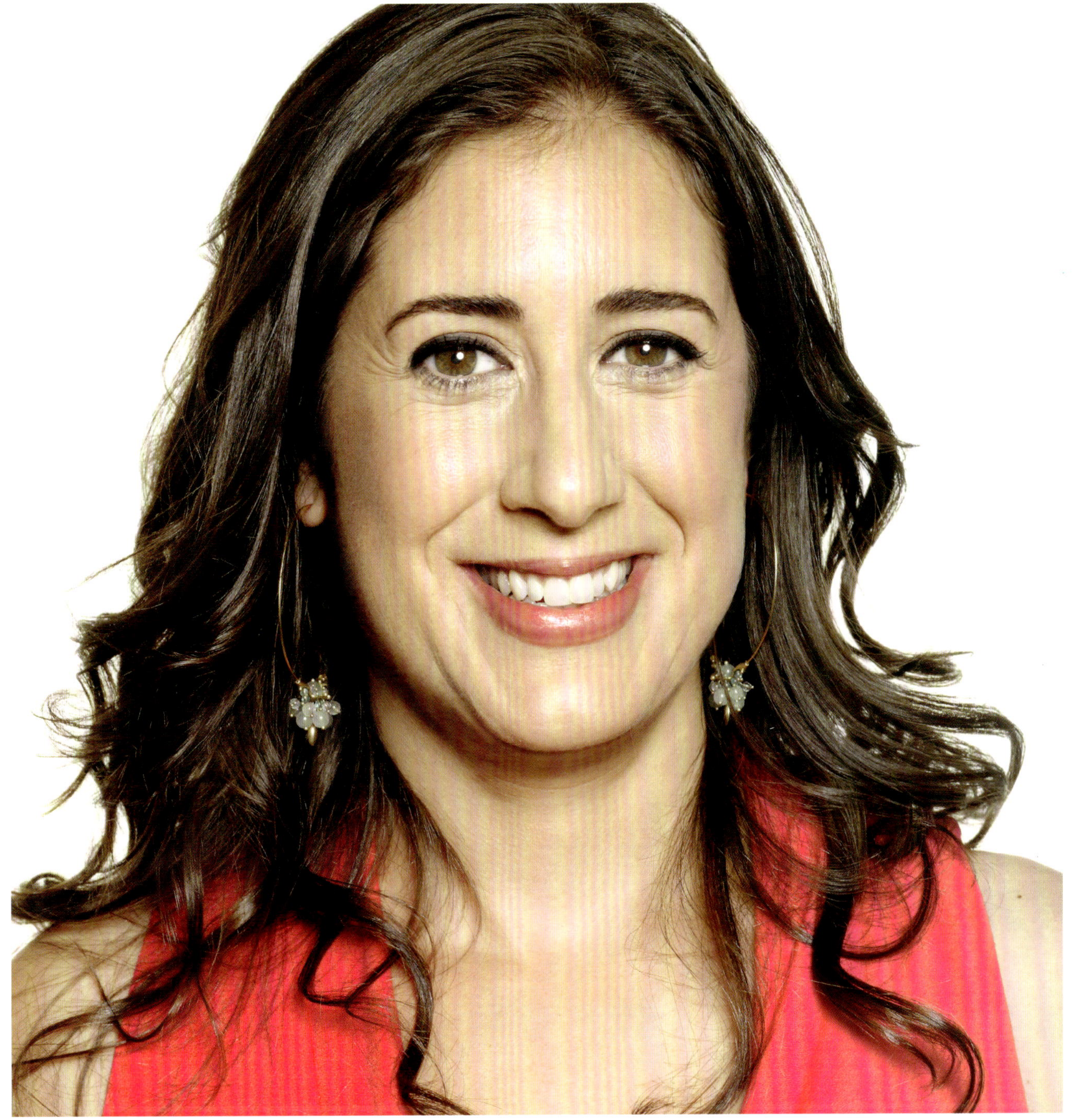

SUES MAKEUP

Mit einem schokoladenbraunen Eyeliner lassen sich die Augen gut hervorheben, wenn man so ausdrucksvolle dunkelbraune Augen wie Sue hat. Der Ton schmeichelt ihrem natürlichen Hautton und passt wunderbar zu den dichten Brauen und dem tiefbraunen Haar. Rosige Lippen bilden die perfekte Ergänzung zu ihrem warmen Teint.

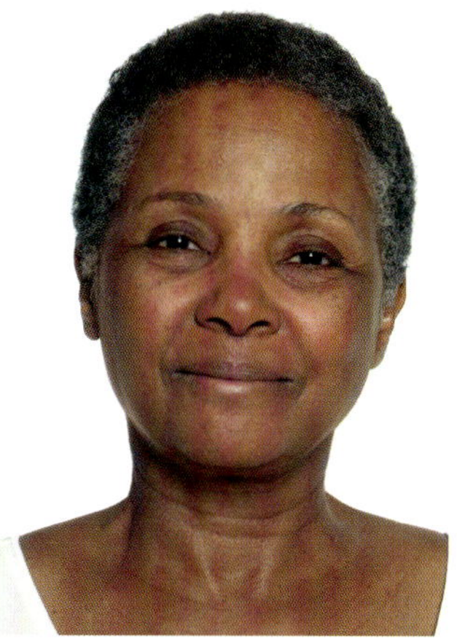

GRANVILETTE KESTENBAUM
MUTTER

Mein Lächeln hat mir schon immer gefallen. Es hat immer die richtige Größe, wird nie altmodisch und passt zu allem. Und das Beste: Ich kann mein Lächeln mit anderen teilen – es ist genug Glück für alle da.

GRANVILETTES MAKEUP

Mir gefällt an Granvilettes Makeup, dass die Farben so gut zu ihrem schönen Hautton passen. Pot Rouge in Cranberry lässt die Wangen wunderbar strahlen, und die mittelbraune Lippenfarbe in Kombination mit goldrosa Schimmer Lip Gloss betont ihr warmes Lächeln.

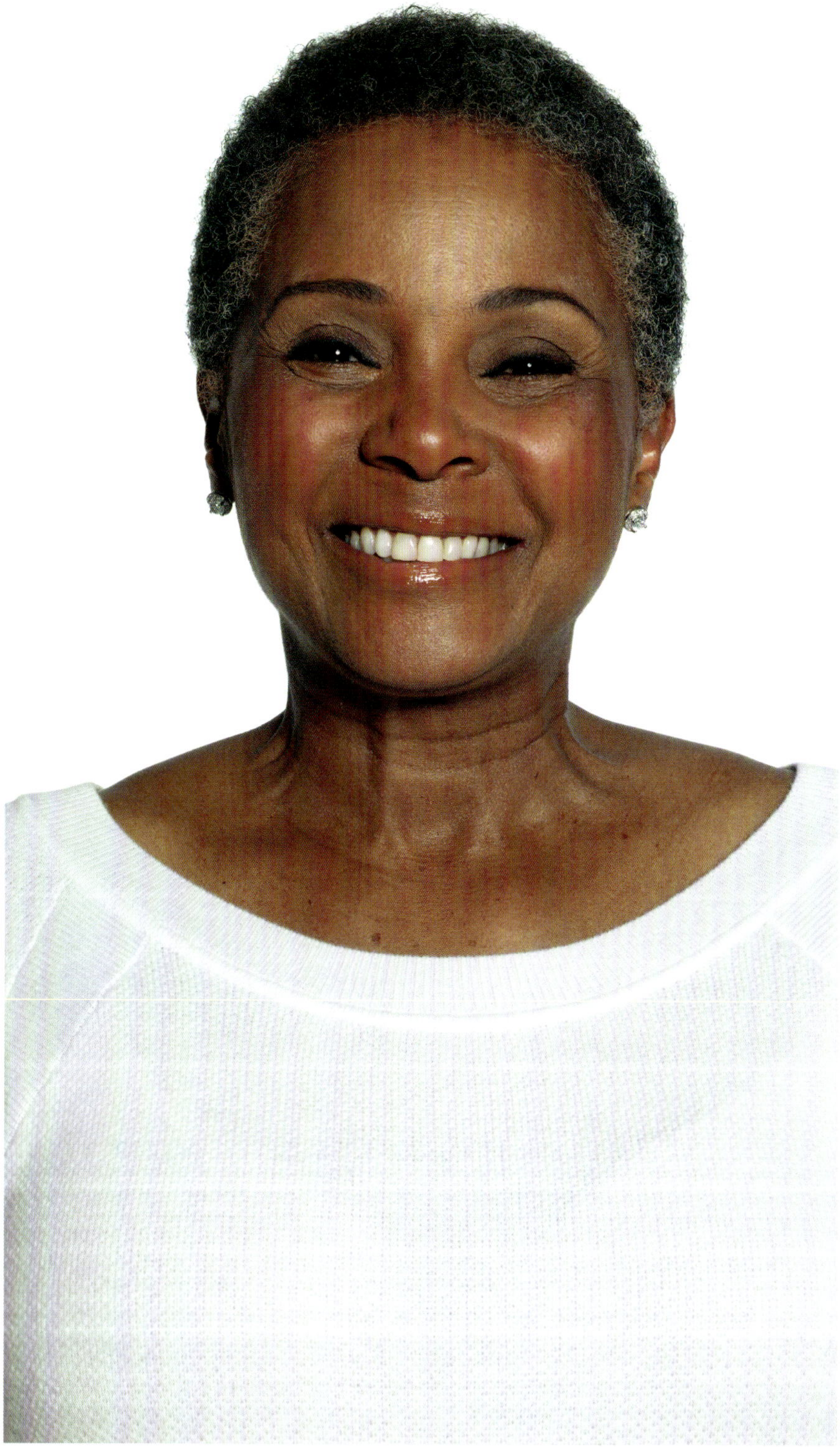

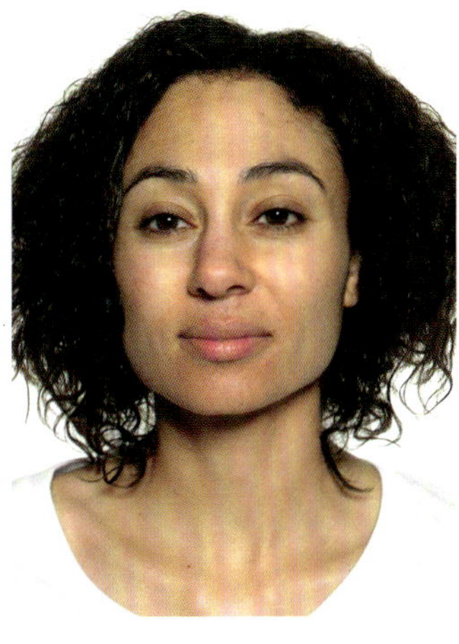

LAUREN KESTENBAUM
ANWÄLTIN

All meine Gefühle spiegeln sich in meinem Gesicht wider. Wer mich gut kennt, sieht, ob ich gerade einen guten, einen schlechten oder einen mittelmäßigen Tag habe.

LAURENS MAKEUP

Wenn Sie Ihre Augen hervorheben wollen, ziehen Sie den oberen und unteren Wimpernrand nach; der Trick besteht darin, dass sich der obere und untere Lidstrich im äußeren Augenwinkel treffen. Bei Lauren haben wir mit schwarzem Gel-Eyeliner einen kräftigen Lidstrich am oberen Lidrand entlanggezogen und den unteren Wimpernansatz mit einer weicheren schwarzen Lidschattenlinie betont; das verleiht ihren faszinierenden Augen einen zusätzlichen dramatischen Effekt. Die Lippen und Wangen sind in weichen Rosétönen gehalten, damit sie nicht von Laurens Augen ablenken. Laurens hinreißende Locken geben ihrem Gesicht den passenden Rahmen.

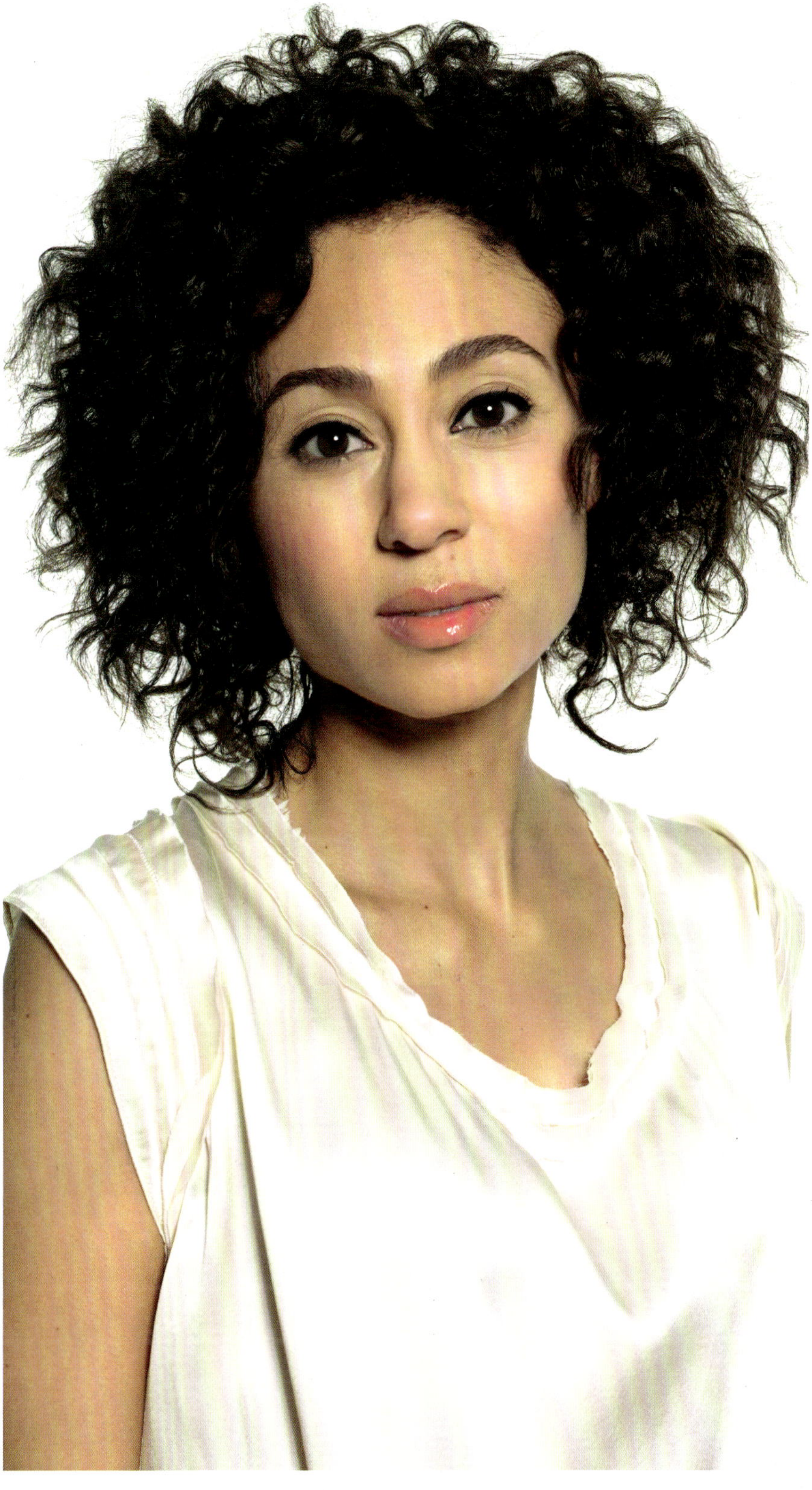

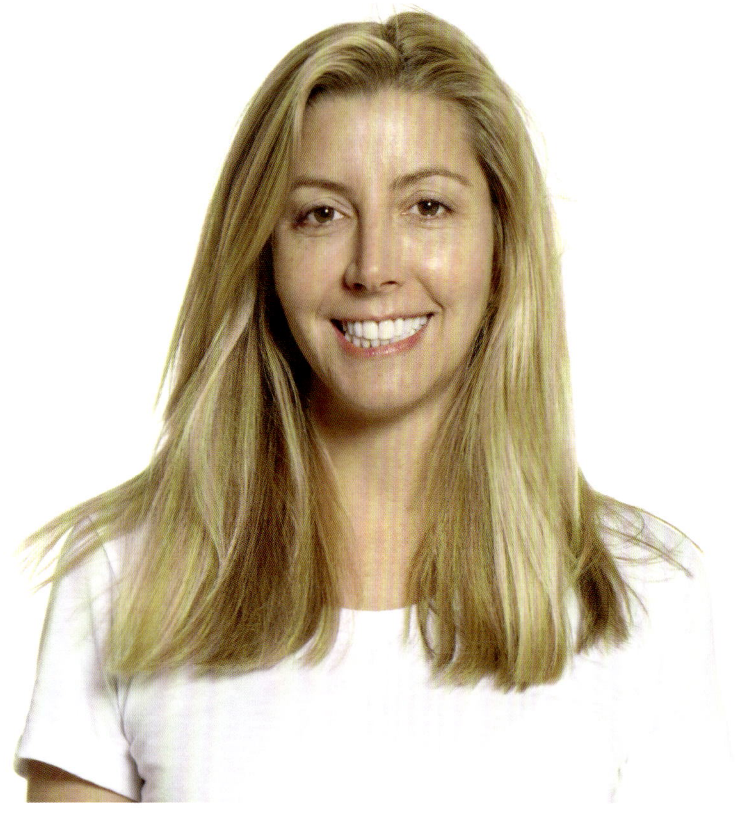

SARA BLAKELY

UNTERNEHMERIN

Sara hat ein klassisches, frisches Aussehen und eine freundliche, extrovertierte Persönlichkeit. Ich mag an ihr, dass sie ein totales Energiebündel ist. Spanx, ihre figurformende Unterwäsche, ist in den USA eine so gängige Marke, dass der Name für alle Produkte dieser Art verwendet wird – so wie man zu Papiertaschentüchern Tempo sagt. Das Geheimnis von Spanx ist, dass sich Millionen Frauen dadurch viel selbstbewusster fühlen und an Selbstvertrauen gewinnen.

Mit ihrem fröhlichen Lächeln, ihrer offenen Art und ihrem wunderschönen blonden Haar fällt Sara automatisch auf. Damit ihre Persönlichkeit und nicht ihr Makeup im Vordergrund steht, habe ich zartere Farben ausgewählt, als Sara normalerweise verwendet. Ich gab elfenbeinfarbenen Schimmer Lidschatten auf die Lider und einen Hauch grauen Schimmer in die Lidfalte. Die Augen betonte ich mit grauschwarzem Gel-Eyeliner. Die rosafarbenen Nude-Töne auf Saras Lippen und Wangen bringen ihr warmes Lächeln zur Geltung.

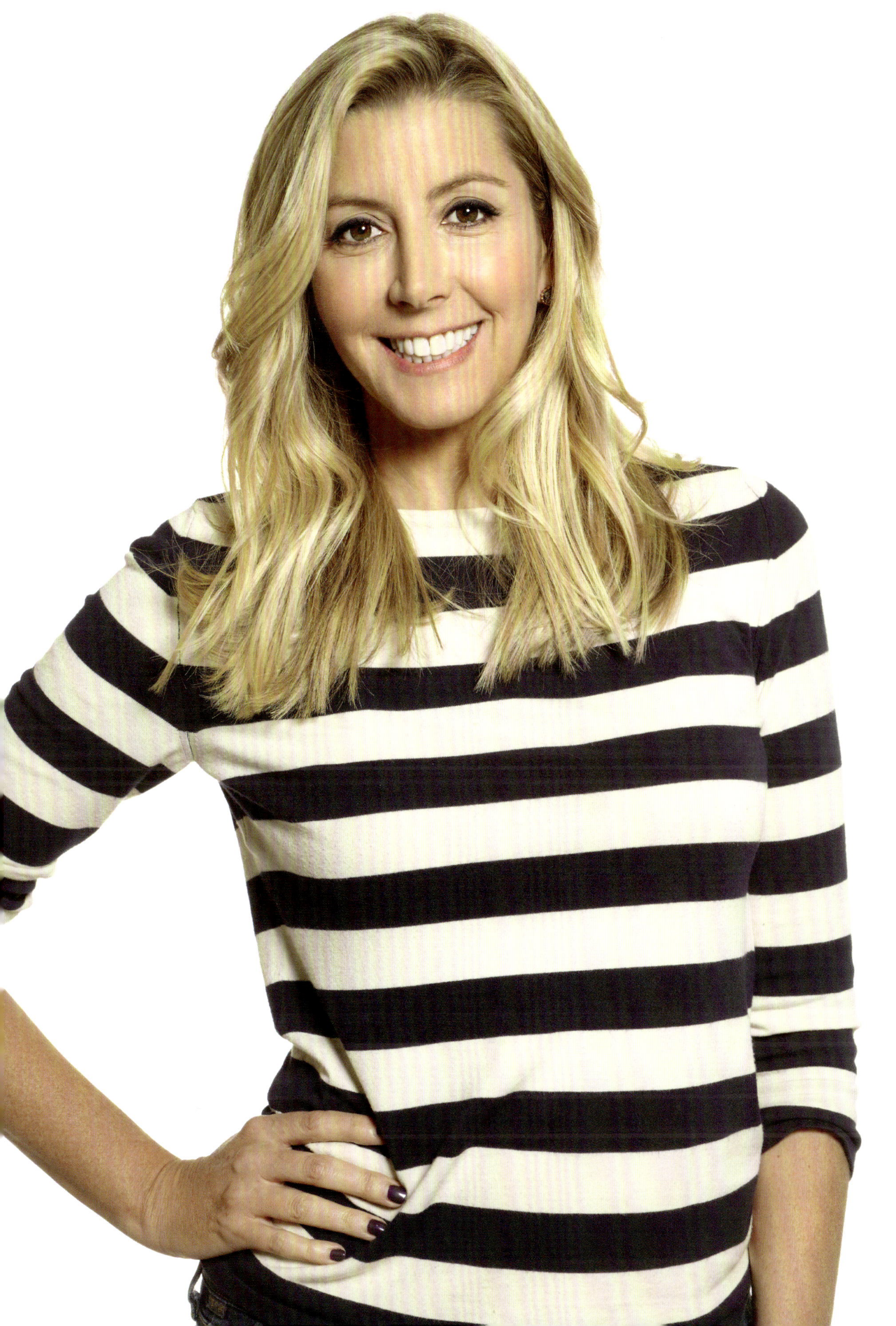

Ich bin stolz darauf, dass ich Erfolg habe und dabei immer nett zu anderen gewesen bin.

—SARA BLAKELY

Mein Vater ermunterte uns zu Misserfolgen, als wir klein waren. Wir saßen am Esstisch und er fragte uns, an was wir in der Woche gescheitert waren. Wenn wir nichts zu erzählen hatten, war er enttäuscht. Das war eines der größten Geschenke in meinem Leben, weil er meinem Bruder und mir beibrachte, keine Angst vor dem Scheitern zu haben. Dadurch testeten wir ständig unsere Grenzen aus und wagten etwas Neues. Für mich heißt Scheitern, dass man etwas nicht versucht hat, nicht das Resultat an sich. Ich habe immer nur dann das Gefühl zu scheitern, wenn ich mich etwas nicht getraut habe.

Seit kurzem bin ich Mutter und muss Mutterschaft und Beruf unter einen Hut bringen, ohne dass eine Seite zu kurz kommt – das ist ganz schön schwierig. Ich arbeite immer noch daran.

Ich bin stolz darauf, dass ich Erfolg habe und dabei trotzdem immer nett zu anderen gewesen bin. Ich kann guten Gewissens in den Spiegel schauen und mich darüber freuen, dass ich es so weit geschafft habe.

Dass ich meinen eigenen Weg gehen kann und nur mir selbst gegenüber verantwortlich bin, ist ein tolles Gefühl.

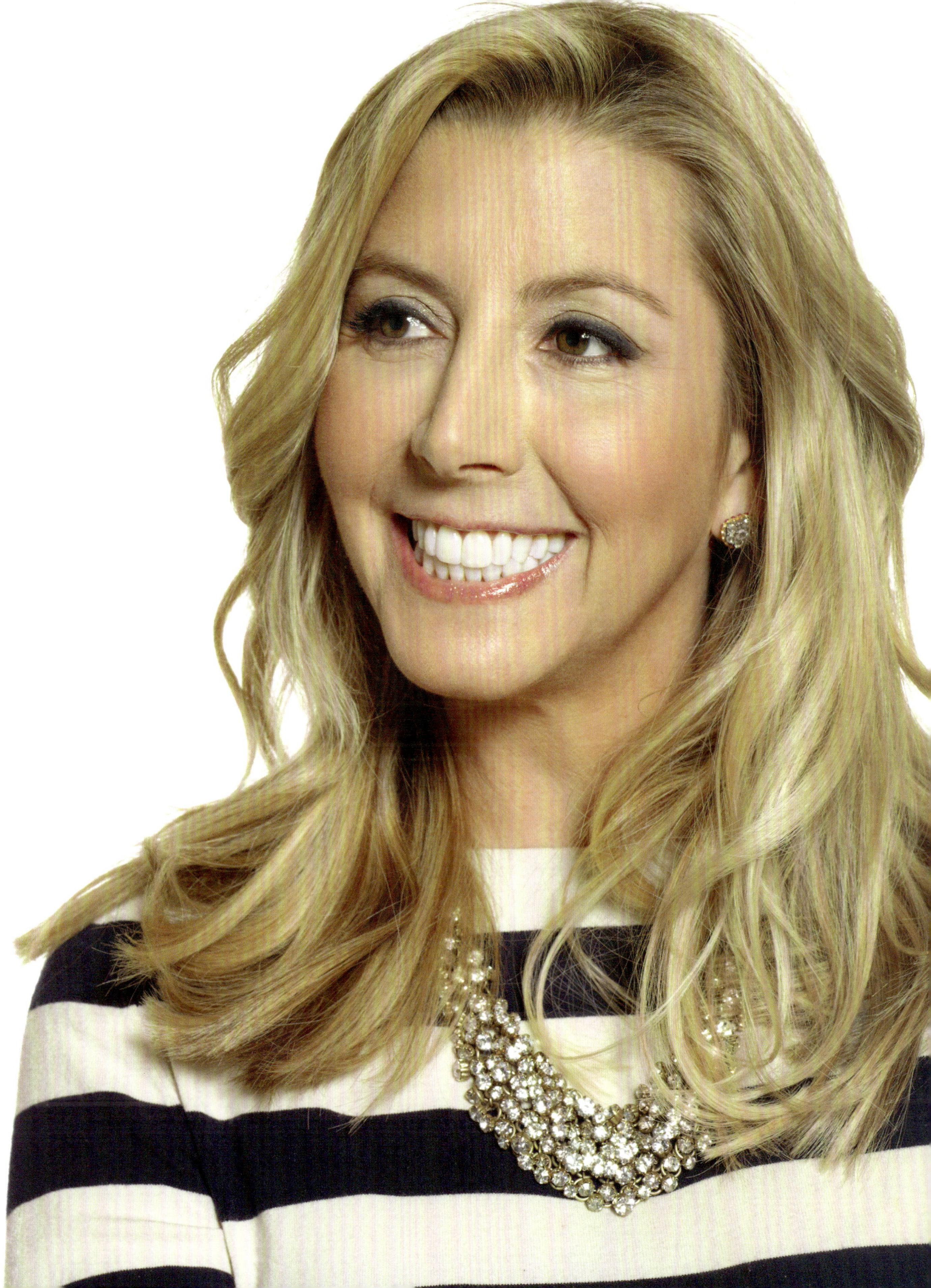

SEI DU SELBST

In den 90er-Jahren arbeitete ich bei einer Modenschau mit mehreren bekannten Supermodels. Ich war etwa 15 Jahre älter als die meisten und gerade mit meinem ersten Sohn schwanger. Ich weiß noch, wie ich zu den jungen, großen, perfekten Frauen aufsah, die gerade Bikinis vorführten, und mir sehr klein und dick vorkam. Aber gleichzeitig sagte eine Stimme in meinem Kopf: *Lass dich nicht darauf ein, Bobbi. Den Wettbewerb kannst du nicht gewinnen. Nimm es einfach hin.* Für mich war das ein Aha-Erlebnis. Ich erkannte, dass ich mich so akzeptieren musste, wie ich war – 30 Jahre alt, 1,52 Meter groß und wunderschön schwanger. Ich hatte das Glück, einen Beruf zu haben, den ich liebte. Und ich hatte das Glück, ich selbst zu sein – genauso wie ich war.

In der Mode- und Schönheitsindustrie trifft man auf die schönsten Frauen der Welt, man gerät leicht in Gefahr, die Realität verzerrt wahrzunehmen. Aber wenn ich mich unsicher fühle, rufe ich mir in Erinnerung, wer ich bin – eine berufstätige Mutter von drei Söhnen, eine liebende Ehefrau, eine Künstlerin, die gleichzeitig Leiterin eines riesigen Unternehmens ist, eine Freundin, mit der man Spaß haben kann, und ein Mensch, der (wie alle anderen) nicht perfekt ist. Ich bemühe mich, immer ehrlich und freundlich zu sein. Ich verstelle mich nicht, ich bin immer dieselbe, ob ich nun mit den Jungs daheim herumalbere, mich mit einem Chefredakteur treffe oder eine Prominente für den roten Teppich style. Meistens trage ich abgewetzte Jeans. Manchmal komme ich morgens mit nassen, zu einem Pferdeschwanz gebundenen Haaren zur Arbeit. Stilettos? Vergessen Sie's, die hebe ich mir für den roten Teppich oder wichtige Abendveranstaltungen auf. Ich fühle mich in Clogs oder Converse-Sneakers am wohlsten. So bin ich, und ich könnte nicht glücklicher darüber sein.

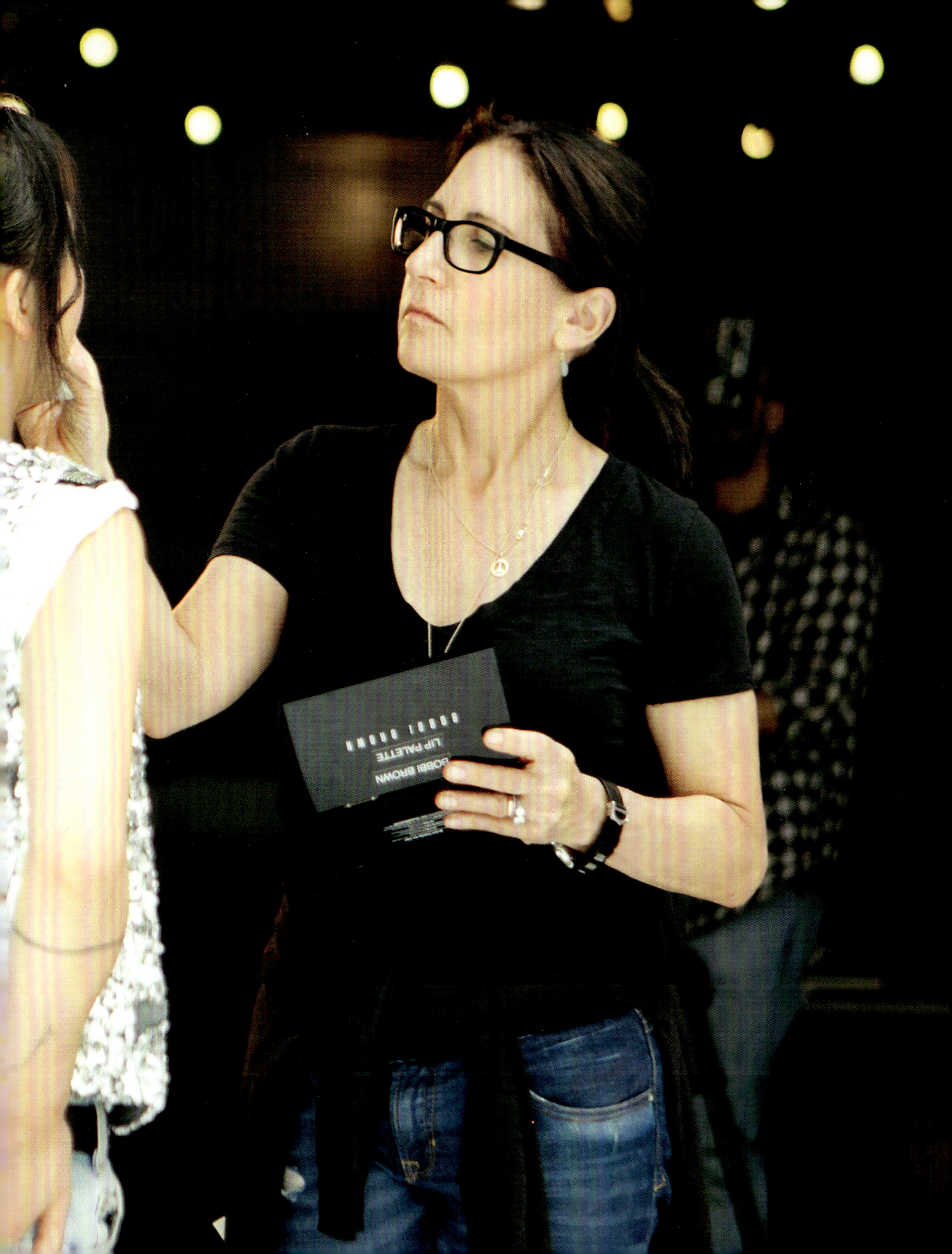
BOBBI BROWN
LIP PALETTE
BOBBI BROWN

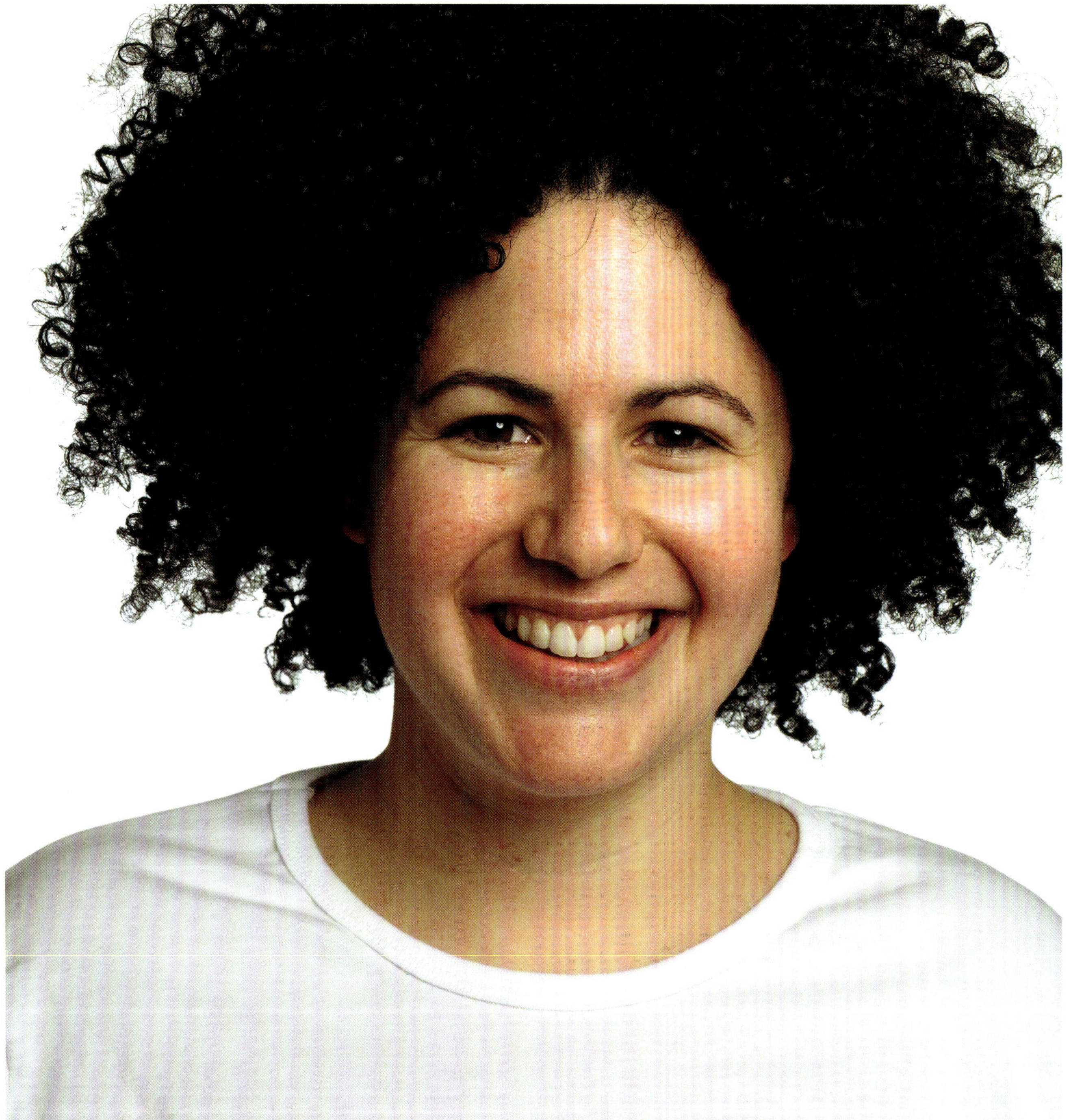

LAUREN RIFKIN
LEITERIN ONLINE-MARKETING UND E-COMMERCE

Mein Mann hat mir gesagt, meine Augen wären wie Blumen. Das ist das schönste Kompliment, das ich je bekommen habe.

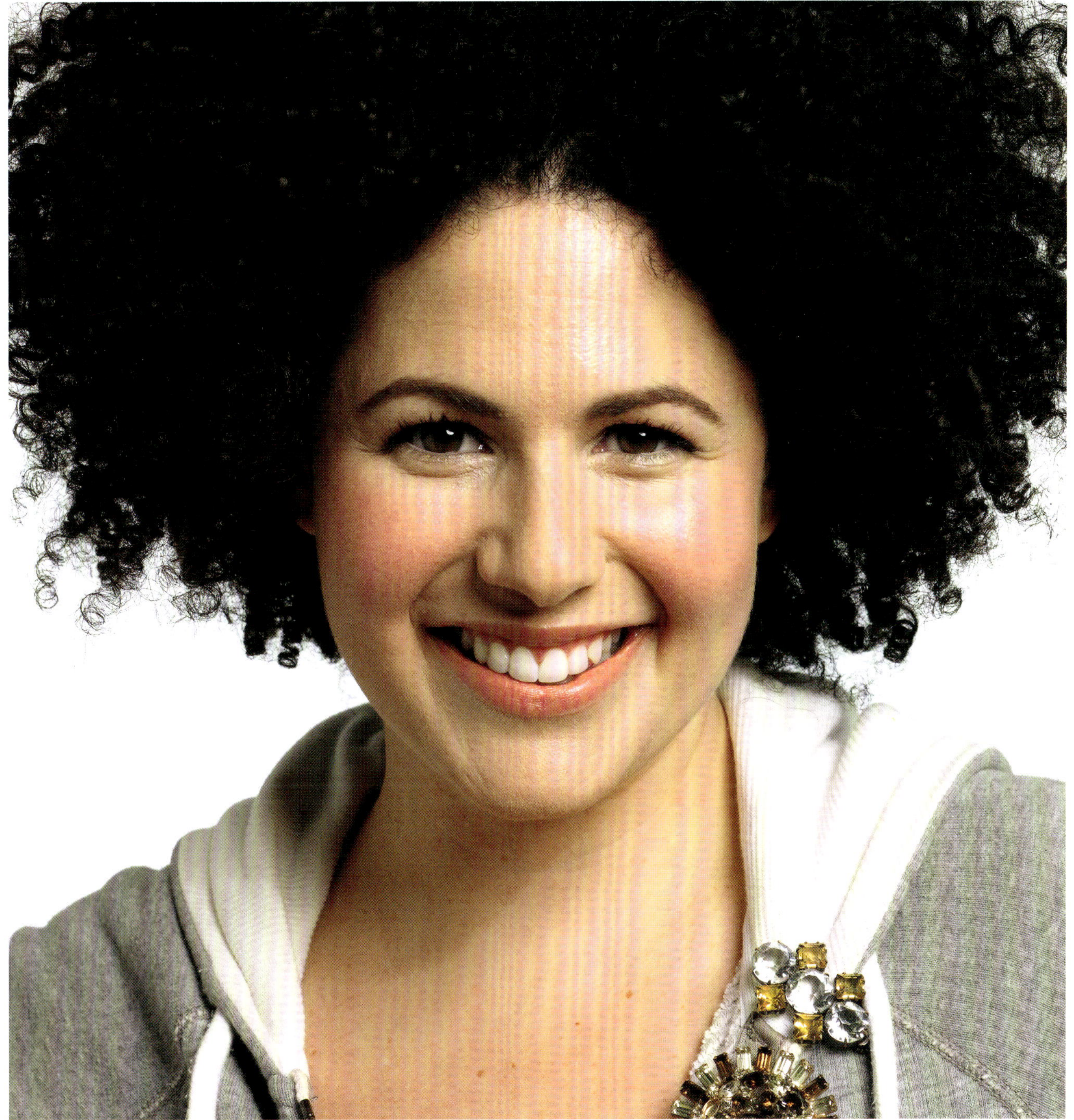

LAURENS MAKEUP

Laurens tolle Locken fallen sofort auf, aber in Sachen Makeup ist sie Minimalistin. Wir beschränkten uns daher auf ein dezentes Makeup, deckten mit dem Foundation Stick leichte Rötungen ab und fixierten die Foundation mit gelblichem Puder. Ein bisschen Bronzer und ein Tupfer pinkfarbenes Rouge auf den Wangen verleihen Laurens Gesicht ein gesundes Strahlen. Bei den Augen verteilten wir ein cremiges, leicht rosiges Weiß auf den Lidern, trugen schwarzen Gel-Eyeliner und mehrere Schichten schwarze Mascara auf. Schlicht und schön!

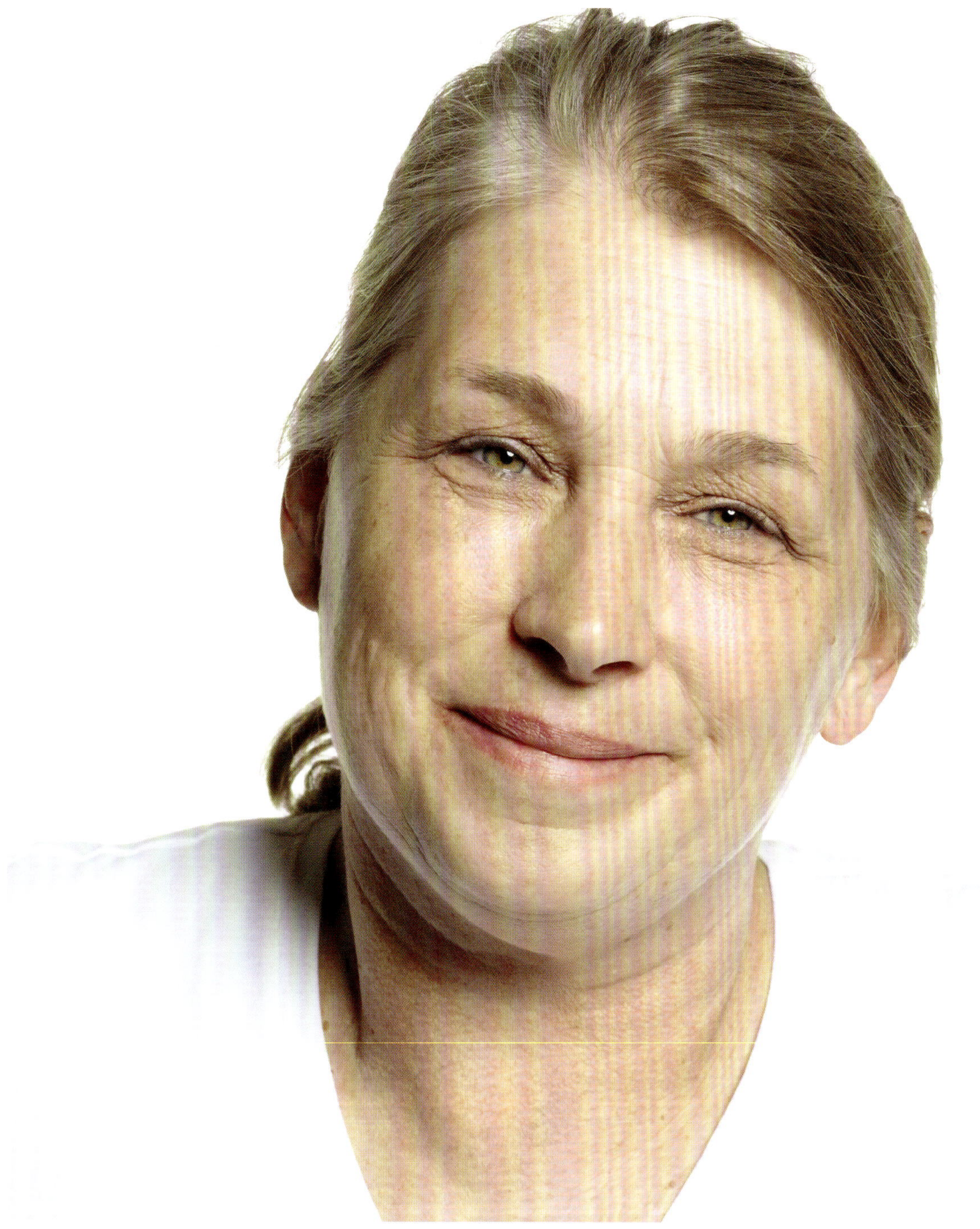

BETH BALDWIN ENGAGIERT SICH IM KAMPF GEGEN BRUSTKREBS

Ich glaube, alle meine Geschwister und ich sind überzeugt davon, dass man alles tun kann, was man will, man muss sich nur dafür entscheiden. Das habe ich auch meinen Kindern beigebracht.

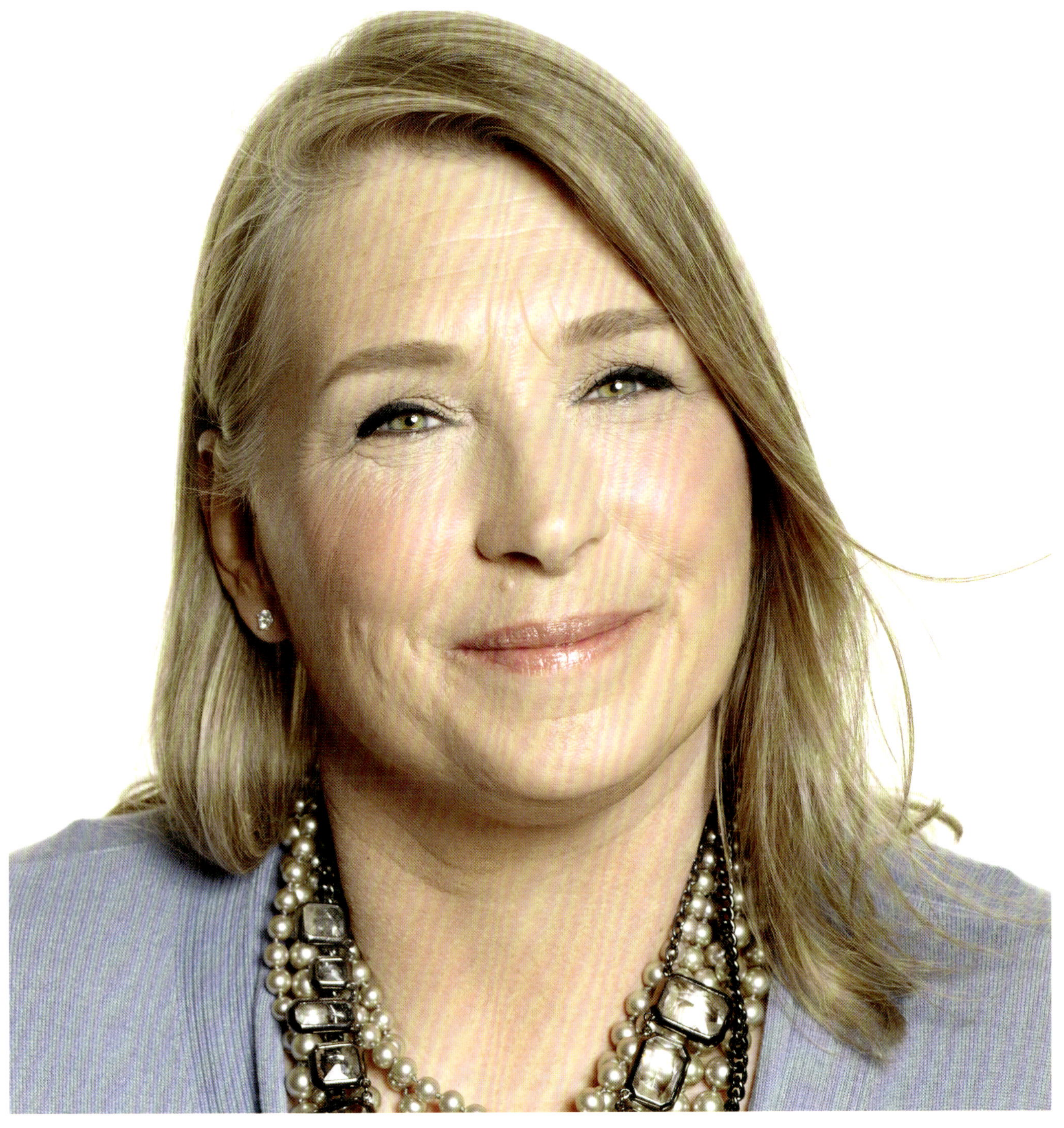

BETHS MAKEUP

Ich konzentrierte mich darauf, Beths inneres Leuchten zum Vorschein zu bringen. Glänzende rosa Lippen, Pot Rouge in Rosé auf den Wangen und champagnerfarbener Schimmer Lidschatten verleihen ihrem Gesicht ein Strahlen, das perfekt zu ihr passt.

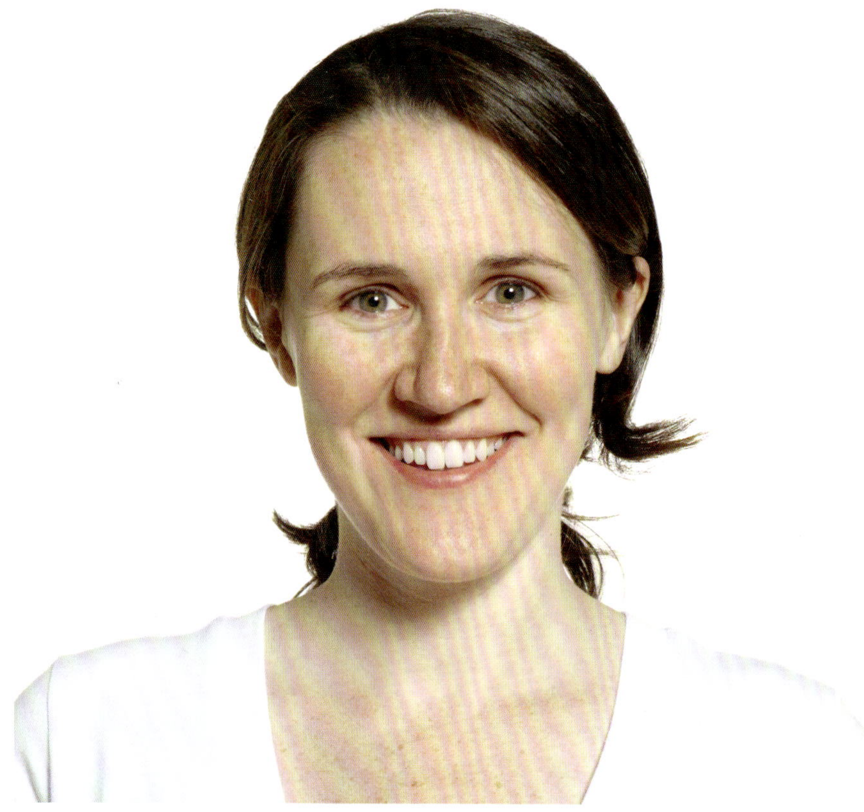

LIZ MURRAY

AUTORIN, MOTIVATIONSTRAINERIN

Als ich Liz Murrays Buch *Als der Tag begann* las, konnte ich es nicht mehr aus der Hand legen. Ihre Geschichte, als Kind drogensüchtiger Eltern aufzuwachsen, als Obdachlose auf der Straße zu leben und schließlich in Harvard zu studieren, hat mich beeindruckt und zutiefst bewegt. Zum Fototermin für dieses Buch brachte Liz ihren Ehemann und ihre beste Freundin mit. Sie war im siebten Monat schwanger und strahlte förmlich. Liz hat viel durchgemacht, sich aber allen Widrigkeiten zum Trotz ein wunderbares Leben geschaffen. Sie ist ein echtes Vorbild und eine Inspiration für andere Frauen.

—

So schöne, tiefliegende Augen, wie Liz sie hat, betont man durch hellen Lidschatten. Elfenbeinfarbener Lidschatten auf dem ganzen Lid „öffnet" das Auge; ein weicher schwarzer Gel-Eyeliner sorgt für Kontur. Entlang des oberen und unteren Wimpernrands verstrich ich espressobraunen Eyeliner. Das wirkt sanfter und betont ihre ausdrucksvollen Augen.

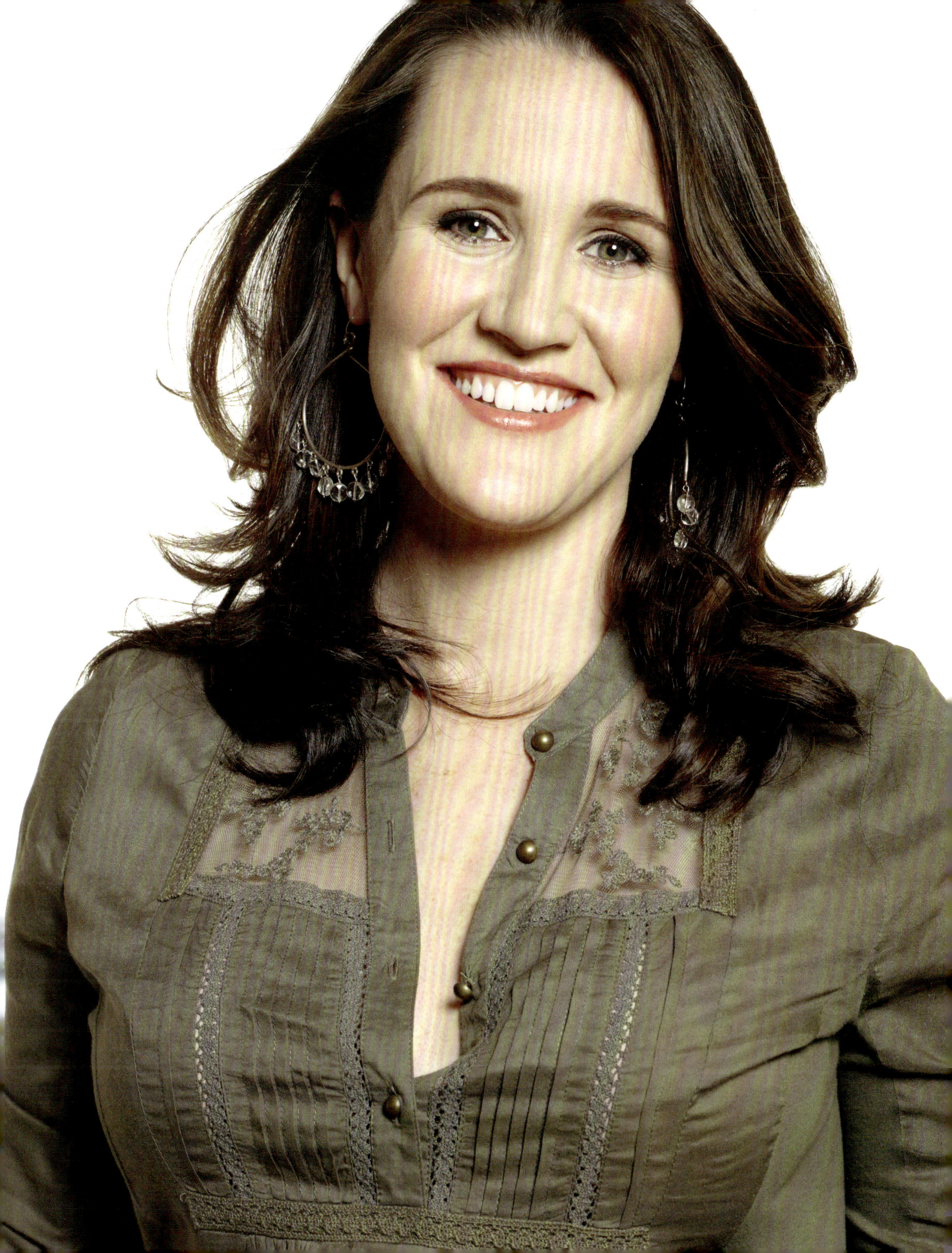

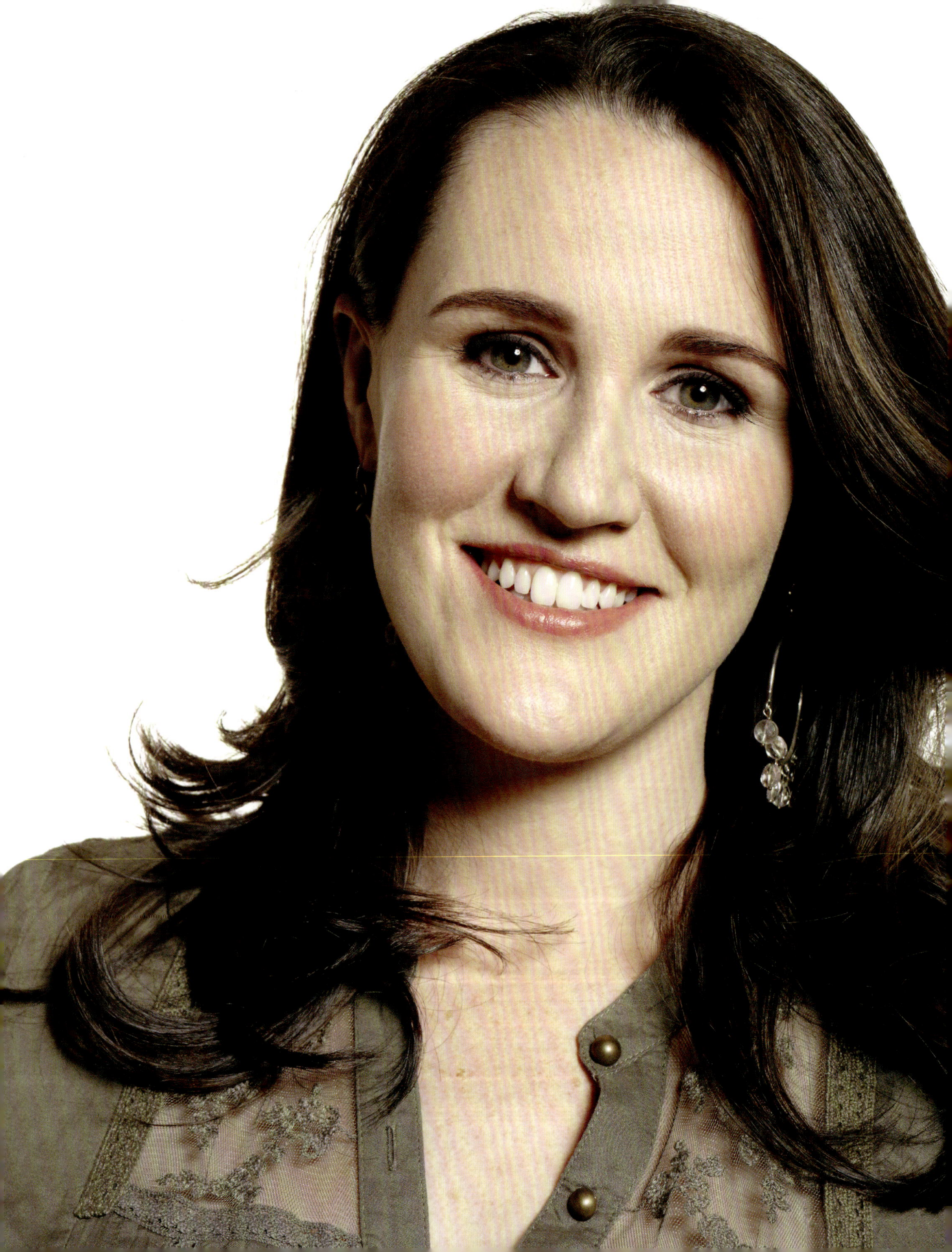

Man kann sein Leben ändern. Man kann es sogar komplett umkrempeln.

—LIZ MURRAY

Ich fühle mich stark, wenn ich mir erlaube, authentisch zu sein. Früher sah ich mich zuerst in einem Raum um und überlegte, was die anderen wohl von mir erwarteten, was ich sage oder tue. Ich war nicht ich. Die meiste Kraft habe ich, wenn ich ganz einfach ich selbst bin.

Eine Zeitlang war ich obdachlos. Ich lebte auf der Straße und wartete einfach darauf, dass etwas passiert. Ich wartete auf ein Zeichen, das mir sagte, ich solle wieder in die Schule gehen. Ich wartete darauf, dass sich mein Leben änderte. Der Tod meiner Mutter war eine sehr schmerzliche Erfahrung, aber er öffnete mir auch die Augen. Als ich sie verlor, erkannte ich, dass wir sterblich sind. Ich dachte: *Worauf warte ich? Ich lebe genau jetzt.* Ich lernte, mich um Dinge zu bemühen. Heute weiß ich, wenn ich mir sage, das mache ich später, dann ist das eigentlich eine Lüge. Ich warte jetzt nicht mehr. Wenn es etwas gibt, das mir etwas bedeutet, gehe ich nicht automatisch davon aus, dass ich es morgen auch noch tun kann, ich mache es einfach gleich.

Ich erwarte mein erstes Kind. Das weckt starke Gefühle, denn in den nächsten zehn Jahren möchte ich noch einen ganzen Haufen Kinder bekommen. Ich will Lärm und Geklapper im Haus. Ich will aufschauen und die Menschen sehen, die ich liebe, und wissen, dass sie mir nahe sind und wir einander erreichen können. Das wäre ein schönes Leben.

Wenn man schlimme Dinge durchmacht und das Gefühl hat, im Dunkeln zu stehen, ist man trotzdem nicht allein. Das ist nur eine von vielen möglichen Erfahrungen im Leben, aber das Leben muss nicht immer so sein. Man kann sein Leben ändern. Man kann es sogar komplett umkrempeln. Heute würde ich meinem damaligen 15-jährigen, obdachlosen Ich sagen: *Das geht vorüber. Du bist nicht allein. Es gibt einen Ausweg. Es gibt noch ein anderes Leben, und das wird fantastisch werden.*

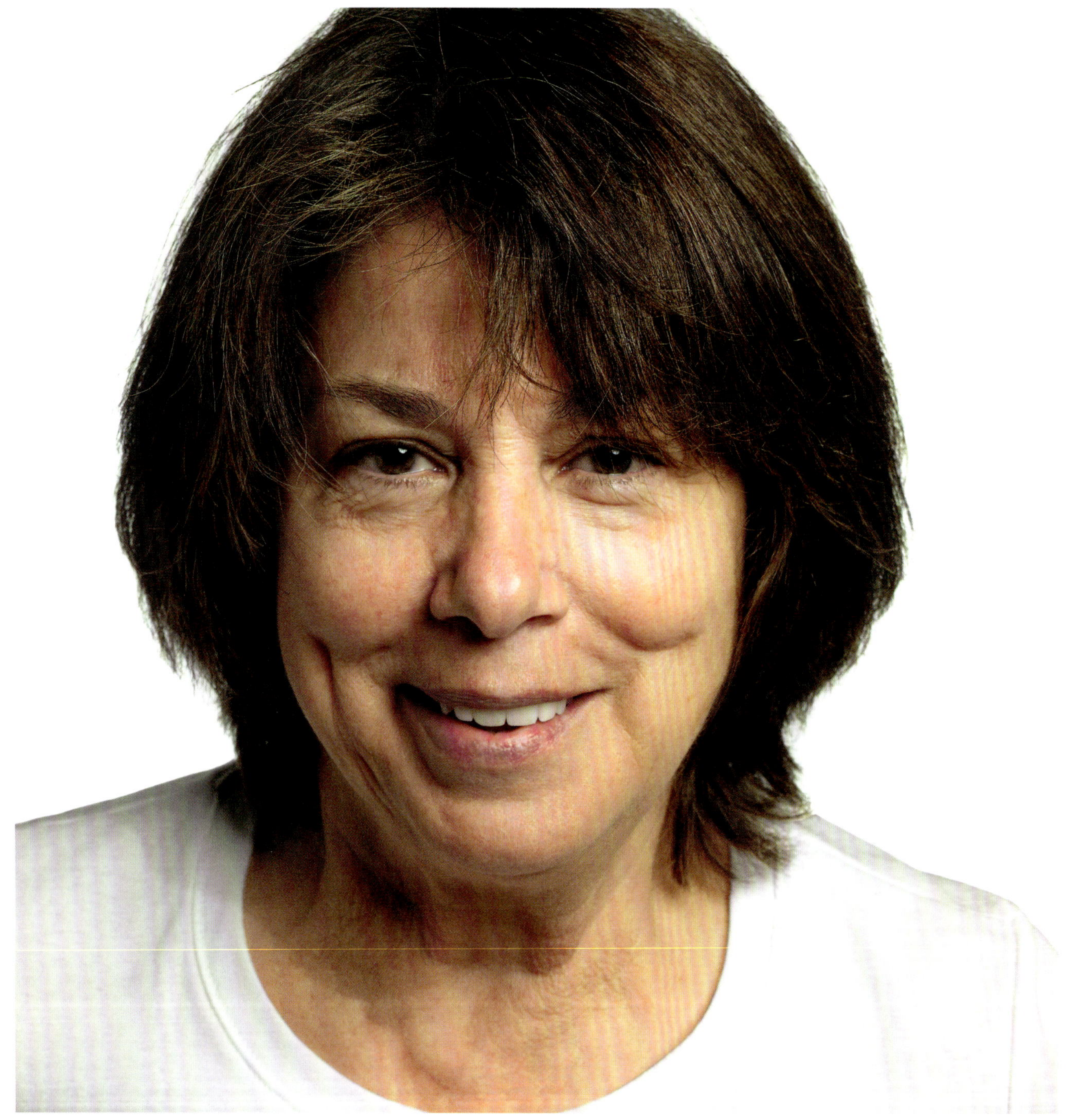

ROSE CALI ENGAGIERT SICH EHRENAMTLICH

Der beste Beauty-Tipp, den ich je bekommen habe, stammt von Bobbi: Sei du selbst.

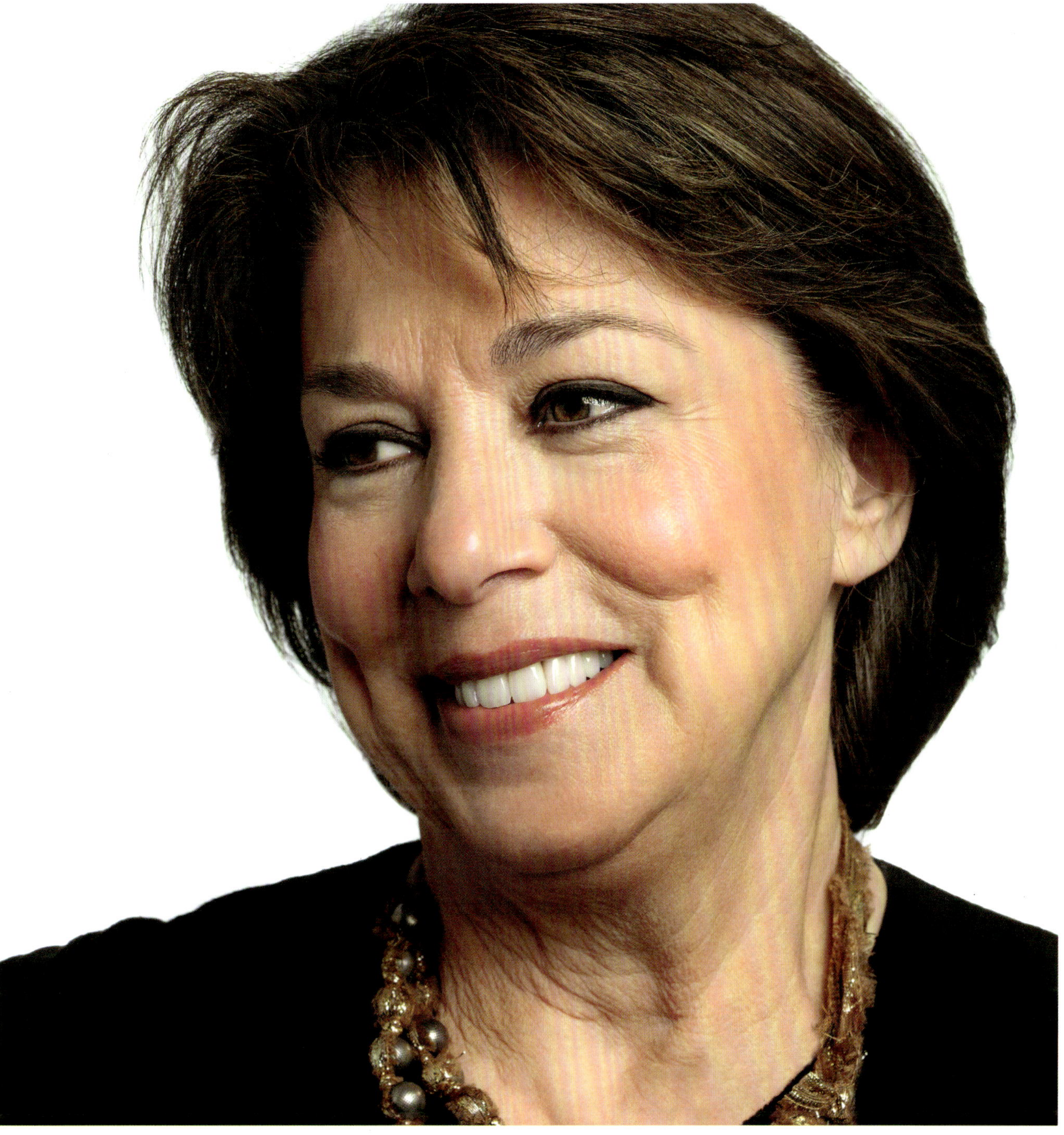

ROSES MAKEUP

Rose ist Patin meines Sohnes, mein großes Vorbild und einer der herzlichsten Menschen, die ich kenne. Um ihr wunderbares Lächeln und die schönen Grübchen zu unterstreichen, verwendete ich Bronzer und einen Tupfen blassrosa Rouge. Grübchen betone ich unheimlich gern – sie geben so viel Persönlichkeit. Den rosafarbenen Lippenstift, den sie benutzt, habe ich nach ihr benannt – „Italian Rose".

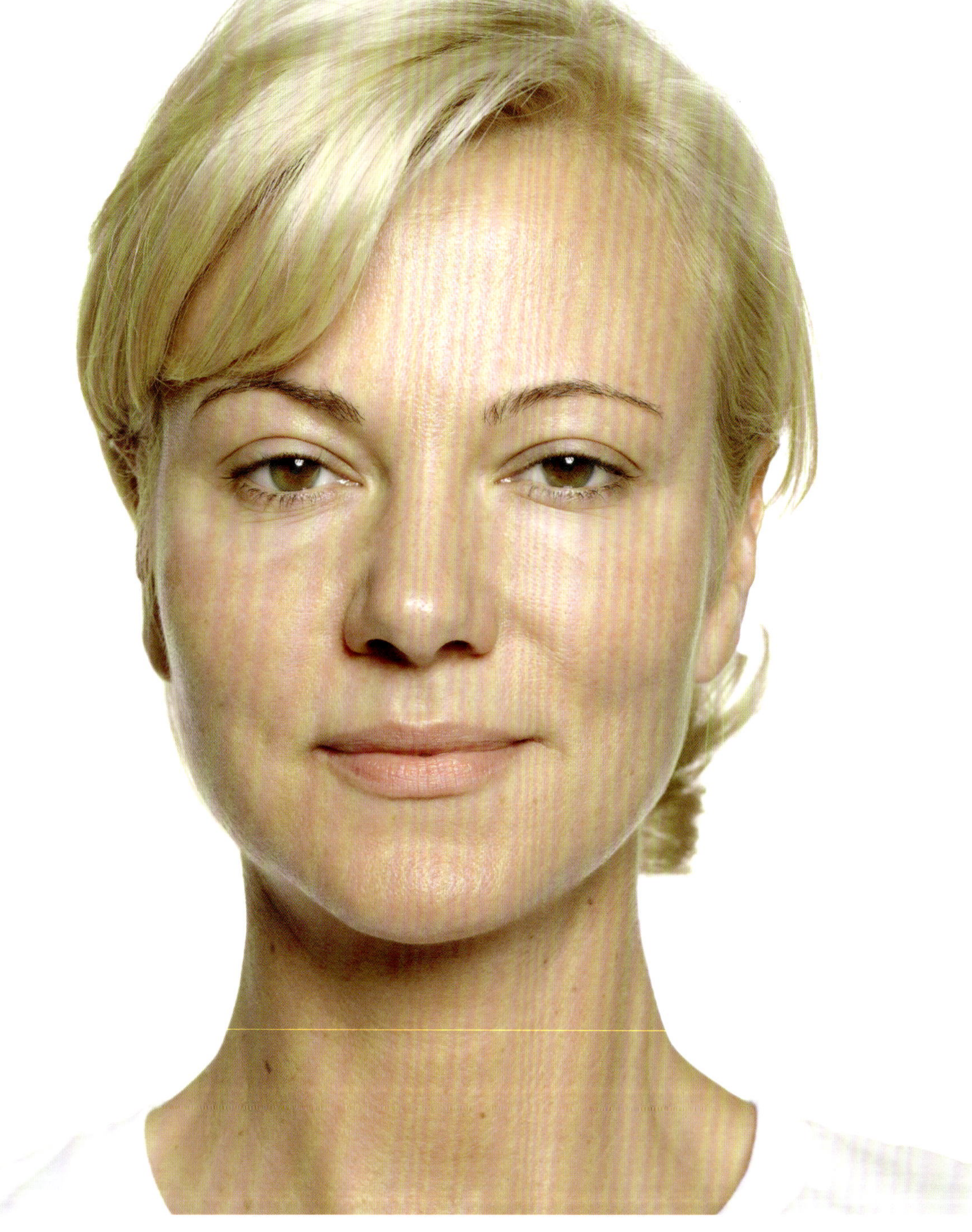

SARMA MELNGAILIS ROHKOSTGURU

Mit fortschreitendem Alter fühlen Frauen sich in ihrer Haut zunehmend wohler. Es wäre toll, wenn das schon früher passieren könnte. Ich wünschte, ich hätte, als ich jünger war, ein höheres Selbstwertgefühl gehabt und mir nicht so viele Gedanken darüber gemacht, was andere über mich denken.

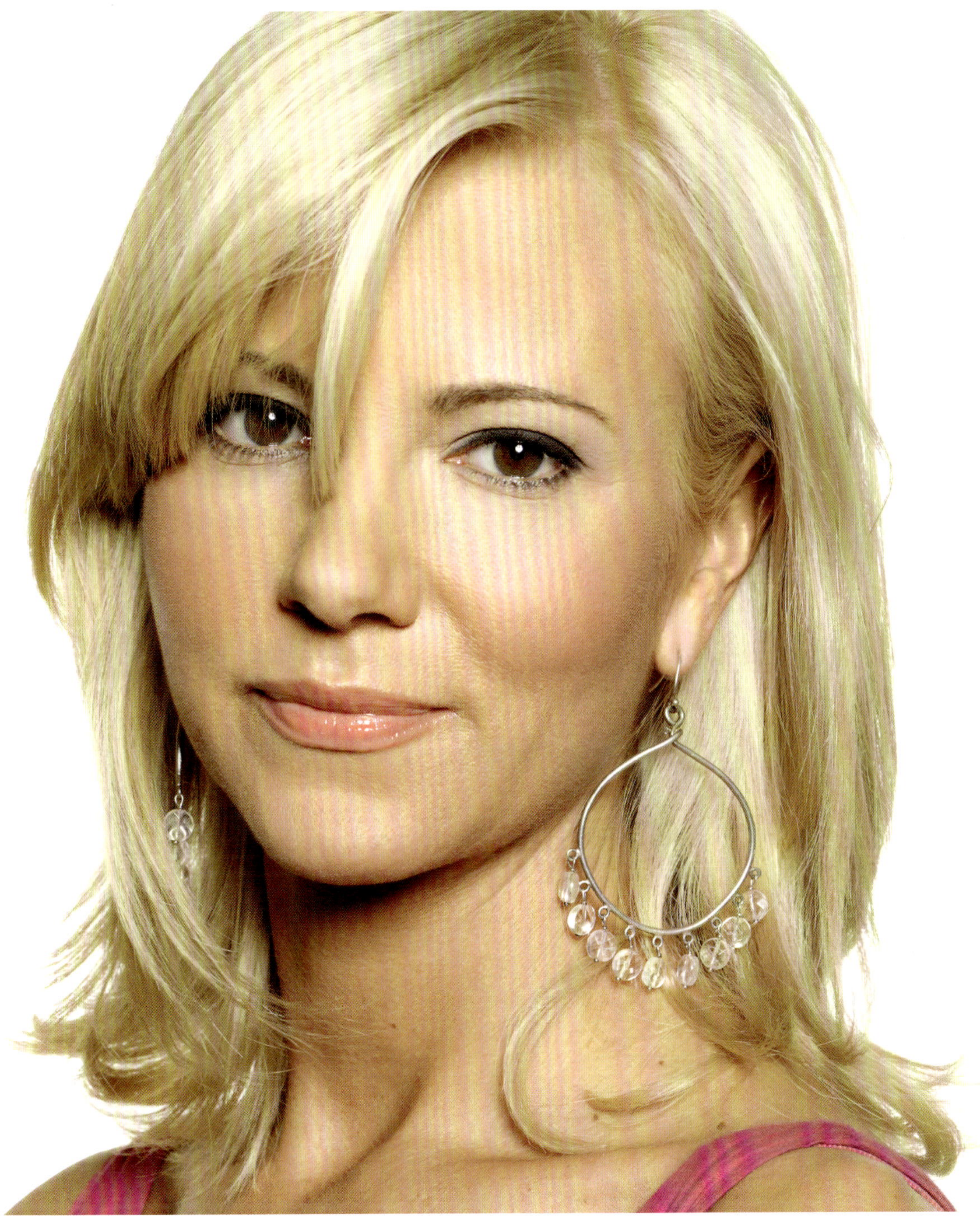

SARMAS MAKEUP

Wenn Sie hellblondes Haar, braune Augen und helle Haut wie Sarma haben, braucht Ihr Gesicht ein bisschen Farbe, damit es nicht zu blass wirkt. Eine Foundation in einem warmen Ton, Bronzer und rosa Rouge auf den Wangen bringen Sarmas Teint zum Strahlen und betonen ihre aparten Gesichtszüge. Grauer Lidschatten lässt die Augenbrauen dichter wirken. Den schwarzen Gel-Eyeliner haben wir am oberen Wimpernsaum mit marineblauem Eyeliner abgetönt, während wir den unteren Wimpernrand mit marineblauem Lidschatten leicht betonten. Dadurch kommen Sarmas Augen besonders vorteilhaft zur Geltung.

SANDRA BERNHARD

SCHAUSPIELERIN, COMEDIAN

Ich lernte Sandra in Chicago bei einer Wohltätigkeitsveranstaltung kennen. Sie ist unglaublich komisch und hat einen sehr spitzzüngigen Humor, was man bei ihrem Beruf natürlich erwarten kann, aber sie ist auch warmherzig, fürsorglich, bodenständig und total nett. Ich liebe ihre „Ich bin, wer ich bin"-Haltung. Sandra besitzt viel Energie und ein sehr erfrischendes Selbstbewusstsein.

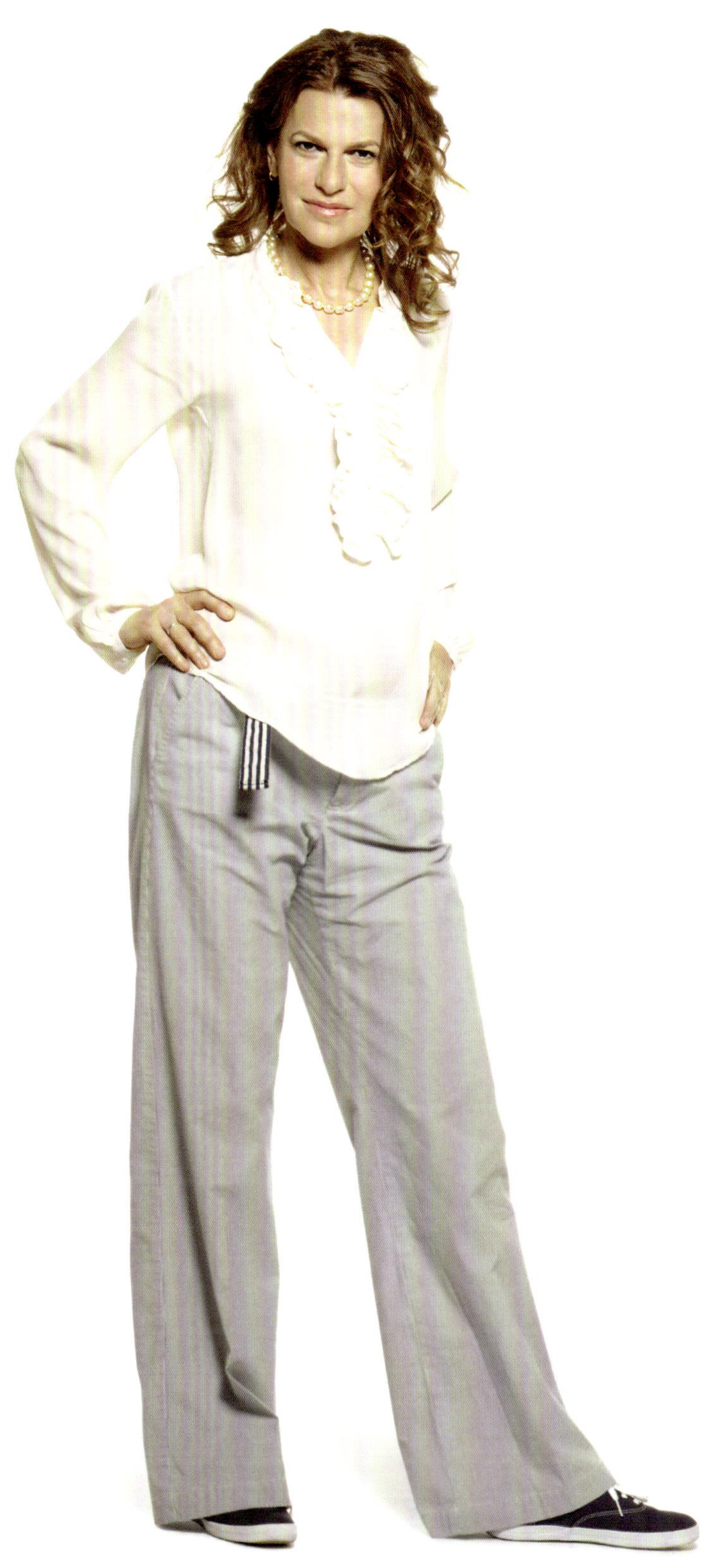

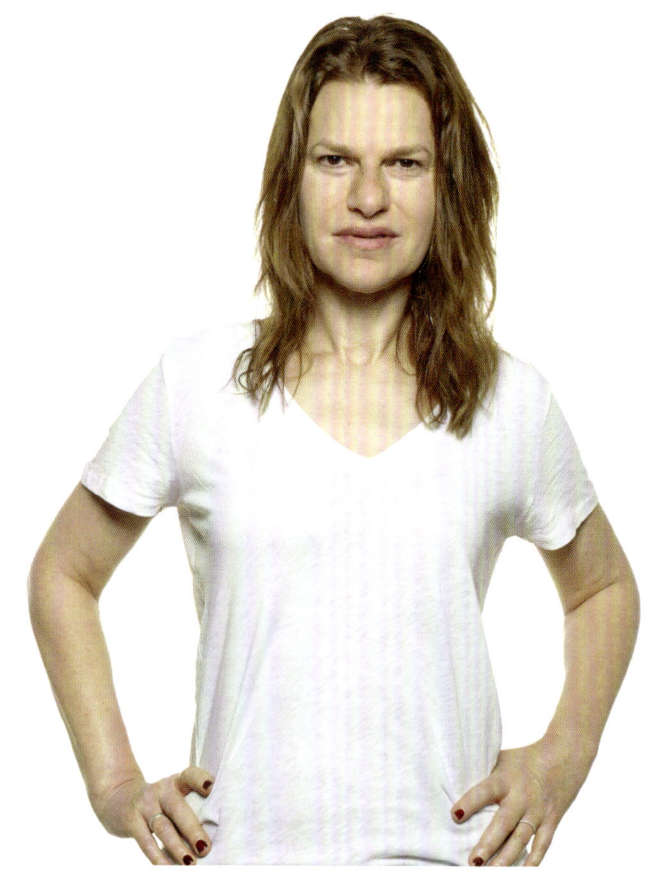

SANDRA OHNE MAKEUP

Sandra hat warme, funkelnde Augen und einen schönen, klaren Teint.

SANDRA MIT MAKEUP

Wenn Sie eine so helle Haut wie Sandra haben, bringt eine Foundation in Gelbtönen etwas Wärme in Ihr Gesicht. Ich liebe den Kontrast zwischen den weichen, blassromantischen Rosatönen auf Sandras Wangen und Lippen und ihren schönen, markanten Gesichtszügen sowie ihrer frechen Persönlichkeit.

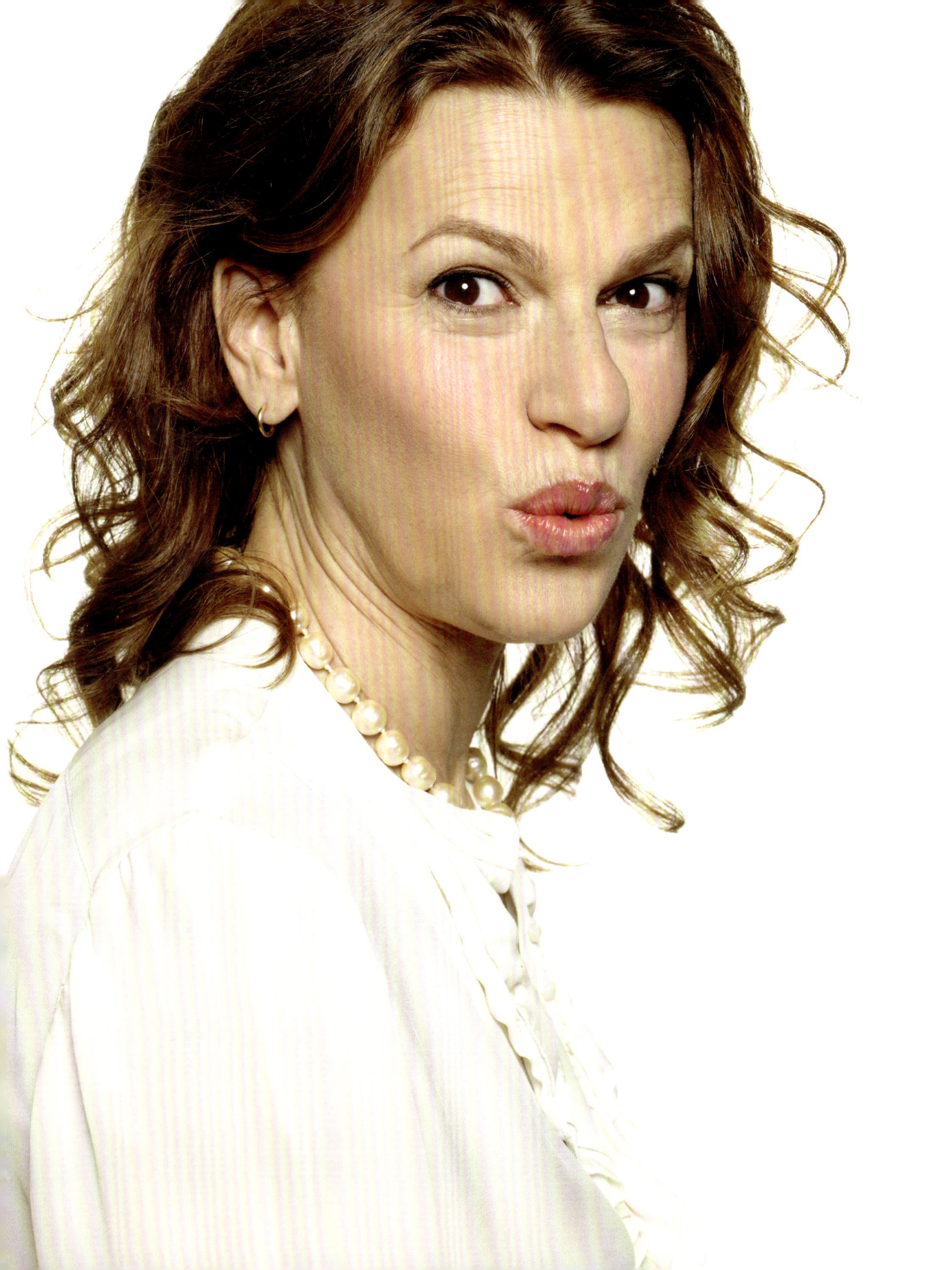

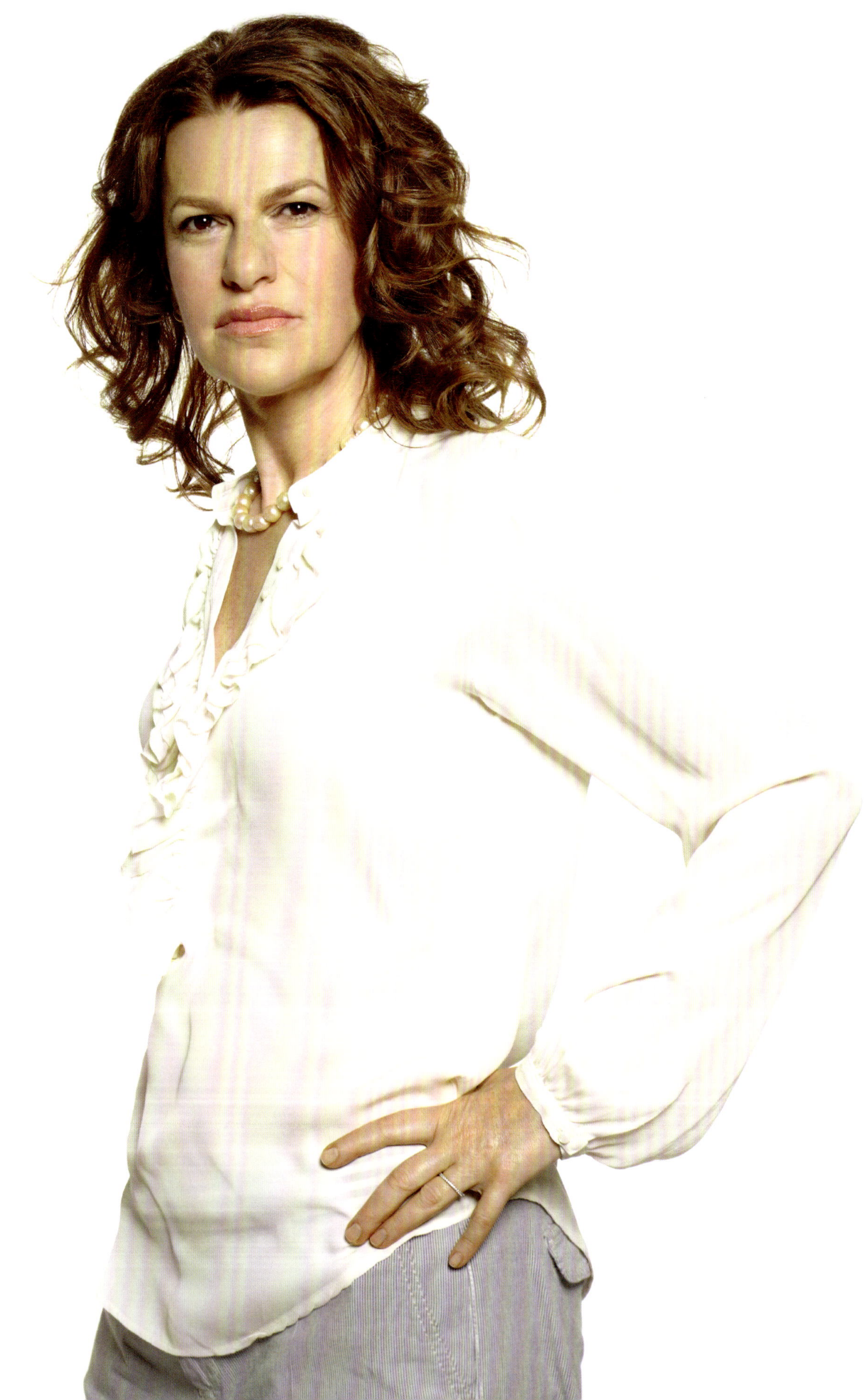

Stark zu sein bedeutet, eine klare Vorstellung davon zu haben, was einem im Leben wirklich wichtig ist.

—SANDRA BERNHARD

Ich denke jeden Tag aufs Neue, dass das größte Glück die Familie ist. Meine Tochter, mein Partner, mein Hund – am Morgen aufzustehen und sie um mich zu haben ist wundervoll und berührend.

Der beste Schönheitstipp, den ich je bekommen habe, lautet: Übertreib es nicht. Tue nie zuviel des Guten.

Meine größte Schwäche ist, dass ich manchmal nachts aufstehe und Sachen esse, die ich eigentlich nicht essen sollte.

Stark ist man, wenn man weiß, wer man ist, und voll und ganz an sich selbst glaubt. Stark zu sein bedeutet, eine klare Vorstellung davon zu haben, was einem im Leben wirklich wichtig ist, und einen klaren Standpunkt einzunehmen. Es bedeutet, Teil der Welt zu sein. Mitgefühl zu zeigen. Sich für die Rechte und Freiheiten anderer einzusetzen. Bereit zu sein, den Mund aufzumachen, wenn etwas nicht in Ordnung ist. Diese Macht haben wir alle, und als Frauen haben wir, glaube ich, eine noch größere Verantwortung, anderen zu helfen.

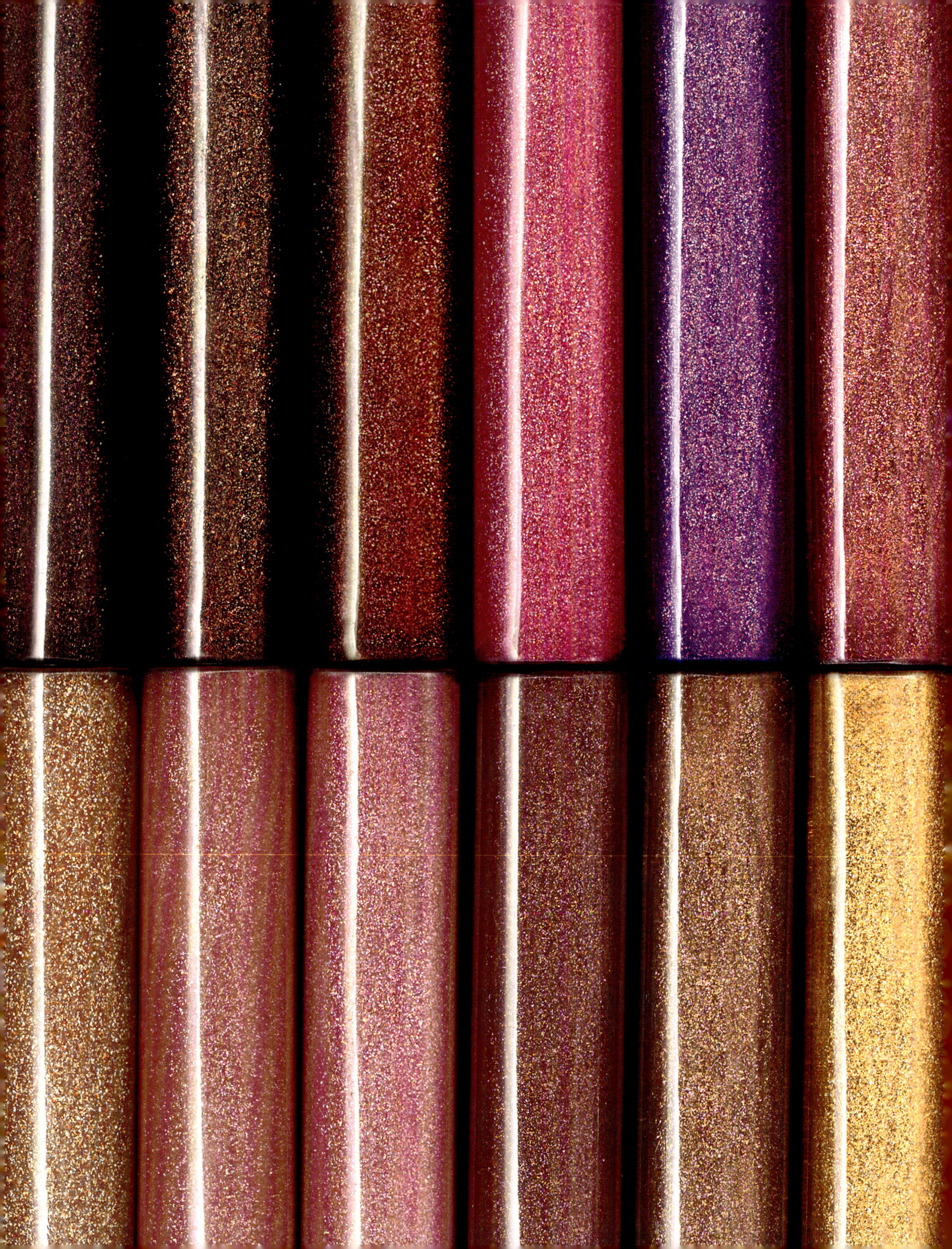

06

PRETTY BOLD

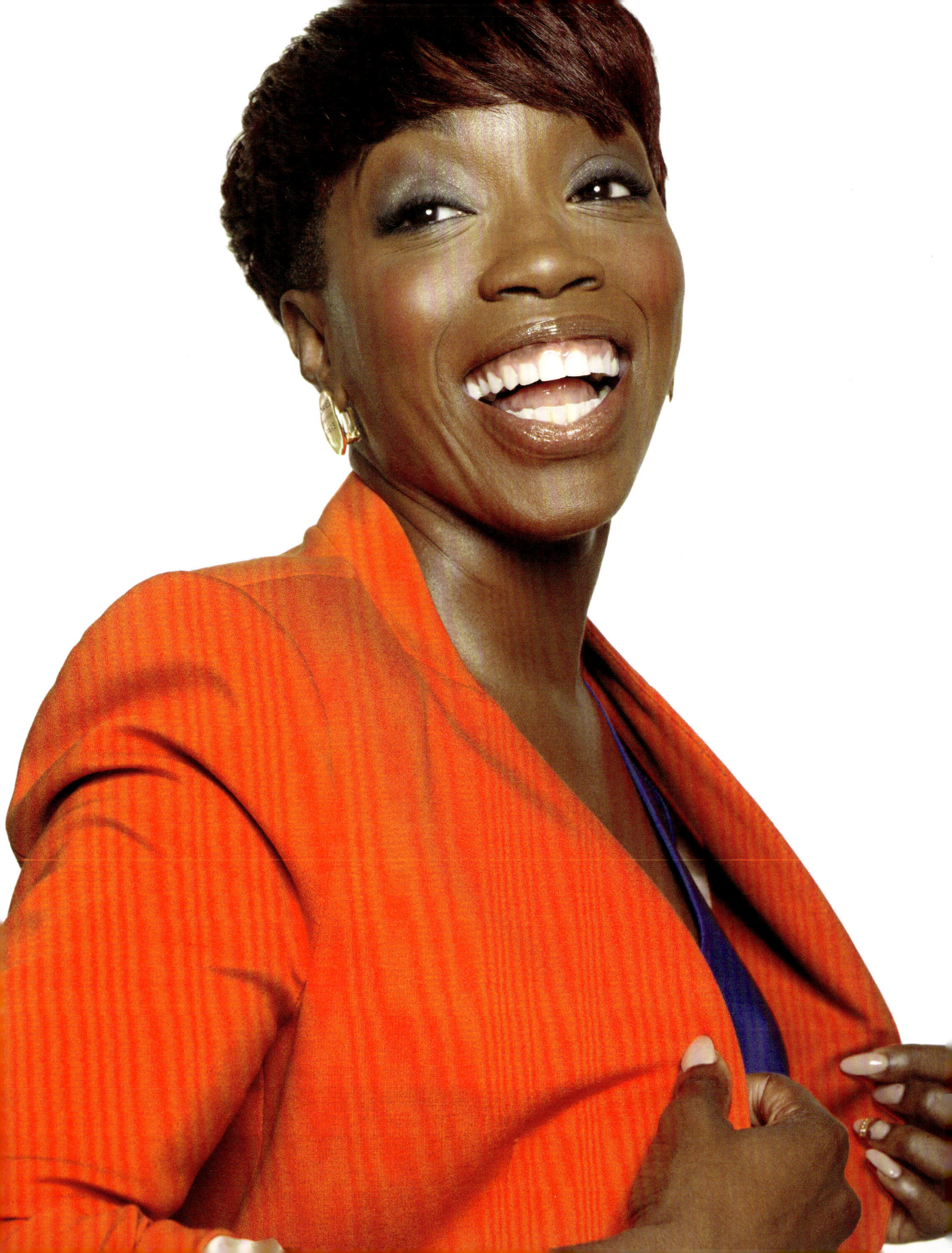

PRETTY BOLD

Ich bewundere Frauen, die etwas riskieren. Sie leisten sich Looks, die bei uns anderen total absurd aussehen würden. Madonna hat sich z. B. mühelos von einer Popikone der 90er-Jahre, die viele von uns zu verwegenen Outfits anregte, in ein glamouröses Hollywood-Starlet und dann in eine englische Gutsherrin verwandelt – sie wird einfach zu der Frau, die sie gerade sein will. Lady Gaga und Nicki Minaj sind in ihre Fußstapfen getreten. Ich persönlich finde ja, dass sie beide mit einem schlichteren Stil besser aussehen würden, aber diese Pop-Superstars sind absolut glücklich die Person zu sein, die sie gerade sind, und nur das zählt.

Wagemut sollte nicht mit schlechtem Geschmack verwechselt werden. Manche Frauen denken, es sei mutig, tief ausgeschnittene Kleider oder extrem kurze Miniröcke zu tragen. Doch der Trick ist, sich seinem Alter angemessen zu kleiden und sich wohlzufühlen. Mein eigener modischer Wagemut drückt sich ganz unterschiedlich aus: in den Converse-Sneakers, die ich im Weißen Haus trug, den knallpinken Stilettos von Louboutin, die ich mir für die alljährliche Pink Party aufhebe, oder einem ungeschminkten Auftritt bei einem gesellschaftlichen Event (meist nach einer langen Fashion Week). Ich höre manchmal eben auf mein Bauchgefühl, statt das zu tun, was man von mir erwartet. Ich liebe mutige Frauen, denn um es mit Clark Gable zu sagen, es ist ihnen völlig egal, was andere von ihnen denken.

DER MUTIGE LOOK

Wie Sie mit Ihrem Look experimentieren

TAG

HAUT

Mutige Frauen tragen manchmal keine Foundation und manchmal ziemlich viel, je nachdem, wie sie sich gerade fühlen. Solange die Foundation die richtige Tönung und Farbe für die Haut und einen gelben Grundton hat, können Sie jede verwenden, die Ihnen gefällt.

WANGEN

Ein knalliger Farbklecks auf den Wangen kombiniert mit unauffälligen Lippen erregt Aufmerksamkeit. Um die Wangen zum Strahlen zu bringen, verteilen Sie einen transparenten Balsam auf dem Rouge. Schimmer über dem Rouge gibt Ihren Wangen ein verspieltes Funkeln.

AUGEN

Wenn Sie Ihr Augen-Makeup tagsüber etwas auffälliger gestalten wollen, werden Sie einfach kreativ und probieren Sie aus, was Ihnen Spaß macht. Umranden Sie die Augen mit einem ungewöhnlichen Farbton wie Pflaume oder Violett und verwischen Sie die Linie.

LIPPEN

Sehr cool ist der Kontrast zwischen einem frischen Gesicht und knallig pink- oder orangefarbenen Lippen. Mir gefällt auch die Spannung zwischen beigen Lippen und einem metallisch funkelnden Smoky Eye.

HAAR

Ihre Schönheit beruht auf ihrer Persönlichkeit und Ihrem Esprit, warum sollten Sie bei der Frisur nicht ein bisschen abenteuerlustig sein? Probieren Sie es mit einer frechen Haarfarbe oder einem androgynen Schnitt – nur Mut, er wächst ja wieder heraus!

NÄGEL

Fingernägel bieten eine großartige Fläche für riskante Experimente. Neon, Weiß, Schokoladenbraun und Navyblau sind Spaßfarben, mit denen Sie spielen können. Aber bitte unbedingt kurz halten!

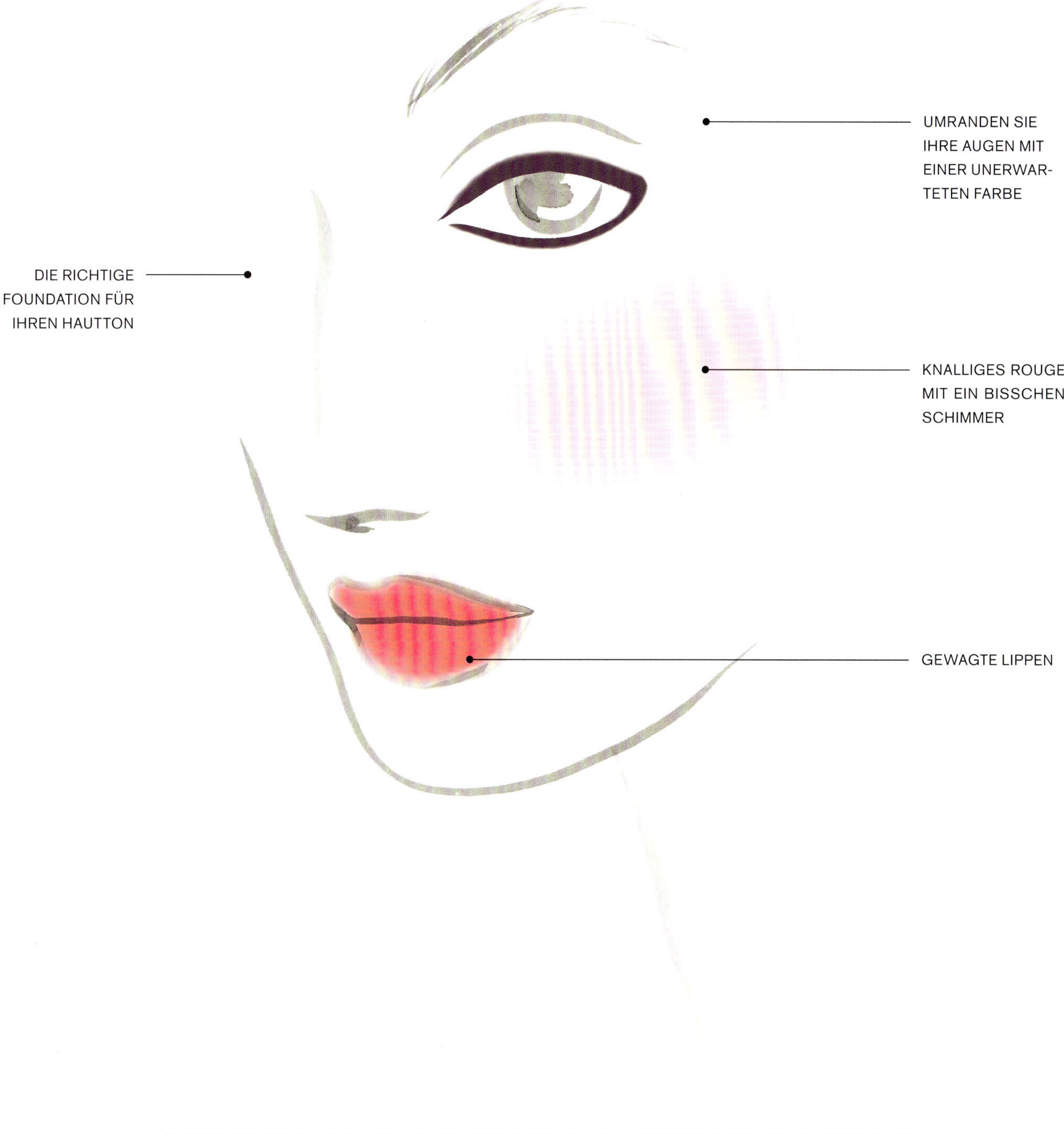
UMRANDEN SIE
IHRE AUGEN MIT
EINER UNERWAR-
TETEN FARBE
DIE RICHTIGE
FOUNDATION FÜR
IHREN HAUTTON
KNALLIGES ROUGE
MIT EIN BISSCHEN
SCHIMMER
GEWAGTE LIPPEN

DER MUTIGE LOOK

Kreativ sein macht Spaß

ABEND

HAUT

Für wagemutige Frauen geht es vor allem darum, Spaß zu haben und auszudrücken, wie sie sich gerade fühlen. Legen Sie sich eine ganze Palette an Foundation-Arten zu, mit denen Sie experimentieren können – von hauchzart über taufrisch und mattierend bis hin zu voller Abdeckung.

WANGEN

Die Wangen sollten abends genauso bleiben wie am Tag; Sie können jedoch etwas mehr Farbe auftragen. Manchmal wirkt ein Tupfer auffälliges Rouge toll zu blassen Lippen und Augen.

AUGEN

Dramatische Smoky Eyes in ungewöhnlichen Farben setzen abends einen sexy Akzent. Halten Sie Lippen und Wangen neutral, sodass Ihre Augen richtig auffallen.

LIPPEN

Wenn man Lippen haben will, die ins Auge springen, muss man mit der Farbe spielen – erlaubt sind alle Farben von Grellorange über Violett bis hin zu hellem Champagner. Achten Sie nur darauf, dass der Rest des Gesichts diesen Akzent ausgleicht. Wenn Ihre Lippen das Ausrufezeichen Ihres Looks sind, halten Sie die Augen etwas weicher – und umgekehrt.

HAAR

Wagen Sie das Unerwartete und probieren Sie etwas völlig Neues aus, das im Gegensatz zu ihrer bisherigen Frisur steht. Eine weiche, schöne Frisur als Kontrast zu einem auffälligen Makeup ist sehr modern und cool. Versuchen Sie es mal mit Gel und glatten, zurückgekämmten Haaren, mal verspielt und weich, oder verstärken Sie Ihre Locken. Tun Sie einfach, was Ihnen Spaß macht!

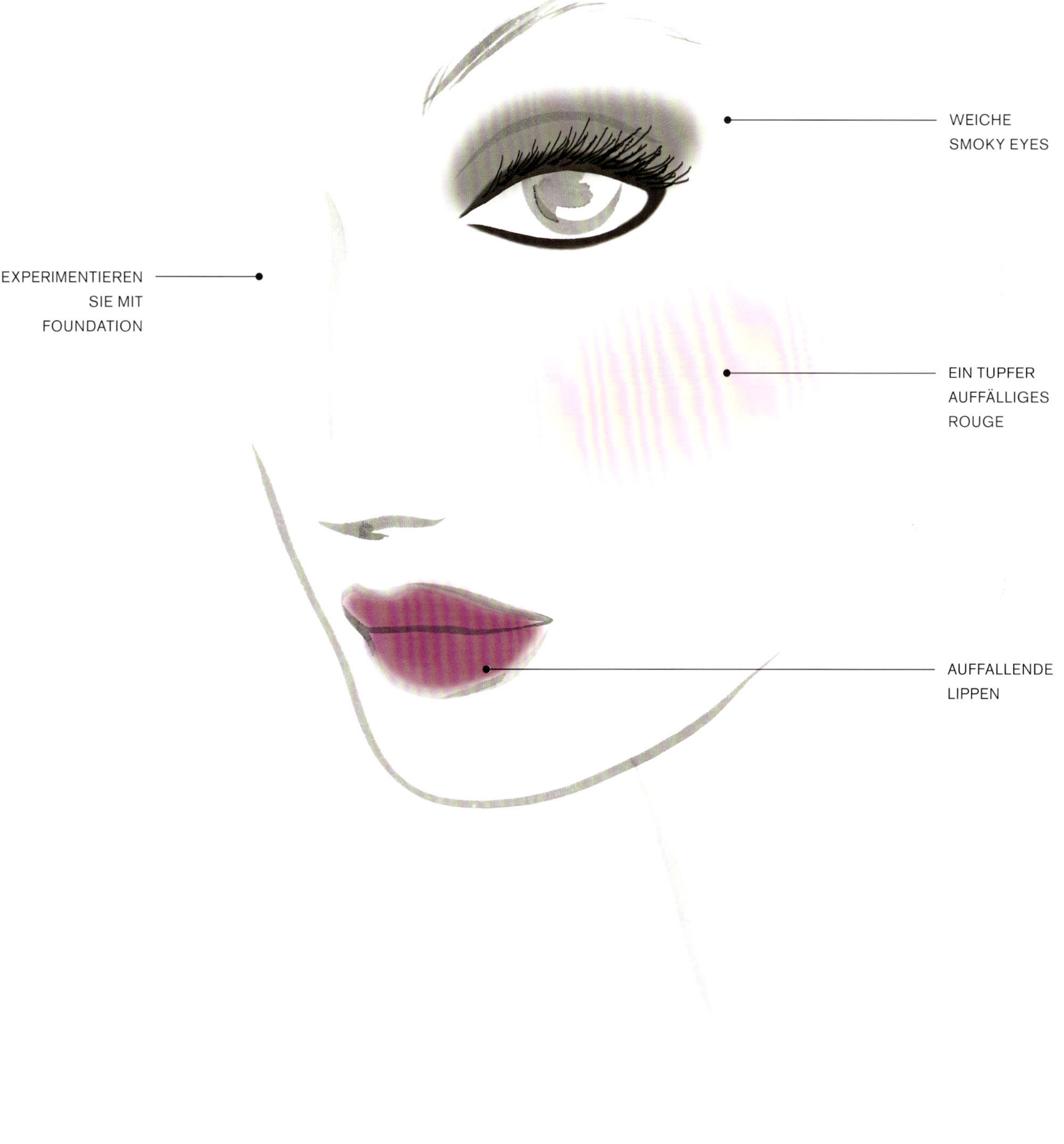
WEICHE
SMOKY EYES
EXPERIMENTIEREN
SIE MIT
FOUNDATION
EIN TUPFER
AUFFÄLLIGES
ROUGE
AUFFALLENDE
LIPPEN

ESTELLE

MUSIKERIN

Wenn Estelle ein Zimmer betritt, tut sie es leise und unauffällig. Sie ist zierlich und bescheiden, aber man kann sie trotzdem einfach nicht übersehen. Estelle hat tolle Augen, markante Gesichtszüge und einen Kurzhaarschnitt, nach dem sich die Leute umdrehen. Und sie strahlt diese unglaubliche Energie aus. Estelle ist gerade sehr glücklich, und das sieht man. Sie hat einen Grammy gewonnen, sie arbeitet an einem neuen Album, und sie hat ihre Ernährung und ihr Fitnessprogramm umgestellt, so dass sie nun strahlt. Estelle ist sehr lebendig und unangestrengt cool. Sie gehört zu den Menschen, die man am liebsten die ganze Zeit um sich hätte.

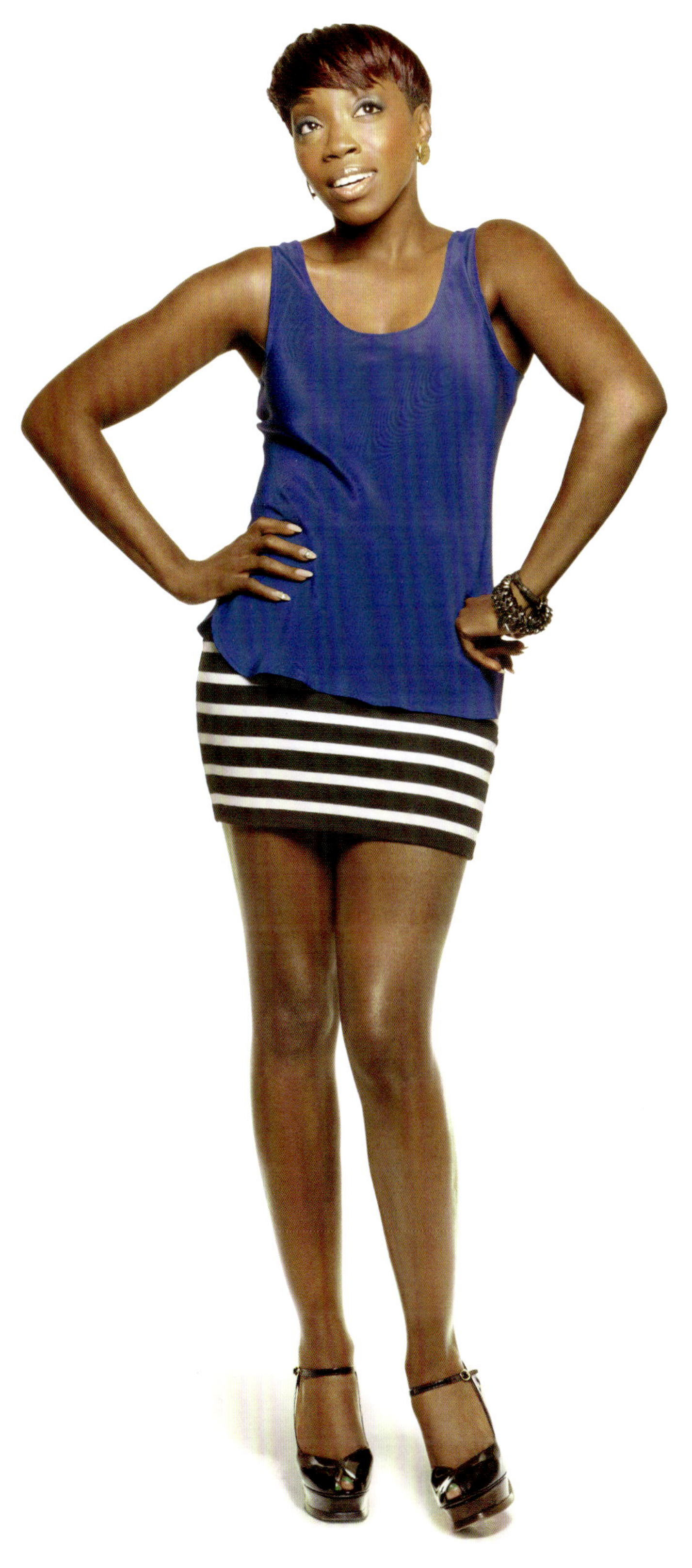

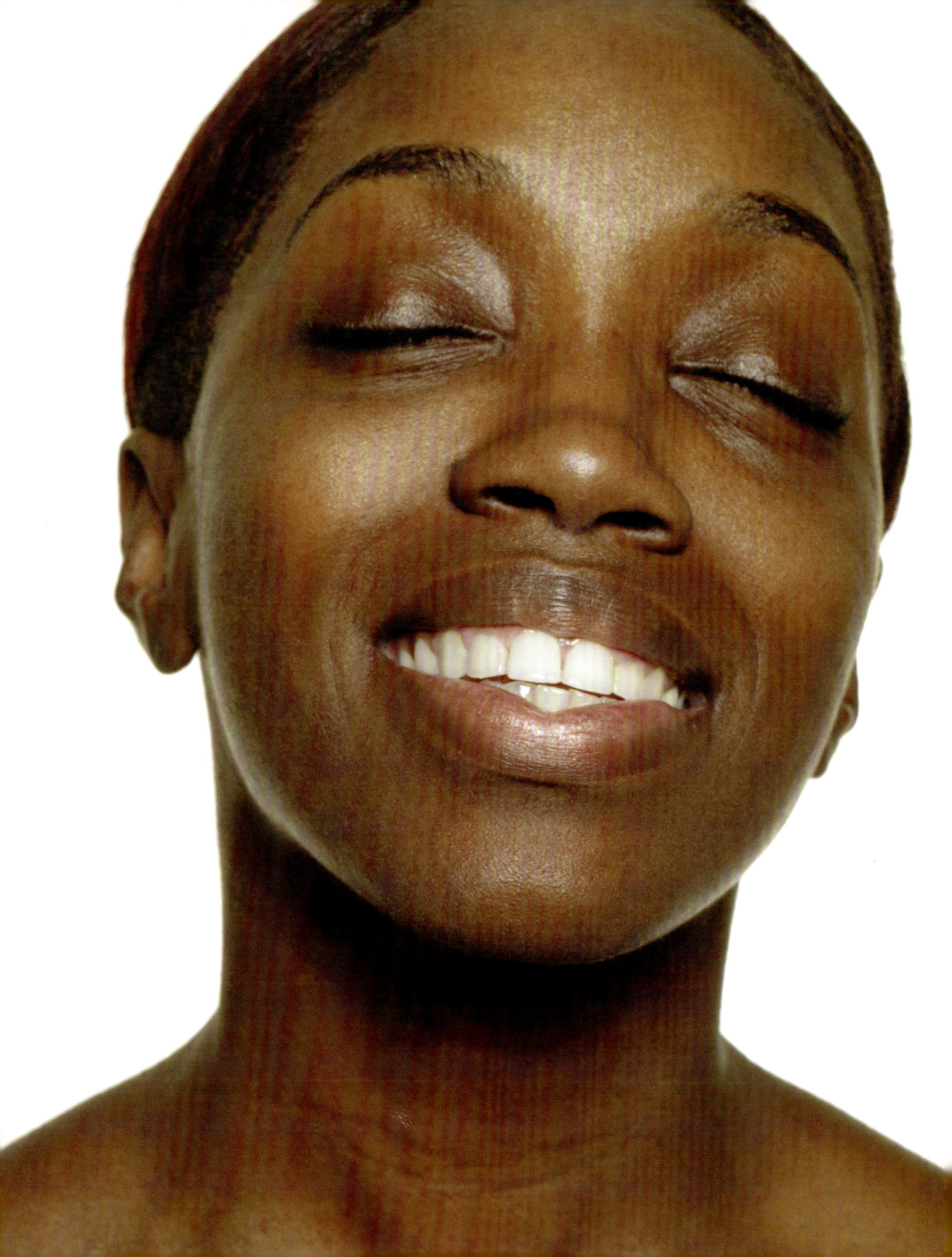

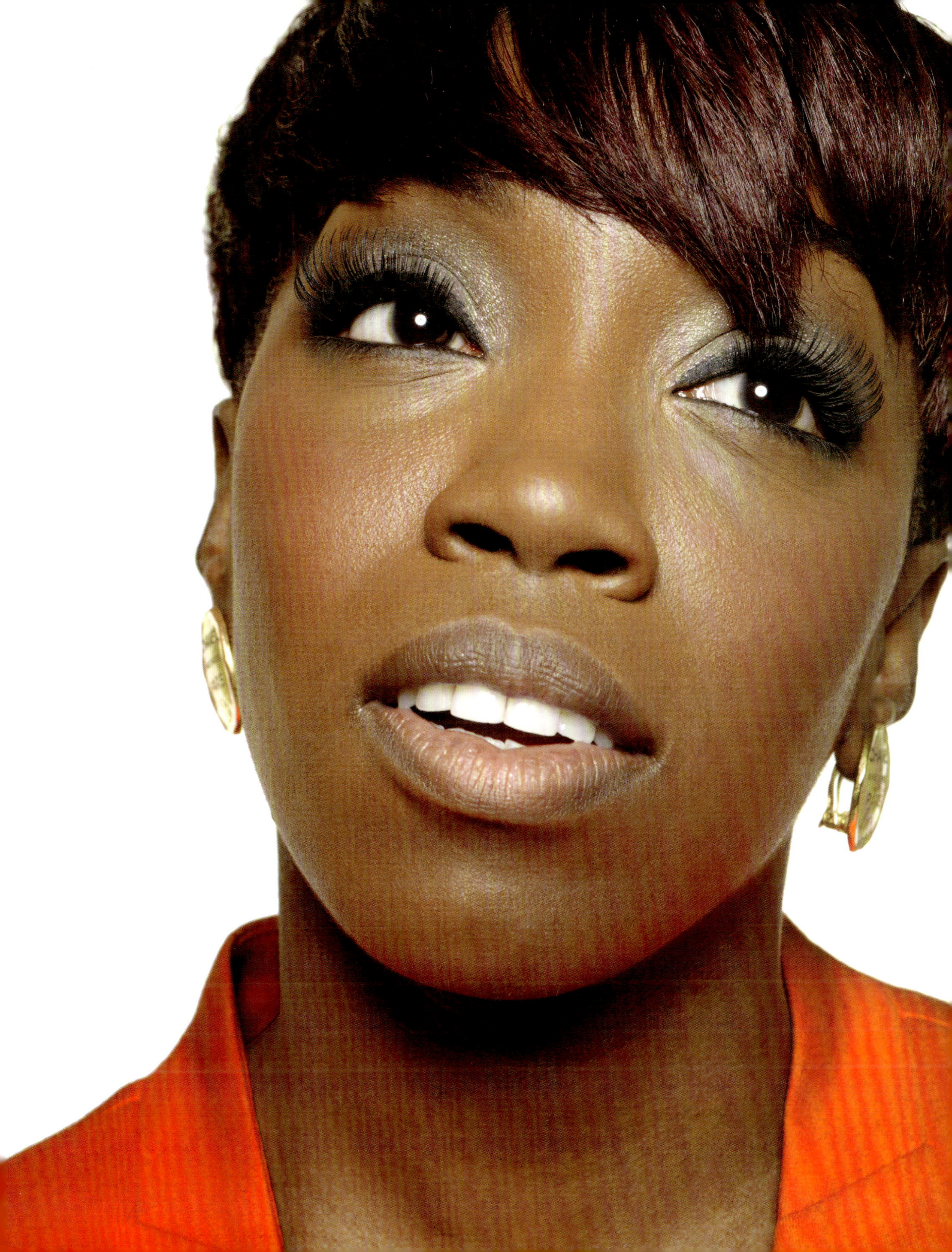

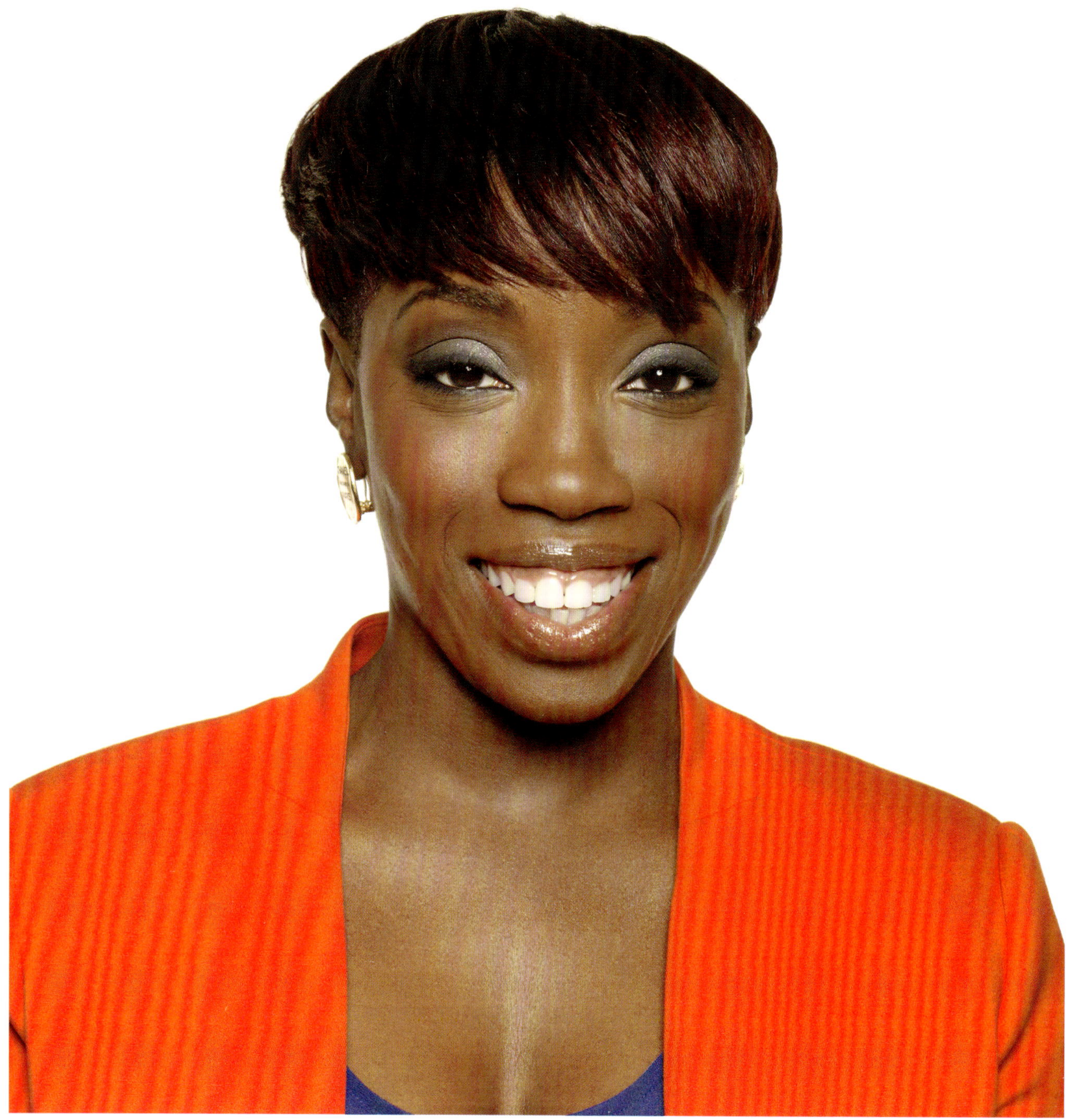

ESTELLES MAKEUP

Ich habe Estelles wunderschöne Mandelaugen mit einem pflaumenfarben schimmernden Lidschatten auf dem Lid und dem großzügigen Einsatz von schwarzem Gel-Liner auf dem oberen Wimpernsaum hervorgehoben. Eine dünnere Linie matter pflaumenfarbener Lidschatten auf dem unteren Wimpernrand umrahmt ihre Augen. Über Estelles hitverdächtige Wimpern legte ich mehrere Schichten schwarzer, wimpernverlängernder Mascara. Bei stark geschminkten Augen halte ich die Lippen gern unauffälliger; bei Estelle bekommen die Lippen durch einen beigen Lip Gloss ein leichtes Funkeln.

Mein Motto lautet: Wenn du etwas willst, geh und hol es dir.

—ESTELLE

Wenn man dir eingeredet hat, dass du etwas nicht schaffst, und es dann plötzlich doch funktioniert, hast du plötzlich das Gefühl, die ganze Welt erobert zu haben.

Ich habe als Rapperin angefangen, und deshalb war es eine Herausforderung für mich, mit meiner Singstimme zurechtzukommen. Ich habe es geschafft, indem ich den Gesang aus der Seele kommen ließ und nicht versuchte, technisch korrekt zu singen. Ich beschloss einfach, aus dem Herzen heraus zu singen.

Etwa 20 Jahre lang habe ich den Ratschlag, Wasser zu trinken, vernachlässigt, doch vor fünf Jahren fing ich damit an, und es funktioniert tatsächlich. Wasser ist für alles gut. Es hilft beim Abnehmen. Es hält die Haut frisch. Es gibt Energie. Es kann wirklich eine ganze Menge.

Ich habe so viele Träume, die ich mir erfüllen will. Ich möchte heiraten. Ich möchte ein paar Kinder haben. Ich möchte Schauspielerin sein. Aber ich möchte auch mehr hinter den Kulissen machen, z. B. als Producerin. Das sind meine Hauptziele, aber außerdem möchte ich noch auf professioneller Basis fotografieren. Ich liebe es, die Menschen im richtigen Moment einzufangen; diese Bilder aus den Clubs der 70er-Jahre finde ich ganz toll. Wenn ich mit meinen Freunden zusammen bin, mache ich Bilder, während sie sich unterhalten und amüsieren, denn dann kommt echte Lebensfreude rüber. Ich möchte mich an solche Momente erinnern.

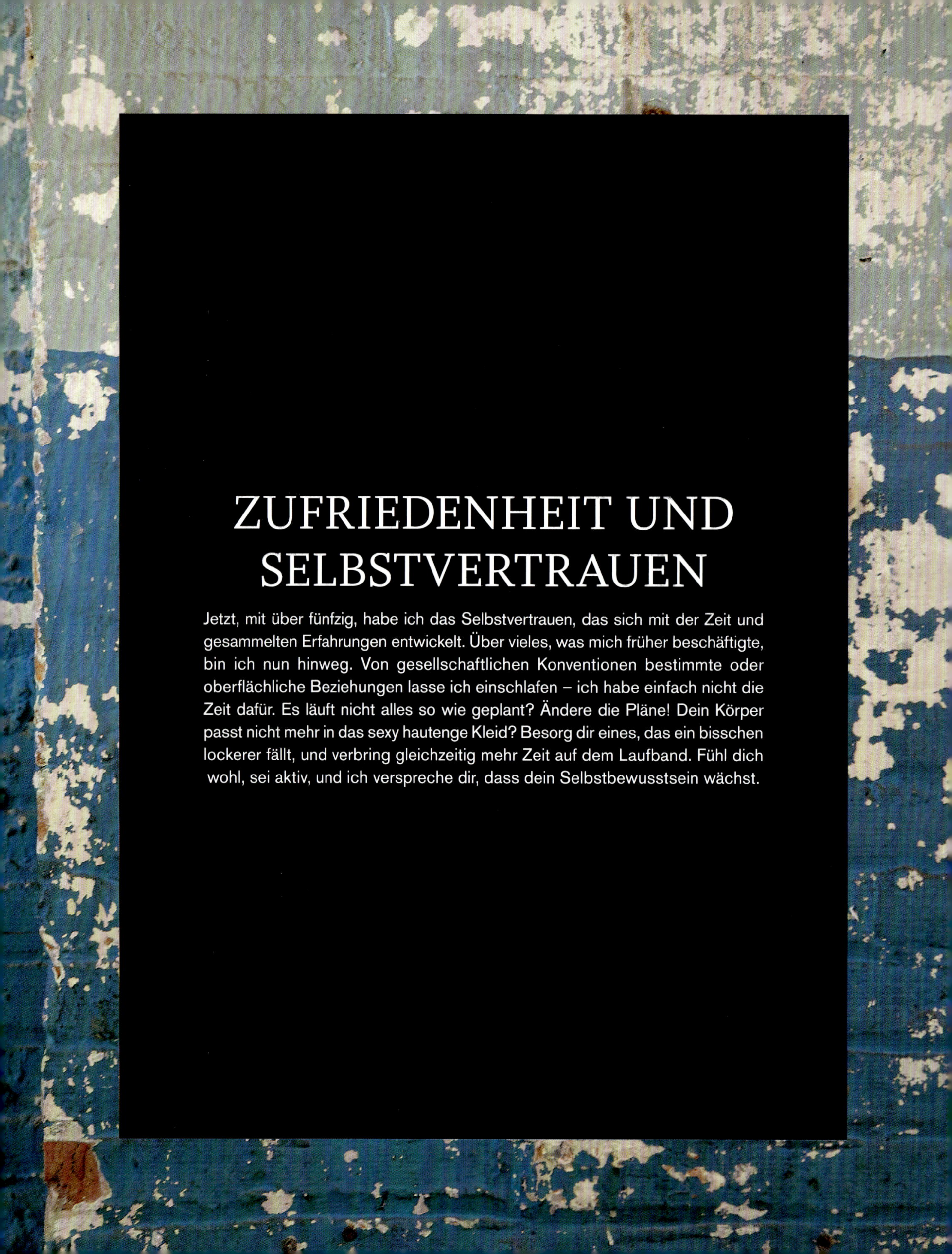

ZUFRIEDENHEIT UND SELBSTVERTRAUEN

Jetzt, mit über fünfzig, habe ich das Selbstvertrauen, das sich mit der Zeit und gesammelten Erfahrungen entwickelt. Über vieles, was mich früher beschäftigte, bin ich nun hinweg. Von gesellschaftlichen Konventionen bestimmte oder oberflächliche Beziehungen lasse ich einschlafen – ich habe einfach nicht die Zeit dafür. Es läuft nicht alles so wie geplant? Ändere die Pläne! Dein Körper passt nicht mehr in das sexy hautenge Kleid? Besorg dir eines, das ein bisschen lockerer fällt, und verbring gleichzeitig mehr Zeit auf dem Laufband. Fühl dich wohl, sei aktiv, und ich verspreche dir, dass dein Selbstbewusstsein wächst.

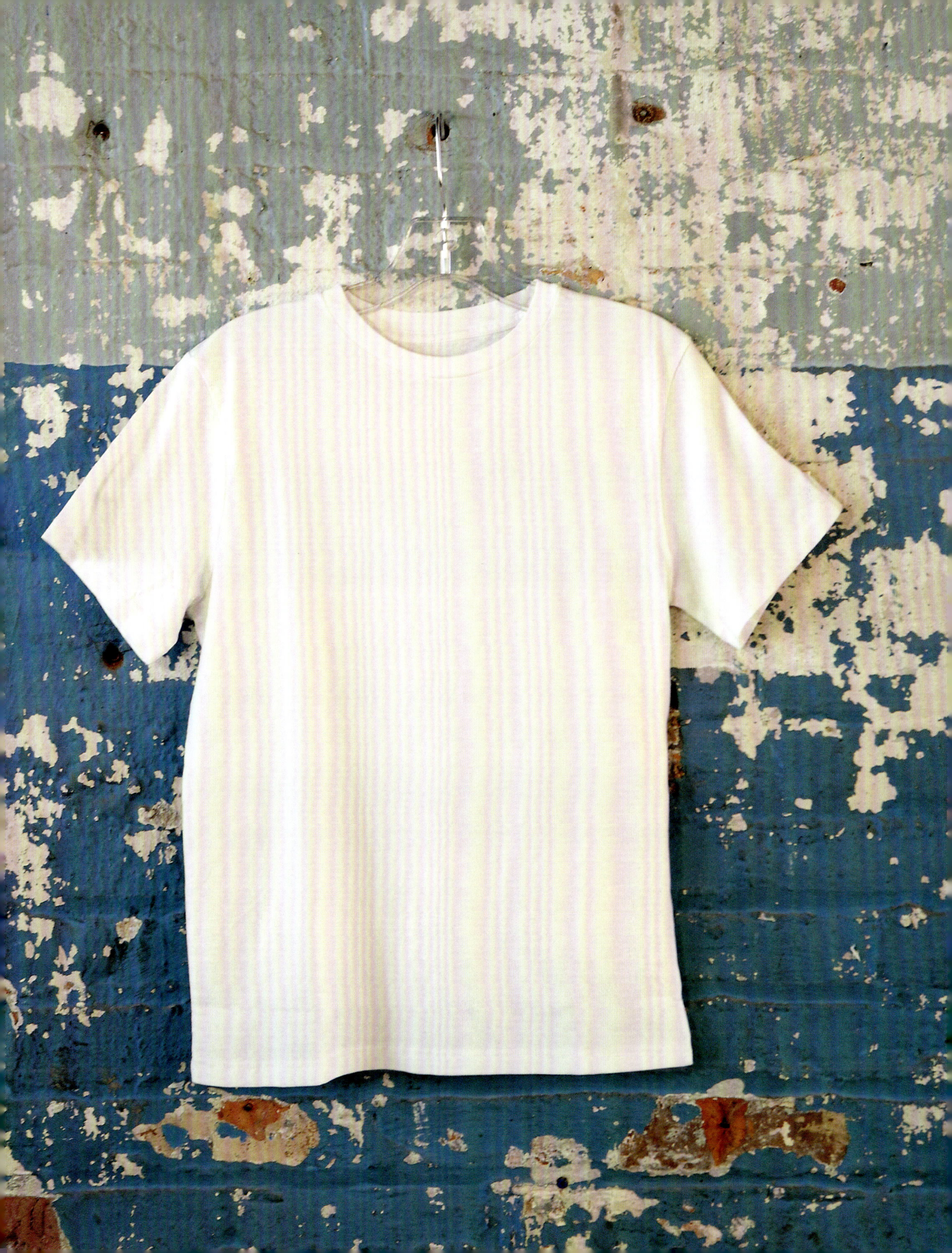

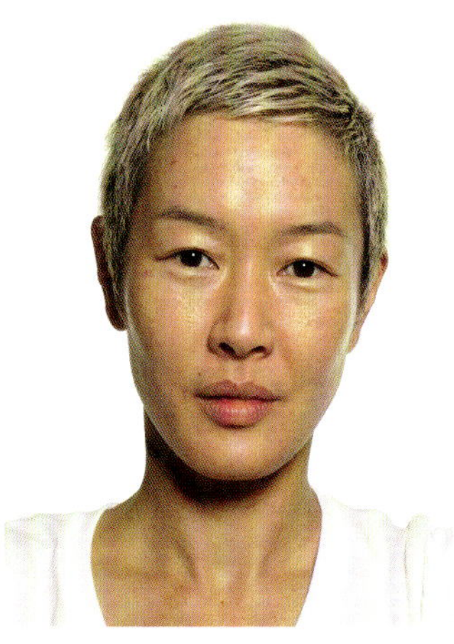

JENNY SHIMIZU
MODEL-AGENTIN, MODEL, MECHANIKERIN

Ich mag meine verschiedenen Seiten, sie sind meine Stärke. Meine androgyne Ausstrahlung, die Tatsache, dass ich mich in meiner Haut wohlfühle – das sind Dinge, die ich heute schätze.

JENNYS MAKEUP—TAG

Mit ihrem gebleichten Blondschopf, den dunklen Augen und dem umwerfenden Aussehen braucht Jenny nicht viel Makeup, um aufzufallen. Ein leichter Bronzerpuder gibt ihr zusammen mit einem blassrosa Rouge einen rosigen Teint. Jennys Schmollmund spricht für sich, also verzichteten wir auf Farbe und entschieden uns für einen zarten Lippenbalsam. Den Augen gibt ein Hauch elfenbeinfarbener Metallic-Schimmer einen irisierenden Glanz. Ein schwarzer Gel-Liner auf dem oberen Wimpernsaum, an den Rändern etwas hochgezogen, hat einen verlängernden Effekt.

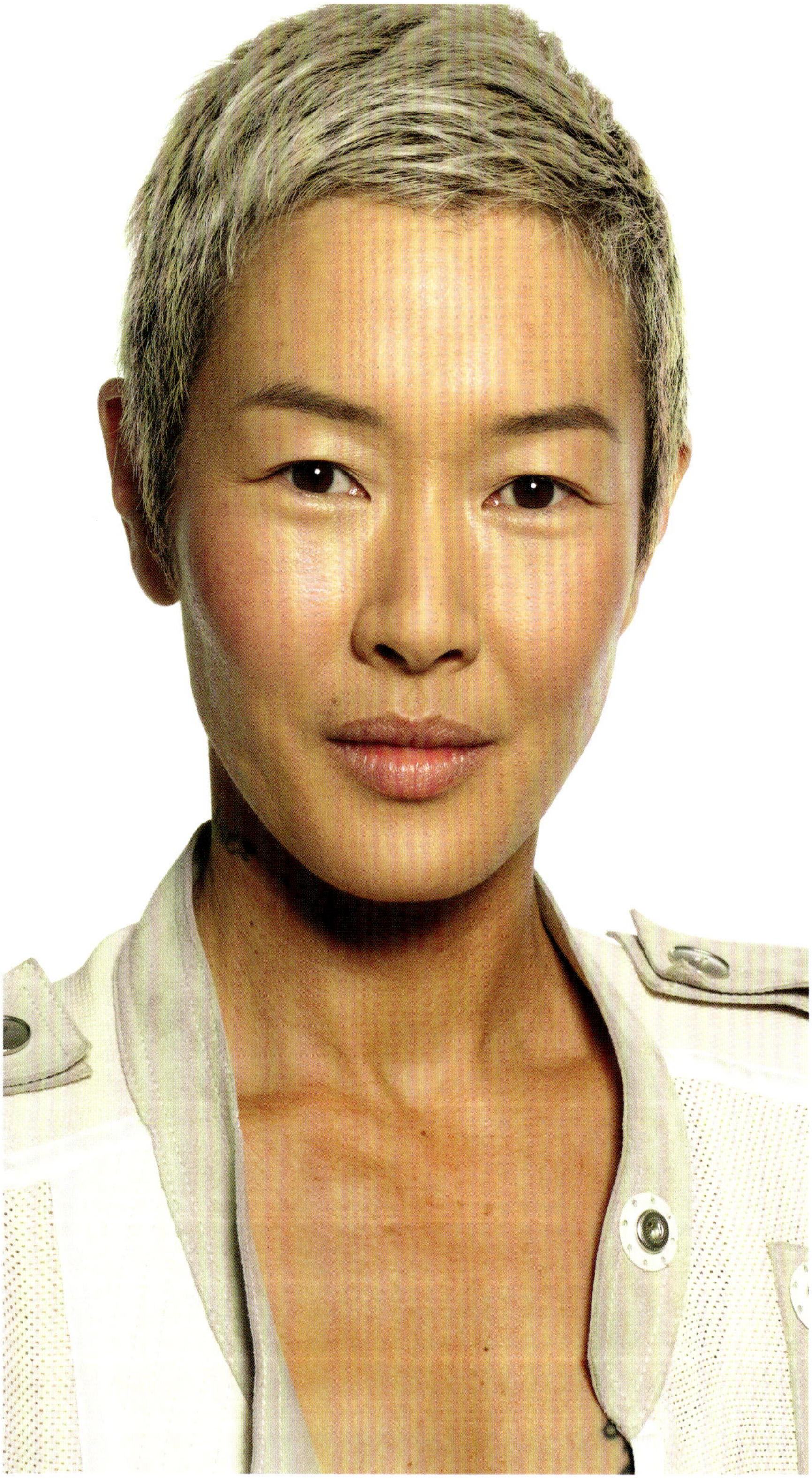

JENNYS MAKEUP—ABEND

Um einen dramatischen Look für den Abend zu schaffen, konzentrierten wir uns auf die Betonung von Jennys Augen. Wir verteilten einen silbernen Cremelidschatten über das ganze Lid und verblendeten dann in leichten Abstufungen einen dunkelgrauen Lidschatten vom Wimpernrand bis zur Lidfalte, eine Schicht nach der anderen, bis wir die perfekten Smoky Eyes hatten. Über dem schwarzen Gel-Liner verwischten wir ebenfalls einen Lidschatten in Dunkelgrau.

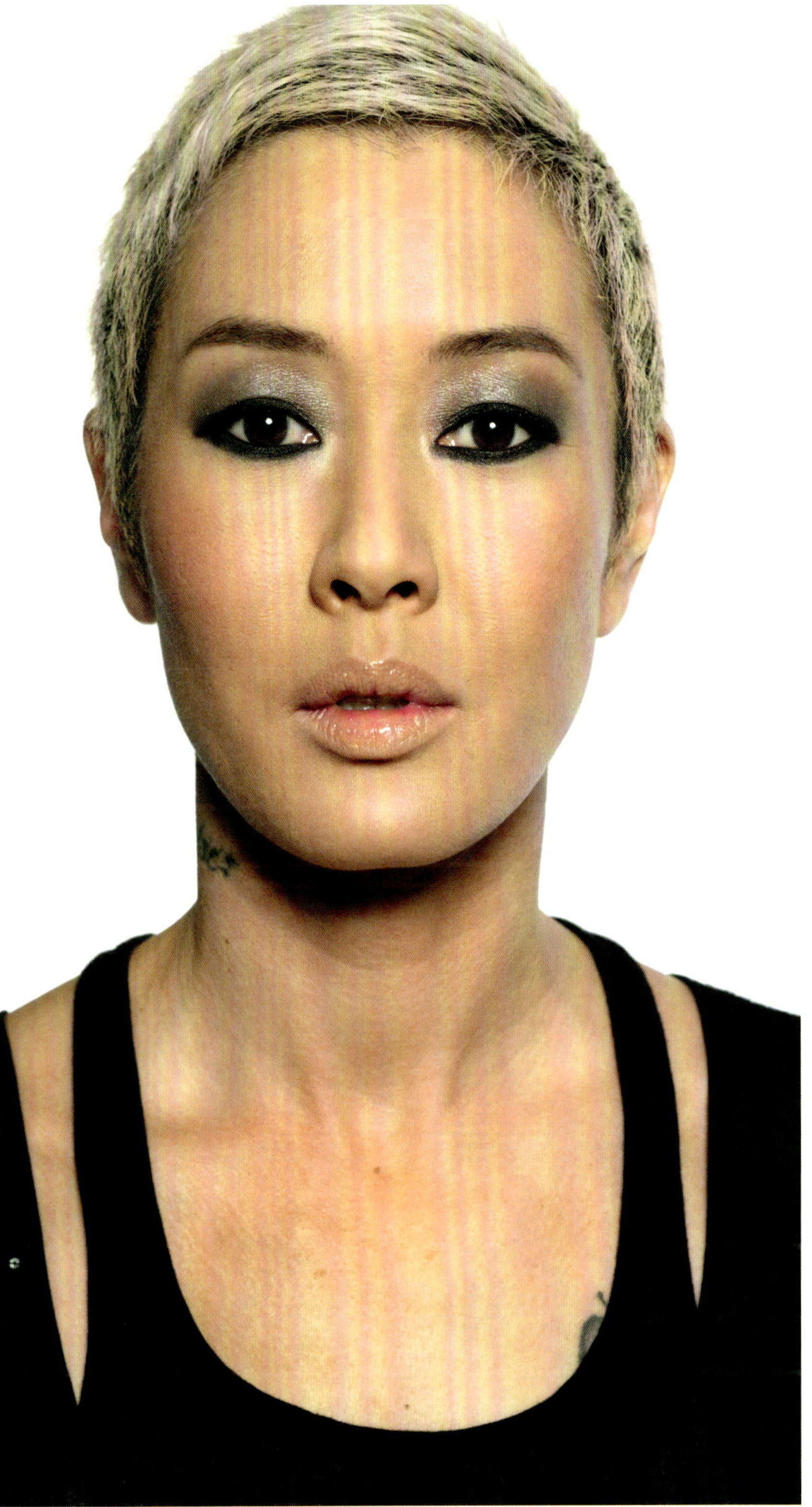

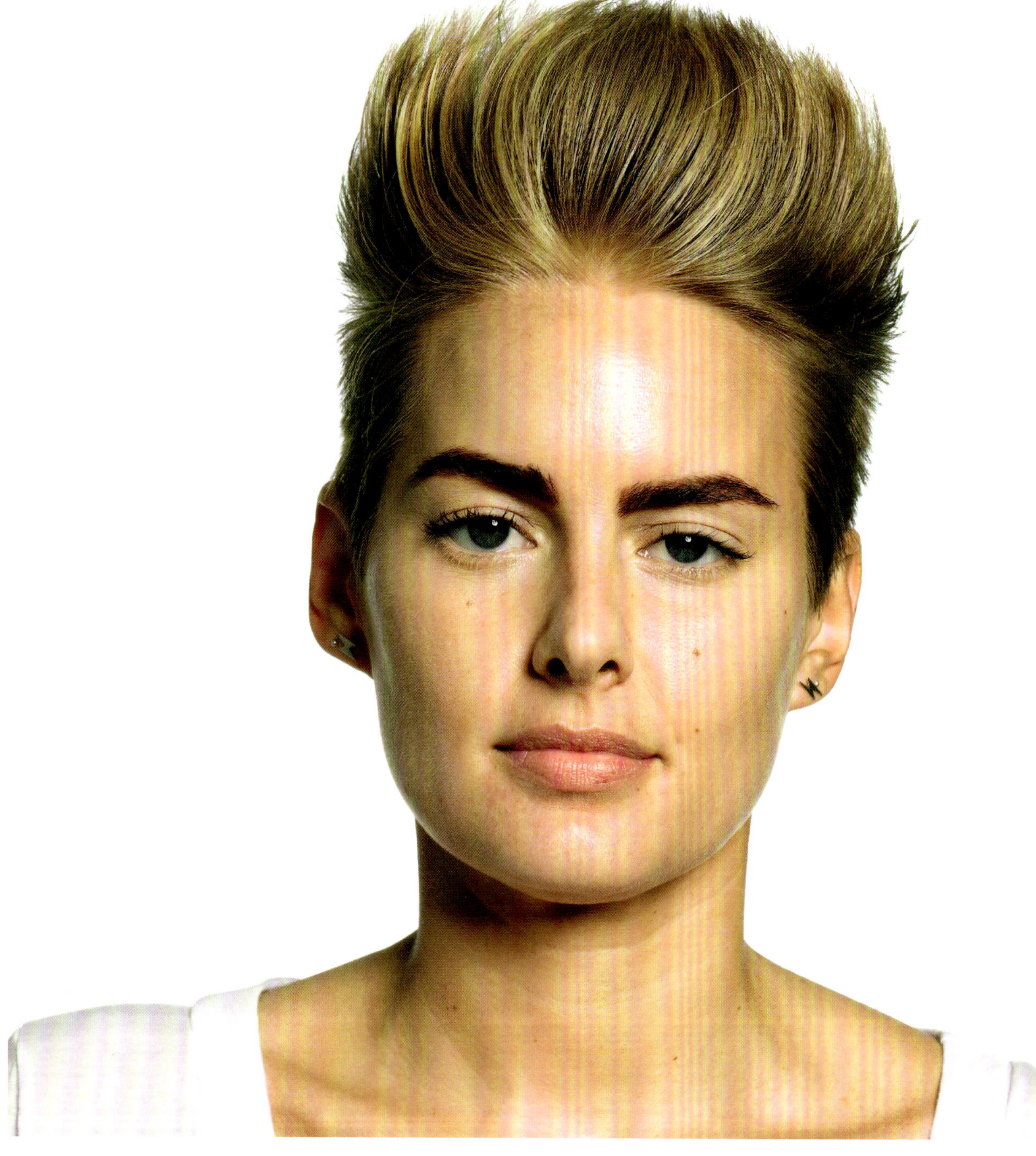

JENNIFER CROSS STUDIO-MANAGERIN

Mein bester Makeup-Trick ist es, klare Mascara auf die Augenbrauen aufzutragen. Sie bleiben dadurch in der gewünschten Form.

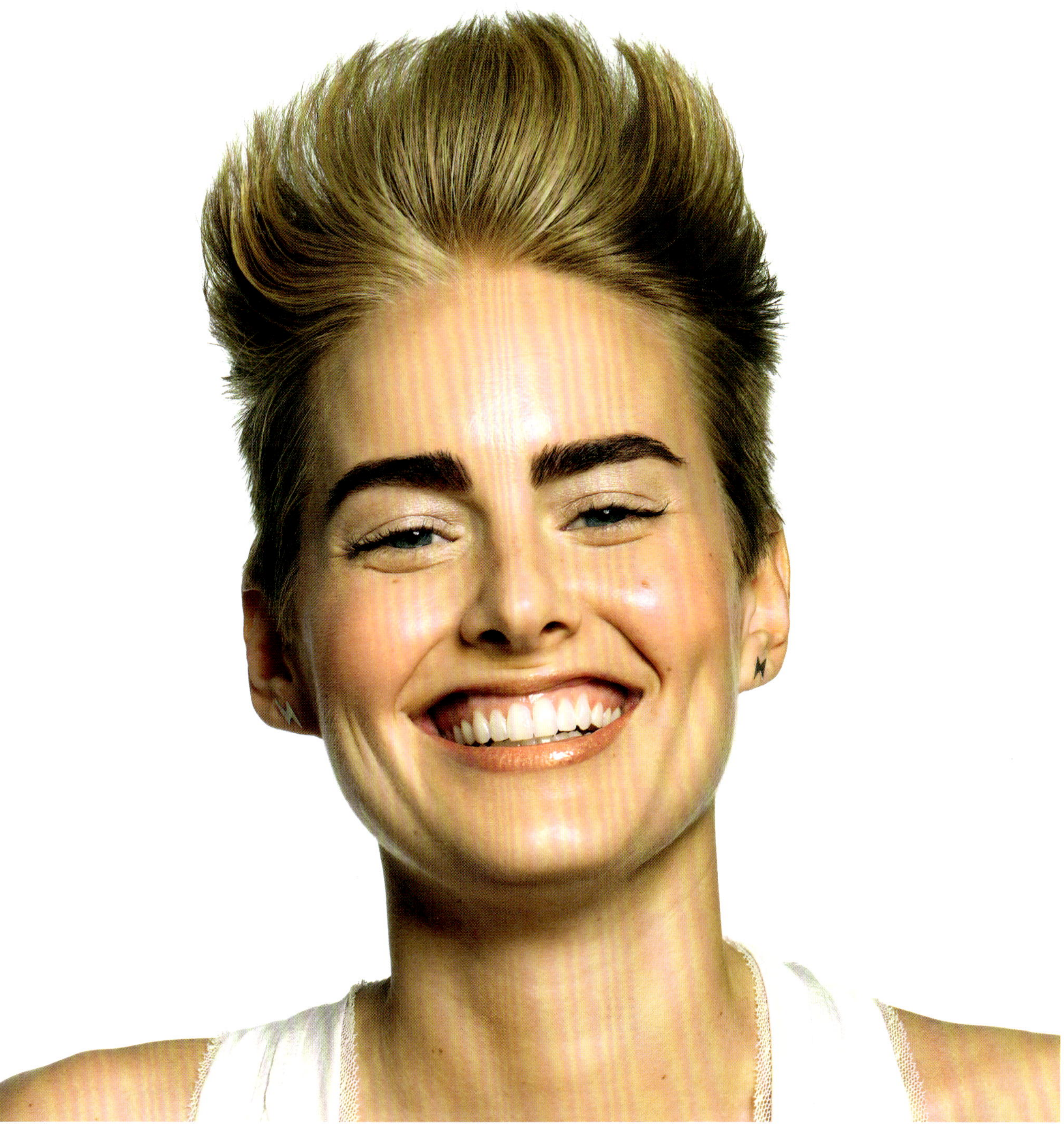

JENNIFERS MAKEUP

Jennifer hat auffallende Augenbrauen, intensive blaue Augen und einen frechen Kurzhaarschnitt. All das zieht schon die Aufmerksamkeit auf sich, deshalb wählte ich für ihr Makeup zarte und helle Töne. Ein blassgelber Lidschatten mit einem champagnerfarbenen Schimmer darüber hellt ihre Augen auf. Ich verteilte korallenfarbenes Pot Rouge auf ihren Wangen, mit einem Schimmer Rouge im gleichen Farbton auf den Wangenknochen als Highlight. Dazu ein pfirsichfarbener Lip Gloss, und Jennifer strahlte.

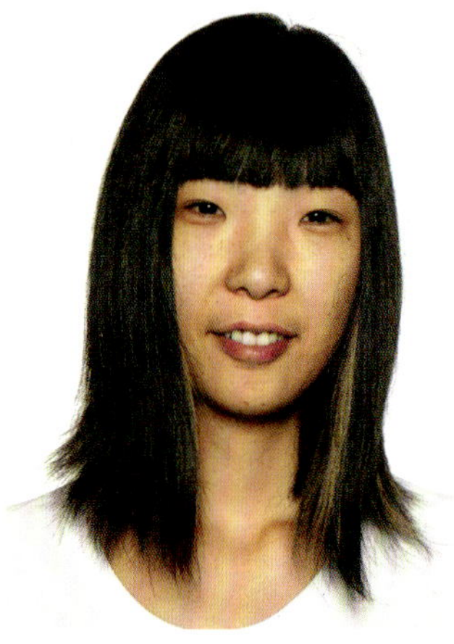

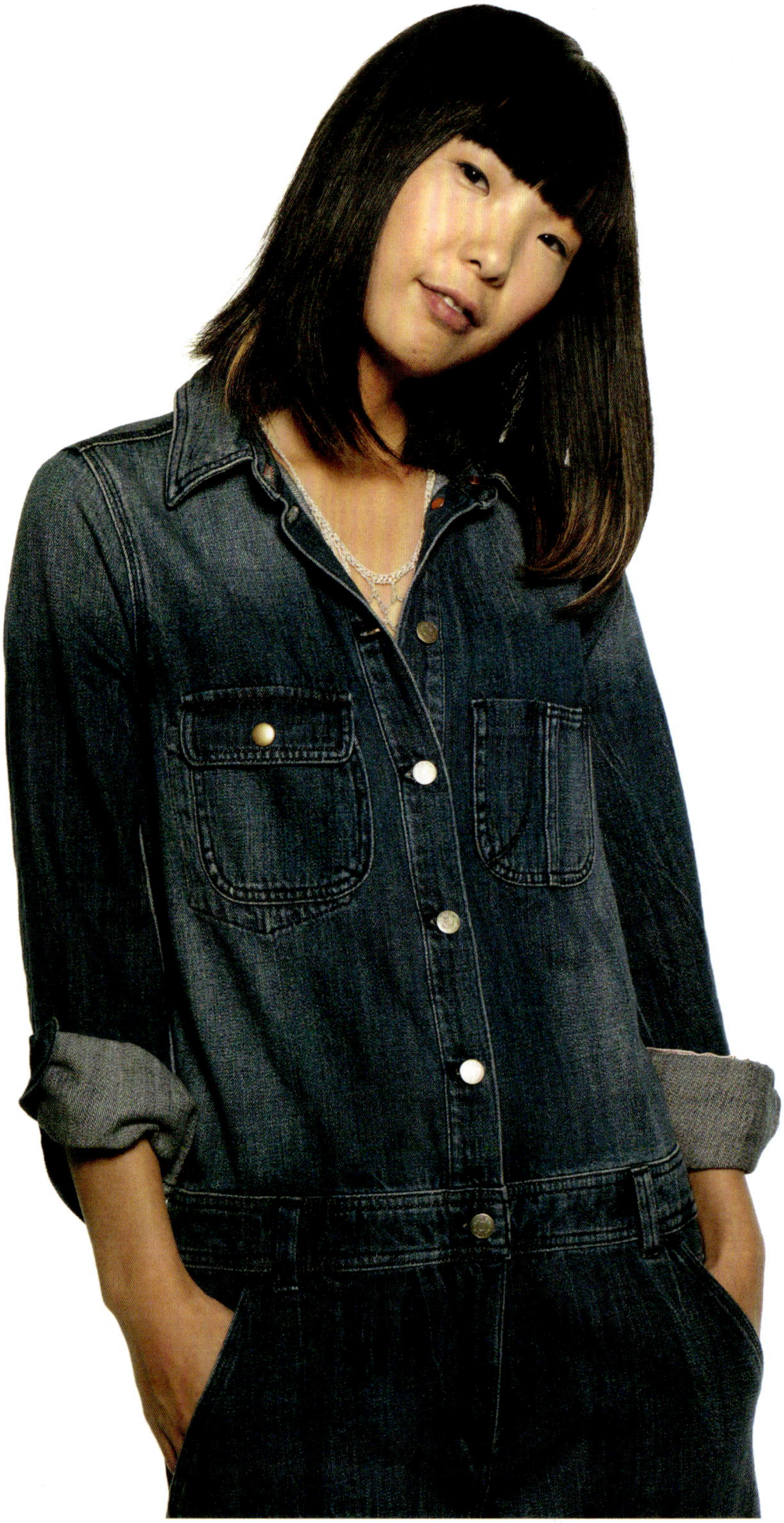

MAI KATO
GRAFIKDESIGNERIN

Ich konnte lange Zeit keinen Sinn in meinem Leben sehen. Ich verglich mich oft mit anderen Menschen und wollte jemand sein, der ich nicht war. Doch irgendwann wurde mir klar, dass ich mein Leben leben muss, nicht das von jemand anderem.

MAIS MAKEUP—TAG

Ich liebe es, wie Mais Pony ihre Augen umrahmt. Um ihre Augen stärker hervorzuheben, verwendete ich einen pfirsichfarbenen Corrector und Creme Concealer. Elfenbeinfarbener Lidschatten auf den Lidern, eine dünne Linie schwarzer Gel-Liner auf dem oberen Wimpernsaum und wimpernverlängernde Mascara vervollständigen diesen ausdrucksstarken Look.

MAIS MAKEUP—ABEND

Ich verstärkte Mais natürlich rote Wangen durch blassrosa Rouge. Um sie glänzen zu lassen, verwendete ich auf den Wangenknochen einen roséfarbenen Highlighter-Stift. Rubinrote Lippen wirken cool und modern.

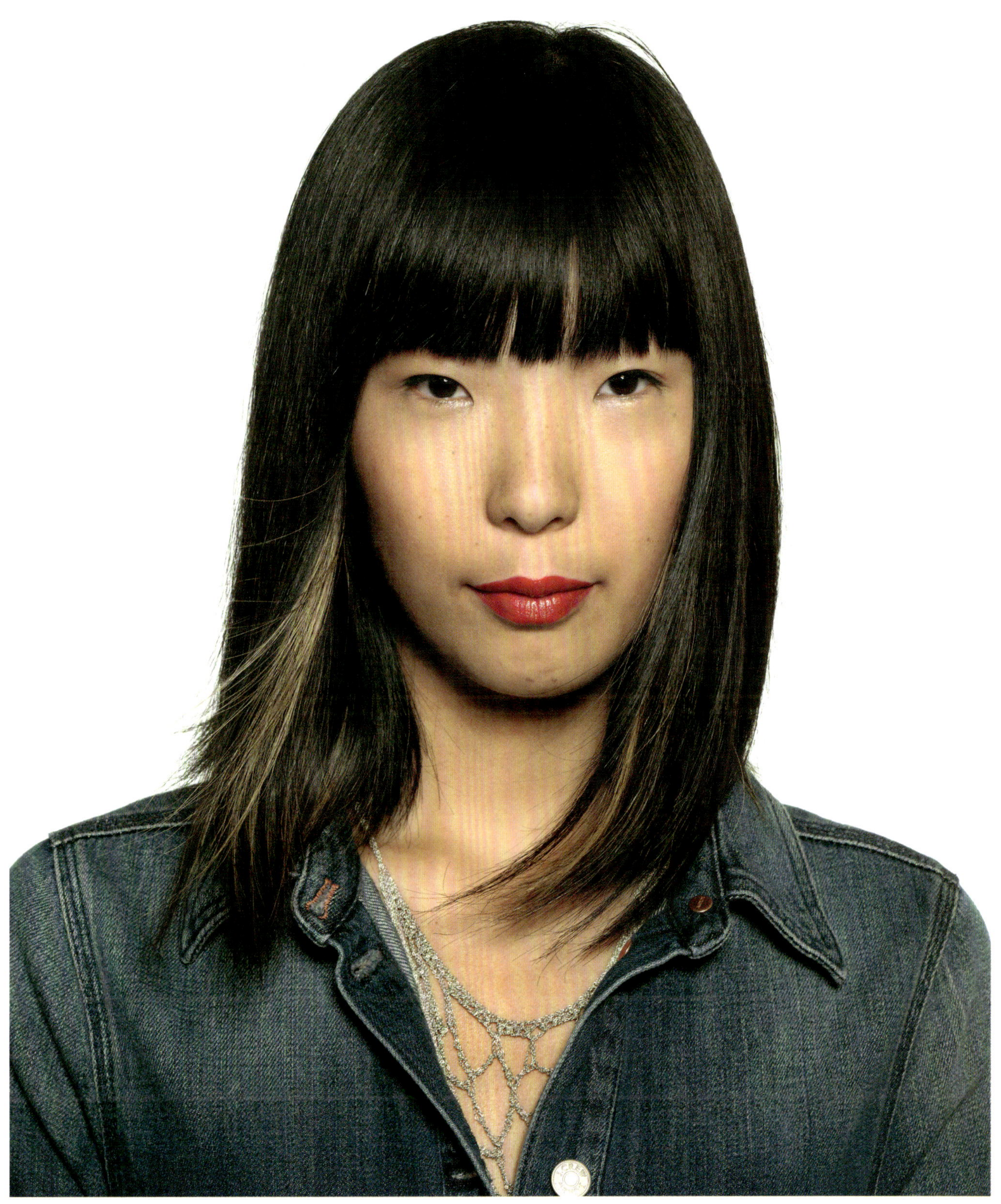

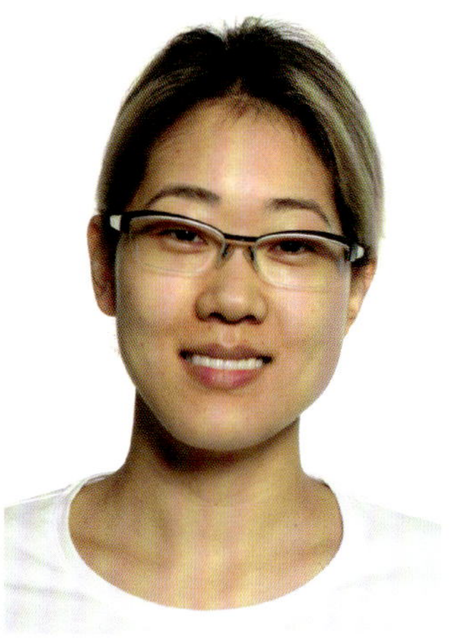

JULIA KIM
HAIRSTYLISTIN

Ich habe festgestellt, dass schwarzer flüssiger Eyeliner und Mascara den ganzen Tag (vielleicht die ganze Einstellung) verändern können.

JULIAS MAKEUP— TAG

Von ihrer Kleidung über die Brille bis hin zum Haar strahlt Julia Persönlichkeit aus. Ich legte einen leichten Bronzer mit einem Hauch knallrosa Rouge auf, um Julias Gesicht eine warme Farbe zu geben. Ein beiger Lippenstift mit beigem Gloss erzeugt einen dezenten, aber coolen Look.

JULIAS MAKEUP— ABEND

Abends kann Julia die Brille gegen Kontaktlinsen eintauschen und die Augen mit einer dicken Linie schwarzem Gel-Liner betonen. Um sie zum Strahlen zu bringen, gab ich ihr einen zusätzlichen Hauch pinkfarbenes Rouge auf die Wangen und roséfarbenen Highlighter auf die Wangenknochen. Knallpinke Lippen geben Julia einen selbstbewussten, sexy Schmollmund.

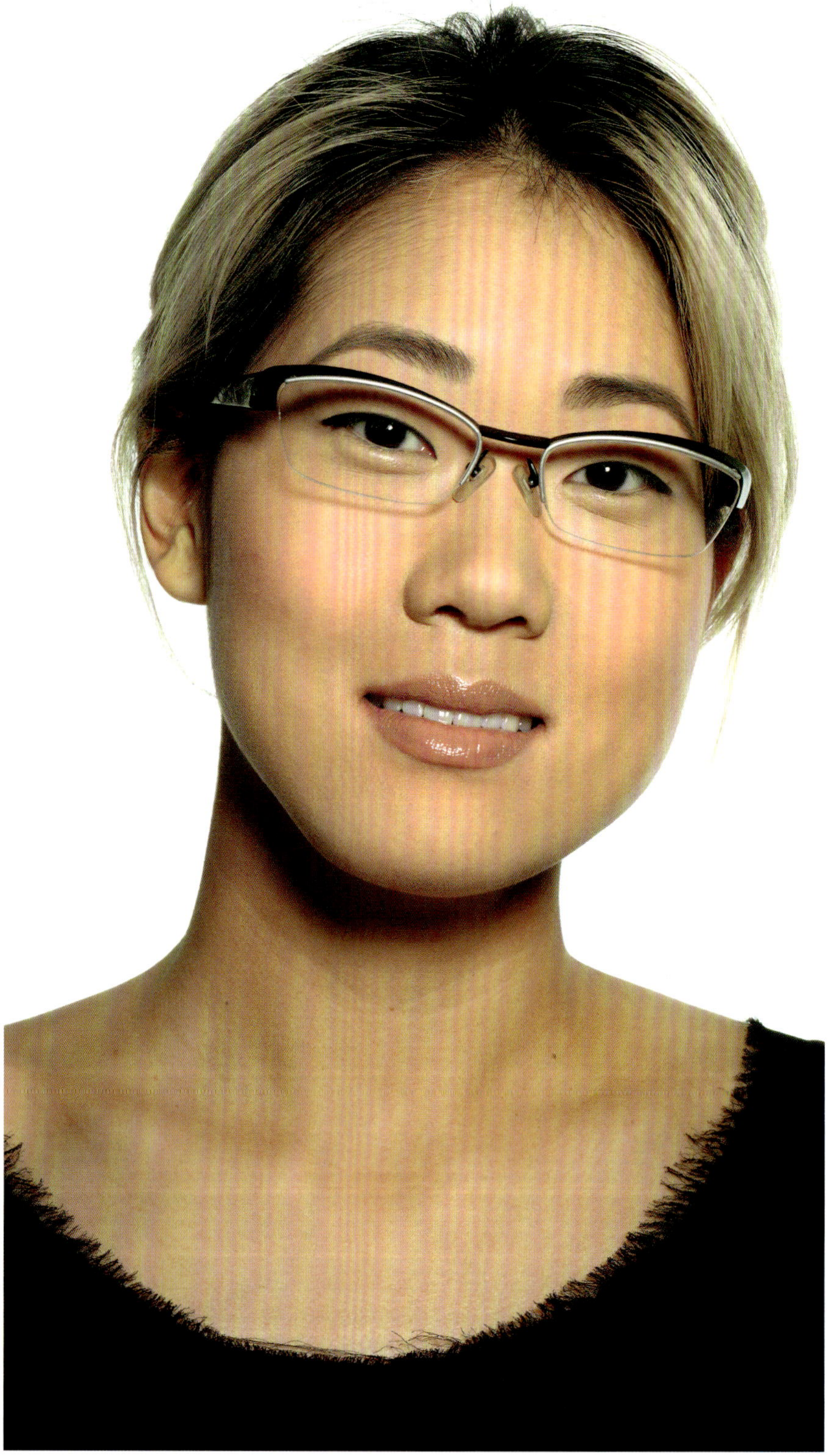

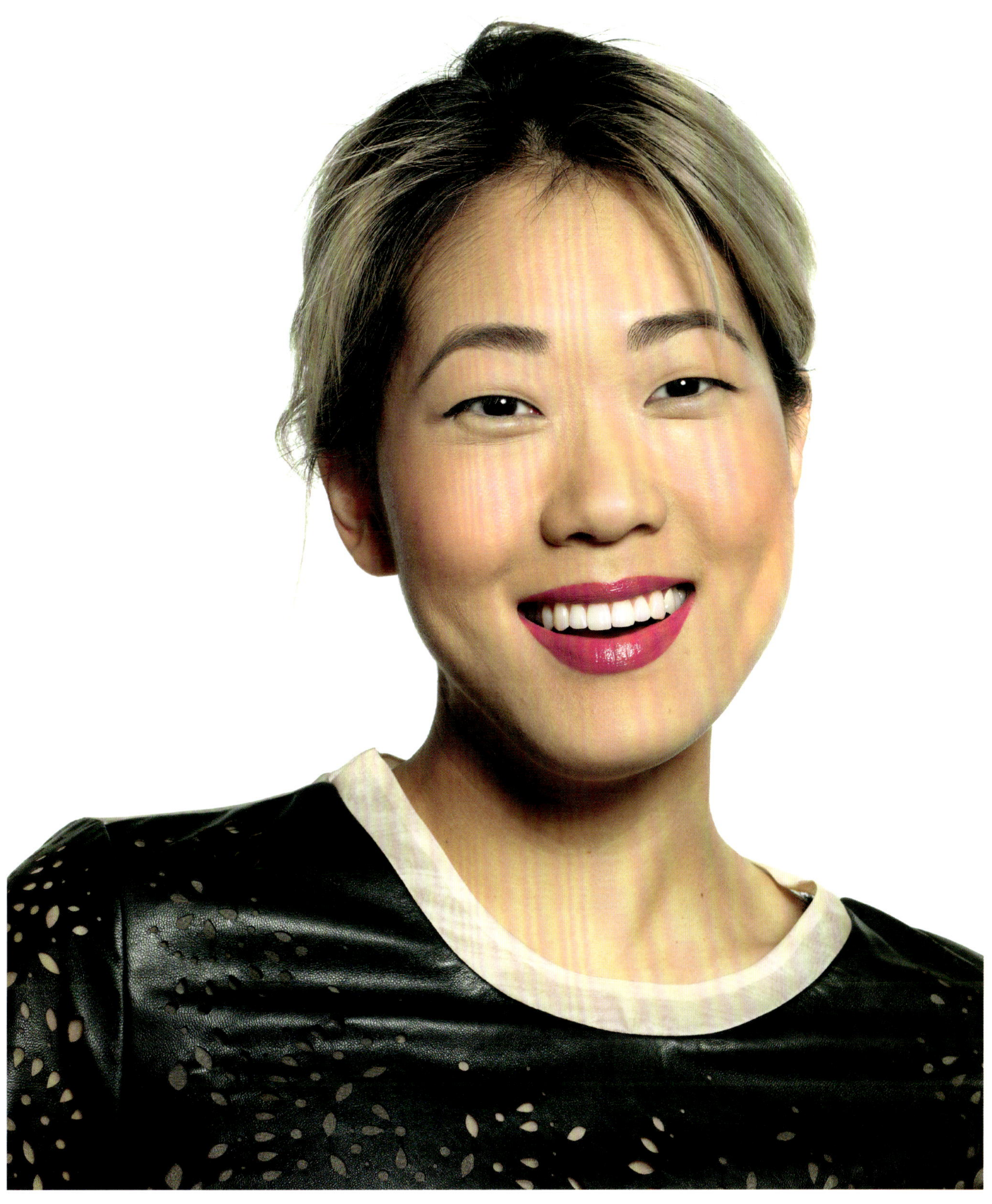

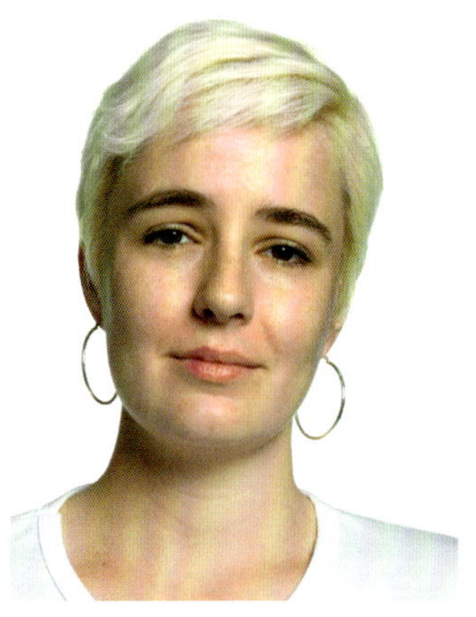

JOLIE WERNETTE-HORN
ART-DIREKTORIN EINER ZEITSCHRIFT

Ich liebe meine Augen. Sie sind so dunkel und ausdrucksvoll. Ich finde es schön, dass mein platinblond gefärbtes Haar sie noch gewagter aussehen lässt.

JOLIES MAKEUP

Mir gefällt der Gegensatz zwischen knallroten Lippen und platinblondem Haar sehr. Der rote Farbklecks sieht bei Jolie sehr modern und schön aus. Ein Schimmer Rouge in einem sanften Korallenton gibt ihrem Gesicht ein zartes Leuchten, das ihre umwerfenden roten Lippen noch besser zur Geltung bringt.

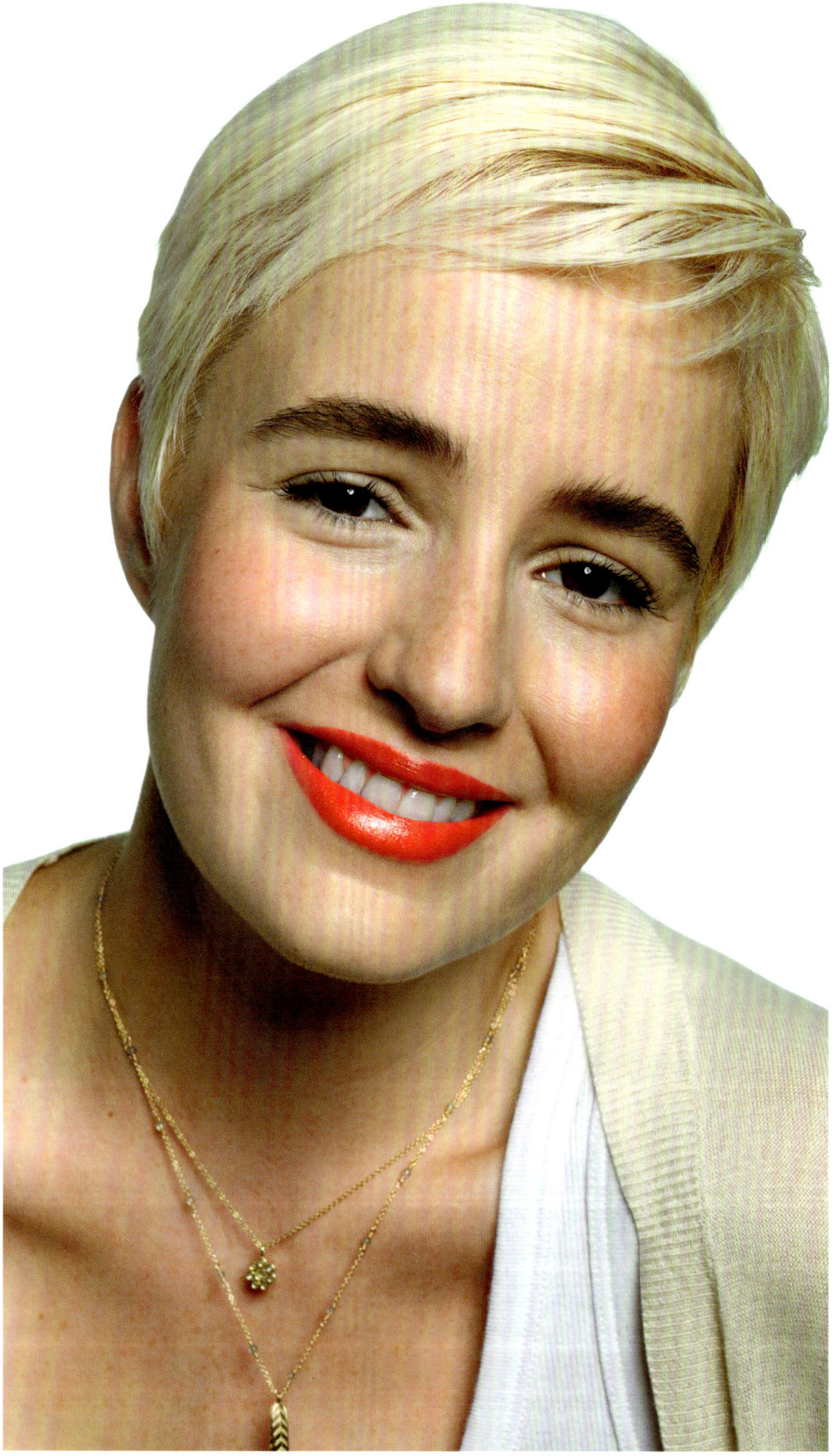

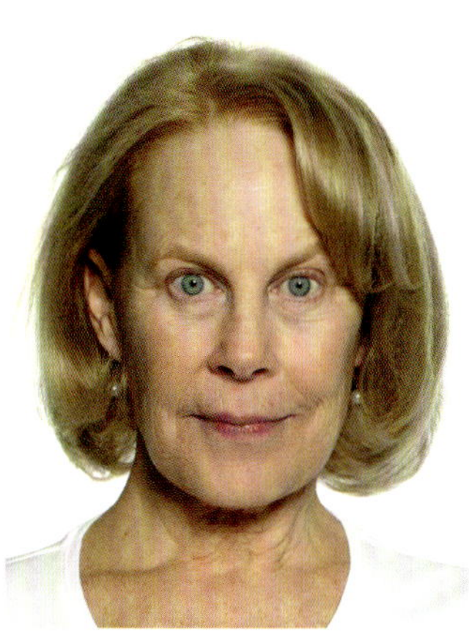

MARY ALICE WILLIAMS
FERNSEHJOURNA-LISTIN UND COLLEGE-PROFESSORIN

Für mich ist das Glas immer halb voll. Dieser sture, unbeugsame Optimismus ist die treibende Kraft hinter allem, was ich tue. Ich suche immer nach dem Besten in Menschen und Situationen und glaube, dass man aus jeder Erfahrung etwas lernen kann.

MARY ALICES MAKEUP

Mary Alice hat überwältigende blaugrüne Augen. Um diese Farbe zu verstärken, legte ich einen Gel-Liner in einem dunklen Navyblau auf den oberen und einen weicheren schiefergrauen Lidschatten auf den unteren Wimpernsaum. Wenn Sie wie Mary Alice helle Wimpern haben, verlängern und definieren Sie sie mit einigen Lagen schwarzer Volumenmascara und schaffen Sie so einen tollen Look.

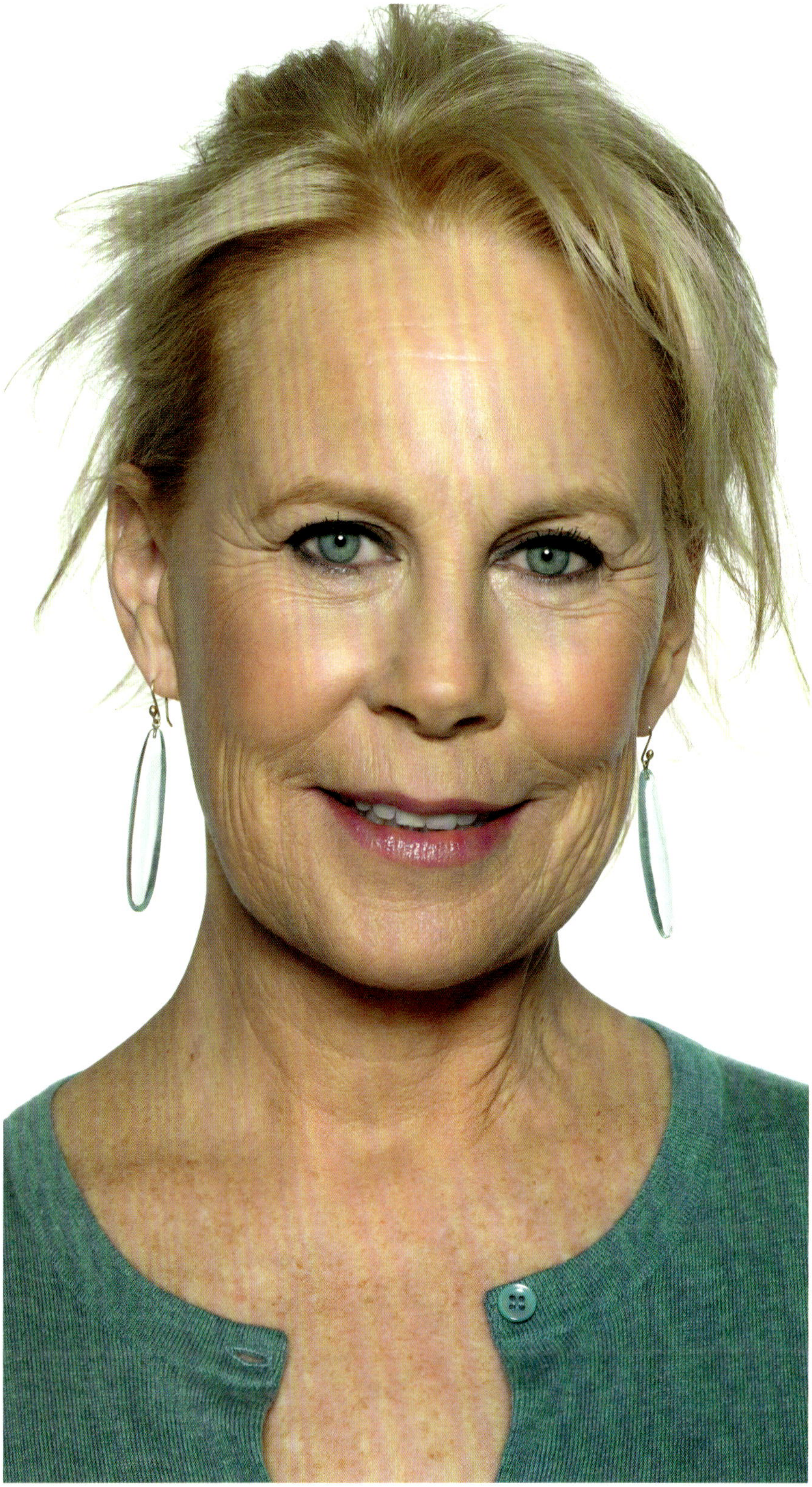

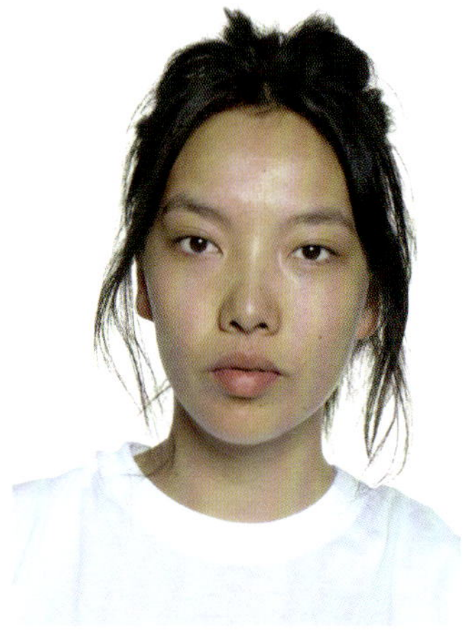

YESHE TENZIN GYALTAG
RESTAURANT MANAGERIN, MUSIKERIN

Ich glaube, dass Schönheit von innen kommt.

YESHES MAKEUP

Weil Yeshe ihr ganz eigenes cooles, auffälliges Stilgefühl hat, wollten wir ihr Makeup nicht übertreiben. Manchmal bedeutet mutig sein auch, mit weniger mehr zu bewirken. Bei Yeshe wären knallige Lippen oder Smoky Eyes zu offensichtlich und würden ihren Look zu stark dominieren. Stattdessen lässt dicker schwarzer Eyeliner, an den äußeren Augenwinkeln hochgezogen, zusammen mit einem transparenten glitzernden Gloss ihren frechen Stil funkeln.

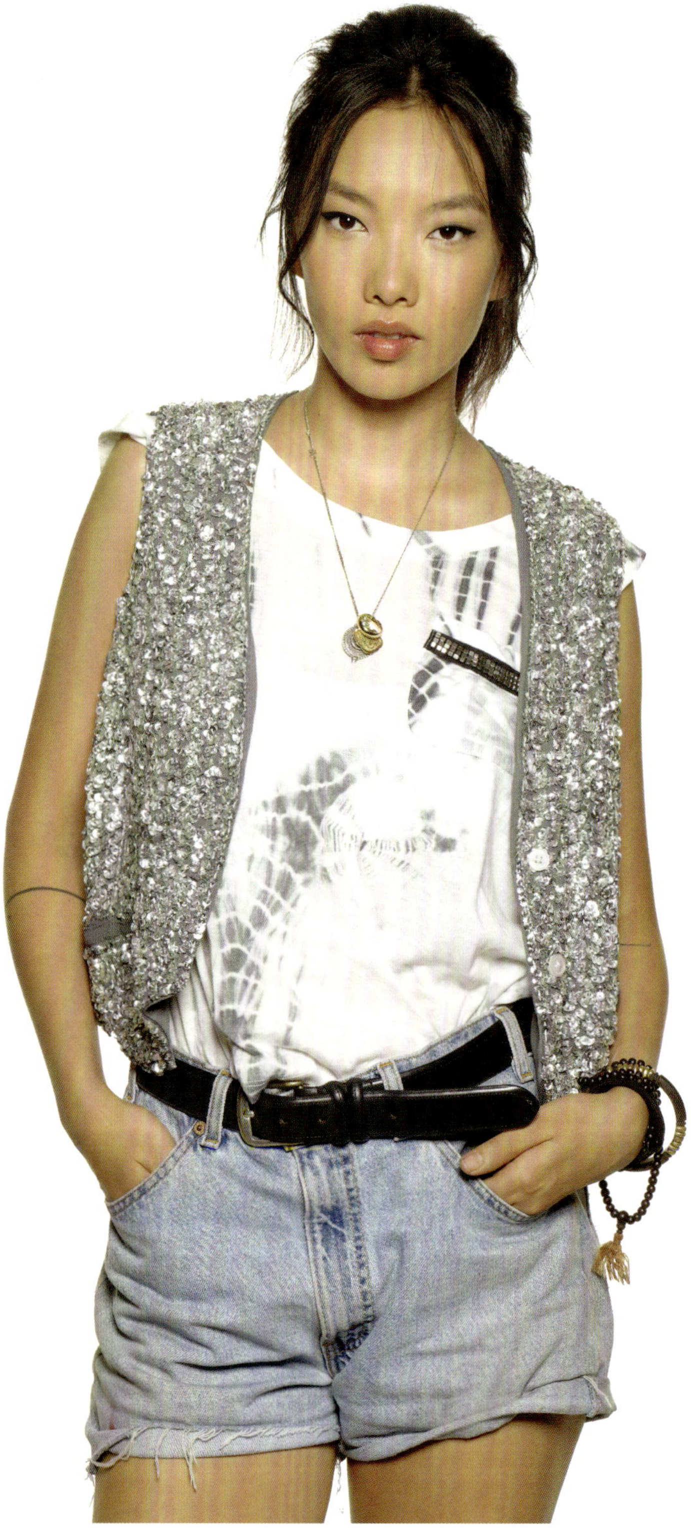

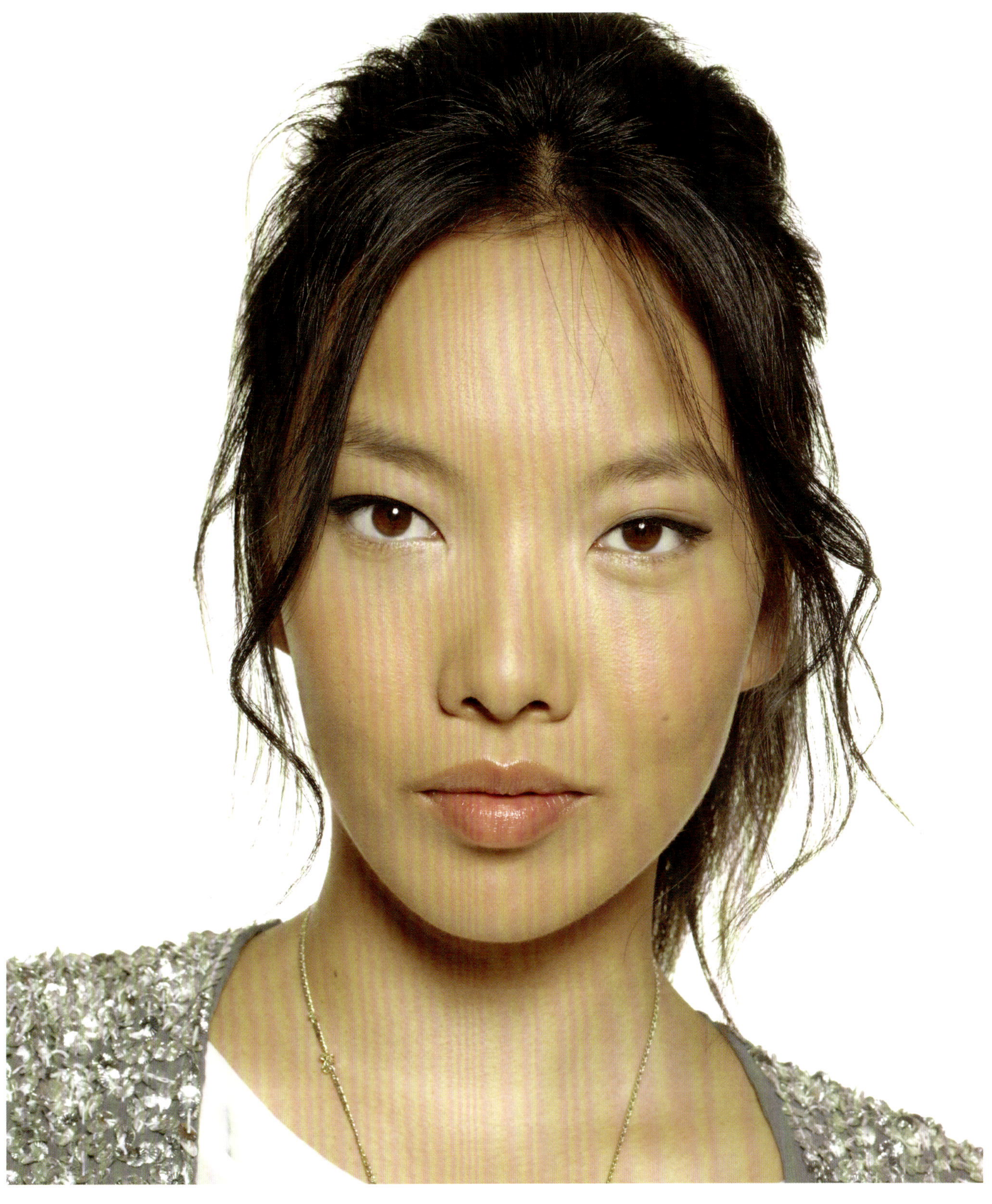

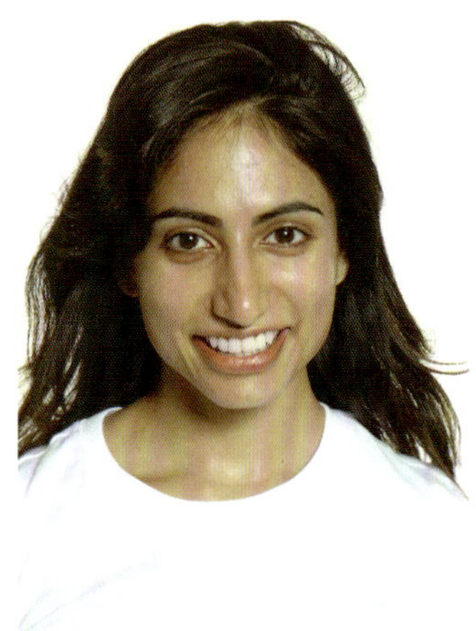

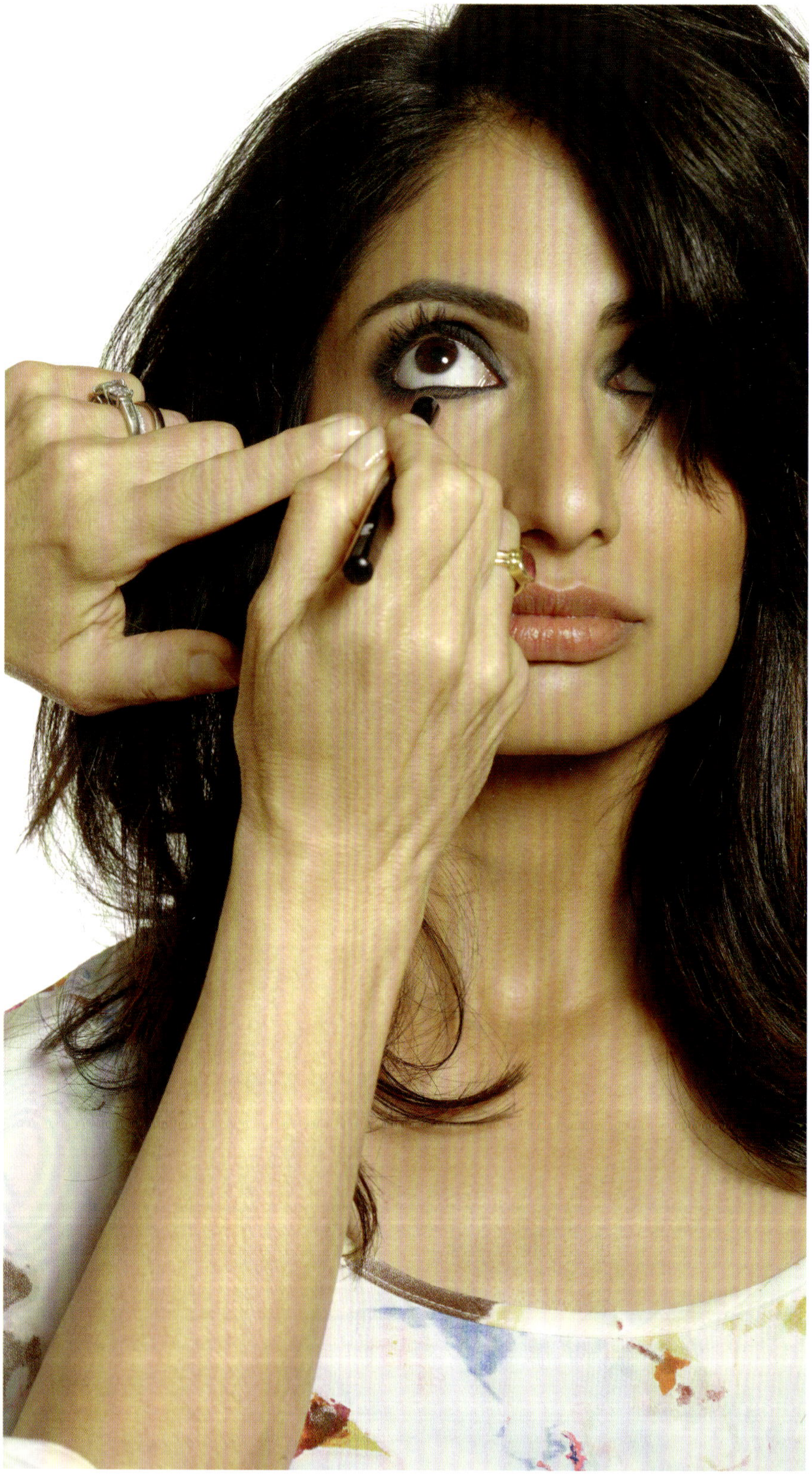

SUSIE ABRAHAM
FREIBERUFLICHE VERLAGSFACHFRAU

Ich wünschte, ich hätte schon mit fünfzehn gewusst, dass man seine Individualität genießen kann! Ich wuchs in Houston, Texas, auf und wollte wie eine typische Südstaatenschönheit aussehen. Ich musste erst schätzen lernen, warum ich anders aussehe und anders bin. Meine Kultur und Identität machen mich zu etwas Besonderem.

SUSIES MAKEUP

Um Susie tolle Smoky Eyes zu zaubern, mischte ich Metallic-Lidschatten in Taupe und Braun mit schwarzem und dunkelgrauem Eyeliner. Die Kombination aus beigen Lippen und ausdrucksstarken Augen ist sexy und modern.

EYELINER-TIPP

Wenn Sie ein kräftiges Smoky Eye schminken, sollten Sie den Eyeliner auf dem unteren Wimpernrand sehr weich halten. Das erreichen Sie mit einem langhaftenden Eyeliner-Stift, ganz dicht an den Wimpern aufgetragen, den Sie verwischen, bevor er fest wird.

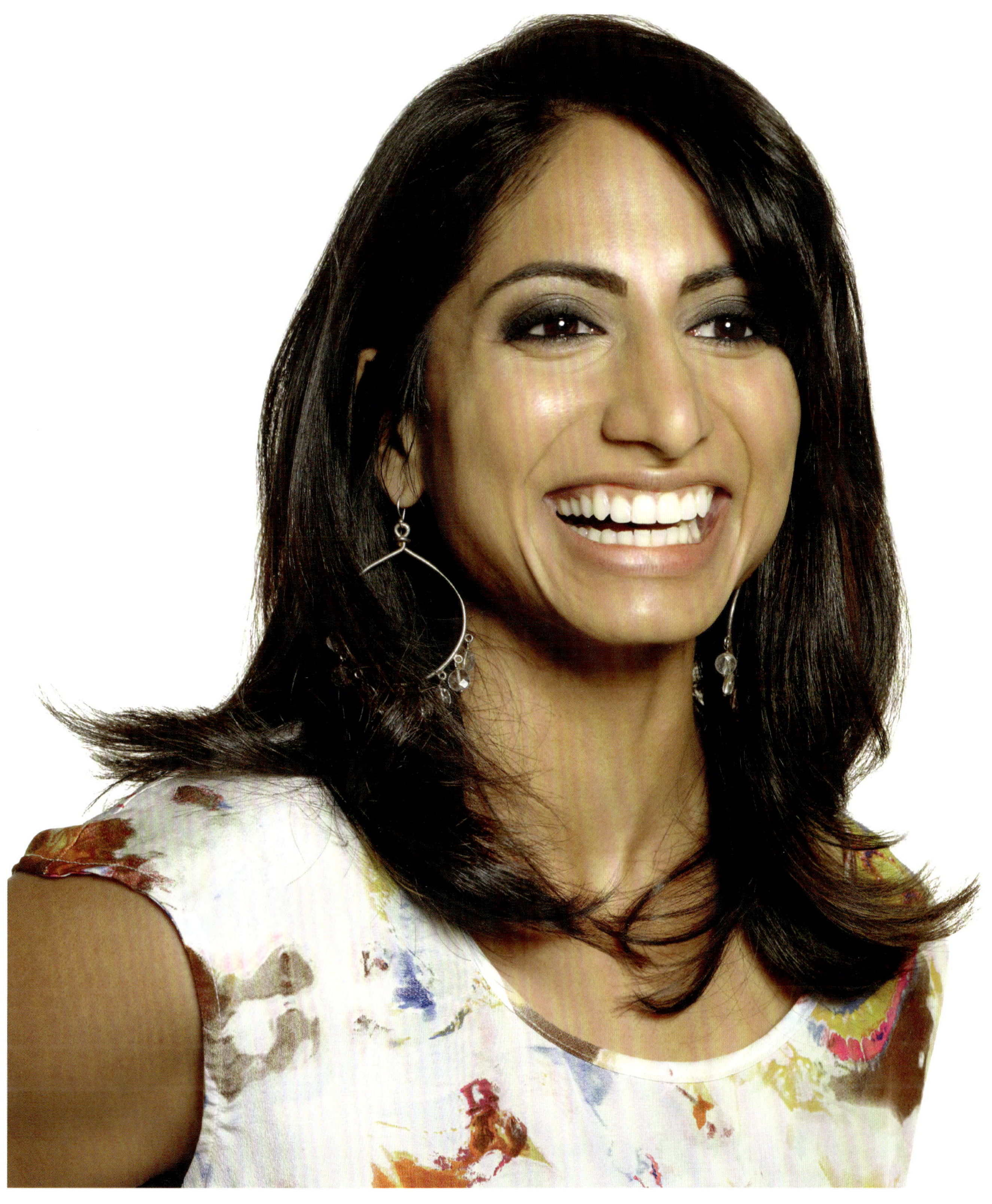

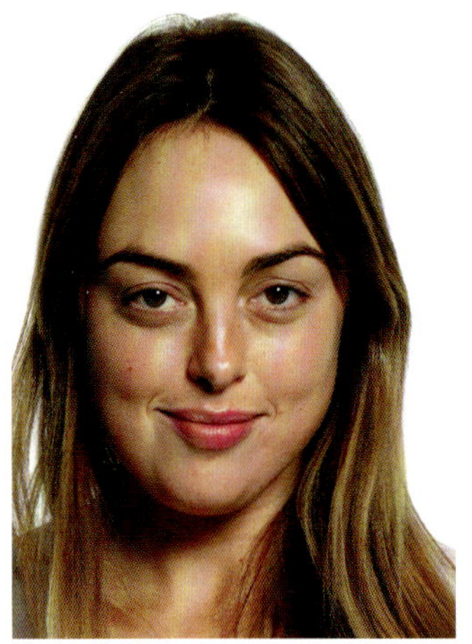

ALESSANDRA STEINHERR
BEAUTYDIREKTORIN EINER ZEITSCHRIFT

Als junges Mädchen gab es für mich nur eine Definition von schön: braungebrannt, schlank und blond. Im Laufe der Zeit ist mir klar geworden, dass es viele Arten von Schönheit gibt. Ich hatte nie mehr Vertrauen in mich selbst oder in mein einzigartiges Aussehen als heute.

ALESSANDRAS MAKEUP

Um Alessandra einen dramatischen Look zu geben, konzentrierten wir uns auf ihre atemberaubenden Augen und Augenbrauen. Dem natürlichen Bogen ihrer Brauen folgend, akzentuierten wir sie mit mahagonifarbenem Lidschatten, den wir mit einem Pinsel auftrugen. Weichen Glanz auf den Lidern erreichten wir mit beigem Cremelidschatten, den Wow-Effekt lieferte dann der Eyeliner: Ein dicker Strich schwarzbrauner Gel-Liner auf dem oberen und dunkelbrauner Lidschatten auf dem unteren Wimpernsaum schaffen einen wunderbar verwegenen Look.

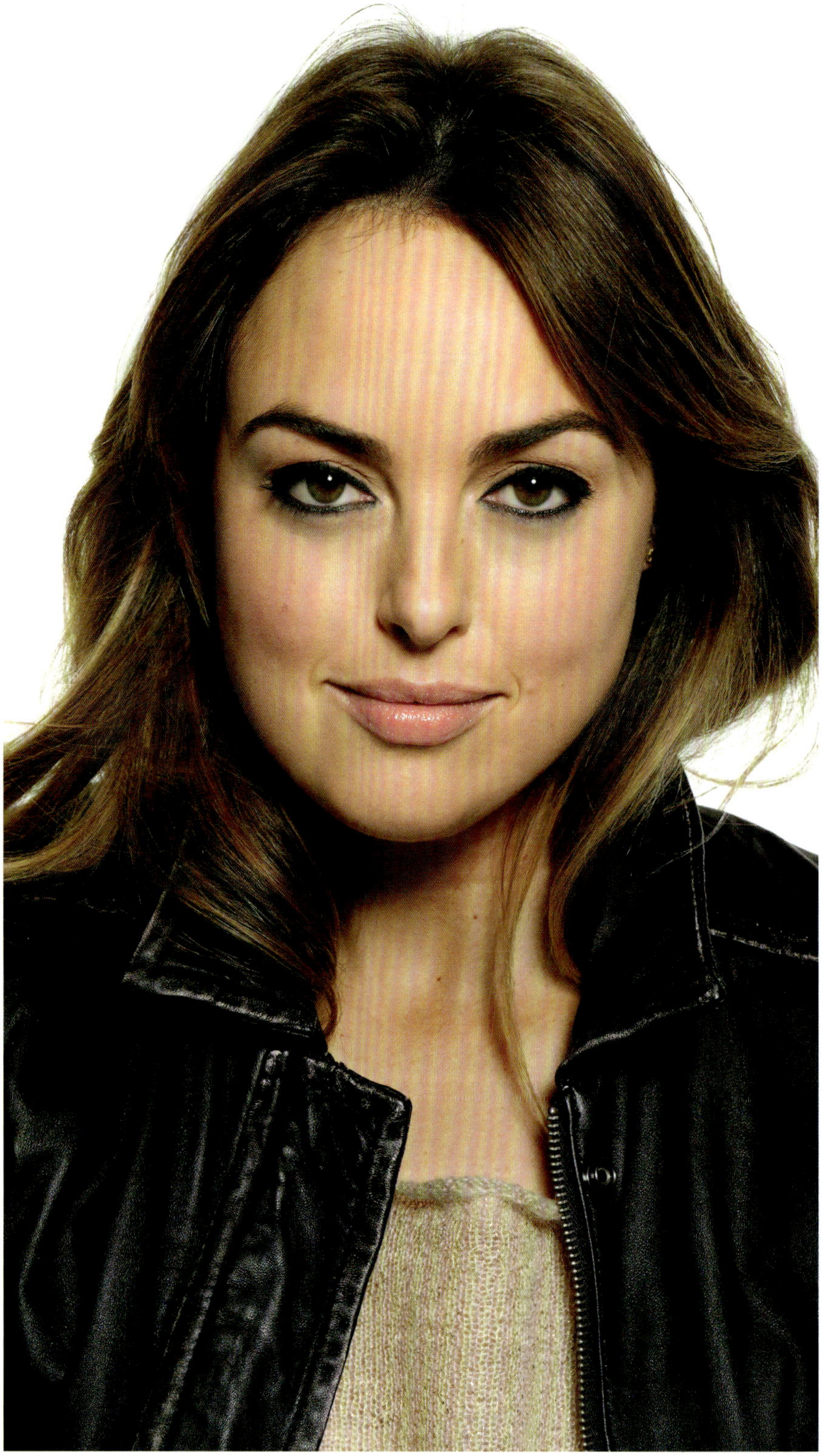

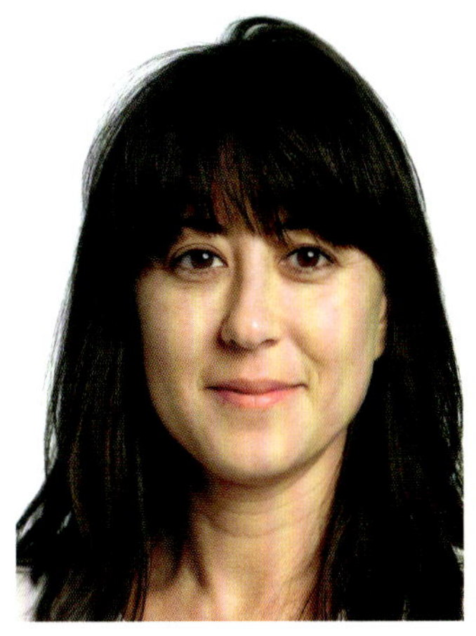

MIMI KOZMA
LEHRERIN

Ich kann nicht ohne Mascara leben. Augen sprechen Bände, und meine Augen verschwinden ohne Mascara.

MIMIS MAKEUP

Mimi, eine frühere Lehrerin meines Sohnes, trägt normalerweise so gut wie kein Makeup. Aus Spaß beschlossen wir, ihr einen völlig anderen Look zu geben. Glamouröse Smoky Eyes zusammen mit süßen rosa Lippen und Wangen zeigten Mimi, wie sie etwas wagen kann, ohne gleich übertrieben zu wirken. Es lohnt sich, mit seinem Aussehen zu spielen. Sie wissen nie, was Ihnen mehr Selbstvertrauen gibt.

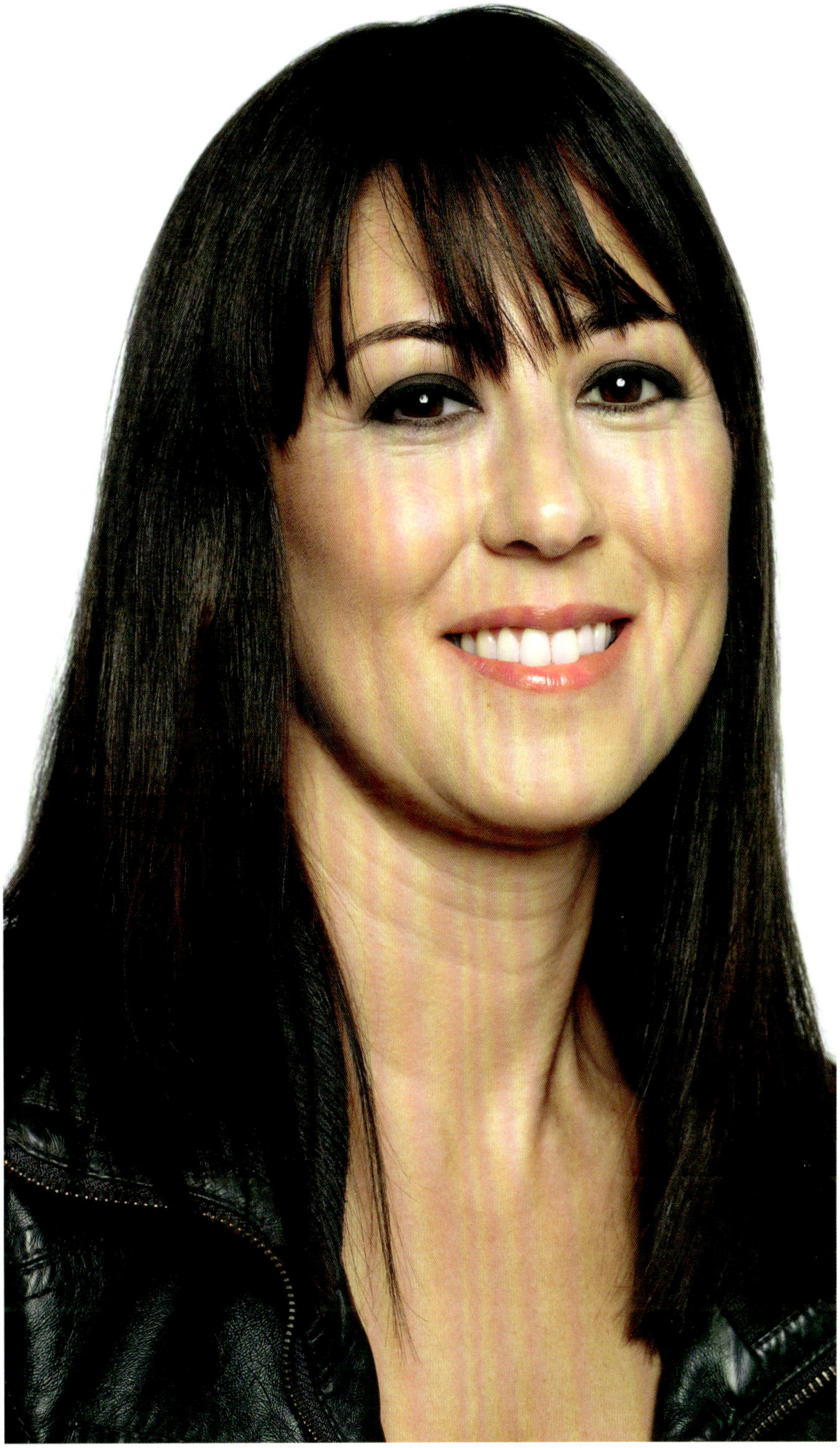

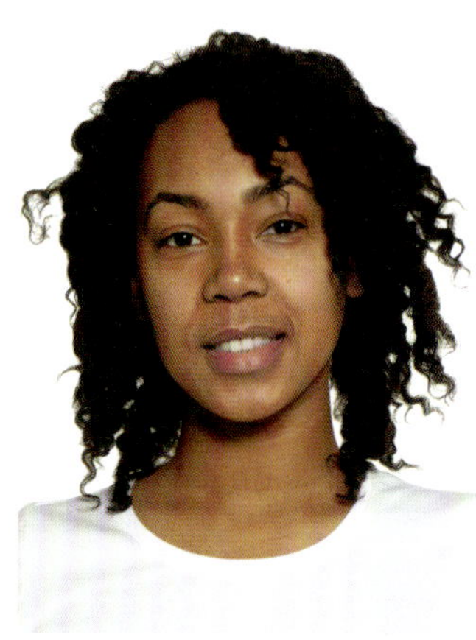

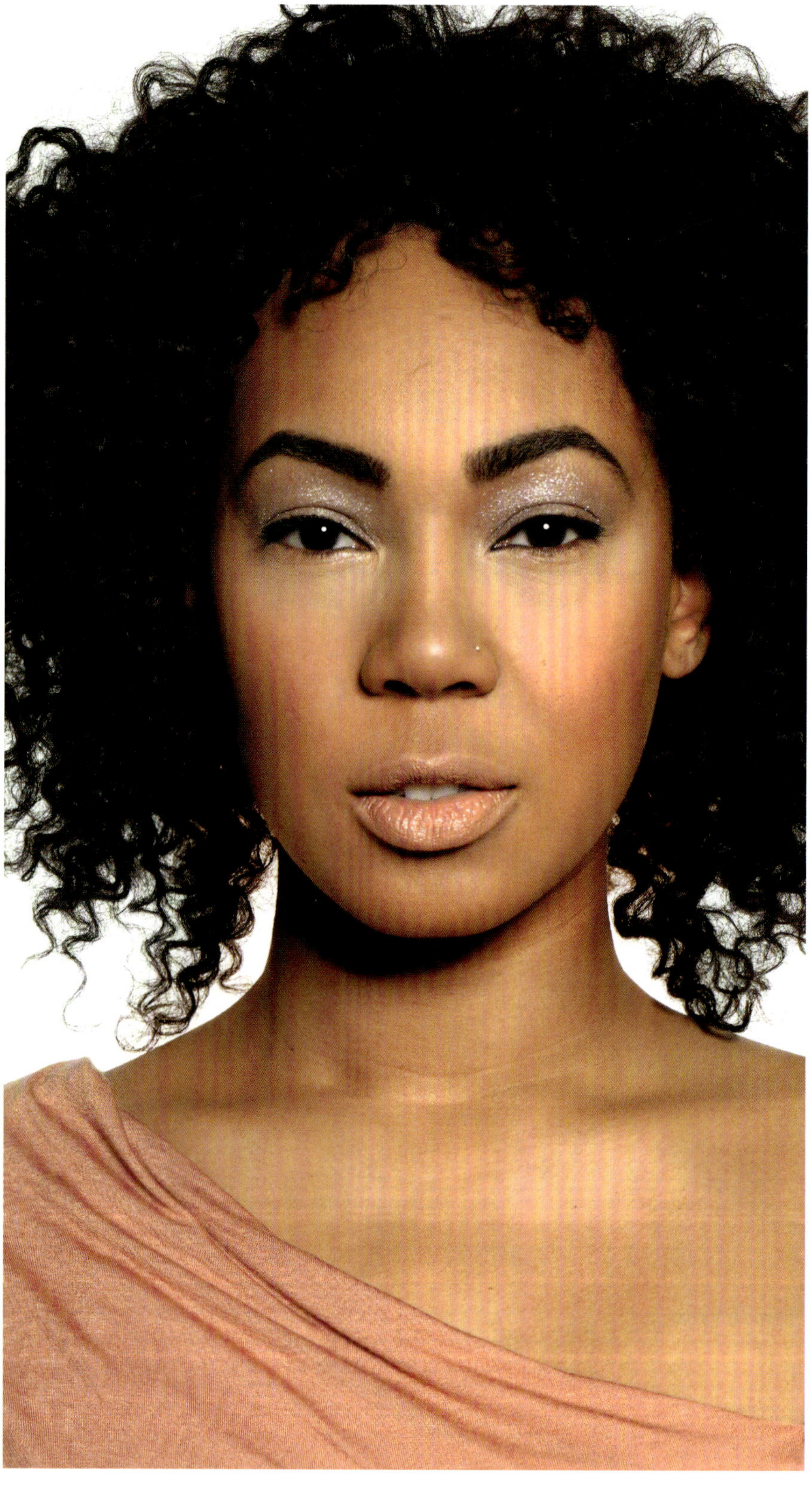

MUFFY GAYNOR
HIP-HOP-MUSIKERIN

Ich tanze unheimlich gern, weil ich dann das Gefühl habe, wirklich frei zu sein, wie ein Vogel, der anfängt zu fliegen.

MUFFYS MAKEUP— TAG

Muffy ist für die Bühne geboren. Ein silbrig schimmernder Cremelidschatten lässt ihre Augen strahlen und gibt ihr einen Look, mit dem sie überall im Mittelpunkt steht. Ein Bronzer mit einem leichten Schimmer, ein pinkbraunes Rouge und ein beiger Lip Gloss bringen ein bisschen Farbe ins Gesicht, lassen ihre Augen aber die Hauptrolle spielen.

MUFFYS MAKEUP— ABEND

Da die Augen sowieso schon glitzern, braucht Muffy nur noch ein leuchtendes Pink für die Lippen, das mit dem Pinsel aufgetragen wird. So entsteht ein ebenso spielerischer wie starker Abend-Look.

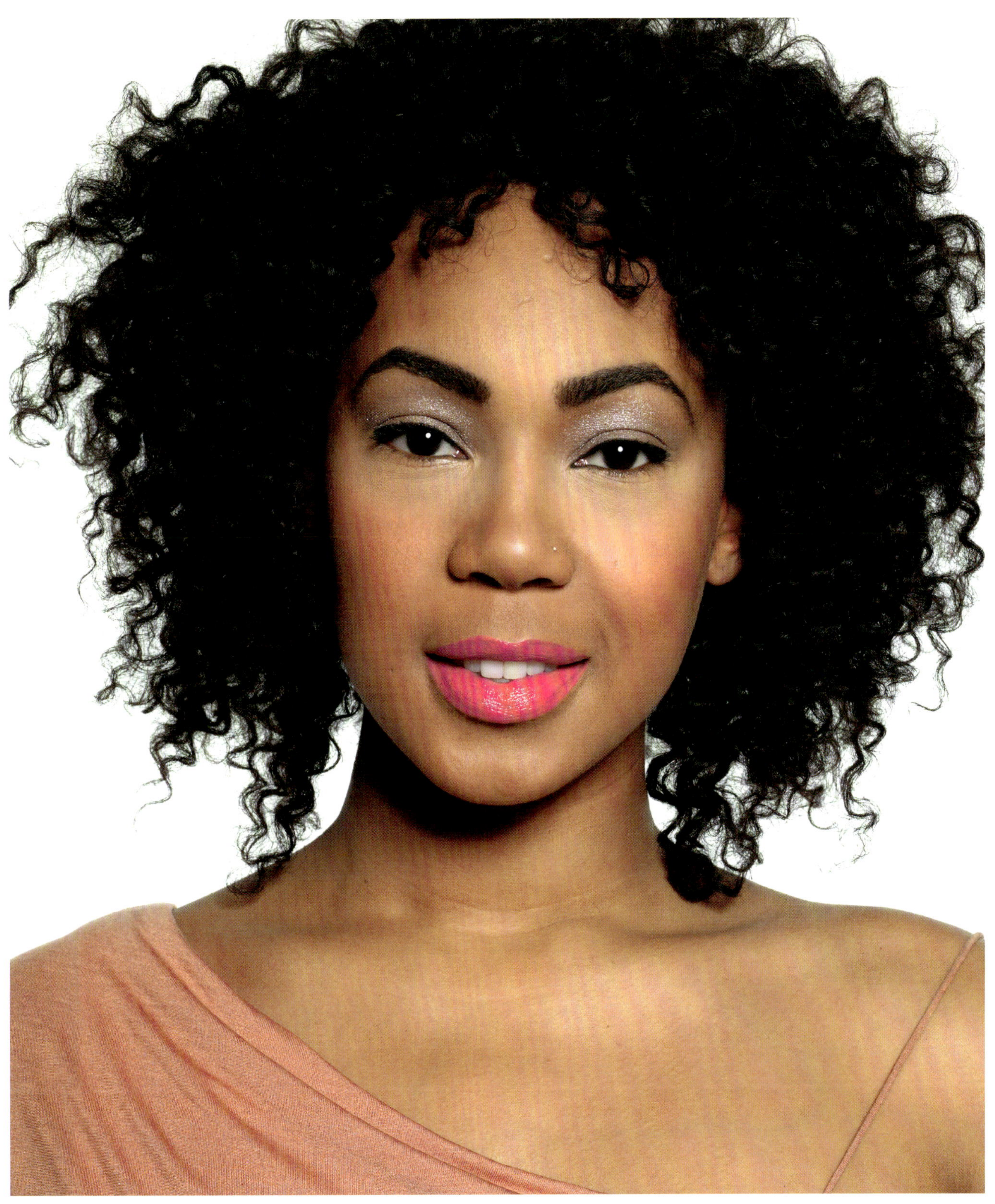

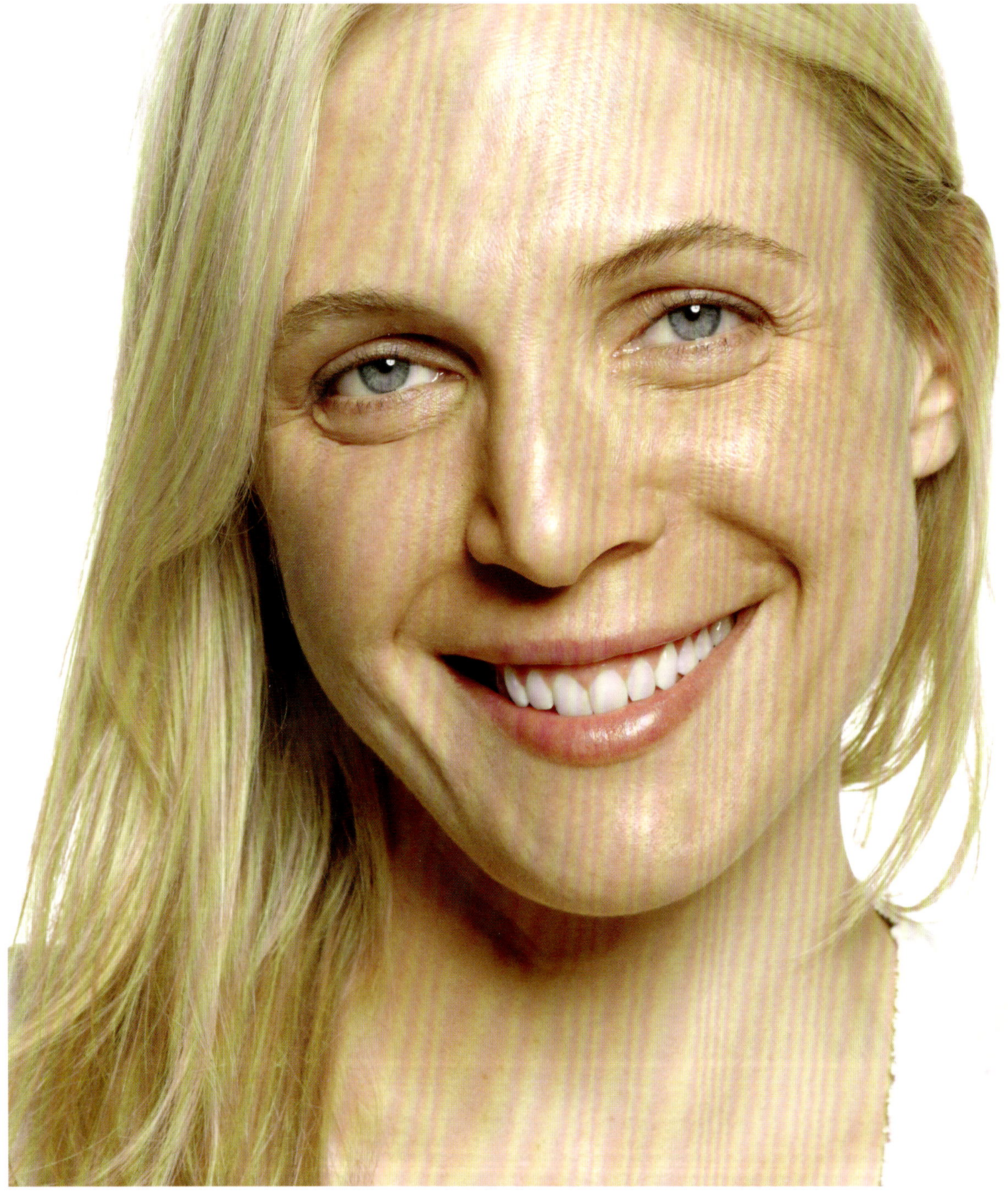

ANNABEL TOLLMAN MODESTYLISTIN

Ich wünschte, ich hätte mehr Mut gehabt und ein bisschen riskanter gelebt. Das klingt verrückt, weil ich mich bisher ziemlich tapfer geschlagen habe, aber ich wünschte, ich hätte mit achtzehn gewusst, dass man einfach zu Leuten hingehen und ihnen sagen kann, dass man ihre Sachen toll findet und gern mit ihnen arbeiten würde. Oder dass man wissen kann, was man tun will, und darauf hinarbeiten kann, statt zu denken: Ach, das ist nur ein Traum, das werde ich nie schaffen.

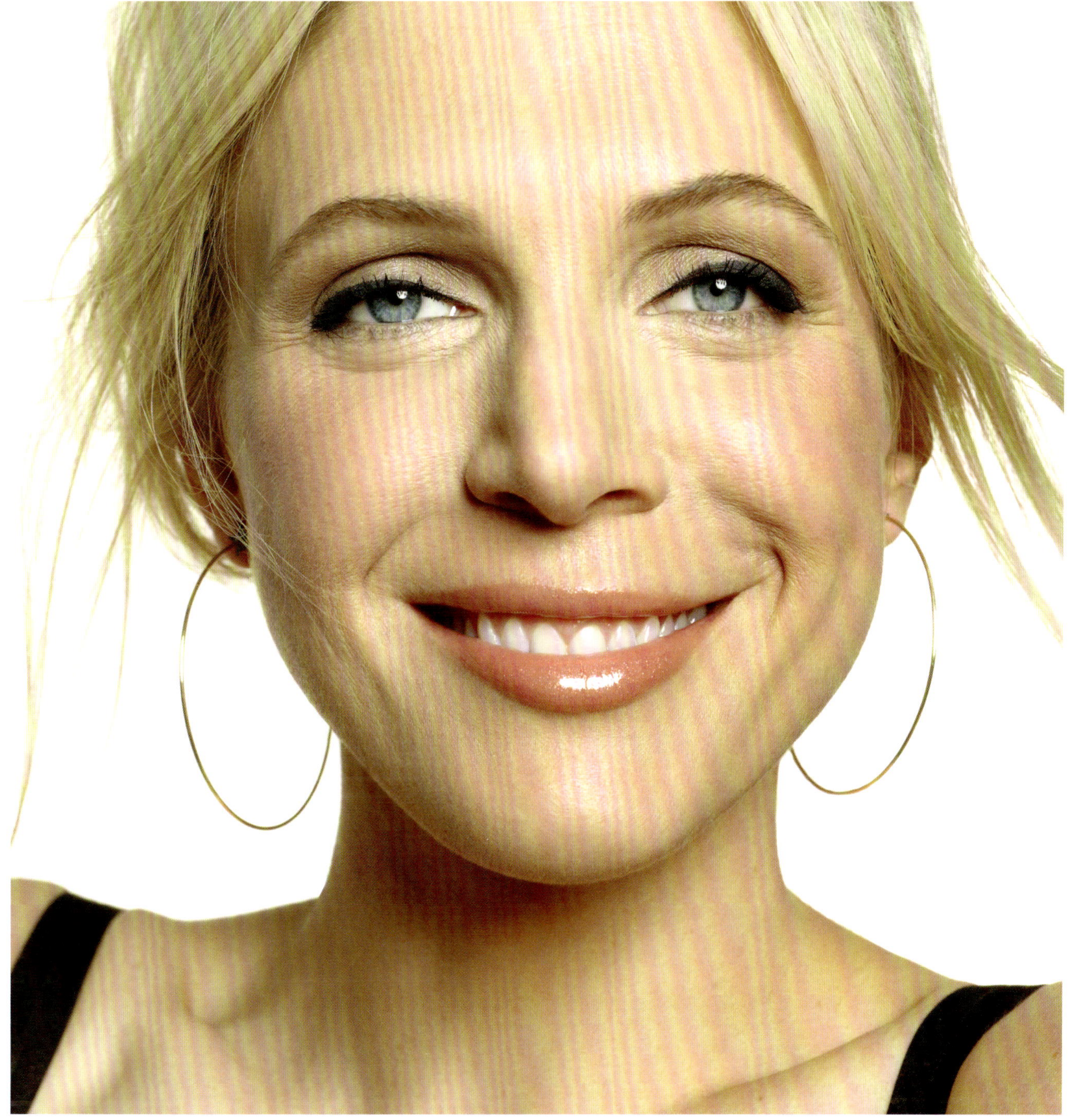

ANNABELS MAKEUP

Wenn Sie wie Annabel blaue Augen und helle Haut haben, sollten Sie die Augen mit Makeup deutlich definieren. Ein Hauch eines graubraunen Brauenstifts gibt Annabels Augenbrauen Tiefe. Auf ihren Lidern verteilte ich großflächig eine Mischung aus beigem und silbrigbraunem Schimmer mit grau-beigem Lidschatten in der Lidfalte. Um das Blau ihrer Augen zu betonen und einen sexy Abend-Look zu erzielen, entschied ich mich für schwarzbraunen Gel-Liner über den ich eine Linie navyblauen und dunkelgrauen Lidschatten verwischte.

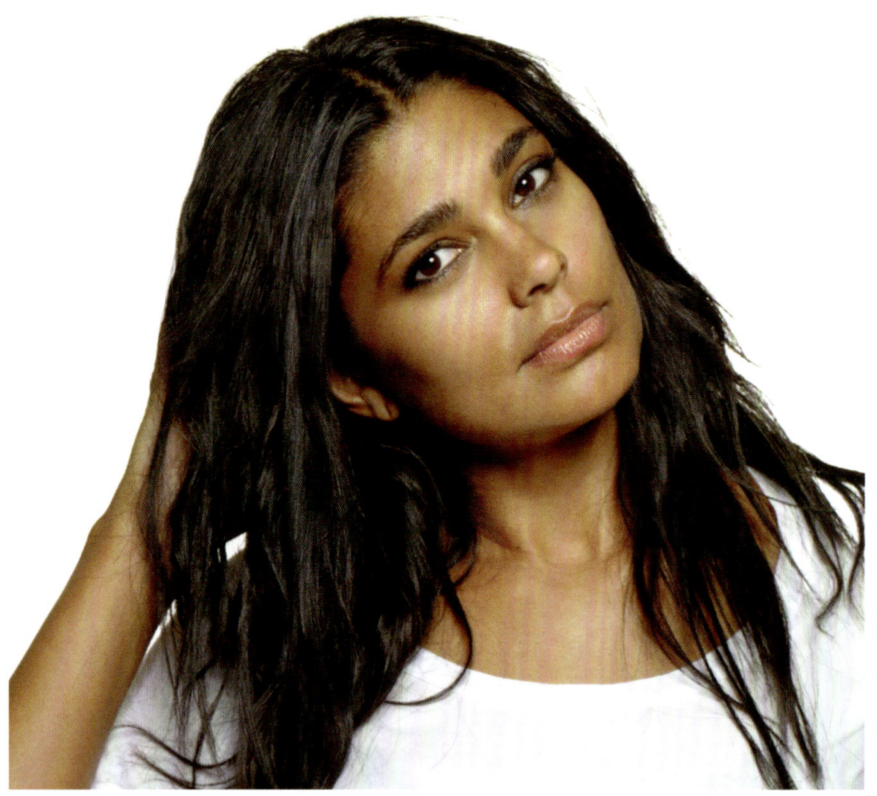

RACHEL ROY

MODEDESIGNERIN

Als kreativer Mensch versteht Rachel, wie man sich den persönlichen Ausdruck zunutze macht. Sie richtet ihren Stil nach ihrer Stimmung und ändert ihn gern. Ich habe sie schon elegant gesehen, aber auch schon trendy und cool. Rachel wird gerade zu einer Ikone der Modewelt, gleichzeitig ist sie aber eine engagierte und liebevolle Mutter. Genau wie ich wagt sie den Spagat zwischen Arbeitswelt und Familie und wir haben uns schon oft darüber ausgetauscht. Ich mache das Makeup für ihre Modeschauen, seit sie mit ihrer Marke auf den Markt kam. Es war toll, dabei zuzuschauen, wie sie ihren Traum verwirklichte.

—

Rachel experimentiert gern mit verschiedenen Looks. Dank ihres Selbstbewusstseins kann sie starke Smoky Eyes tragen und sie sehen bei ihr tagsüber genauso toll aus wie am Abend. Schwarzer Gel-Liner auf dem oberen Wimpernsaum, Kajalstift rund um die Augen und Lidschatten in Dunkelgrau, der auf dem Ober- wie auch auf dem Unterlid verwischt wird, geben Rachel umwerfende Augen.

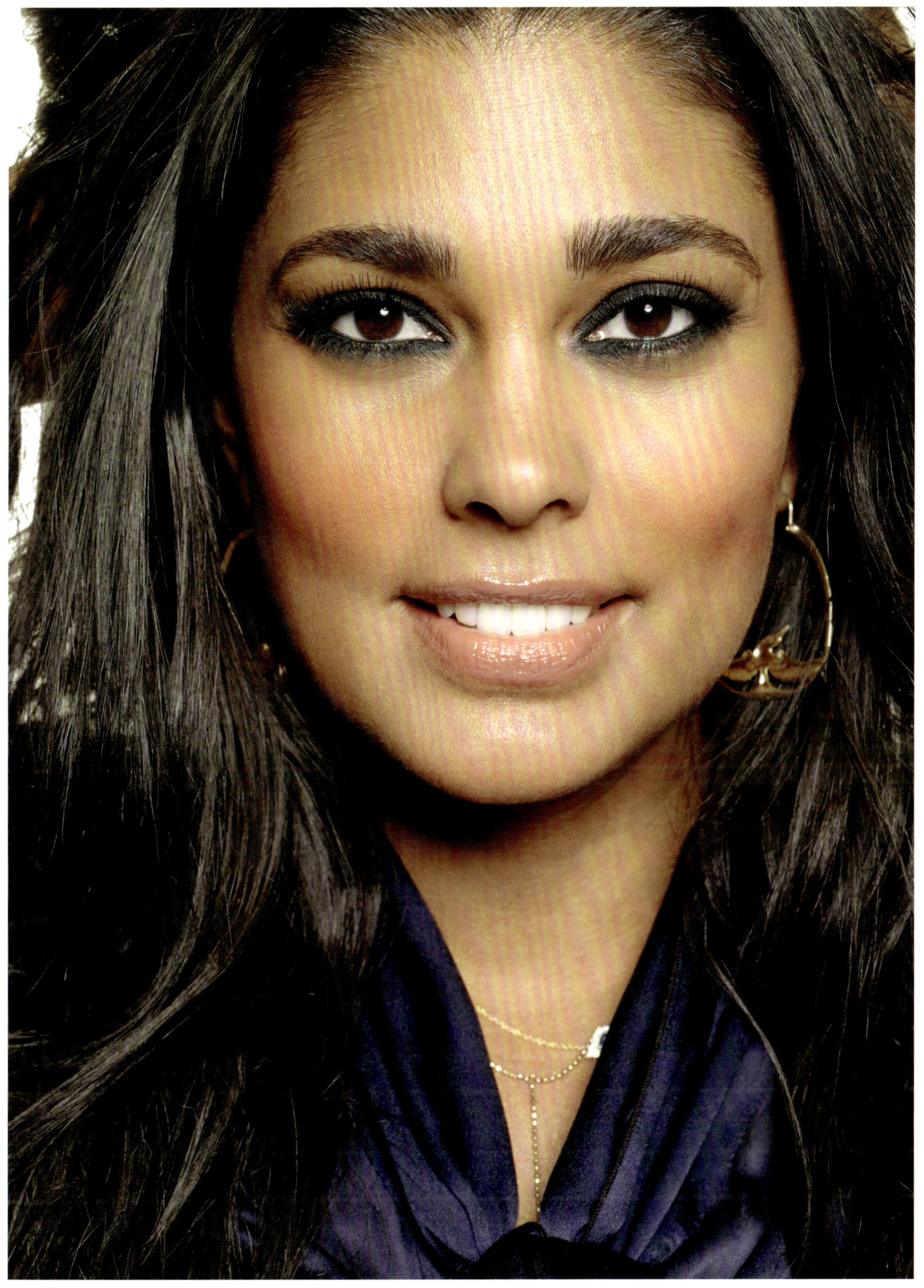

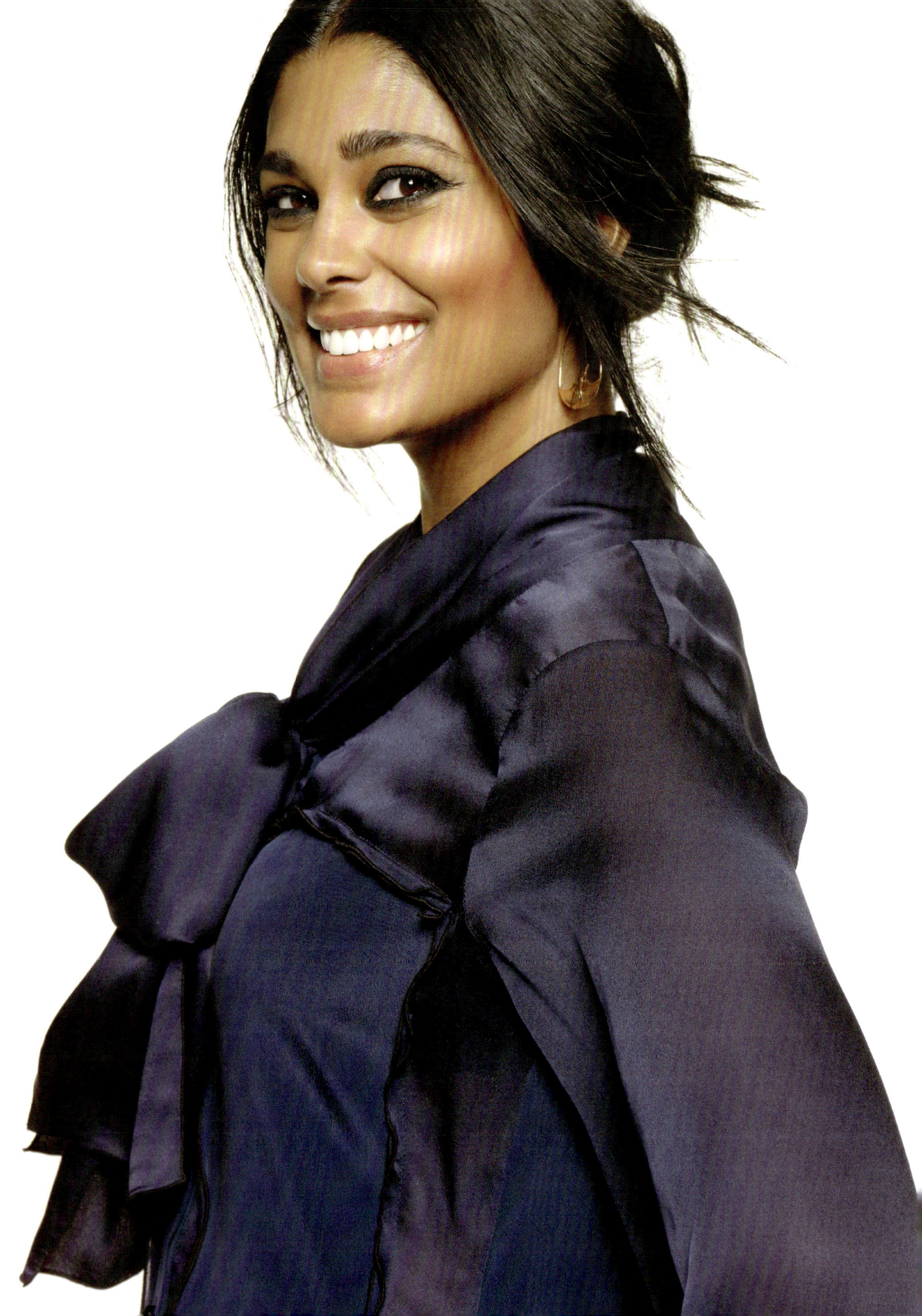

Ich liebe das Gefühl, etwas zu erreichen, das man mir nicht zugetraut hat.

—RACHEL ROY

Ohne ein gewisses Gleichgewicht im Leben gibt es kein Glück. Man kann arbeiten ohne Ende, aber wenn man kein Privat- oder Liebesleben hat – ob das nun Kinder sind, Haustiere, ein Garten oder wie sich die Liebe in Ihrem Leben auch immer zeigt –, kann man meiner Meinung nach nicht glücklich sein.

Ich fühle mich schön, wenn jemand, den ich liebe, mich mit diesem bestimmten Ausdruck anschaut, der mir sagt, dass ich das gewisse Etwas habe und unersetzlich bin. Das kann meine dreijährige Tochter sein, die meine Highheels und mein Kleid bewundert, oder meine elfjährige Tochter, wenn ich gerade etwas ihrer Meinung nach Schwieriges geschafft habe, oder ein Mann, der mich so anschaut, wie ich es mag.

Ich bemühe mich, die Art von Frau zu sein, die auch meine Mädchen werden sollen. Und das ist ziemlich schwierig, weil ich versuche, Ihnen durch Taten, nicht mit Worten, ein Vorbild zu sein.

Ich habe mich schon so oft in meinem Leben unattraktiv gefühlt. Das hatte vor allem damit zu tun, was sich in meinem Inneren abspielte. Wenn ich heute Menschen anziehe, vor allem junge Mädchen, sage ich ihnen, dass die anderen genau das über sie denken werden, was sie selbst über sich denken. Ich weiß, dass das schwer zu verstehen ist und irgendwie kitschig klingt, aber es stimmt wirklich. Wie immer ich mich auch tief im Inneren fühle, ich versuche es durch Frisur, Makeup und Kleidung nach außen zu vermitteln.

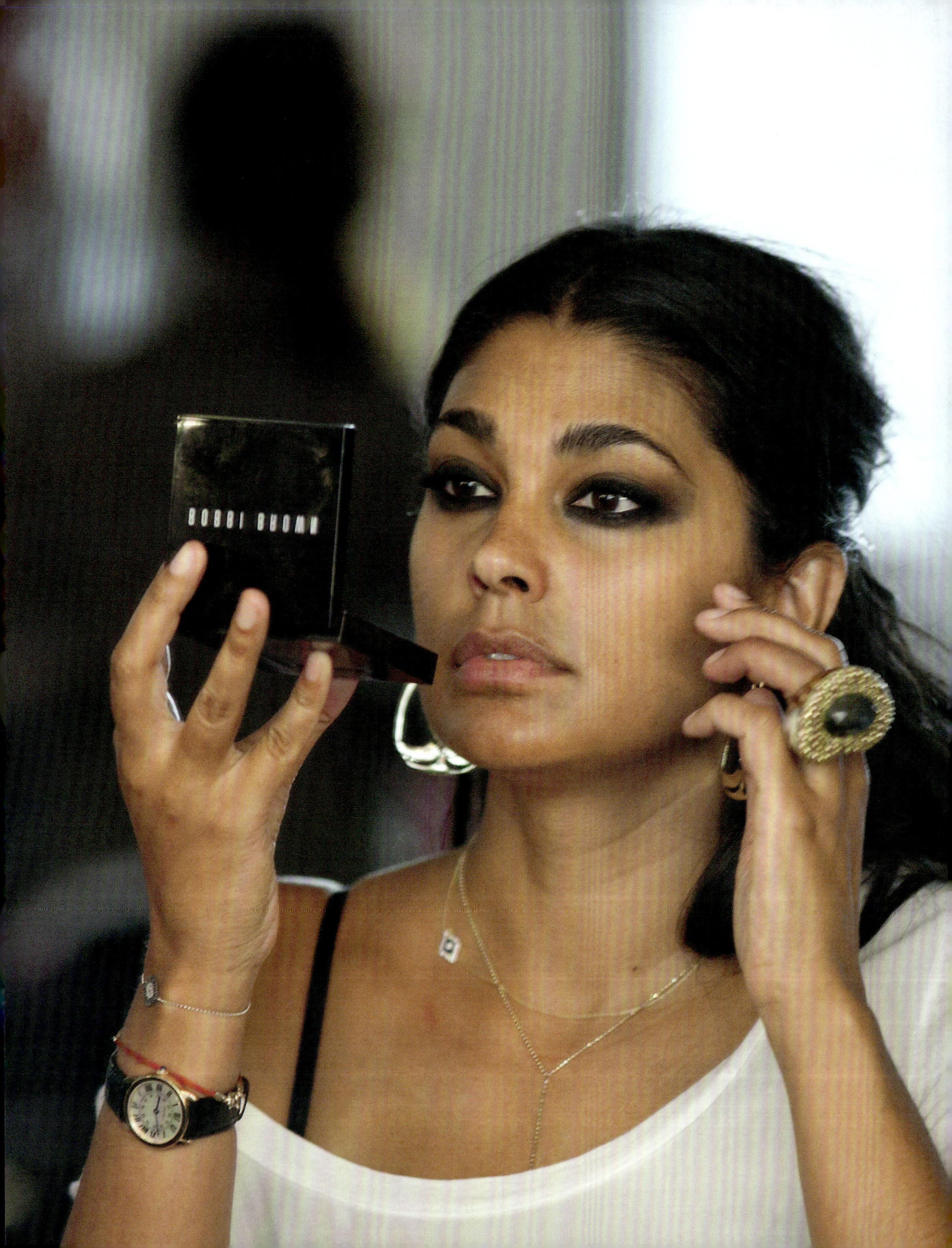
BOBBI BROWN

Wenn man weiß,
was man tun kann,
um besser auszusehen
und sich besser zu
fühlen, ist das
„pretty powerful“.

—BOBBI BROWN

ÜBERRASCHEN SIE SICH SELBST

Verlassen Sie Ihre Wohlfühlzone

Frauen sehen am besten aus, wenn sie sich wohlfühlen. Wenn Sie jedoch nicht ab und zu mit neuen Looks experimentieren, besteht die Gefahr, dass Sie irgendwann in einer festgefahrenen Routine stecken. Sie werden nie erfahren, welche Looks, Farben oder Produkte Sie begeistern, wenn Sie sie nicht ausprobieren.

PRETTY NATURAL

Spielen Sie mit unterschiedlichen Texturen. Haben Sie keine Angst vor Schimmer, Glitzer, Mattierung, Glanz oder Gloss. Sie können dabei auf Farben zurückgreifen, mit denen Sie sich wohlfühlen, aber schrecken Sie auch nicht vor Farben zurück, die gar nicht zu Ihnen zu passen scheinen. Probieren Sie es mit einem knalligeren oder verwegeneren Farbtupfer zu Ihrem normalen Makeup.

PRETTY RADIANT

Seien Sie experimentierfreudig, Sie können jeden Look tragen. Probieren Sie das natürlichste, einfachste Makeup mit zartem Gloss, klarem Balsam auf den Lidern, weich getönten Wangen und einem Hauch Mascara. Oder übertreiben Sie es richtig mit coolen Augen oder knalligen Lippen. Achten Sie nur darauf, dass Ihr Makeup Leuchtkraft hat; glanzgebende Produkte stehen Ihnen immer.

PRETTY STRONG

Werfen Sie sich in Schale. Schmeißen Sie die Yogahosen und Fleecepullis weg und zeigen Sie Ihre straffen Beine und Arme. Wagen Sie stärker betonte Augen, eine dickere Linie Gel-Liner für die Augen oder klassische rote Lippen. Sich vom sportlichen Look zu lösen und einen schicken, eleganten Look à la Grace Kelly oder Jackie O. auszuprobieren, vermittelt ein ganz neues Lebensgefühl.

PRETTY CLASSIC

Versuchen Sie, nicht ganz so perfekt und strukturiert zu sein. Das heißt nicht, dass Sie sich total gehen lassen sollten; probieren Sie einfach mal eine nicht ganz so elegante Variante aus. Verwischen Sie Ihren Eyeliner, lassen Sie zwischendurch den Konturenstift für die Lippen weg oder greifen Sie einfach mal direkt in den Rougetopf. Experimentieren Sie auch mit weniger Makeup – nur Mascara für die Augen, eine leichtere Foundation oder ein ganz sanftes Rouge.

PRETTY AUTHENTIC

Um Ihre Beautyroutine zu durchbrechen, sollten Sie etwas ausprobieren, was gerade angesagt ist – Federn, eine andere Rocklänge, die Farbe der Saison. Ob es blaue Fingernägel sind, die roten Lippen, die Sie schon immer ausprobieren wollten oder ein tiefer Ausschnitt, spielen Sie mit einem völlig neuen Look und spüren Sie, wie er sich anfühlt.

PRETTY BOLD

Auch mit einem zurückhaltenden, zarten Makeup kann man Menschen überraschen. Sie lassen damit Ihre authentische, natürliche Schönheit durchscheinen. Ich finde zum Beispiel, dass Lady Gaga ohne Makeup besonders schön und umwerfend aussieht. Es ist, als würde sie ihre Maske abnehmen und etwas mehr von sich preisgeben.

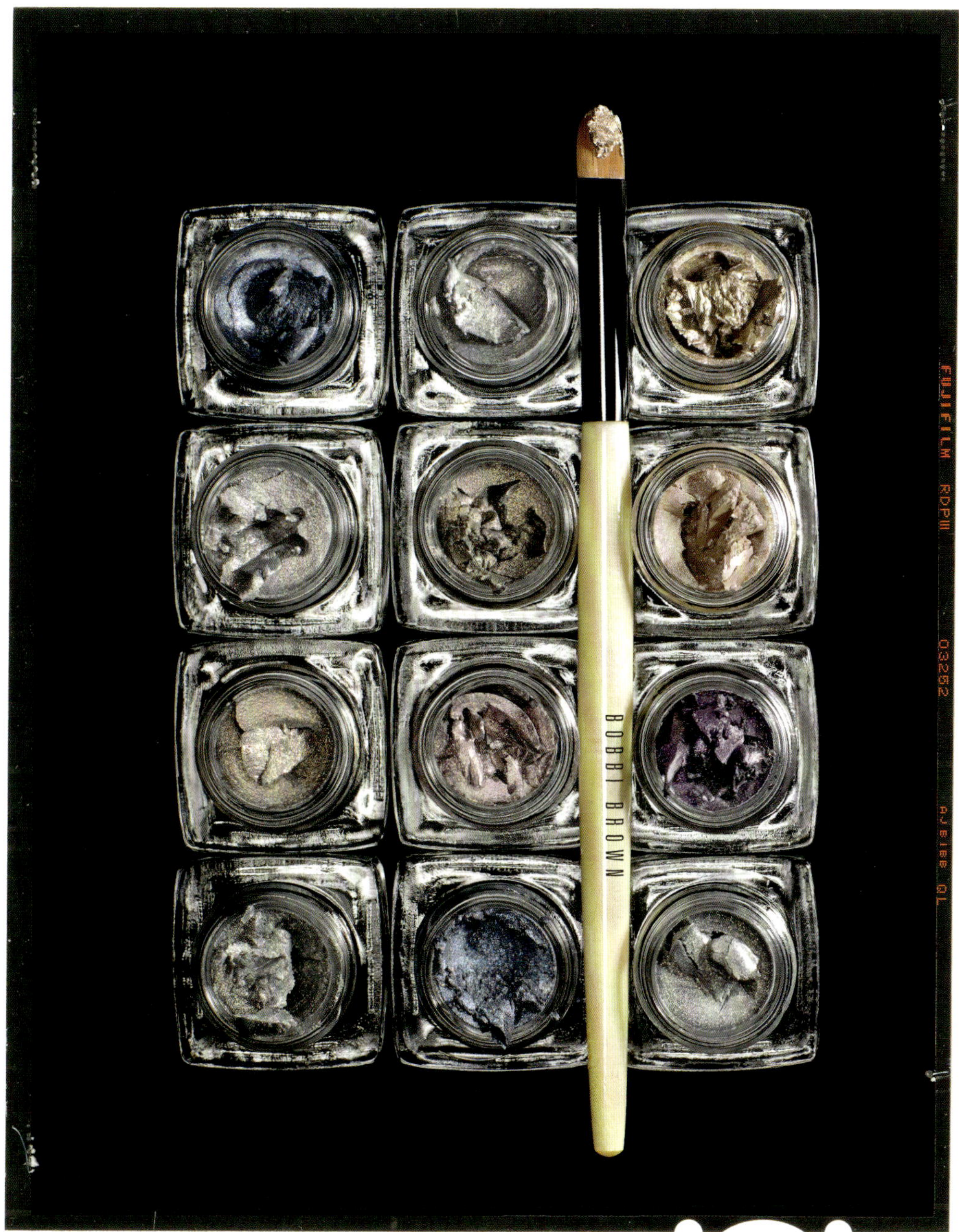
FUJIFILM
BOBBI BROWN

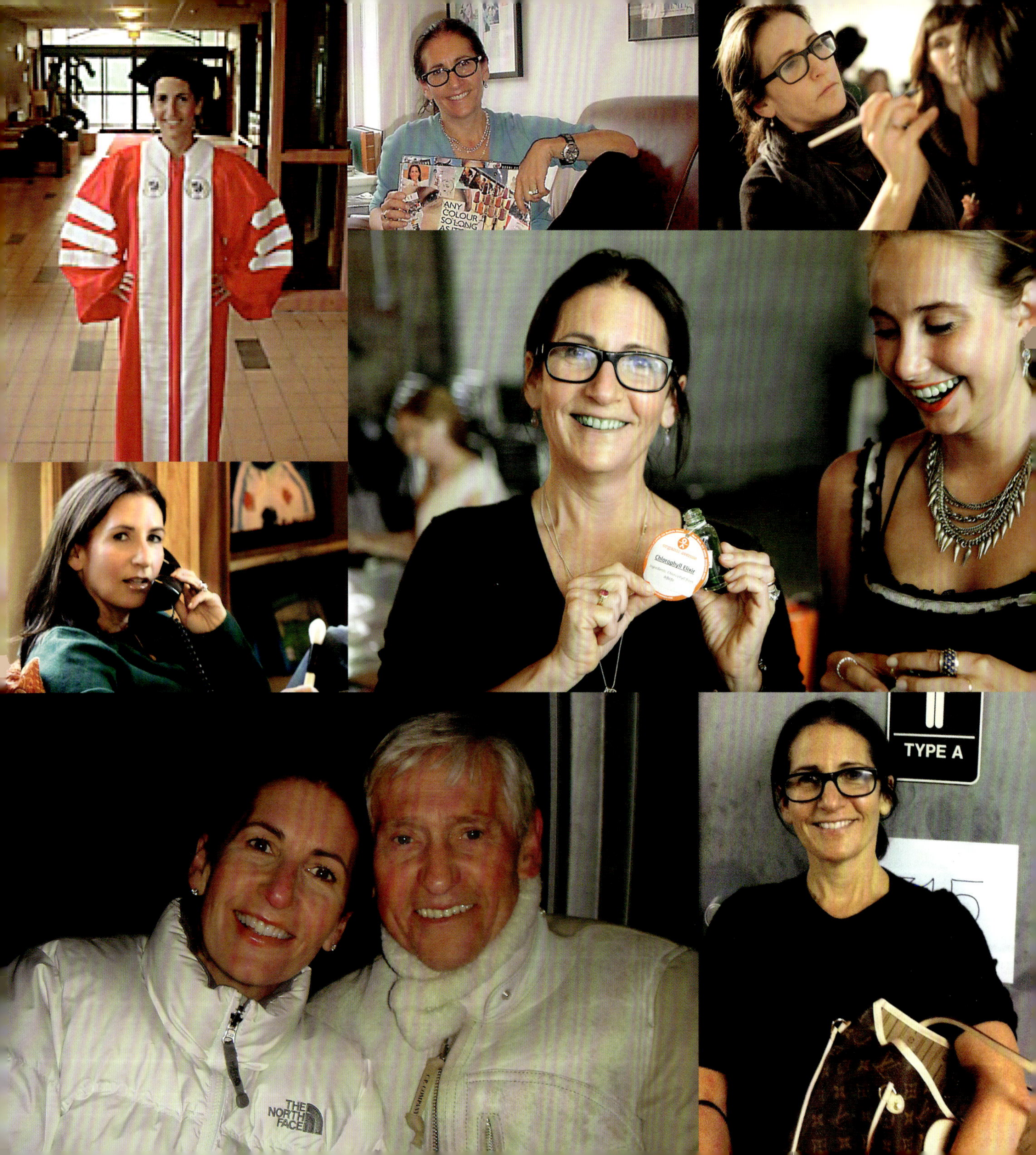
ANY
COLOUR
SO LONG
Chlorophyll Elixir
TYPE A
THE
NORTH
FACE

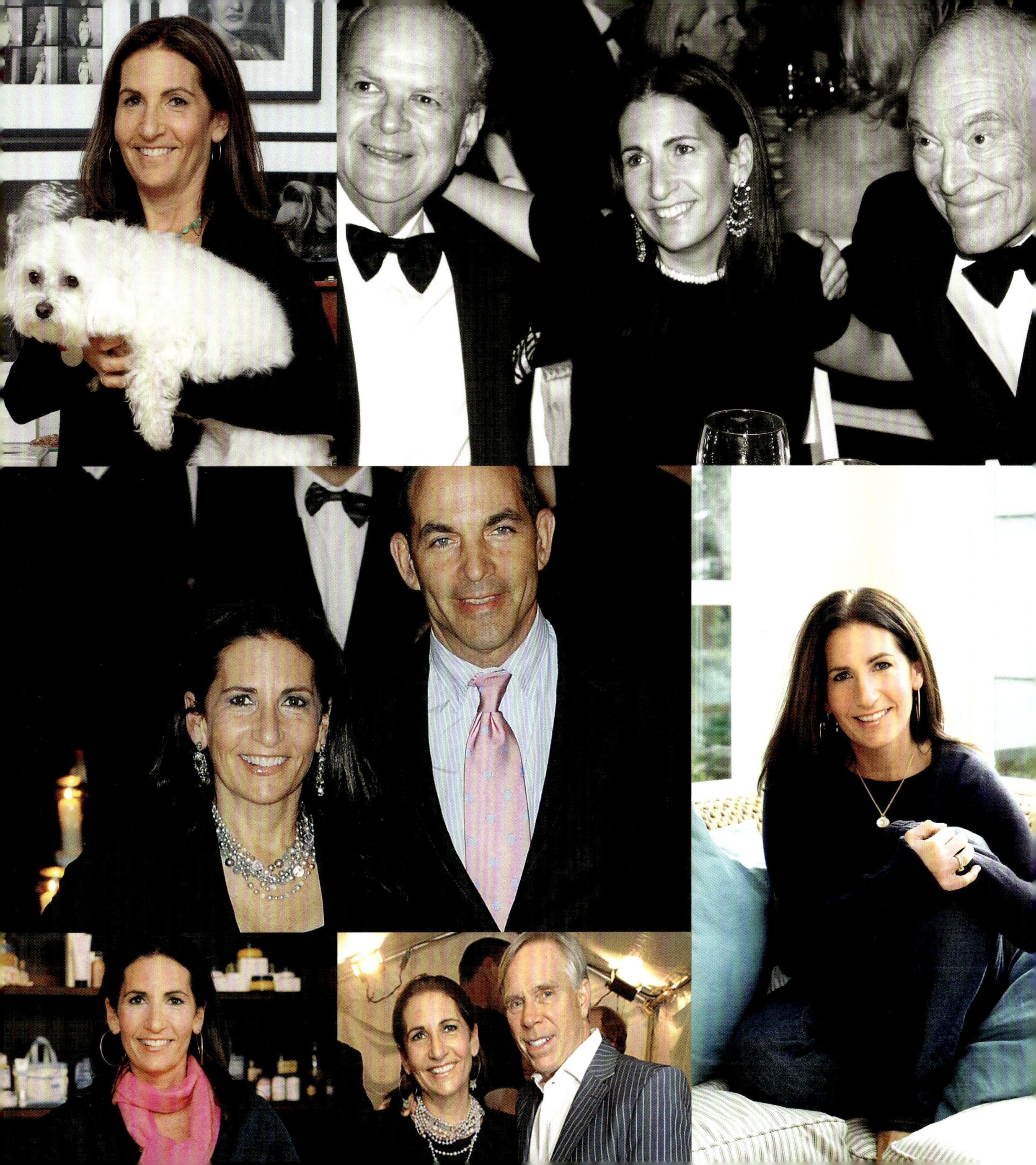

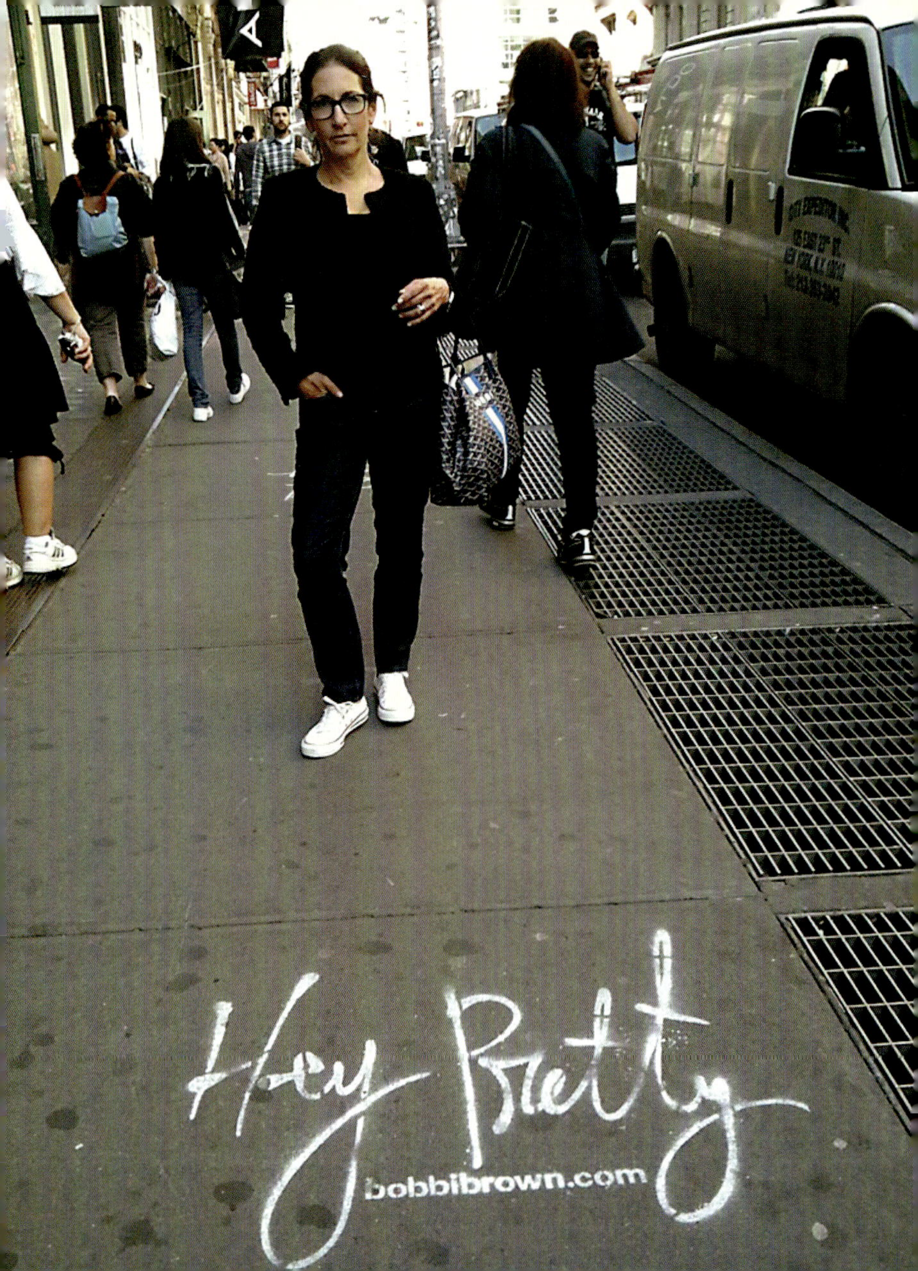
Hey Pretty
bobbibrown.com

DANKSAGUNG

Ich bin meinem ganzen Team unendlich dankbar. Sie alle sind nicht nur unglaublich begabt, sondern auch echte Rockstars in allem, was sie tun. Es gibt so viele fantastische Menschen, bei denen ich mich bedanken möchte:

Ich danke Jill Cohen, meiner Superagentin und unermüdlichen Projektmanagerin bei diesem Buch. Maureen Case, meiner Freundin, Präsidentin der Marke Bobbi Brown und meiner Über-Partnerin bei allem, was Bobbi angeht. Sara Bliss, der Wortkünstlerin, die meine Gedanken so mühelos geordnet zu Papier bringt.

Ich bedanke mich bei der Ausnahmefotografin Ondrea Barbe, die ein Leuchten in die Augen der Menschen bringt, die sie fotografiert. Bei Ben Ritter, einem ruhigen Fotografen, dessen Bilder dafür umso lauter sprechen und der das ganze Projekt visuell begleitete. Bei Henry Leutwyler, dem phänomenalen Fotografen, der gleichzeitig wagemutig und schön ist und es immer wieder schafft, mich zu überraschen. Bei meinem neugierigen Schwager Dickie Plofker und seinem Videoteam, weil sie tolle Geschichtenerzähler sind.

Mein Dank geht an meine Makeup Artists bei Bobbi Brown, die für mich alle *pretty powerful* sind – Kimberly Soane, Marc Reagan, Ricki Gurtman, Cassandra Garcia, Kai Vinson, Elizabeth Keiser, Tanya Cropsey, Hannah Martin, Laramie Glen und Lindsey Jones. An Eric Dominguez und Carlos Martin für ihre zuverlässige Unterstützung und ihr Talent, mühelos immer neue Frisuren zu kreieren. An Kim Colville, meine tolle Stylistin, die alles kann – vom Booking über das Einkaufen bis zum Styling. Sie war der unverwüstliche Kitt, der die Shootings zusammenhielt. An mein Bobbi-Team in New York: Donald Robertson, Alicia Sontag, Ruba Abu-Nimah, Lahnie Strange, Eleanor Rogers, Kevin Ley, MC Katigbak, Roza Israel, Jen Pountain und Kate Wyman – ich bin euch so dankbar für eure kreativen Visionen und eure Unterstützung. Und an mein nicht zu bremsendes PR-Team: Veronika Ullmer, Alexis Rodriguez, Corinne Zadigan und Gretchen Berra – ihr gebt den Ton an!

Danke an mein wunderbares Verlagsteam bei Chronicle Books unter der Leitung von Christine Carswell: Aya Akazawa, Jennifer Tolo Pierce, Tera Killip, Laura Lee Mattingly, Liza Algar, Claire Fletcher und Doug Ogan.

Und nicht zuletzt danke ich aus tiefstem Herzen allen inspirierenden *Pretty Powerful*-Frauen

PERSONENVERZEICHNIS

PROJEKT MANAGEMENT

Jill Cohen

Kim Colville

Samantha Kopf

FOTOS

Ondrea Barbe

Ian Gipe – Agent

Justin Francavilla – Erster Assistent

Alex Yerks – Digitaltechniker

Ben Ritter

Henry Leutwyler

BOBBI BROWN MONTCLAIR, NEW JERSEY STUDIO

Ralph Izzard

Michael Cisneros

Florenz Paredes

Danielle Lopes

Susana Canario

Yuby Leoce

INDUSTRIA

Fabrizio Ferri

Stephanie Wilson

FILM- UND VIDEO-PRODUKTION

Dickie Plofker – Regie

Andy Garland – Producer / Digital Production

Brian Johnson – Produktionsmanagement

Pedro Pacilla – Kamera

Shane Duckworth – Kameraassistenz Alexa

Brian Parrish – Produktionskoordination

Matt Tomko – Licht

Eric Hora – Elektrik

Ssong Yang – Kameraführung

Charles Cann – Ton

Davis Northern – Fahrer Produktionsassistenz

Biliana Starcevic – Lichtdouble

MAKEUP ARTISTS

Kimberly Soane

Elizabeth Keiser

Ricki Gurtman

Cassandra Garcia

Kai Vinson

Marc Reagan

Tanya Cropsey

Hannah Martin

Laramie Glen

Lindsey Jones

CATERING

Uptown Restaurant Montclair

D'Orazio Catering

HAIRSTYLING

Eric Dominguez

Lauren Gensinger

MANIKÜRE

Roza Israel

FAHRER

Ron Hill

Crestwood

Tyler Drewitz

STYLISTEN

Gabi Dolce-Bengtsson

Elizabeth Cohen

Cathleen Donohue

KLEIDUNG

White + Warren
Spanx
Gryphon New York

MODELS

Lauren Bush
Abby Stedman
Kirby Bumpus
Gabrielle Nevin
April Perry
Marie Clare Katigbak
Jay Golson
Sarah Carden
Cindi Leive
Gabourey Sidibe
Alexis Rodriguez
Lee Heh Margolies
Gro Frivoll
Janice Chou
Susana Canario
Alexis Stewart
Erica Reid
Tina Craig
Eva Pichardo
Alyssa Hulahan
Rosanne Guararra
Alexa Ray Joel
Keisher McLeod-Wells
Teisher McLeod
Alana Monique Beard
Danielle Diamond
Jennifer Kohl
Crystal Gaynor
Angel Williams
Cristie Kerr
Natalie Gulbis
Laurel Wassner
Rebeccah Wassner
Nancy Donahue
Jacquie Antinoro
Saskia Miller
Alexandra Wilson
Alexis Maybank
Perivush Shahzad
Laurel Pantin
Denise Johnson
Hannah Martin
Jo-Ann Howe
Alexandra Brazier
Anne Gimm Naughton
Blythe Danner
Lee Woodruff
Sue Torres
Granvilette Kestenbaum
Lauren Kestenbaum
Sara Blakely
Lauren Rifkin
Beth Baldwin
Liz Murray
Rose Cali
Sarma Melngailis
Sandra Bernhard
Estelle
Jenny Shimizu
Jennifer Cross
Mai Kato
Julia Kim
Jolie Wernette-Horn
Mary Alice Williams
Yeshe Tenzin Gyaltag
Susie Abraham
Alessandra Steinherr
Mimi Kozma
Muffy Gaynor
Annabel Tollman
Rachel Roy

INDEX

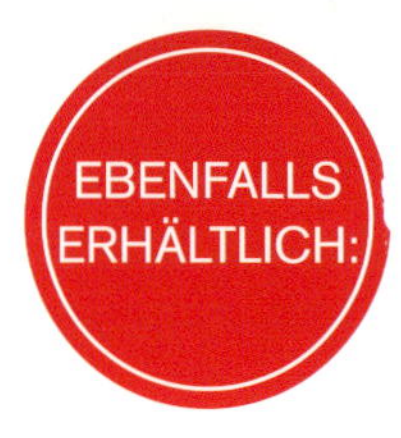

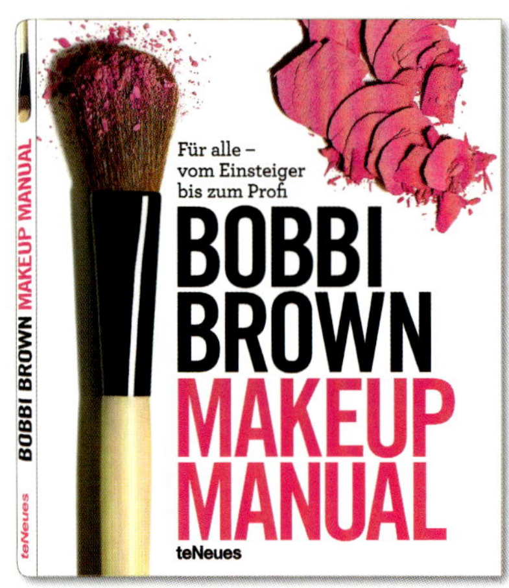

MAKEUP MANUAL
FÜR ALLE – VOM EINSTEIGER BIS ZUM PROFI

BOBBI BROWN

Bobbi Browns 25-jährige Erfahrung als Visagistin zusammengefasst in einem umfassenden, prächtig ausgestatteten Band.

Mit einem Grundlagenteil, in dem Sie alles über Haut- und Gesichtspflege erfahren und detaillierte Tipps zum Haut-, Augen- und Lippen-Makeup bekommen. Einkaufsempfehlungen und ein Kapitel über Makeup für besondere Anlässe runden diesen Teil ab.

Mit vielen Profi-Tricks und Tipps ist das Buch auch ein Ratgeber für angehende Visagisten: Wie man in den Beruf einsteigt, ein Portfolio zusammenstellt, Aufträge bucht und mit Fotografen, Redakteuren, Modedesignern und Prominenten zusammenarbeitet.

232 Seiten, Hardcover mit Schutzumschlag
347 Farbfotografien
39,90 EUR
ISBN: 978-3-8327-9356-2

„VERHILFT STEP-BY-STEP ZUM PERFEKTEN MAKEUP“
ELLE.DE

„STRAHLEND SCHÖN VON KOPF BIS FUSS“
JOLIE.DE

BEAUTY RULES
FANTASTISCHE LOOKS, BEAUTY-BASICS UND TIPPS FÜR TEENS UND TWENS

BOBBI BROWN

In diesem Band versammelt Bobbi Brown all ihre Schönheitstipps für Teenager und Twens. Der umfassende Ratgeber zeigt keine Models, sondern „normale“ Mädchen, die Bobbi in ihre Geheimnisse rund um die wahre Schönheit einführt – von Ernährung bis Makeup, von Kleidung bis zur Partyvorbereitung. Persönliche Berichte und Interviews mit Stylisten, Designern und vielen anderen verraten, wie junge Frauen sich ihrer Schönheit bewusst werden und den passenden Look finden können.

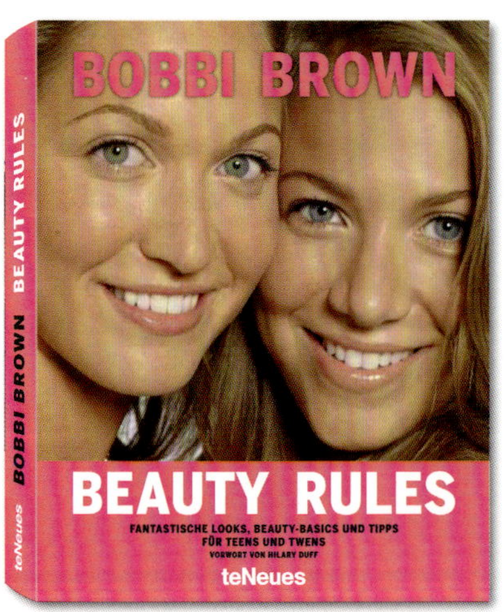

„DIE BEAUTY BIBEL FÜR TEENS“
BILD AM SONNTAG

„GESAMMELTE SCHÖNHEITSTIPPS FÜR TEENS UND TWENS“
ELLE

288 Seiten, Hardcover
400 Farbfotografien
29,90 EUR
ISBN: 978-3-8327-9422-4